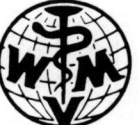

HOMÖOPATHISCHE MATERIA MEDICA FÜR VETERINÄRMEDIZINER

von

Dr. HANS MARTIN STEINGASSNER

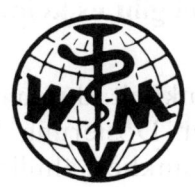

1998

VERLAG WILHELM MAUDRICH
WIEN – MÜNCHEN – BERN

Anschrift des Autors:
Dr. Hans Martin Steingassner
FTA für Akupunktur und Neuraltherapie
FTA für Homöopathie
A-7503 Großpetersdorf
Hofäcker 33

© Copyright 1998 by Verlag für medizinische Wissenschaften Wilhelm Maudrich, Wien
Printed in Austria

Alle Rechte, insbesondere das Recht der Vervielfältigung und Verbreitung sowie der Übersetzung in fremde Sprachen, vorbehalten. Kein Teil des Werkes darf in irgendeiner Form (durch Photokopie, Mikrofilm oder ein anderes Verfahren) ohne schriftliche Genehmigung des Verlages reproduziert oder unter Verwendung elektronischer Systeme verarbeitet, vervielfältigt oder verbreitet werden.

All rights reserved (including those of translation into foreign languages). No part of this book may be reproduced in any form – by photoprint, microfilm, or any other means – nor transmitted or translated into a machine language without written permission from the publishers.

Geschützte Warennamen (Warenzeichen) werden nicht besonders kenntlich gemacht. Aus dem Fehlen eines solchen Hinweises kann also nicht geschlossen werden, daß es sich um einen freien Warennamen handle.

Filmsatz und Offsetdruck: Ferdinand Berger & Söhne Gesellschaft m. b. H.,
3580 Horn, Wiener Straße 80

ISBN 3-85175-693-2

INHALTSVERZEICHNIS

Vorwort	11
Einführung in die Homöopathie	15
Arzneimittelprüfungen	19
Arzneimittelbild	19
Simileregel	20
Prinzipien der Homöopathie	22
Schulmedizin	22
Der Kranke	25
Lebenskraft, Dynamis	26
Information ist Leben	27
Krankheit	29
Kybernetik und homöopathische Arzneien	30
Thermodynamik energetisch offener Systeme	31
Der Regelkreis	32
Informationsübertragung durch Licht	32
Potenzierung	38
Wasser	38
Wasser als Lösungsmittel	39
Darreichungsformen homöopathischer Arzneimittel	45
Körperfrequenzen und Abwehr	52
System der Grundregulation	54
Das Symptom	56
Modalitäten	60
Abwehr an der Peripherie	62
Heringsches Gesetz	63
Gesamtheit der Symptome	66
Konstitution	66
Konstitutionstypen	67
Diathese	68
Typmittel	68
Das Miasma	69
Die Psora	78
Lymphatischer Konstitutionstyp (Mathias Dorcsi)	81
Skrofulose	82
Sykosis	86
Lithämischer Konstitutionstyp (Mathias Dorcsi)	89
Vakzinose (Impf-Sykosis)	91
Syphilis	94
Destruktiver Reaktionstyp (Mathias Dorcsi)	94
Abnorme Gewächse, Tumore	98
Nosoden	99
Homöopathische Fallaufnahme	101
Die Weiheschen Druckpunkte und die Homöopathie	108

Inhaltsverzeichnis

Abrotanum	111
Acidum fluoricum	112
Acidum nitricum	115
Acidum phosphoricum	118
Aconitum	119
Aesculus hippocastanum	123
Agaricus muscarius	125
Ailanthus glandulosa	128
Allium cepa	129
Aloe	130
Alumina	132
Ambra grisea	134
Ammonium iodatum	136
Antimonium crudum	137
Antimonium sulfuratum aurantiacum	138
Antimonium tartaricum	139
Apis mellifica	141
Apocynum cannabinum	145
Araneus diadematus	146
Argentum nitricum	148
Aristolochia clematitis	150
Arnica montana	153
Arsenicum album	155
Arsenicum iodatum	160
Asa foetida	160
Aurum	162
Avena sativa	164
Baptisia tinctoria	165
Belladonna	166
Bellis perennis	172
Berberis vulgaris	173
Borax	175
Bryonia	177
Bufo rana	182
Cactus grandiflorus	184
Calcium carbonicum	185
Calcium fluoratum	188
Calendula officinalis	190
Camphora	192
Cantharis	193
Capsicum	196
Carbo vegetabilis	198
Carduus marianus	200
Caulophyllum thalictroides	202

Causticum Hahnemanni	203
Chamomilla	207
Chelidonium majus	210
China	212
Cimicifuga racemosa	215
Coffea arabica (cruda)	217
Colchicum autumnale	218
Colocynthis, Citrullus colocynthis	220
Conium maculatum	222
Convallaria majalis	224
Crataegus oxyacantha	225
Cuprum	228
Curare	230
Drosera rotundifolia	231
Dulcamara	233
Echinacea angustifolia	235
Euphrasia officinalis (pratensis)	236
Ferrum metallicum	237
Ferrum phosphoricum	240
Flor de Piedra	241
Formica rufa	243
Gaultheria procumbens	245
Gelsemium	245
Ginkgo biloba	248
Graphites	250
Hamamelis	252
Harpagophytum procumbens	254
Hedera helix	254
Hekla-Lava	256
Hepar sulfuris	257
Hydrastis canadensis	259
Hyoscyamus	261
Hypericum perforatum	264
Ignatia	267
Ipecacuanha	270
Iod	272
Kalium arsenicosum	276
Kalium bichromicum	276
Kalium carbonicum	278
Kalium chloratum	279
Kalium iodatum	279
Kalium nitricum	281
Kalmia	281
Kreosotum	284

Lac caninum	285
Lachesis	286
Laurocerasus, Prunus laurocerasus	291
Ledum	293
Lilium tigrinum	295
Luffa operculata	296
Lycopodium clavatum	298
Magnesium carbonicum	301
Mandragora	302
Mercurius solubilis Hahnemanni	304
Mercurius sublimatus corrosivus	308
Mezereum (Daphne mezereum)	308
Millefolium	310
Myristica sebifera	312
Naja tripudians	312
Natrium chloratum (Natrium muriaticum)	315
Natrium sulfuricum	319
Nux vomica	319
Okoubaka	325
Opium	326
Petroleum	328
Petroselinum sativum	331
Phellandrium aquaticum	332
Phosphorus	332
Phytolacca decandra	338
Platinum	341
Plumbum	342
Podophyllum peltatum	345
Pulsatilla	347
Rhododenron chrysanthemum	·352
Rhus toxicodendron	355
Ruta graveolens	357
Sabadilla officinarum	359
Sabina	360
Sanguinaria canadensis	363
Secale cornutum	365
Sepia	368
Serum anguillae	371
Silicea	372
Solidago virgaurea	376
Spigelia	377
Spongia	379
Stannum metallicum	380
Stannum iodatum	382

Stramonium	382
Strychninum	384
Sulfur	386
Sulfur iodatum	389
Symphytum officinale	389
Syzygium jambolanum	390
Tarantula	391
Taraxacum	392
Thuja	394
Urtica urens	397
Ustilago maydis	399
Uva ursi	400
Veratrum album	400
Veratrum viride	403
Viola tricolor	405
Viscum album	406
Zincum metallicum	408
Materia Medica der Nosoden	411
Nosode Psorinum	411
Nosode Medorrhinum	413
Luesinum, Syphilinum	417
Nosode Tuberculinum	419
Pyrogenium	423
Anthracinum (Milzbrand)	425
Cortison-Nosode	425
Malandrinum	425
Staphylococcinum	426
Streptococcinum	426
Kittharz, Propolis	427
Danksagung	431
Literaturverzeichnis	433
Symptomenverzeichnis	436

VORWORT

Mit dem vorliegenden Text habe ich versucht, mir die mich seit 1986 faszinierende Homöopathie zu erarbeiten. Ich hatte damals peinigende Schmerzen in der Hüfte und befürchtete schon, meine erst seit einigen Jahren betriebene Praxis beenden zu müssen. Von Arzt zu Arzt und Spital zu Spital bekam ich immer stärkere Medikamente verabreicht, aber niemand konnte mir sagen, was mir fehlt und niemand konnte wirklich helfen. Bei einem Aufenthalt in Brüssel war es mir unmöglich, die schönen Einkaufspassagen zu betreten, da sich, sobald ich eintrat, alles im Kreis zu drehen begann.

Krisen sind bekanntlich Anpassungen an veränderte Lebenssituationen und ein wichtiger Teil der Entwicklung. So hatte die Krankheit mich zu „neuem Denken" gebracht, denn ich beschloß, es mit einem homöopathischen Arzt zu versuchen. Es wurde mir klar, daß ich die Medikamente nicht mehr weiter nehmen durfte, weil sie mir schadeten.

So hatte ich das unwahrscheinliche Glück, zu Frau Dr. Schwarzenberg in Wien zur Behandlung zu kommen. Sie schaffte es, mich von den starken Medikamenten und den Schmerzen zu befreien und mich bis heute ohne allopathische Arznei beschwerdefrei zu halten. Als Nebeneffekt verschwand noch dazu mein mich Jahr für Jahr quälender Heuschnupfen.

Es hat mich schwer getroffen, als ich in der Zeitung von ihrem furchtbaren Schiunfall gelesen habe, wo man ihr als Folge eines Halswirbelbruches Lähmung der Beine und Arme vorhersagte. Eine Ärztin, die mir und so vielen Menschen auf ihre wunderbare Art geholfen hat, gelähmt und auf die Hilfe anderer angewiesen! Gott sei Dank gelang es ihr, durch richtige Behandlung und ihren eisernen Willen wieder auf die Beine zu kommen.

Ein zweiter, durch die Heilung für mich prägender Umstand war, daß ich seit dieser Zeit prinzipiell keiner Heilweise mit Vorurteilen gegenübertrete und so Zugang zur Akupunktur gefunden habe. Auch hier hatte ich das Glück, an die richtige Adresse zu gelangen. Ich hörte, so oft es mir die Zeit erlaubte, Vorlesungen an der Veterinärmedizinischen Universität von Professor Oswald Kothbauer und versuchte, das Gehörte in meiner Praxis umzusetzen. An ihm hat mich sein selbst erarbeitetes Wissen und sein Einsatz für die Durchsetzung dieser Methode an unserer Universität fasziniert. Man muß sich vor Augen halten, daß es, als er sich 1956 mit dieser Methode zu beschäftigen begann, kaum Informationen und Literatur über dieses sehr komplexe Gebiet der Medizin gegeben hat. Ich konnte seine vielen Blätter Papier sehen, in denen er sich Akupunkturpunkt für Akupunkturpunkt durch dauernde Überprüfung an sein heutiges Wissen heranarbeitete. Er ist nun eine international geachtete und anerkannte Kapazität auf diesem Gebiet. Es wird wenigen Wissenschaftlern gelingen, selbst in das Mutterland der Akupunktur, nach China, eingeladen zu werden. Unvergessen werden mir auch die vier Wochen bleiben, die ich 1994 mit ihm an verschiedenen Universitäten in Brasilien verbringen durfte. Dort konnte er die jungen Studenten mit seinem Wissen so fesseln, daß sie alles stundenlang wie ein Schwamm aufsogen, und keiner dachte an das Nachhausegehen.

Wenn man eine Heilung am eigenen Körper erlebt hat, glaubt man, daß mit dieser Methode alles zu heilen ist. Es folgte aber dann ein langer, oft sehr frustrierender Weg der Mißerfolge. Da ich alles machen wollte, Homöopathie, Akupunktur, aber nicht entsprechend ausgebildet war, mußte ich zwangsweise scheitern. So war ich versucht, alles hinzuschmeißen oder der Methode die Schuld zu geben, bis ich als naturheilkundlich interessierter Anfänger erkennen mußte, daß der Weg zur Beherrschung dieser Heilmethoden ein sehr mühseliger ist.

Auf jeden Fall braucht man ein solides Fundament, und das ist eine gute schulmedizinische Ausbildung. Erst wenn man die Schulmedizin und die komplementären Methoden beherrscht, kann man entscheiden, welche Behandlungsmethode man zum Wohle des Patienten anwendet.

Bei Homöopathie und Akupunktur handelt es sich um Formen der Regulationsmedizin. **Das heißt, sie können nur wirken, wenn es noch etwas zu regulieren gibt.**

Nach Bergsmann ist Gesundheit durch ungestörte Regelvorgänge gekennzeichnet. Jede Krankheit beginnt mit einer Veränderung der Regelvorgänge, die schon lange vor der Feststellung massiver klinischer Symptome feststellbar sind. Organ bzw. Organismus müssen noch reaktionsfähig sein. Ein völliger Zusammenbruch der Regulationsmechanismen blockiert zwangsläufig jede homöopathische Arzneimittelwirkung.

Beide Methoden, Homöopathie wie Akupunktur versuchen, durch Anamnese, die Befundaufnahme und die diagnostische Untersuchung aus dem gesamten physischen Bild und den Verhaltenssymptomen des Patienten einen therapeutischen Ansatzpunkt abzuleiten.

Die Homöopathie bedient sich der **Arzneimitteldiagnose,** die Akupunktur der **Energiediagnose.**

Beide Methoden suchen nach Leitsymptomen, Modalitäten, Verhaltensänderungen usw.

Die Entscheidung, ob noch etwas zu regulieren ist, kann aber nur ein geschulter Arzt nach einer gründlichen Untersuchung treffen.

Homöopathie und Akupunktur wollen nicht Krankheitssymptome beseitigen, sondern Heilungsprozesse in Gang setzen, wobei möglichst das ganze Krankheitsbild zum Verschwinden gebracht werden soll. Das verlorene Gleichgewicht soll wiederhergestellt werden, wodurch der Organismus in die Lage versetzt wird, sich selbst zu helfen.

Die Homöopathie geht davon aus, daß eine Unterdrückung die Eigenregulation verhindert. Der Allopathie fehlt das System der Aktivierung der Selbstheilungskräfte.

Es kann sein, daß es in einigen Fällen nicht zu verantworten ist, mit komplementären Methoden zu behandeln. Anderseits müssen auch Schulmediziner zugeben, daß sie die Erfolge der komplementären Methoden in Staunen versetzen. Leider ist es oft so, daß gerade jene Ärzte, die sich wenig oder überhaupt nicht mit komplementären Methoden beschäftigt haben, diese Behandlungsart am meisten kritisieren. Man sollte einen Sachverhalt nur dann beurteilen, wenn man Kenntnis darüber besitzt. Hier haben die in der Komplementärmedizin arbeitenden Ärzte den großen Vorteil, daß sie über beide Methoden, Schulmedizin und Komplementärmedizin, Bescheid wissen müssen.

Man kann sich dabei nicht auf die Plazebowirkung berufen, denn diese fällt bei den Tieren vollkommen weg. Überdies wurden von Frau Wurmser und Prof. Lapp in Straßburg tierexperimentelle Vergiftungsstudien durchgeführt, bei denen Labortiere mit toxischen Substanzen vergiftet und durch homöopathische Potenzen der selben Substanz geschüzt bzw. entgiftet wurden, weil die homöopathische Potenz die Ausscheidung des Giftes im Urin und im Stuhl signifikant gesteigert hat.

Ich schreibe über Homöopathie auch deshalb, weil ich immer wieder erleben muß, daß viele glauben, man könne die Homöopathie wie ein Kochrezept anwenden. Wer das glaubt, hat das Wesen dieser Methode nicht verstanden. Geht man nach sogenannten Kochrezepten vor, um den sehr komplizierten Weg der Similefindung zu umgehen, wird man scheitern, und wieder der Methode die Schuld geben. Es gibt zahlreiche Bücher über die Gesundheit unserer Haustiere, bei deren Umsetzung in die Praxis der Leser bald bemerken wird, daß er mit dem Gelesenen nicht viel anfangen kann, obwohl drinnen steht, was man bei Durchfall usw. geben soll. Verläßt man den Pfad der genauen und komplizierten Arzneimitteldiagnose und vergißt man die Tatsache, daß Homöopathie eine Individualtherapie ist, bei der jeder Krankheitsfall einen Einzelfall darstellt, darf man sich über Mißerfolge nicht wundern. Man begibt sich damit auf den Weg „homöopathischer Wahrsagerei", mit der selben Trefferquote wie sie Zukunftsdeuter erreichen.

Nähert man sich der Homöopathie aus „naturwissenschaftlich-kritischer Sicht" mit einer vorrangig klinischen Diagnose, ohne eine homöopathische Gesamtanamnese zu erstellen, und therapiert man mit einer organotropen Behandlungsweise, wird man ebenfalls bei der Similefindung Probleme bekommen.

Eines der größten Probleme bei der Anwendung der Homöopathie ist die mangelnde Geduld der Tierbesitzer. Selbst können sie keinen noch so kleinen Schmerz ertragen, sodaß jeder kleine Infekt oder der geringste Kopfschmerz sofort mit schweren Mitteln, ohne Rücksicht auf die Folgen behandelt wird. Zum Teil wurden sie leider von Ärzten dazu erzogen. Es wird, wie es so schön heißt, „mit Kanonen auf Spatzen geschossen". Das gleiche Denken wird auf das Tier übertragen. Man will sofort einen Erfolg sehen und man will ständig etwas zu sich nehmen. Medikamente müssen voluminös und möglichst bunt sein. Wie oft mußte ich mir anhören: „Herr Doktor, geben sie gar keine Spritze?". Wenn Sie ein großes Haustier mit Globuli behandeln, werden Sie, wenn der Tierbesitzer von Homöopathie noch nichts gehört hat, garantiert als „völlig verrückt geworden" eingestuft.

Keiner will mehr auf die Signale des Körpers hören. Der Körper teilt uns eine Botschaft mit. Er will sagen: „Es stimmt etwas nicht!", oder der Schmerz signalisiert: „Bleibe ruhig, bewege dich nicht!". Die Ursachen liegen immer tiefer, wollen aber nicht zur Kenntnis genommen werden, weil das mit Unannehmlichkeiten verbunden ist. Es wäre eine Umstellung eines bisher gewöhnten und vertrauten Weges von Nöten, und da tun wir uns alle schwer.

Menschen können – bei Erkennen – die Ursachen abstellen. Was sollen aber Tiere in einer Intensivhaltung tun? Eine Kuh in Anbindehaltung sieht ihr Leben lang nur ein Stück Mauer; wenn sie noch dazu verdammt ist, auf einem Kurzstand zu stehen, kann sie – abgesehen vom Bewegungsmangel –, ihr Leben lang nicht bequem liegen. Sie kann sich ihre Nachbarin, ihr Futter usw. nicht aussuchen. Die einzige Chance, sich zu wehren, ist die Verweigerung, und so bleibt sie nicht trächtig.

Das zweite große, aber für mich interessante Problem ist, daß Tierbesitzer kommen und sagen: „Ich war bei fünf Tierärzten, keiner konnte helfen, jetzt versuche ich es noch mit Ihnen, ich habe gehört Sie machen Homöopathie". Das Wort Homöopathie wird von Laien, die Homöopathie nur aus Zeitschriften kennen, in den häufigsten Fällen nicht richtig ausgesprochen. Man kann die kuriosesten Sachen hören wie, „Homöopathologie" bis „Hemopathie."

In diesen Fällen kann man wunderbare Überzeugungsarbeit leisten oder das Vorurteil bestätigt bekommen, „daß man sich gleich gedacht hat, daß das zu nichts taugt!". Jedenfalls hat man es aber immer mit sehr komplizierten Fällen zu tun, bei denen andere Ärzte resignieren. Ist man aber hier erfolgreich, hat man das Vertrauen des Besitzers gewonnen. Die zweite Seite ist, daß es sich bei manchen Fällen um tatsächlich unheilbare Krankheiten handelt, wo man auch mit Homöopathie nicht mehr helfen kann.

Homöopathie zu erlernen, setzt das gründliche Studium der Arzneimittelbilder voraus. Mit bewährten Indikationen kommt man nicht weit. Man muß sich täglich Arzneimittelbilder durch den Kopf gehen lassen, so lange, bis man in Arzneimittelbildern denkt, wobei es nützlich erscheint, die Arzneimittelbilder nach Wirkstoffgruppen zu ordnen.

Es ist auch notwendig, eine Beziehung zu den Arzneien aufzubauen und deren Wesen zu erkennen, wie Gawlik das so schön gelingt. In seinem Buch „Götter, Zauber und Arznei" spannt er einen Bogen von der griechischen Mythologie über das Wesen der Arzneien und kommt zu dem Schluß, daß es immer das gleiche Mittel war, welches man über tausende von Jahren bei bestimmten Krankheiten gegeben hat. Es hat sich nur die Betrachtungsweise im Lauf der Zeit geändert, bis man zum konkreten, im naturwissenschaftlichen Zeitalter beweisbaren, meßbaren und reproduzierbaren Arzneimittel gelangt.

In der griechischen Mythologie findet man eine Geschichte, in welcher ein kleinasiatischer König Telephos durch den Speer von Achilles verletzt wurde und die Wunde nicht heilen wollte. Er befragte dann das Orakel und bekam die Antwort: „Wer die Wunde schlug, wird sie auch heilen!" Der König begab sich zu Achill, um ihn um die Heilung seiner Wunde zu bitten. Dieser schabte von seinem Speer einige Späne, um sie dann auf die Wunde zu streuen, und sie heilte. Eine schöne Geschichte, die das Simileprinzip erahnen läßt.

Hahnemann, ein sehr umfassend gebildeter Mensch, war sicher mit der griechischen Mythologie vertraut und mag hier seine ersten Ahnungen über das von ihm entworfene Heilsystem bezogen haben.

Falls nicht, so ist doch anzunehmen, daß er sich mit Hippokrates auseinandergesetzt hat; in einer Textstelle behauptet dieser:

„Daß die Anwendung von Entgegengesetztem die Krankheitssymptome behebt, während ähnlich Wirkendes eine Krankheit heilt!"

Definition der Homöopathie

Definition der Homöopathie nach dem Ausbildungsprogramm der Österreichischen Gesellschaft für Homöopathische Medizin.

Die Homöopathie ist eine ärztliche Therapieform mit Einzelarzneien, welche am gesunden Menschen geprüft sind und in potenzierter Form nach dem Ähnlichkeitsprinzip verordnet werden.

Die in der Definition enthaltenen Kriterien
- ärztlich,
- arzneilich,
- potenziert,
- geprüft am gesunden Menschen,
- Ähnlichkeitsprinzip

sind gleichzeitig zu berücksichtigen.

Homöopathische Arzneimittel stellen pharmazeutisch und pharmakologisch eine eigenständige Arzneiklasse dar. Der Begriff des homöopathischen Arzneimittels ist im Österreichischen Arzneimittelgesetz 1983 definiert:

„Homöopathische Arzneimittel sind Arzneimittel, die ausschließlich nach homöopathischen Grundsätzen und Verfahrenstechniken hergestellt sind."

Diese Begriffsbestimmung steht in Übereinstimmung mit dem Deutschen Arzneimittelgesetz 1976.

EINFÜHRUNG IN DIE HOMÖOPATHIE

Samuel Hahnemann, Begründer der Homöopathie

Kurzbiographie

Hahnemann wurde am 10. 4. 1755 als Sohn eines Porzellanmalers geboren. Als begabter Schüler wurde er von seinem Lehrer Müller, dessen Lieblingsschüler er war, sehr gefördert. So konnte er die bürgerliche Provinzschule besuchen, ein Privileg, welches nur dem gehobenen Bürgertum und dem Adel vorbehalten war. Hahnemann beherrschte Griechisch, Latein, Französisch, Italienisch zum Teil wie seine Muttersprache.

Er war Arzt, Apotheker und Chemiker sowie Übersetzer.

In Leipzig studierte Hahnemann Medizin, war aber vom Studium sehr enttäuscht, da er nur in Theorie, aber nicht am Krankenbett unterrichtet wurde.

1777 beschloß er, auf eigene Kosten seine Ausbildung in Wien fortzusetzen. Im Spital der Barmherzigen Brüder in der Taborstraße, einem der modernsten Spitäler zur damaligen Zeit, wurde er Schüler von Primararzt Dr. Josef von Quarin. Dieser nahm sich seiner sehr an, er durfte ihn – eine besondere Ausnahme bei Dr. Quarin – sogar bei seinen Privatvisiten begleiten.

Ein bis heute nicht geklärter Umstand hatte zur Folge, daß Hahnemann sein gesamtes erspartes Geld verlor. Aus diesem Grund mußte Hahnemann sein Studium in Wien beenden. Dr. Josef von Quarin vermittelte ihn in die Dienste bei Baron von Bruckenthal, Statthalter in Hermannstadt in Siebenbürgen, wo Hahnemann als Hausarzt und Bibliothekar arbeitete. Im Hinblick auf die späteren Arzneimittelprüfungen ist dieser Umstand interessant, da in Siebenbürgen das Wechselfieber stark verbreitet war.

1779 begab er sich nach Erlangen, wo er zum Doktor der Heilkunde promovierte.

1780 erste Niederlassung als Arzt in Hettstedt bei Mansfeld. Seine Kritik an den Heilmethoden der damaligen Zeit wurde immer ausgeprägter. Die Medizin war von Schwitzkuren, Aderlaß und Brechkuren geprägt. Diese Therapien schwächten den Patienten mehr als sie ihn heilten. Aus diesem Grund entfernte er sich von den damaligen Ansichten so weit, daß er sich genötigt sah, seine Praxis zu beenden. In unermüdlichen Wanderjahren verfolgte Hahnemann die medizinische Fachliteratur. In jener Zeit hielt er sich als Übersetzer über Wasser und es reiften in ihm die ersten Ansätze zu einem neuen Heilsystem.

Der zündende Gedanke kam ihm bei der Übersetzung von William Cullens Materia Medica vom Englischen ins Deutsche. Cullen hatte 20 Seiten über Chinarinde und Wechselfieber geschrieben. Hahnemann kam zur Überzeugung, daß man Arzneimittel an sich selbst testen sollte. In seinem ersten berühmten Arzneiversuch hatte Hahnemann festgestellt, daß Chinarinde an einem Gesunden ähnliche Symptome hervorrufen kann, wie sie bei einem an Wechselfieber Erkrankten auftreten.

Ein Schüler Van Swietens, Anton Störck (1731–1803) – ein Wiener Hofmedikus – scheint Hahnemann in Richtung Arzneimittelprüfung gelenkt zu haben. Störck hat als erster Arzt Arzneipflanzen an Gesunden geprüft. Eine Prüfung mit Pulsatilla nigricans brachte ihn zur Erkenntnis der Erstverschlimmerung. Er stellte fest: „. . . daß es bei einem chronisch Augenkranken bestens zu passen scheint und daß es nicht nur auf die Augen günstig wirkt".

Er schreibt: „Ein gutes Zeichen, wenn die Kranken darauf Schmerzen in den Augen fühlen!" Seine Versuche waren nicht so erfolgreich, da er sich noch nicht der potenzierten Arznei bedienen konnte. So bedauerte er, daß es sich bei Pulsatilla um eine Giftpflanze handle und wünschte sich, daß es einmal gelingen werde, daraus ein Heilmittel zu machen. Störck meinte auch, der Arzt müsse die Symptome der Krankheit kennen und die Symptome, welche die Pflanze bei der Einnahme auslöst. Wenn diese ähnlich sind, dann kann sie heilen. Störck schrieb ein Buch: „Unterricht für Feld- und Wundärzte", an welchem auch Dr. Quarin, Hahnemanns Lehrer, mitwirkte. Quarin wies Hahnemann sicherlich auf die Arbeit von Störck hin.

1790 schrieb Hahnemann in einem Aufsatz:
„Ich bitte meine Mitbrüder den bisherigen Weg der Contraria Contraribus zu verlassen." Er forderte die Kollegen auf, die Arzneimittel an sich selbst zu prüfen.

1793–1799: Herausgabe eines Apothekerlexikons, welches zum Standardwerk der damaligen Zeit wurde.

1796 Erste Formulierung des Simile.

1810 Organon der rationellen Heilkunde.

Er stellte den Grundsatz auf:
Jedes wirksame Arzneimittel erregt im Körper eine eigene Krankheit.

Bis dahin hatte gegolten, wenn ein Patient an einer bestimmten Krankheit leidet, bekommt dieser jenes Mittel, welches das Symptom beseitigt.

1796 kann als das Geburtsjahr der Homöopathie bezeichnet werden.

Griechisch: homoio = ähnlich, patheia = Zustand.

1810 erscheint das „Organon der rationellen Heilkunst". Auf Grund der wachsenden Erkenntnisse änderte er später den Namen in den folgenden Auflagen in „**Organon der Heilkunst**". Das Wort „Organon" bedeutet im Griechischen „Werkzeug."

In diesem Werk legte Hahnemann die Gesetze der Homöopathie fest. Das Organon erschien in zahlreichen Auflagen, die letzte Auflage aus dem Jahr 1842 wurde erst 1921 veröffentlicht.

Das Organon ist in Paragraphen gegliedert.

§ 1
Das höchste Ziel ärztlichen Wirkens ist das Heilen,

§ 2
Das höchste Ideal der Heilung ist schnelle, sanfte, dauerhafte Wiederherstellung der Gesundheit, oder Hebung und Vernichtung der Krankheit, in ihrem ganzen Umfange, auf dem kürzesten, zuverlässigsten, unnachteiligsten Wege, nach deutlich einzusehenden Gründen.

Kurz zusammengefaßt vertrat er folgende Thesen:
1. Jede Heilung geschieht in Übereinstimmung mit den in der Natur vorgesehenen Gesetzen der Heilung.
2. Kein Mensch kann außerhalb der Gesetze heilen.
3. Es gibt keine Krankheiten als solche, sondern nur kranke Individuen.
4. Jede Krankheit ist ihrem Wesen nach dynamisch, deshalb muß auch das Heilmittel dynamisch sein (Hahnemann verstand darunter: nicht mit Materie verbunden).
5. Der Patient braucht nur ein Mittel für ein bestimmtes Krankheitsstadium; ist dieses Mittel nicht zu finden, kann er nicht geheilt werden.

Hahnemann hat ein Heilsystem entdeckt, durch welches die noch funktionierenden Regulationsmechanismen eines kranken Lebewesens stimuliert werden können. Die Arznei regt die Selbstheiltendenz des Organismus an.

§ 3
Um zu heilen braucht der Arzt vier Einsichten:
1. Die Erkenntnis der Krankheit,
2. Die Kenntnis der Arzneikräfte,
3. Das Wissen um die Wahl des Heilmittels,
4. Die Kenntnis der rechten Gabe.

Der schottische Pharmakologe William Cullen schrieb 1789 eine 1066 Seiten umfassende Arzneimittellehre: „**A treatise of materia medica**". In dieser beschreibt Cullen in einem Kapitel: „**China die peruanische Rinde**", daß die Rinde durch ihre Bitterkeit, wie alle anderen bitteren Mittel, die Magenkraft stärkt, dadurch den übrigen Organismus kräftigt und somit eine heilende Wirkung auf das Wechselfieber hat.

Chinarinde, Cortex Chinae, Fieberrinde, ist die Rinde des immergrünen Chinarinden- oder Fieberbaumes. Er gehört zu der Familie der Rötegewächse (Rubiaceae; dazu gehören noch Coffea, Ipecacuanha). Sie stammte ursprünglich aus Südamerika von den Osthängen der Anden und wurde als **quina-quina** bezeichnet. Der Jesuitenpater B. de Cobo brachte sie 1632 nach Spanien. Sie wurde sehr häufig im Orden als Medikament eingesetzt, sodaß sie den Namen **Jesuitenpulver** erhielt. 1632 wurde ihr Einsatz als Therapeutikum bei Malaria tertiana empfohlen.

Ein pikanter Nebenaspekt des Jesuitenpulvers war, daß es sehr häufig auch für Abtreibungen verwendet wurde.

Hahnemann übersetzte Cullen ins Deutsche und wollte diese vereinfachende These nicht glauben. In einer Fußnote merkte er an, daß es weit bitterere Stoffe als Chinarinde gäbe, ohne daß diese gegen Wechselfieber wirksam seien.

Die Auseinandersetzung mit dieser Frage regte ihn zu seinem berühmten Selbstversuch an:

Er nahm etliche Tage zweimal pro Tag 4 Quentchen Chinarinde ein (das sind 6,68 g Chinarinde). Bei einem Alkaloidgehalt von 3–14% entspricht dieser Dosis ein Gesamtalkaloidgehalt von 200–900 mg, worin ca. 65–200 mg Chinin und 0–260 mg Chinidin enthalten sind. Er beobachtete genau alle an sich feststellbaren Symptome:

1. kalte Finger, Fußspitzen,
2. Mattigkeit, Schlaflosigkeit,
3. Herzklopfen, harter schneller Puls,
4. Klopfen im Kopf,
5. Röte der Wangen,
6. Durst.

Jedesmal wenn Hahnemann Chinarinde eingenommen hatte, sind diese Erscheinungen regelmäßig aufgetreten, sie dauerten zwei bis drei Stunden. Wenn er mit der Einnahme der Arznei aufhörte, stellte sich der ursprüngliche Zustand wieder ein.

Die Entdeckung der Homöopathie beruht daher auf drei Zufällen: Erstens hatte Hahnemann selbst Malaria, zweitens glaubte er Cullens Darstellung von Chinarinde nicht, aus diesem Grund unternahm er drittens seinen Selbstversuch.

Toxikologie:

Aus heutiger Sicht wird eine Vergiftung mit Chinarinde als **Cinchonismus** bezeichnet, was auf die verschiedenen Inhaltsstoffe von Chinarinde zurückgeführt wird.

Symptome der Vergiftung:

Übelkeit und rezidivierendes Erbrechen,
Chinarausch mit Verwirrtheit, Tinnitus bis zur völligen Ertaubung.
Kopfschmerzen, Schwindel, Sehstörungen mit Flimmern vor den Augen, Einengung des Gesichtsfeldes, Mydriasis, Nachtblindheit. Diese Störungen sind auf die Gefäßspasmen zurückzuführen.
Kreislaufstörungen mit Blutdruckabfall, Bradykardie, Herzrhythmusstörungen, Hypokaliämie, Tachykardie und Extrasystolie.
Abfall der Körpertemperatur, Atemdepression.

Hahnemann beschrieb nach seinem Selbstversuch:

„Ich nahm des Versuchs halber etliche Tage zweimal täglich vier Quentchen gute China ein; die Füße, die Fingerspitzen wurden mir erst kalt, ich ward matt und schläfrig, dann fing das Herz mir an zu klopfen, mein Puls ward hart und geschwind; eine unleidliche Ängstlichkeit, ein Zittern (aber ohne Schauder), eine Abgeschlagenheit durch alle Glieder, dann ein Klopfen im Kopfe, Röte der Wangen, Durst, kurz, alle mir sonst beim Wechselfieber gewöhnlichen Symptome erschienen nacheinander; jedoch ohne Fieberschauder.

Mit kurzem: auch die mir beim Wechselfieber gewöhnlichen besonders charakteristischen Symptome, die Stumpfheit der Sinne die Art der Steifigkeit in allen Gelenken, besonders aber die taube, widrige Empfindung, welche im Periostinum über allen Knochen des ganzen Körpers ihren Sitz zu haben scheint, – alle erschienen. Dieser Paroxysm dauerte zwei bis drei Stunden jedesmal und erneuerte sich, wenn ich diese Gabe wiederholte, sonst nicht. Ich hörte auf und ich war gesund."

Hahnemann war als Arzt in Hermannstadt sehr häufig mit Wechselfieber konfrontiert und erkrankte selbst an Malaria, wobei er sich mit China erfolgreich behandelte. Nachdem er China genommen hatte, stellte er fest, daß alle Symptome, die bei ihm auftraten, den Symptomen der Malaria glichen. Er schloß daraus, Chinarinde erzeuge eine Schein-Malaria, und genau deswegen helfe sie gegen die echte Malaria. Die bei seinem Arzneimittelversuch auftretenden Arzneimittelbilder am Gesunden und die ihm bekannten Arzneimittelbilder am Kranken deckten sich in für ihn erstaunlicher Weise. Hahnemann überprüfte das Ergebnis seines Versuches sechs Jahre lang, ehe er es im Hufeland Journal veröffentlichte.

In dieser Veröffentlichung vertrat er die Meinung, daß die Überprüfung von Arzneimitteln allein durch chemische Analysen sowie durch Tierversuche viel zu ungenau seien, zu sehr vom Zufall beeinflußt würden und sich so nicht direkt auf den Menschen übertragen ließen. Er meinte, daß sich im Tierversuch zwar wahrnehmen lasse, ob eine Substanz heftige oder gefährliche Wirkungen hervorbringe, aber es fehlten die feinen inneren Änderungen und Empfindungen, die der Mensch durch Worte ausdrücken könne. Somit reihte sich Hahnemann als erster mit guten Argumenten in die Reihe der Tierversuchsgegner ein.

Goldstone veröffentlicht 1954, daß manche Arzneien auf Tiere eine andere Wirkung als auf den Menschen haben. So können Schweine große Mengen von Nux vomica fressen, welche einen Menschen töten würden, Aconitum napellus ist unschädlich für Hunde, obwohl es für den Menschen ein tödliches Gift ist. Ziegen fressen die Herbszeitlose ohne Probleme. Menschen, die Milch von diesen Ziegen trinken, zeigen Vergiftungserscheinungen.

Hahnemann erkannte auch, daß häufig ein und dieselbe Krankheit an verschiedenen Kranken verschiedene Mittel verlangt.

Er vertrat die Meinung:

„Es bleibt uns nichts anderes über, als die zu erforschenden Arzneien am gesunden Menschen zu erproben." Hahnemann kritisierte die Methode, diese Arzneimittel am Kranken zu überprüfen, da bei diesen Überprüfungen nie klar hervorgeht welcher Effekt tatsächlich auf die Arznei und welcher auf die Krankheit zurückgeht.

Früher war ihm aufgefallen, daß beim Vorliegen einer chronischen Krankheit diese gebessert wurde, wenn eine akute, ähnliche, aber stärker wirksame Noxe dazu gekommen war.

- Ist die ältere Krankheit stärker, wird die neue durch die alte vom Körper abgehalten.
- Die neue, ähnliche Krankheit ist stärker, damit tritt die alte Krankheit zurück.

- Die neue Krankheit tritt nach langer Einwirkung auf den Organismus zu der alten, ihr unähnlichen Krankheit hinzu und bildet mit dieser eine neues kompliziertes Leiden.

In zahlreichen Versuchen an sich selbst sowie an seinen gleichfalls gesunden Schülern prüfte Hahnemann Arzneien und schrieb alle Abweichungen nieder. Er stellte die krankheitserzeugende Kraft jeder Arznei fest, die zugleich ihre Heilkraft bedeutet. Die Arzneiprüfung am Gesunden löst bei diesem eine Krankheit aus, deren Symptome der zu heilenden Krankheit möglichst ähnlich sein sollen. Arzneimittelprüfungen sollen nur an Gesunden vorgenommen werden, da Kranke sich nicht an die Gesetze der Natur halten. Ein Kranker ist sehr empfänglich für einen seiner Krankheit ähnlichen Reiz, denn dieser trifft auf seine Schwachstelle. Es genügt daher ein kleiner Reiz, um die Krankheit zu überstimmen.

ARZNEIMITTELPRÜFUNGEN

Methodik

Um Symptome zu erhalten, die zu einer Arznei gehören, werden Arzneimittelprüfungen durchgeführt.

Kleine Dosen des Arzneimittels, z.B. China, werden über einen bestimmten Zeitraum von gesunden Menschen eingenommen und alle Symptome, die dabei auftreten, genauestens aufgeschrieben.

Der Prüfling weiß nicht, welches Arzneimittel er nimmt, ob er überhaupt eine Arznei nimmt, da immer eine sogenannte Plazebogruppe geführt wird, die in der Regel eine Arznei ohne Wirkgruppe erhält.

In einem genau zu führenden Prüfungsprotokoll werden der allgemeine Gesundheitsstatus mit Laborwerten vor und nach der Prüfung erfaßt und die auftretenden Symptome genau beschrieben und eingetragen. So kommt es zu einer Vielfalt von Symptomen, die nach dem sogenannten Kopf-Fußschema in Symptomenreihen zusammengefaßt werden.

Die Zusammenstellung ergibt das Arzneimittelbild.

ARZNEIMITTELBILD

Mit dem Begriff Arzneimittelbild wird in der Homöopathie die Wirkungsrichtung und der Wirkumfang eines Arzneimittels beschrieben. Im Arzneimittelbild kommt die **Pharmakodynamik** und damit das **Wirkungsprofil** der Substanz zum Ausdruck. Das Arzneimittelbild ergibt sich aus der Gesamtheit der im Arzneimittelversuch experimentell hervorgerufenen Symptome.

Zweck einer Arzneiprüfung ist es, die Gesamtheit an Symptomen aufzuzeigen, welche die Substanz an Gesunden hervorruft.

Arzneimittelbilder sind nicht an jedem gesunden Organismus, sei es Mensch oder Tier, in gleicher Weise hervorzubringen (Rabe). Gleiche Arzneimittelbilder treten nur dann auf, wenn bei allen Arzneimittelprüflingen eine für das Arzneimittel **typische Reaktionslage** vorliegt. Ein Arzneimittel wirkt nur dann, wenn die Krankheit die typische Reaktionslage für das Simile geschaffen hat. Dies erkennt man an verschiedenen Krankheitssymptomen.

Es gibt Patienten, bei denen jedes Mittel wirkt. Sie sind überempfindlich und schwer zu heilen.

Wenn bei einer Arzneimittelprüfung ein Prüfer ein bestimmtes Symptom entwickelt, ist es zweifelhaft, ob es sich dabei um ein echtes Arzneimittelsymptom handelt. Nur wenn das gleiche Symptom von mehreren Prüfern unabhängig voneinander hervorgebracht wird, kann man es als gesichertes Symptom bezeichnen.

Zu einer gesicherten Prüfung gehören daher drei Abschnitte:
1. Arzneimittelversuch an reaktionsfähigen, gesunden Menschen,
2. Nachprüfung an zweiten und dritten Prüfgruppen,
3. Verifikation an einem Kranken.

Man kann homöopathische Arzneimittel in drei Wirkgruppen einteilen:

a) Organotrope oder histiotrope Homöopathika: Sie wirken auf ein umschriebenes Organsystem oder auf ein bestimmtes Gewebe.

b) Funktiotrope Homöopathika: Ihre Wirkung umfaßt mehrere Organsysteme in differenzierter Form.

c) Personotrope Homöopathika: Sie werden auch als **„Konstitutionsmittel"** bezeichnet.

SIMILEREGEL

Similia similibus curentur!
Ähnliches kann durch Ähnliches geheilt werden!

Es war der Verdienst Hahnemanns, daß er die Simileregel aus der Vergessenheit wieder hervorgeholt hat. In Ansätzen war die Simileregel immer schon vorhanden. Abgesehen von der griechischen Mythologie, taucht das Simileprinzip immer wieder auf, z.B. bei Hippokrates 460–361 v. Chr., wenn er behauptet:

„Fieber wird unterdrückt durch das, was es erzeugt, und es erzeugt das, was es unterdrücken kann."

In der Einleitung zum Organon schreibt Hahnemann:

„Wähle, um sanft, schnell, gewiß und dauerhaft zu heilen, in jedem Krankheitsfall eine Arznei, welche ein ähnliches Leiden für sich erregen kann, als sie heilen soll."

§ 25
Die nach der Gesamtheit der Symptome ähnliche Arznei wird die gegenwärtige Krankheit schnell, gründlich und dauerhaft aufheben und in Gesundheit verwandeln.

§ 26
Eine schwächere dynamische Affektion wird im lebenden Organismus von einer stärkeren dauerhaft ausgelöscht, wenn diese jener sehr ähnlich in ihrer Äußerung ist.

§ 27
Das Heilvermögen der Arzneien beruht daher auf ihren der Krankheit ähnlichen und dieselben an Kraft überwiegenden Symptomen. Eine Arznei, welche die Gesamtheit der Symptome eines Krankheitsfalles am ähnlichsten und vollständigsten erzeugen kann, wird die Krankheit am gewissesten, gründlichsten, schnellsten und dauerhaftesten heilen.

Ohne Simileregel gibt es keine Homöopathie!

Simile

Das Simileprinzip besagt, daß Krankheit durch winzige Dosen eines Arzneimittels behoben werden soll, das in hoher Dosierung Wirkungen hervorruft, welche den Symptomen der zu behandelnden Krankheit ähnlich sind. Das Simile ist jene Substanz, bei der das experimentell erhobene Bild mit dem klinischen Bild maximal übereinstimmt. Es können zwei Dinge einem dritten nicht in dem selben Ausmaß ähnlich sein. Sinn der Similegabe ist es, die Lebenskraft zu stimulieren. Nur ein einziges Mittel kann das zu einem bestimmten Zeitpunkt und für einen bestimmten Zustand richtige Simile sein. Das Simile ergreift im Augenblick der Anwendung vom Patienten Besitz, wodurch die Lebenskraft angeregt wird. Es stößt die körpereigene Regulation zur Heilung an, beseitigt also genau jenes Defizit, welches den Betreffenden überhaupt erst krank gemacht hat.

Klassische Homöopathen meinen, daß die Anwendung mehrerer Mittel den ausgelösten Rhythmus stören würde. Abgesehen davon, spricht sich Hahnemann im § 273 strikt für die Verabreichung von nur einem Mittel aus.

Man ermittelt mit Arzneimittelprüfungen die Wirkung einzelner Arzneimittel. Diese Arzneimittelprüfungen finden nur mit einem genau definierten Mittel in einer genau festgelegten Ordnung statt. Aus diesem Grund erscheint es auch logisch, daß man bei der Therapie auch nur mit Einzelmitteln arbeitet. Es wurden bis heute keine Arzneimittelprüfungen mit einem Komplexmittel durchgeführt.

Erfolgt die Verschreibung nur nach Symptomen oder nach Organen, so kann es sein, daß nur das Teilsymptom verschwindet. Die tiefe Ursache, auf welche Symptome zurückgehen, bleibt unbehandelt.

Einige Homöopathen, vor allem in Frankreich, geben ein Hauptmittel in hoher Potenz und dazu Drainagemittel in tiefer Potenz. Das Drainagemittel soll ein Ventil öffnen, damit Absonderungen und die Sekretionsorgane angeregt werden.

Der rasche Erfolg eines Simile läßt sich durch folgendes Bild gut darstellen:

Man vergleicht das Simile mit einem Tropfen, welcher in einen Trichter fällt. Liegt man genau in der Mitte, dann geht der Tropfen ohne Reibungsverlust sofort durch. Trifft man nicht exakt die Mitte, dann rinnt der Tropfen genau so durch, aber es tritt ein geringer Verlust auf. Je weiter man vom Zentrum der reibungslosen Similewirkung entfernt ist, um so weniger gut wird die Wirkung des Mittels.

Die Kenntnisse über Arzneimittel bezieht die Homöopathie durch
- Arzneimittelprüfung am Gesunden,
- Anwendung am Kranken,
- Arzneianwendung bei Tieren,
- Ergebnisse der Toxikologie und Pharmakologie.

> **In der Homöopathie gibt es kein spezifisches Mittel, die Wahl des Mittels erfolgt nicht nach dem Krankheitsnamen.**

Gleichlautende Krankheiten können verschiedene Medikamente verlangen. Eine Substanz kann verschiedene Krankheiten heilen, aber es gibt nur ein Medikament, welches für einen bestimmten Kranken in einem bestimmten Zustand notwendig ist. Die Suche nach einem Simile wird insofern etwas erleichtert, daß jedes Arzneimittel, ein **Leitsymptom** hat; um dieses gruppieren sich die anderen, auch wesentlichen Symptome.
- Jede Arznei setzt einen spezifischen Reiz, der für die Arznei typisch ist.
- Der Reiz muß einer sinnvollen Reaktion angepaßt sein.
- Die Reaktion ist von der Ausgangslage des Organismus abhängig.
- Kleine Reize haben einen stimulierenden Effekt durch reaktive Nachwirkung des Organismus, stärkere Reize erzwingen eine direkte Erstwirkung.
- Massive Reize wirken toxisch.

Nur das Subjekt entscheidet über die Angemessenheit des Reizes.

Das Erproben der Arznei an einem gesunden Menschen und die Krankheitszeichen an einem kranken Menschen stellen zwei unterschiedliche Bilder dar. Man sollte bei einer homöopathischen Behandlung bemüht sein, das eine Bild mit dem anderen Bild in Übereinstimmung zu bringen. Je stärker dies gelingt, desto größer wird der Behandlungserfolg sein. Eine vollständige Deckungsgleichheit von Arzneimittelbild und Krankheitsbild ergibt das Simile.

PRINZIPIEN DER HOMÖOPATHIE

Arzneimittelprüfung
Krankheitsbild am
Gesunden

*Erhebung des individuellen
Krankheitsbildes*
am Kranken

Ähnlichkeitsregel
Vergleich der Arzneiprüfungs-
symptome mit dem
individuellen Krankheitsbild

SCHULMEDIZIN

Die Schulmedizin geht davon aus, daß in der belebten Natur die gleichen Kräfte gelten wie in der unbelebten Natur; eine dem Lebendigen zugrundeliegende Kraft wird abgelehnt. Durch Aufklärung der Funktionen des gesunden und kranken Körpers, seiner einzelnen Organe und Zellen, nach Möglichkeit bis hin zur molekularen Ebene, hofft diese Richtung der Medizin, kausale Therapierichtungen zu finden und entsprechende Hypothesen zu verifizieren.

Ganz im Gegensatz zur Homöopathie meint die Schulmedizin, sich um die letzten Folgen langer Entwicklungen kümmern zu müssen. Ihr Hauptanliegen ist ein **quantitatives Interesse.**

Sie anerkennt nicht, was nicht:

- gewogen,
- gemessen,
- gezählt werden kann.

Vorgefundenes ist das Produkt von Einflüssen und Entwicklungen, die in der Vergangenheit liegen. Sie kümmert sich nur um die Folgen langer Entwicklungen und sieht so nur deren Auswirkungen, daher hinkt die Schulmedizin dem Krankheitsgeschehen immer hinterher.

Die Schulmedizin erhebt einen **Status,**
die Homöopathie **ein Geschehen.**

Diese Sicht der Schulmedizin geht auf Galilei und Descartes zurück.

Galilei meinte:

**„Messen, was meßbar ist;
meßbar machen, was nicht meßbar ist!"**

Mit dieser Methode können aber nur bestimmte Aspekte erfaßt werden, nicht die Dinge selbst. Das Qualitative ist nicht meßbar. Phänomene aber als grundsätzlich unmöglich hinzustellen, nur weil sie mit heutigen Methoden nicht nachweisbar sind, ist kurzsichtig. Friedrich Dellmour faßte seinen Vortrag „Wissenschaftliche Homöopathie" zusammen: „Es kann festgestellt werden, daß die Naturwissenschaft bisher nicht in der Lage war, die Homöopathie auf sinnvolle Weise zu untersuchen. Denn die Erforschung der Homöopathie erfordert eine Erweiterung des derzeitigen wissenschaftlich-medizinischen Denkrahmens, um auch qualitative, subjektive und auch informative Prinzipien in Gesundheit, Krankheit und Heilung zu berücksichtigen, damit die Gesamtmedizin der Zukunft möglichst allen Phänomenen des Lebendigen gerecht wird."

Das Vermächtnis von Descartes war die mechanistische Philosophie, die davon ausgeht, daß ein Ding aus der Summe seiner Teile besteht. Descartes entwickelte eine Methode des analytischen Denkens, bei der komplexe Phänomene in einzelne Teile zerlegt werden, damit man das Verhalten des Ganzen aus den Eigenschaften seiner Teile verstehen kann. Man bezeichnet dies als ein **„atomistisches" Weltbild** oder **„partikularistisches" Weltbild.**

Dieses Weltbild bemüht sich um Objektivität und glaubt nur an die Erkenntnisse der fünf Sinne.

Die Schulmedizin trennt seit **Descartes** in Körper und Geist. Diese kartesianische Weltsicht sieht auch den Körper als eine Maschine, die jemanden braucht, um eine Panne zu reparieren.

Erst die Erfindung des Mikroskops und dessen Verfeinerung ermöglichte beachtliche Fortschritte in der Biologie.

Rudolf Virchow formulierte seine Zelltheorie in moderner Form und verlagerte das Interesse vom Organismus zu den Zellen. Man ging von den Wechselwirkungen der Zellen untereinander aus. Gesundheit wurde als das reibungslose Zusammenspiel der einzelnen Zellen gesehen.

Pasteur gelang es, die Rolle von bestimmten Bakterien bei bestimmten chemischen Vorgängen zu ermitteln und erkannte einen Zusammenhang zwischen Mikroorganismen und Krankheiten. Seine Erkenntnisse vereinfachen aus heutiger Sicht auch, denn sie sehen die Bakterien als einzige Krankheitsursache an.

Claude Bernard erkannte als erster die experimentelle Medizin. Er behauptete, daß jeder Organismus ein **inneres Milieu** habe, in welchem seine Organe und Gewebe leben. Er erkannte, daß das innere Milieu in einem gesunden Organismus konstant bleibt, auch wenn in der Umwelt Schwankungen auftreten.

Außer dem Bernardschen Modell beruhen alle Modelle auf stark mechanistischen und reduktionistischen Dogmen.

Dieser Sicht steht die folgende Tatsache entgegen:

Will man einzelne Objekte definieren, muß man sie aus dem Zusammenhang reißen. Dadurch stehen nur gedachte idealisierte Bilder zur Verfügung.

Das die Teilfragen Verbindende wird vernachlässigt.

Das Verhalten eines lebenden Organismus als ein integriertes Ganzes läßt sich nicht allein durch das Studium seiner Teile erklären. Das Ganze ist mehr als die Summe seiner Teile. Die Eigenschaften des Ganzen besitzt keiner der Teile, denn die Eigenschaften der Teile entstehen aus den organisierenden Beziehungen der Teile.

> **Lebende Systeme sind integrierte Ganze, deren Eigenschaften sich nicht auf die Eigenschaften kleinerer Teile reduzieren lassen.**

Einstein sagte einmal:

„Ein Haus ist aus Steinen errichtet, ein Steinhaufen ist aber lange nicht das Haus!" Reißt man ein Haus nieder, ist der Wiederaufbau des zerstörten Hauses nicht durch das Aneinanderreihen von einzelnen Bauelementen möglich, ohne zu wissen, an welchem Platz und in welcher Funktion sie im Rahmen eines Gesamtkonzeptes gestanden sind. Die genaueste Untersuchung eines Einzelteiles würde nichts über den Bauplan sagen. **Telos,** das Ziel, der Endzweck, läßt sich nicht beantworten, solange Einzelteile nicht auf ihre Funktion innerhalb des Ganzen untersucht werden. Das gleiche gilt für die Medizin. Es wird der Weg der Wissenschaftlichkeit verlassen, wenn man den Versuch unternimmt, vernetzte Systeme mit eindimensionalen Kausalketten zu erklären. Lineares Kausaldenken führt zu einer Modellbildung. Individuelle Symptome einer Krankheit werden dem Modell einer Krankheit untergeordnet. Das hat zur Folge, daß nur Modelle behandelt werden. Es können sich jedoch hinter gleicher Symptomatik unterschiedliche Krankheiten verbergen. Das quantifizierende Denken in der Medizin ist auch nicht geeignet, zwischen Wirkung und Wirksamkeit, sowie zwischen Befund und Befinden zu unterscheiden (Hartmut Heine).

Es ist auch eine der Kernaussagen der Quantenphysik, wonach letzten Endes alle Teilsysteme in einem einzigen universellen Gesamtsystem zusammengefaßt sind. Prinzipiell wirkt sich jede Veränderung eines Teilbereiches auf das Gesamtsystem aus, das andererseits auf seine Teilsysteme wirkt.

Isolierte Ereignisse gibt es nicht.

Die Quantenphysik brachte den Nachweis, daß es überhaupt keine Teile gibt. Seit der Entdeckung von Max Planck, daß Energie nicht kontinuierlich, sondern in Quanten (Energiepaketen) abgegeben wird, etablierte sich die Quantentheorie. Sie erschüttere alle bisherigen physikalischen Vorstellungen von subatomaren und atomaren Bereichen. **Ernest Rutherford** erkannte, daß Atome nicht kompakte Teile sind, wie man bis dahin angenommen hatte, sondern weite, leere Räume, in denen sich kleine Elektronen um den Kern bewegen.

Auf der Suche nach noch kleineren Einheiten stieß man auf abstrakte Gebilde, die eine doppelte Natur aufweisen. Abgesehen von welchen experimentellen Untersuchungsbedingungen man sie betrachtet, erscheinen sie als Teilchen oder als Welle. Das Licht hat das gleiche Verhalten. Einmal liegt es als elektromagnetische Welle, dann wieder in Form von Quanten (Photonen) vor. Das, was wir als Teil sehen, ist nichts anderes, als ein Muster in einem untrennbaren Netz von Beziehungen. Das heißt, für ein Systemdenken sind Zusammenhänge primär, die Grenzen der erkennbaren Muster sind sekundär.

Geoffery Chew nannte diese Ansicht **Bootstrap-Theorie**. Diese Theorie akzeptiert keine fundamentalen Einheiten.

Heisenberg meinte: „Das was wir beobachten, ist nicht die Natur selbst, sondern Natur, die unserer Fragestellung ausgesetzt ist!"

Das Paradoxon *Welle oder Teilchen* stellt das mechanistische Weltbild total in Frage. Es läßt eine objektive Beschreibung der Welt als Unmöglichkeit erscheinen. Masse stellt daher, so erkannte Einstein in seiner Relativitätstheorie, nicht eine Substanz dar, sondern eine Energieform.

Teilchen sind keine statischen Objekte, sondern dynamische Energieprozesse.

Subatomare Strukturen kann man nicht teilen. Wohl kann man sie unter hoher Energie aufeinanderprallen lassen. Geschieht dies, zerbrechen sie, aber es entstehen keine kleineren Stücke, weil aus der beteiligten Energie wieder Teilchen entstehen.

Daraus ergibt sich ein weiteres Paradoxon, daß subatomare Teilchen zerstörbar und gleichzeitig unzerstörbar sind.

Die Schlußfolgerung daraus ist:

Das ganze Universum ist ein dynamisches Gewebe, welches aus untrennbaren Energiestrukturen besteht.

Die Quantenmechanik definiert:

Das ganze Universum ist ein **Ladungsdichtemuster**, in dem jede Veränderung der Elektronendichte Veränderungen der Kernlagen bedingt und umgekehrt.

Das Lehrgebäude der Schulmedizin wurde aber auf dem Fundament der überholten mechanistischen Weltsicht aufgebaut. Sie versucht, eine teleologische Fragestellung auszuschalten und begnügt sich mit aus dem Zusammenhang gerissenen Einzelergebnissen. Die **Kausalität** tritt in den Mittelpunkt. Sie fragt nicht, warum und in Hinblick worauf etwas geschieht.

Das analytische Denken liefert zwar eine Unmenge an chemischen und physikalischen Einzelinformationen, aber die Frage: „Was ist Leben?" ist auf dem analytischen Weg nicht zu klären.

Wenn Schulmediziner von Kranken sprechen, zerteilen sie den armen Kranken in Einzelstücke. (Im Spital kann man öfter hören: „Der Blinddarm auf Zimmer 13, die Leber auf Zimmer 5!")

Die Medizin hat die reduktionistische Methode überbewertet und ihre spezialisierten Disziplinen bis zu einem Punkt entwickelt, an dem sie nicht mehr in der Lage ist, eine Störung als eine Störung des gesamten Organismus zu sehen oder als solche zu behandeln. Die gegenwärtige medizinische Therapie beruht auf dem **Prinzip der Intervention.**

Sie verläßt sich bei der Heilung oder Linderung von Schmerzen auf äußere Kräfte, ohne das Heilungspotential des Organismus zu berücksichtigen.

DER KRANKE

In der Sicht der Krankheit unterscheidet sich die Homöopathie grundsätzlich von der Schulmedizin. Die Homöopathie geht davon aus, daß der Mensch oder das Tier selbst, nicht sein Körper oder sein Gewebe krank sind und wieder zur Gesundheit gebracht werden müssen. Ein Gewebe oder ein Organ wird nicht aus Jux und Tollerei krank.

> **Krankheit ist das Verlassen einer Harmonie, die Infragestellung einer bisher ausbalancierten Ordnung.**

Ursachen der Disharmonie

- Krankheitserregender Einfluß von außen.
- Krankheitserregender Einfluß von innen (Anfälligkeit des betreffenden Individuums).

Die Individualität des Individuums modifiziert die Form, welche die Krankheit bei ihm annimmt. Krankheit zeigt sich am Körper als **Symptom.** Die Ursache einer Krankheit ist – im Gegensatz zu den Ansichten Pasteurs – weniger der Erreger, sondern der Umstand, welcher zu einer Erkrankung führt. Der Erreger ist viel mehr der Indikator, welcher anzeigt, wo der schwache Punkt in der Reaktionsfähigkeit des Organismus liegt. Nur in einem irritierten Organismus kann sich eine Infektion halten und zur Krankheit führen. Die Reaktionskraft kann den Erreger nicht überwinden.

Virchow als einer der Väter der Keimtheorie meinte: „Wenn ich mein Leben noch einmal leben könnte, würde ich beweisen, daß die Keime eher die kranken Gewebe aussuchen, als daß sie die Krankheit selbst verursachen".

Es sind Krankheitserreger im Körper vorhanden, ohne eine Krankheit auszulösen und es können Krankheiten ausgelöst werden, obwohl Antikörper vorhanden sind. Bei einer Grippewelle erkranken nicht alle an Grippe, obwohl alle dem gleichen Virusstamm ausgesetzt sind – oder es erkranken nicht alle gleich schwer.

Ein zweites einleuchtendes Beispiel wäre eine Gruppe von 10 Personen, welche ein Hallenbad aufsuchen. Von dieser Gruppe bekommen maximal ein oder zwei einen Fußpilz. Sie werden diesen mit Salben behandeln und damit den Erreger abtöten. Es wird aber nicht lange dauern und sie bekommen wieder das gleiche Problem, weil die Ursache für das Haften des Erregers nicht behoben wurde.

Der krankheitserzeugende Einfluß von außen kann verschiedene Ursachen haben. Neben dem **Erreger** spielen **Umwelteinflüsse** eine wichtige Rolle. Dies kann kalte Durchnässung, Durchkühlung bei kaltem Wind, Zugluft, falsche Ernährung, beim letzten Beispiel die Hautstruktur oder der Säuremantel der Haut und vieles mehr sein.

In der Krankheit zeigt sich die Fähigkeit eines Lebewesens, sich gegen krankmachende Umstände zu wehren. So kann der Körper z.B. nach einer schweren Unterkühlung mit Hilfe des Fiebers und Abhustens von Krankheitskeimen die Gesundheit wieder herstellen.

Ein sehr wichtiger Anlaß für die Unterminierung der Reaktionskraft ist auch in **Verhaltensstörungen** zu suchen (psychische Belastungen). Kommt es im Organismus zu Störungen, die hauptsächlich aus der Umwelt resultieren, so treten **akute Krankheiten** auf (z.B. Erkältungskrankheiten).

> **Die Bösartigkeit einer Krankheit hängt nicht vom Krankheitserreger ab, sondern vielmehr von den Krankheitsbedingungen, denn das gestörte Gleichgewicht im Körper verursacht die Krankheit.**

Akute Krankheit – oder *akutes Miasma* – ist eine Krankheit, welche, im Organismus in drei Stadien abläuft:

1. einem Prodromalstadium von unterschiedlicher Dauer,
2. einem Stadium der Zunahme,
3. einem Stadium der Abnahme, in welchem es entweder zu Heilung oder zum Tod kommt.

Akute Krankheiten sind **Reflexgeschehen**, die in der Regel von starker Bedrohung zeugen. Überwiegen die Störungen, die im Organismus begründet sind, werden eher **subakute Krankheiten** entstehen (Konstitutionsschwäche, Stoffwechselstörungen).

Nur eine intakte Lebenskraft kann eine akute Symptomatik produzieren. Einem chronisch degenerativ Kranken ist es in der Regel nicht möglich, akut krank zu sein.

Es wäre gut, wenn der akute Zustand es erlaubt, warten zu dürfen, bis sich das Bild des akuten Zustandes klar darstellt.

Hahnemann hält diese Tatsache im § 152 fest:

Je schlimmer eine akute Krankheit ist, desto auffallendere Symptome bietet sie, und desto leichter läßt sich ein passendes Arzneimittel finden.

Liegt der Schwerpunkt auf der psychischen Ebene, wird am Ende eine **chronische Krankheit** entstehen (z.B. symptomlose Sterilität).

Chronische Krankheiten oder *Miasmen* nennt man solche mit:

1. einer Prodromalperiode unterschiedlicher Dauer.
2. einer Periode der Zunahme.

Beiden Phasen folgt jedoch keine Phase der Abnahme. Es ist das Wesen einer chronischen Krankheit, immer weiter zuzunehmen oder bestehen zu bleiben.

§ 74–§ 76
Zu den chronischen Krankheiten gehören die Arzneischäden der Allopathie, hierfür gibt es keine Heilkunst. Die Homöopathie wirkt nur gegen natürliche Krankheiten.

§ 77
Die chronischen Krankheiten aus vermeidbarer, ungesunder Lebensführung vergehen von selbst, wenn diese abgestellt wird.

LEBENSKRAFT, DYNAMIS

Im lebenden Körper muß eine Instanz tätig sein, welche die materielle Verschiedenheit koordiniert. Diese Instanz ist typisch für ein lebendes Wesen, da man sie bei einem toten Wesen nicht findet. Beim Sterben verschwindet auf der materiellen Seite zunächst nichts, daher kann die gesuchte Steuerung der Lebensvorgänge nicht materieller Natur sein. Lebende Körper unterstehen einer Idee. In einem toten Körper gehen alle Chemikalien ihrer eigenen Gesetzmäßigkeit nach, sie unterwerfen sich keinem zusammenfassenden Konzept.

Reinald Ritsch schreibt: „Was der Mensch als bloß materielles Wesen ist, erscheint erst beim Eintritt des Todes, wenn Geist, Seele und Leben aus ihm heraustreten. Die ledige Materie kann sich die physiologieschaffende Kraft selbst nicht geben. Der Leib zerfällt."

Die Kraft, die das Leben steuert und die Gesundheit erhält, nennt Hahnemann **„Dynamis"**, die Lebenskraft. Dynamis zeigt sich nur in ihren Auswirkungen auf den belebten Organismus.

Dynamis ist die im Organismus überall anwesende selbsttätige Lebenskraft, welche seine Fähigkeiten und Gefühle in Gang hält. Diese kann durch den lebensfeindlichen dynamischen Einfluß eines krankmachenden Agens verstimmt werden.

Unter **dynamisch** versteht Hahnemann ganz allgemein Wirkungen, die ohne Übertragungen von Materie zustande kommen.

Ist das Lebensprinzip, die **Dynamis** verstimmt, so kommt es auch im Organismus zu widrigen Empfindungen. Krankheit, so konstatiert Hahnemann, bedeutet die Verstimmung der Lebenskraft, wobei die passende Arznei in der Lage ist, diese Lebenskraft wieder zu stärken, d.h. in Harmonie zu bringen.

> **Krankheit ist eine Verstimmung der Lebenskraft.**

Der Organismus ist materielles Werkzeug. Nachdem alle Lebensäußerungen, gesunde wie kranke, Ausdruck der Lebenskraft sind, kann Heilung nur durch eine **Umstimmung der Lebenskraft** bewirkt werden. Ein Heilmittel muß darum auf die Lebenskraft und nicht auf den Organismus einwirken. Diese Lebenskraft kann aber nicht von materiellen, sondern nur von ihr angepaßten Reizen heilend beeinflußt werden.

Krankheit ist daher eine schädliche Frequenz, die mit Hilfe einer physikalischen Gegenschwingung therapiert wird. Eine krankmachende Information wird durch ihre Gegeninformation, die im homöopathischen Medikament enthalten ist, physikalisch gelöscht, ohne daß nachweisbar irgendeine Veränderung durch das Medikament bewirkt wird.

Ähnlich scheint die Bioresonanz zu funktionieren. Schadstoffe, die im Organismus abgelagert sind, werden zur Ausscheidung angeregt; wahrscheinlich auf Grund der Tatsache, daß Körperwasser mit der Gegenschwingung versehen wird und dadurch angeregt wird, den Schadstoff auszuspülen.

Überall in der Natur, wo Gestaltprozesse ablaufen, muß Information vorhanden sein.

INFORMATION IST LEBEN

Information besteht in einem sinnvollen Abdruck von elektromagnetischen Frequenzmustern von einem Sender zu einem Empfänger. Sender einer Information kann ein Heilmittel, ein Lebensmittel, Wasser oder jedes andere Atom oder Molekül sein.

Information ist in allen Molekülen, Atomen und subatomaren Strukturen gespeichert. Die Tatsache, daß ein Sauerstoffatom eine negative Ladung aufweist, daß es mit Wasserstoff bestimmte Molekülkonfigurationen bildet, ist in der dem Sauerstoffatom innewohnenden Information begründet. Die Zusammenballung von ca. 400 Wassermolekülen auf Grund dieser Information ermöglicht erst die flüssige Phase des Wassers. Wasser ist die Grundlage allen Lebens. Wasser hat ebenfalls ein „Gedächtnis", welches ihm erlaubt, ihm einmal aufgeprägte Information auf der Ebene bestimmter Frequenzen zu speichern. Es wird als Zwischenspeicher für Information benutzt. Wasser ist in der Lage, auf elektromagnetische Wellen zu reagieren, in dem das Wassermolekül in

Schwingungen gerät und dabei seine Struktur verändert. Die Veränderungen der Wasserstruktur hängen von den enthaltenen Energiequanten ab. Es kann die Energie dieser elektromagnetischen Wellen speichern, behalten und zu einem späteren Zeitpunkt an andere Wassermoleküle oder andere Moleküle weitergeben. Allerdings bleiben damit aber alle schädlichen Informationen aus chemischen Verunreinigungen in der Struktur des Wassers erhalten, auch wenn die Stoffe chemisch und physikalisch herausgefiltert werden. Die Informationen über Verunreinigungen bleiben im Wasser gespeichert. Diese Tatsache kann auf Grund von Schwingungen nachgewiesen werden. Wenn man bedenkt, daß der Organismus zu zwei Dritteln aus Wasser besteht, kann man die Wichtigkeit der durch Wasser übertragenen Information erahnen.

Heute wird der Information so große Bedeutung zugemessen, daß man ihr eine eigene Maßeinheit zubilligt. Diese Maßeinheit ist das „Bit", die kleinste mögliche Menge an Information.

Information ist eine eigene Qualität, die Materie ist nur eine Folge einer Information. Information ist ein wesentlicher Bestandteil der geformten Dinge.

Man kann in ein durch einen Informationsfluß gesteuertes System eingreifen, indem man den Informationsfluß zumindest teilweise behindert. Das wird zwar nicht die Ordnung in einem System erhöhen, es sei denn diese Information stammt von einem Störsignal, welches selektiv herausgefiltert wird. Der Organismus bedient sich der Information bei der Abwehr, in dem er nach einem Informationsträger sucht, der, ohne das lebende System der Zellen zu stören, auf diese einwirken kann.

Seit Hahnemann glauben Homöopathen, daß in den verschiedenen Heilmitteln Information vorhanden ist, welche auf den Kranken durch die Weitergabe der dem Kranken fehlenden Information wirken.

Die Homöopathen erkannten schon zu Lebzeiten Hahnemanns, daß das Leben ohne die Dynamis nicht denkbar ist, wie die Dynamis ohne Organismus nicht vorstellbar ist.

Wenn es sich bei Krankheit um eine Verstimmung der Dynamis handelt, muß die Information auf die Dynamis einwirken.

Wo Information übertragen wird, ist es notwendig, die Information einer Pflanze, eines Tieres oder Minerals möglichst von den körperlichen Erscheinungsformen zu lösen, sie ist sonst für den Organismus schlecht verfügbar.

Genauso besteht ein Arzneimittel aus **Information** und **Trägersubstanz** (dem Lösungsmittel). Hier besteht das große Mißverständnis der Schulmedizin zur Homöopathie, denn die Schulmedizin klammert sich an das Lösungsmittel.

Eine Tonbandkassette besteht aus einem Plastikgehäuse und einem Magnetband. Alle Tonbandkassetten sind so aufgebaut. Was sie unterscheidet, ist die Information. Auf einer Kassette befindet sich ein Konzert, auf einer anderen ein Vortrag. Aus der chemisch-physikalischen Beschaffenheit eines Tonbandes kann niemand auf den Informationsgehalt schließen. Das gleiche gilt für ein Buch. Es besteht aus Papier, Leim und Druckerschwärze. Der Unterschied ist wieder die Information. Ein Buch handelt von Botanik, ein anderes ist ein Roman und wieder ein anderes ist ein Mathematikbuch. Möchte ich den Inhalt kennenlernen, ist es völlig egal, ob der Text in Stein gemeißelt ist, ob er auf Papier gedruckt ist, oder ob er auf Kassette gespeichert ist. Entscheidend ist die Information. Es nützt nichts, wenn man mehrere Bücher mit gleichem Inhalt liest, die Information vermehrt sich nicht.

Erhebt ein Arzneimittel den Anspruch, **Heilvermittler** zu sein, dann muß es dem Kranken die ihm fehlende Information übertragen. Um Information zu vermitteln, ist es notwendig, diese von ihren körperlichen Erscheinungsformen zu lösen und an einen neutralen Träger, das Lösungsmittel, zu binden.

> **Kein Heilmittel kann eine Krankheit heilen, es kann nur der Lebenskraft so gut wie möglich helfen, ungestört zu wirken.**

KRANKHEIT

Krankheit liegt dann vor, wenn die Dynamis verstimmt ist. Das heißt in die heutige Zeit versetzt, es liegen Informationen vor, welche das Programm des menschlichen Computers ändern.

Viren bestehen aus DNS, RNS. Sie sind nicht in der Lage, sich selbst zu reduplizieren, daher benützen sie den genetischen Apparat von Zellen, um sich selbst zu vermehren. Solange das Immunsystem in Ordnung ist, gelingt es den Viren nicht, sich einzunisten. Im umgekehrten Fall zwingen sie dem Organismus ihre Information und ihren Reduplikationsbefehl auf.

Zeichen dieser Fremdprogrammierung sind:
– Fieber,
– Gelenksschmerzen,
– entzündeter Rachenring.

Gewinnt das Immunsystem wieder die Oberhand, wird die Fremdinformation des Virusprogramms wieder gelöscht.

Ist eine Virusinfektion einmal überwunden, bildet der Körper Antikörper, in welchen die Information abgespeichert bleibt. Der Körper kann bei neuerlichem Bedarf sofort reagieren.

Auch die Antikörperbildung ist genetisch veranlagt. Die Entwicklung des Immunsystems besteht darin, entsprechende Gene zu aktivieren.

Verfügbarkeit von Informationen

In den Genen ist die gesamte Information abgespeichert, die ein Lebewesen zum Wachstum, zur Entwicklung und zum Leben braucht. Es werden immer nur jene Gene aktiviert, deren Information im Moment gebraucht wird. Speichergene, Aktivatorgene und Suppressorgene sorgen dafür. Fest steht: **Die gesamten möglichen Reaktions- und Verhaltensmuster sind genetisch festgelegt.**

1. Bestimmte Substanzen der Umwelt sind in der Lage, bestimmte Reaktionsmuster anzuregen.
2. Die Vergiftungsbilder verschiedener Arzneien sind unterschiedlich.
3. Jede Arznei provoziert durch die ihr innewohnende Information am Patienten bestimmte Reaktionsmuster, sogenannte Vergiftungsbilder oder Arzneimittelbilder.

Man kann sich eine Arzneimittelprüfung auch in der Computersprache verdeutlichen.

Die Arzneiinformation ist auf einer Computerdiskette (Arznei) gespeichert, der Computer (Patient) liest diese Information, verarbeitet sie und zeigt sie am Bildschirm – sie wird dort ablesbar (Symptom an Körper und Seele).

> **Der Körper drückt das aus, was in der Arznei an Information gespeichert ist.**

Erhält der Körper eine nach dem Ähnlichkeitsgesetz potenzierte Arznei, entsteht eine **Arzneikrankheit**, die seiner bisherigen Reaktion ähnlich ist. Wäre die eigene Reaktionsweise ausreichend gewesen, so wäre er nicht oder nur kurz erkrankt.

Eine homöopathisch richtig gewählte Arznei kann aus der im genetischen Code angelegten Information dasjenige Muster aussuchen, welches geeignet ist, die fehlende Information zu überwinden. Alle schon einmal aus dem genetischen Code aktivierten Muster sind rascher aktivierbar. Die Funktion ist die gleiche wie beim immunologischen Gedächtnis.

Durch die **Behandlung suppressiver Art** mit Antiphlogistika, Antihistaminika, Antibiotika etc., werden die körperlichen Reaktionsmuster, wie der Wortstamm „anti-" schon sagt, eingeschränkt. Das führt mit der Zeit zu einer **Schwächung des Immunsystems.**

Durch Arzneimittelprüfungen kann nichts provoziert werden, was nicht genetisch angelegt ist. Verschiedene Personen reagieren daher unterschiedlich auf eine Arzneimittelprüfung.

Homöopathische Mittel werden nicht in Gramm gemessen, sondern nach der **ihnen innewohnenden Dynamik** und ihrer Fähigkeit zur Informationsübertragung.

KYBERNETIK UND HOMÖOPATHISCHE ARZNEIEN

Das Wort Kybernetik leitet sich von dem griechischen Wort kybernetes (Steuermann) ab. Darunter versteht man die Wissenschaft der Regelung und Kommunikation im Lebewesen.

Die Kybernetiker waren ein Arbeitskreis von Wissenschaftlern in den Vierzigerjahren, in erster Linie Mathematiker, Sozialwissenschaftler und Ingenieure. Ihre Untersuchungen führten sie zu den Begriffen Rückkopplung und Selbstregelung und später dann zur Selbstorganisation. Innerhalb dieses Kreises tat sich besonders **Norbert Wiener** hervor. Er erkannte, daß die neuen Begriffe Nachricht, Steuerung, Rückkopplung nichtmaterielle Einheiten sind, welche für eine wissenschaftliche Beschreibung des Lebens unumgänglich sind.

Wiener und seine Mitarbeiter sahen in der Rückkopplung den entscheidenden Schritt zur **Homöostase**, welche es dem Organismus erlaubt, sich im Zustand eines dynamischen Gleichgewichtes zu halten. Der Organismus ist kein statisches System, das gegenüber der Außenwelt abgeschlossen ist und stets identische Komponenten enthält. Er ist ein **offenes System** in einem „quasi-beständigen" Zustand, in welchem ein ständiger Austausch mit der Umwelt stattfindet. Kein Stoff bleibt lange bestehen, es entstehen Muster, die sich selbst fortsetzen. Von uns selbst ist kein Molekül mehr vorhanden, welches wir bei der Geburt besessen haben. Bertalanffy prägte dafür den Ausdruck **Fließgleichgewicht.**

Um den Vorgang der **Rückkopplung** zu verstehen, sollte man sich vor Augen halten, daß es sich bei Lebewesen um energetisch offene Systeme handelt, die sich nicht durch die klassische Thermodynamik beschreiben lassen. Nach dem **zweiten Hauptsatz der Thermodynamik**, dem Gesetz über den Verlust von Energie, gibt es bei physikalischen Phänomenen einen Trend von Ordnung zu Unordnung. Nach dem zweiten Hauptsatz der Thermodynamik ist in der Praxis ein verlustloser Energie-Wärmeübergang unmöglich. Demnach geht immer ein Teil der Energie verloren. Um diesen Trend zu beschreiben, führte man den Begriff **Entropie** ein. Sie ist ein Maß für Unordnung oder den Energieverlust. Diese Tatsache steht im Widerspruch zum evolutionären Denken der Biologen, die beobachteten, daß sich das lebende Universum aus Unordnung zu Ordnung entwickelt. Es war das Verdienst von **Ludwig von Bertalanffy,** der erkannte, daß lebende Systeme offene Systeme sind, die sich mit der klassischen Thermodynamik nicht beschreiben lassen und fügte der klassischen Wärmelehre die Thermodynamik energetisch offener Systeme hinzu.

THERMODYNAMIK ENERGETISCH OFFENER SYSTEME

Man unterscheidet **offene** und **geschlossene** Systeme, dissipative und konservative Strukturen.

Geschlossene Systeme haben als Charakteristikum, daß Elemente nur miteinander in Beziehung treten, nicht aber mit der Umgebung.

Im Gegensatz dazu stehen **offene Systeme** nicht nur untereinander, sondern auch mit der Umgebung in Beziehung.

Im Unterschied zu geschlossenen Systemen, die einen Zustand des thermischen Gleichgewichts erreichen, halten offene Systeme fern von jedem thermischen Gleichgewicht einen Zustand aufrecht, der sich durch einen ständigen Fluß und Wechsel auszeichnet. Die **Selbstregelung** ist eine Schlüsseleigenschaft offener Systeme. Es ist eine Erfahrung, daß komplexe Systeme ihren Ordnungszustand verlieren, wenn nicht durch Zufuhr und Abgabe von Energie dafür gesorgt wird, daß der Ordnungszustand aufrechterhalten werden kann. Diese Strategien eines Systems bezeichnet man als „**dissipativ**".

Zwischen diesen Strukturen gibt es fließende Übergänge. Die materiellen Aspekte der Realität spielen sich im Spannungsfeld dieser Strukturen ab. Jede Struktur bedarf für ihre Existenz und Meßbarkeit sowohl konservativer als auch dissipativer Aspekte. Je weiter ein System vom thermodynamischen Gleichgewicht entfernt ist, um so offener wird es gegenüber in der Thermodynamik nicht berücksichtigter Faktoren.

Es zeigt sich, daß biologische Systeme keine Linearität haben, sondern hochvernetzt sind und in einem Fließgleichgewicht stehen. Als lineare Beziehungen gelten solche, bei denen sich eine Wirkung im gleichen Maß verändert wie ihre Ursache. Das heißt, biologische Systeme sind energetisch offen und daher in der Lage, mit der Umgebung Energie, Materie und Information auszutauschen. Die dabei auftretenden Ordnungszustände sind nicht stabil. Sie schwingen weit weg von einem thermischen Gleichgewicht, das im allgemeinen eine Rückkehr zum Ausgangszustand nicht zuläßt. Der Energiefluß zwischen innen und außen ist Voraussetzung für die Dynamik eines selbstorganisierenden Prozesses.

Eine weitere Voraussetzung für eine dissipative Struktur ist die Autokatalyse, das heißt, Bestandteile dissipativer Strukturen müssen sich selbst ständig ersetzen und erneuern können.

Im Gegensatz zu den im Materiellen verankerten konservativen Strukturen sind die dissipativen Strukturen weniger im Materiellen verankert, dementsprechend sind sie leichter veränderlich. Ein völlig offenes System ist allerdings auch nicht möglich, da es **konservative Randbedingungen** braucht, an denen sich die dissipativen Vorgänge abstützen. Guttmann und Resch illustrieren das am Beispiel eines Flusses. Die Bildung jeder neu erkennbaren dissipativen Struktur braucht konservative Randbedingungen wie das Wasser eines Flusses. Dem fließenden Wasser dienen Flußbett, darin liegende Steine, Ufer und Schwerkraft als konservative Randbedingungen. Eine Erhöhung der Wassermasse führt zu einer Überflutung mit ganz anderen Randbedingungen als sie bei Niederwasser herrschen. In beiden Fällen richten sich dissipative Effekte, wie Strudel, Wellen, Fließgeschwindigkeit usw. nach den konservativen Randbedingungen. Materielle Veränderungen konkreter Systeme spielen sich im Spannungsfeld zwischen konservativen und dissipativen Kräften ab. Vorwiegend dissipative Systeme sind zusammen mit den konservativen Randbedingungen imstande, einen übergeordneten Ordnungszustand zu erreichen. Dieses Spannungsfeld gilt für alle Systeme.

„Aus welchem Grund sollen nur chemische Reaktionen biologische Funktionen auslösen?" fragt sich F.A. Popp. Es genügt eine geringe Verschiebung des pH-Wertes, um biochemische Abläufe signifikant zu ändern. Jede Kopplung sendet über eine Kaskade fernwirksamer Wechselwirkungen eine Botschaft über den ganzen Organismus. Alle Faktoren, die eine Kopplung zwischen zwei Molekülen auch nur gering beeinflussen, können die Wirksamkeit entscheidend hemmen, unterbinden oder auslösen. Biologische Informationsübertragung spielt sich nicht nur auf geometrisch struktureller Ebene ab – ausgedrückt in der Komplexität von Molekülen –, sondern wird auf der Ebene aller nur denkbaren physikalischen Kopplungen verwirklicht. Gezielte Mikroimpulse, die biochemisch nicht meßbar sind, erweisen sich für die Aufbau- und Zerfallsrate unter Umständen als wirksamer als Überschuß, Mangel oder das Fehlen einer Substanz.

> **Kleinste Ursachen am richtigen Platz verursachen große Wirkungen.**

Die geeignetste Energieform, einem biologischen System Struktur und Ordnung zu verleihen, ist **Informationszufuhr.**

Der große Vorteil von Information als einer Zufuhr nicht chaotischer Energie, liegt darin, daß sie an keinen bestimmten Energieträger gebunden ist. Eine Schallwelle bringt Information an das Ohr, von dort in das Mittelohr, weiter auf die Sinneszellen über den 8. Gehirnnerven, bis in den entsprechenden Gehirnabschnitt und wird dort als mehr oder weniger angenehmer Ton erkannt. Es wäre furchtbar, könnten wir ein Violinspiel nur wahrnehmen, wenn uns Trümmer der Violine an das Ohr flögen.

Chaotische Energie ist die Wärmezufuhr, denn sie bringt die Atome an den Gitterplätzen zum Schwingen, und vermindert so die Ordnung.

Ein Beispiel für nichtchaotische Energie ist das Anstreichen einer Geigensaite (F. A. Popp). Die Saite beginnt durch das Streichen mit dem Bogen periodisch zu oszillieren und gibt einen schönen Ton. Durch Zufuhr chaotischer Energie, wie Wärme, kann man ihr keinen solchen Ton entlocken.

Was koordiniert die Information?

DER REGELKREIS

Jeder Regelkreis des lebenden Organismus hat die Aufgabe, im Organismus einen **bestimmten Sollwert** aufrechtzuerhalten.

Im Organismus existieren zahlreiche **Regelkreise.** Jeder Regelkreis hat eine bestimmte Aufgabe, somit auch eine eigene Identität. Das bedeutet, daß er eine **selektive Affinität zu bestimmten Informationen** hat.

Da jedes homöopathische Mittel eine **spezifische Information** besitzt, ist es in der Lage, einen bestimmten Regelkreis zu aktivieren. Weil aber die Regelkreise vernetzt sind, können verschiedene Arzneireize auch idente Regelkreisvernetzungen aktivieren. Diese Überschneidungsstrukturen bilden daher die Gemeinsamkeiten verschiedener Reizgruppen. Daraus wird die gemeinsame Charakteristik einer homöopathischen Arzneimittelgruppe, wie Pflanzenfamilien, Tiergruppen, chemische Verwandtschaften, verständlich.

INFORMATIONSÜBERTRAGUNG DURCH LICHT

Eine These besagt, daß das Licht eine entscheidende Rolle bei der Informationsübertragung im lebendigen System spielt. Licht ist ein leistungsfähiges Medium zur Übertragung und Verschlüsselung von Information.

Der erste, welcher Licht in den Zellen vermutete, war der russische Forscher **Alexander Gurwitsch**. Er brachte die Wurzeln zweier Zwiebelkeime sehr nahe aneinander und sah, daß sie einander positiv im Wachstum beeinflußten. Trennte er beide Wurzeln durch normales Glas, fand diese Beeinflussung nicht statt. Nahm er statt dessen Quarzglas, stellte sich die Beeinflussung wieder her. Quarzglas ist für UV-Stahlen durchlässig, daher nahm er an, hier müßte eine UV-Strahlung vorhanden sein, welche die Wurzeln aussenden. Er konnte auf Grund der zu seiner Zeit noch nicht vorliegenden Meßmöglichkeiten den Beweis nicht antreten. Diesen Beweis erbrachte **Dr. Popp** mit seinem Ingenieur **Beetz**, beide am Max-Planck-Institut in Heidelberg, wo es ihnen gelang, die Biophotonen mittels eines Restlichtverstärkers auf einem Bildschirm darzustellen. Das Gerät heißt **Photomultiplier**, welches diesen empfindlichen Bereich sichtbar machen kann. Es hat eine sehr hohe Lichtempfindlichkeit und könnte das Leuchten eines Glühwürmchens in 10 km Entfernung noch feststellen. Dieses Licht der Biophotonen hat eine um den Faktor 10^{18} niedrigere Intensität als das Tageslicht. Man findet dieses Licht bei allen Lebewesen und darf es nicht mit jenem Licht verwechseln, welches durch **Chemoluminiszenz**, wie z.B. beim Glühwürmchen entsteht.

Heute weiß man, daß es nicht auf die Intensität eines Signals ankommt, sondern das Wesentliche bei einem Signal ist, daß ein bestimmter Ordnungsgrad, die **Kohärenz**, eingehalten wird. Der energetische Aspekt ist nicht so bedeutend wie der informative.

Allgemein versteht man unter **Kohärenz** ein geordnetes Zusammenwirken der Einzelteile eines Systems. **Kohärentes Licht** ist daher ein Licht höchsten Ordnungsgrades. Das bedeutet, daß Wellentäler und Wellenberge verschiedener Wellenpakete gleichzeitig auftreten. Kohärente Strahlen oder Wellen haben also die gleiche Frequenz und schwingen gleichzeitig. Technisch erzeugtes Laserlicht nähert sich dem Ordnungsgrad kohärenten Lichtes, erreicht aber nicht den Ordnungsgrad organischer Systeme. Der Unterschied zwischen einem Laser und einem biologischen System besteht in erster Linie darin, daß der Laser nur eine Wellenlänge hat, er ist **monochromatisch;** der Organismus verfügt aber über ein breites Spektrum von 10^9–10^{15} Hertz. In diesem Bereich kann ein Lebewesen variieren. Es kann kombinieren, Rhythmen erzeugen, Informationen aufprägen und löschen. Die Gesamtinformation eines solchen Wellenfeldes ist unvorstellbar. Die Natur stimmt die Informationsflut im Organismus durch Kohärenzphänomene aufeinander ab. So erhält man einen **ganzheitlichen Aspekt**, da eben die Einzelteile untereinander gekoppelt sind und das eine Molekül mit dem anderen korreliert.

> **Ein gesundes System verhält sich in allen Teilen kooperativ.**
> **Krankheit ist unter diesem Aspekt nichts anderes als eine Entkopplung des Systems.**

F. A. Popp vertritt die Meinung, daß DNS-Moleküle Photonen emittieren (**Biophotonen**).

Biophotonen sind Lichtquanten, die aus lebenden Zellen von Menschen, Tieren und Pflanzen kommen.

Die Entstehung von **Biophotonen** hat ihren Ursprung in elektronisch angeregten Molekülen. Führt man Energie zu, springen sie von ihrem Grundzustand von einer Bahn niederer Energie auf eine Bahn höherer Energie; sie sind im angeregten Zustand. Wenn das Elektron von dort wieder auf die Bahn seines Ursprungs zurückspringt, dann wird Licht in Form eines **Quants** abgegeben. Die Frequenz des abgegebenen Lichts hängt davon ab, von welcher Bahn es zurückspringt. Es handelt sich um eine **ultraschwache Zellstrahlung**. Dieses Licht zeigt kaum Fluktuationen und hat einen hohen Ordnungsgrad, deshalb ist es selbst in der Lage, ordnungsbildend zu wirken und Informationen zu übertragen. Ultraschwache Zellstrahlung emittiert nicht als Dauerlicht, sie wird blitzartig, punktförmig und gebündelt abgegeben; dadurch wird sie meßbar. Auffallend ist, daß diese Lichtemissionen um so deutlicher werden, je schneller die Zellen wachsen. Aber noch etwas fällt auf. Wenn Zellen sterben, dann kann man feststellen, daß zunächst die Lichtemission zurückgeht und es nach ca. 8 Stunden zu einer explosionsartigen Emission kommt, welche die Emission um einen Faktor 100 ansteigen läßt. Das bedeutet, daß ein Zellverband als Ganzes abstirbt, nicht Zelle für Zelle, und hinterher nimmt die Emission exponentiell ab. Das austretende Licht kann nicht allein auf biochemischen Funktionen der Zelle beruhen, denn selbst wenn man Zellen einfriert, kommt es noch zu Lichtemissionen in ungefähr der gleichen Gesamtzahl. Daraus schließt man, daß Licht in den Zellen gespeichert sein muß und beim Zelltod abgegeben wird. Man nimmt daher an, daß in jeder Zelle ein **Photonenspeicher** vorliegt. Die Photonen werden ohne Energieverlust gespeichert. Aus der emittierten Biophotonenzahl kann man errechnen, daß pro Zelle nur ein Speicher vorhanden ist, daher nahm Popp an, daß es sich um die DNS handeln muß, denn die DNS ist das einzige Molekül, das in der Zelle nur einmal vertreten ist. Die Biophotonenfelder der Einzelzellen sind miteinander gekoppelt. Aus dieser Kopplung ergibt sich ein gemeinsames Biophotonenfeld, in das der ganze Organismus eingebettet ist und das alle Lebensvorgänge steuert.

Den zweiten Beweis dafür sieht Popp in der Tatsache, daß pro Sekunde 10 Millionen Zellen absterben und sofort wieder ersetzt werden. Biochemische Informationen wären daher viel zu langsam. Nur die Lichtgeschwindigkeit der Biophotonen gibt dafür eine vernünftige Erklärung. Die DNS gibt kohärente Strahlung wie Laserstrahlung ab, nur ist sie schwächer als die Laserstrahlung. Das DNS-Molekül scheint wie eine Laserkanone zu wirken und kollektive Schwingungen in einem elektromagnetischen Feld hervorzurufen. Diese Form von Laser-Licht scheint der Zellkommunikation zu dienen. Dieses Licht kann die Strukturen der Zelle durchdringen und ist für die Informationsübertragung ideal geeignet. Es dient der Kommunikation zwischen DNS und Zelle. Möglicherweise gibt es auf zellulärer Ebene zwei Kommunikationssysteme. Ein langsames, auf der Ebene herkömmlicher molekularer Prozesse und ein schnelles, auf der Ebene von kohärentem Licht. Kohärentes Licht dient eventuell der Kommunikation zwischen DNS und Zelle, von Zelle zu Zelle und von Organ zu Organ. Ein aktiver, sinnvoller Informationsfluß wäre demnach gleichbedeutend mit Gesundheit, und ein gestörter Informationsfluß mit Krankheit. Möglicherweise gilt für einzelne lebende Systeme, daß sie von hochkomplexen Feldern aus kooperativer Information erhalten werden. Wenn die DNS kohärente Photonenmuster durch die Zelle schickt, ist es auch denkbar, daß diese Strahlung von der Umwelt moduliert und reflektiert wird und anschließend wieder vom selben Molekül empfangen wird. Die DNS könnte so auf die Umwelt hören, und Mutationen sind dann kein Zufall.

Wachstum, Hemmung, Gesundheit, Krankheit

Viele Zellen emittieren viele Biophotonen, das bedeutet Wachstum verursacht hohe Emission, hohe Emission bremst wiederum das Wachstum. Der Umkehrschluß heißt, wenig Emission bedeutet eine Anregung für schnelles Wachstum. Es besteht ein Gleichgewicht zwischen emittierten Photonen und Wachstum eines Zellverbandes. Störungen der Kohärenz bewirken eine Beeinträchtigung aller Funktionen – aber besonders entscheidend – auch der Reparaturfähigkeit. Die Reparaturfähigkeit ermöglicht erst das Leben, denn der Lebensfaden der DNS wird durch viele Einflüsse geschädigt. Wenn man davon ausgeht, daß Licht das Wachstum von Zellen steuert und daß Licht für den Informationsaustausch zwischen den Zellen im Organismus zuständig ist, muß man akzeptieren, daß Krankheiten physikalische Ursachen haben können. Krankheit ist nach dieser Theorie nicht biochemisch zu verstehen, sondern es handelt sich um eine Störung des elektromagnetischen Feldes einer Zelle. Das Feld wird **inkohärent**. Kohärenz bedeutet auch, daß etwas Teil eines Ganzen ist, zugleich aber dessen Gesamtinformation beinhaltet, wie eine Leberzelle eben als spezialisierte Leberzelle dient, aber auch dem Gesamtorganismus auf Grund ihrer genetischen Information. Es besteht

Unteilbarkeit und gegenseitige Durchdringung. Grundprinzip einer Heilung ist daher, das Strahlenfeld wieder in Ordnung zu bringen.

> **Heilung bedeutet die Wiederherstellung eines gestörten Informationsaustausches von Zelle zu Zelle.**

In der Zelle gespeicherte Lichtsignale können durch viele Einflüsse von außen gestört werden. Die Biochemie sieht in einer Krankheit eine biochemische Entgleisung irgendwelcher biochemischer Reaktionen, ohne sich zu fragen: „Woher kommt das eigentlich?"

Es können nicht nur die Enzyme steuern, denn es gibt Enzyme in der Zelle, die stundenlang völlig inaktiv bleiben, plötzlich fangen sie an, aktiv zu werden. Warum? Popp vertritt die Ansicht, daß die Enzyme von der elektromagnetischen Strahlung reguliert werden, von den elektromagnetischen Kopplungen im System. Wenn Krankheit nicht nur auf Grund einer Störung der Biochemie beruht, sondern auch eine Störung der Kohärenz ist, also auf einem Zusammenbruch des Photonenfeldes und der Zellstruktur begründet ist, muß sie auch so behandelt werden können.

Resonatorgüte

Durch die kooperativen Kopplungen in einem biologischen System kommt es zu einer extrem hohen Sensibilität. Das Maß für diese Sensibilität ist die Resonatorgüte. Resonatorgüte ist die Speicherfähigkeit für die Energie elektromagnetischer Wellen. Sie ist ein Maß für die Sensibilität eines Systems. Man kann die Resonatorgüte an biologischen Systemen testen, indem man Licht einstrahlt und fragt, wie lange die Welle drinnen bleibt und wie hoch die Abnahme der Intensität ist. Bei allen diesen Experimenten ergab sich, daß die Abnahme um einen Faktor 10^{10} höher ist, als in der Technik je erreicht wurde.

Die **Resonatorgüte** biologischer Systeme ist allen technischen Systemen hoch überlegen. Biologische Systeme liegen genau an der Grenze des Phasenüberganges zwischen einem chaotischen und einem kohärenten System. Das heißt, es kann einen Impuls durchlassen, absorbieren, verstärken oder abschwächen.

Der Organismus hat drei Möglichkeiten:

1. nur verstärken,
2. nur abschwächen,
3. nur durchlassen.

Störsignale kann der Organismus als Übersteuerungssignale durchlassen.

In der Humanmedizin wurde an Hand von 300 Spasmolytika nachgewiesen, daß zwischen dem Spektrum der Absorptionsfähigkeit und dem Spektrum der Wirkung eindeutige Zusammenhänge bestehen. Das bedeutet: Man kann chemische Substanzen über Strahlung steuern und auch ihre Wirkung korrelieren. Ein großer Teil der Strahlen läuft einfach durch, als ob nichts wäre. Das Medium ist im Grunde transparent, dadurch wird ein großer Teil nicht wahrgenommen. Der Teil, der nicht wahrgenommen wird, ist chaotisch.

Das wirft die Frage auf: „Wann nehmen wir eine Information auf und wann nicht?" Das hängt davon ab, wie der Organismus auf die Umwelt eingestellt ist. Einer nimmt etwas als Information wahr, der andere nicht. Das bedeutet, daß der Besetzungspegel für diese Strahlung eine andere Verteilung hat. Hat ein System eine hohe **Resonatorgüte,** heißt das, daß man extrem genau einstellen muß, damit das System überhaupt eine Information aufnimmt. Für die Homöopathie bedeutet das, wenn das Mittel exakt paßt, kann mit unvorstellbar geringen Mengen ein Effekt erzielt werden. Das heißt sogar, daß mit hohen Verdünnungen eine bessere Abstimmung erzielt wird. Wenn in einem

Radio ein Ton übersteuert wird, also sehr laut wird, wird man kaum etwas verstehen. Hörbar wird der Ton erst, wenn man leiser dreht. Da biologische Systeme wesentlich feiner abgestimmt sind als technische Geräte, gilt dies bei diesen Systemen um so mehr. Ein biologisches System ist ein in das Universum eingebettetes offenes System, das an alle möglichen Umweltbedingungen angekettet ist.

Biochemische Reaktionen

Ein Molekül mit mehreren Elektronen, das mit einem anderen Molekül eine Reaktion eingehen will, braucht eine Kraft, die sie einander annähert. Es kommt ganz auf die elektrischen Kräfte zwischen den Elektronen an, ob eine Verbindung stattfinden kann oder nicht. Sind zwei Moleküle stabil, stoßen sie sich ab. Ein Energiequant muß bereitgestellt werden, welches ein Molekül in einen angeregten Zustand bringt. Durch die nachfolgende Ladungsverschiebung ziehen sich beide Partner an. Das aufgenommene Photon aus der Umgebung nennt man **Aktivierungsphoton,** die Energie **Aktivierungsenergie.**

Die chemische Reaktion steigt mit zunehmender Temperatur an, weil die Wahrscheinlichkeit steigt, aus der Umgebung Photonen zu beziehen. Das bedeutet, daß die vielen Millionen von biochemischen Reaktionen, welche in der Sekunde in einer Zelle ablaufen, darauf angewiesen sind, Photonen zur Verfügung gestellt zu bekommen. Ein Photonenfeld kann daher die chemischen Reaktionen steuern. Es laufen Reaktionen in einem lebenden System um den Faktor 1 Milliarde schneller ab als im besten Testsystem, weil im lebenden System genügend Photonen zur Verfügung gestellt werden. Daraus kann man ableiten, daß Photonen notwendig sind, damit im Organismus überhaupt etwas abläuft. Photonen steuern also alle chemischen Reaktionen.

Die gleichmäßige Photonenverteilung hat noch einen zweiten Inhalt. Sie besagt, daß ein lebendes System genau an der Grenze zwischen einer Phasengrenze zu einem hochgeordneten und einem chaotischen Zustand liegt. Hat man eine regelmäßige Verteilung, dann weiß man, daß alle Wellen oder das System gerade im Begriff sind, von einem ungeordneten Zustand in einen hochgeordneten Zustand überzugehen. Das ist wie ein nichtmagnetisierter Gegenstand, bei welchem im Augenblick der Magnetisierung die vorher ungeordneten Teilchen plötzlich in die richtigen Punkte gemäß der Feldstärke springen, sich also in einen geordneten Zustand begeben. Lebewesen befinden sich genau an diesem Punkt, an welchem sich ein solcher Übergang ereignet. Man muß das zeitliche Mittel nehmen. Der Übergang ist im zeitlichen Mittel nicht hochgeordnet, noch ist er chaotisch, sondern er befindet sich an der Schwelle zwischen beiden Zuständen. Erst in diesem Zustand hat das System die Chance, mit den drei erwähnten Möglichkeiten auf Impulse zu reagieren. Es kann einen Impuls verstärken, indem es den Impuls kohärent aufschaukelt und versteht, ihn einfach zu absorbieren und durch Übernahme in das chaotische System als Wärme zu verwenden, oder ihn durchzulassen, wenn er sich genau an dieser Schwelle befindet. An dieser Schwelle hat das System die Möglichkeit, die Rauschgrenze zu überwinden. Die Rauschgrenze wird durch das Chaos bestimmt und es handelt sich um ein Störsignal aus der Umwelt. Rauschen wirkt als Störsignal und wird vom Lebewesen nicht verstanden. Rauschen ist ein Begriff aus der Rundfunktechnik und bezeichnet eine Art von Störung, die hörbar ist. Es setzt sich aus einem Gemisch aus hohen und tiefen Frequenzen zusammen und wird durch die chaotischen Bewegungen von freien Elektronen verursacht. Die Stärke des Rauschens nennt man **Rauschpegel**. Will man ein Signal hören, muß es über der Rauschgrenze liegen.

Wachstum

Erste Voraussetzung ist genügend Energie, damit die vielen Polymerisationen stattfinden können.

Zweite Voraussetzung ist, daß die Zelle ihre Struktur erkennen kann. Sie muß ihr eigenes Muster vorgeben, damit sie hineinwachsen kann. Im ersten Fall muß die Zelle genügend Photonen bereitstellen.

Im zweiten Fall muß sie in einem geordneten Zustand sein.

Die Zelle kann nur wachsen, wenn sie in einem Bereich zwischen Chaos und Ordnung ist, denn Photonen werden nur bereitgestellt, wenn die Zelle in das Chaos gleitet; die Ordnung wird hergestellt, wenn sie sich wieder über die Schwelle erhebt. Man spricht von der „G_0-Phase". Die G_0-Phase ist eine Ruhephase, in der in der Zelle keine Teilungsvorgänge stattfinden. In dieser G_0-Phase ist die Zelle in einem höchstgeordneten Zustand, der längere Zeit über der Schwelle liegt. In dieser Phase hat sie das Rauschen überwunden, aber durch die ständigen Störsignale aus der Umwelt fällt sie wieder in das Chaos und es werden wieder Photonen zur Verfügung gestellt. Die Zahl der Photonen verdoppelt sich so, daß die Zelle an dieser Stelle in ihr Bildmuster hineinwächst.

Krebs:

Bleibt das Zellsystem im statistischen Mittel chronisch unter diesem Mittel, werden immer zu viele Photonen bereitgestellt. Die Zelle wächst und wächst, ohne die Aufgabe der Mustererkennung im erforderlichen Ausmaß wahrzunehmen.

Krankheit ist aus dieser Sicht:

Ein Abweichen vom chaotischen und geordneten Zustand. Ein System, das nicht im zeitlichen Mittel der Schwelle zwischen chaotisch und nichtchaotisch reguliert, ist krank.

Homöopathie

Arzneimittel wirken primär auf das geordnete elektromagnetische Feld, das Biophotonenfeld. Daher sind jene Arzneisubstanzen besonders erfolgreich, die an der potentiellen Information des kohärenten Biophotonenfeldes angreifen und Regulationsstörungen wirksam bekämpfen können. Eine Fehlmodulation des Biophotonenfeldes muß durch Ankopplung geeigneter externer Oszillatoren ausgeglichen werden. Dies kann nach dem Simileprinzip geschehen, in dem man eine ähnliche, aber gegenphasige Schwingung mit dem Arzneimittel zuführt.

Die Homöopathie steuert auf assoziative Weise jene Bereiche an, welche die Krankheit ausmachen, da Krankheit nichts anderes ist, als daß elektromagnetische Wellen im Organismus die Bedingungen nicht erfüllen, um im zeitlichen Mittel an der beschriebenen Schwelle von Chaos und Ordnung zu liegen. Elektromagnetische Wellen stören also die Regulation im Organismus.

Sind zu viele Photonen vorhanden, würde das z.B. bedeuten, daß die chemische Reaktivität zu stark erhöht ist, was einer Entzündung entspricht.

> *Jede Art von Frequenzkombination, die nicht in Ordnung ist, erzeugt eine Krankheit.*

Diese gestörte Frequenzkombination kann nur in Ordnung gebracht werden, wenn man sie mit einer entsprechenden passenden Frequenzkombination aus dem homöopathischen Mittel überlagert.

Bestimmte Impulse lösen bestimmte Assoziationen aus, so wie es jedem Menschen ergeht. Diese **Impuls-Assoziationsverkettung** läuft im Bewußtsein wesentlich schneller als man sie durch logisches Denken erreichen könnte. Warum sollte der Organismus anders reagieren?

Bestimmte Frequenzkombinationen eines Mittels lösen bestimmte Assoziationen im Organismus und damit bestimmte Wirkungen aus. Die Information des Mittels wird mit der Information des Krankheitsbildes gekoppelt.

POTENZIERUNG

Potenzierung ist Verdünnung und Dynamisation

Hahnemann stand vor dem Problem, daß jedes Mittel, welches er geprüft hatte, in der damals üblichen Konzentration verabreicht werden mußte. Die Medikamente verursachten, auch wenn sie heilten, eine derartige Verschlimmerung, daß ihre Verabreichung immer ein Risiko war. Damals geläufige Arzneien waren unter anderen Arzneimitteln Blei, Arsen und Quecksilber usw., sehr drastisch wirksame Arzneimittel, welche zum Teil mehr Schaden als Nutzen anrichteten. Nicht nur bei diesen Substanzen, wenn er sehr geringe Mengen verordnete, welche durch Wägung kaum zu verringern waren, sondern auch bei ungiftigen Substanzen, die nach der Simileregel ausgesucht wurden, ergaben sich Verschlimmerungen. Er meinte, daß der Reiz nach der Simileregel zwar qualitativ adäquat, aber in seiner Intensität für den geschwächten Patienten viel zu stark war. Arzneimittel, die in der Monosubstanz keine pathogene Wirkung entfalteten, wie Gold, Natrium chloratum, Bärlapp usw., konnten nach dieser Aufbereitung tiefschichtig wirken. Gold in seiner metallischen Form bewirkt keine Reaktionen, wie man an Goldplomben sehen kann. In potenzierter Form wirkt es in höherer Potenz derart tiefgreifend, daß man einen gesunden Arzneimittelprüfer an den Rand des Selbstmordes führen kann. So kam Hahnemann auf die Idee, die Dosis zu vermindern. Er verdünnte in Hunderterschritten, bis von der Ausgangssubstanz nichts mehr vorhanden war. Es tat sich aber auch beim Patienten nichts. Dieser Weg erwies sich als fruchtlos.

Dennoch entdeckte Hahnemann bei diesem Vorgang eine erstaunliche Tatsache. Er unterzog jeden Verdünnungsschritt heftigen **Schüttelschlägen** und bemerkte, daß die verschüttelten Dilutionen wirksamer wurden, aber immer weniger giftig.

Durch Verschüttelung konnten nur jene Rohstoffe potenziert werden, die in Wasser oder Alkohol löslich sind oder aus denen eine Urtinktur bereitet werden kann. Bei Substanzen, die nicht unter diese Gruppe fallen, muß das Verfahren der Laktoseverreibung angewandt werden. Metalle, anorganische Salze und Minerale müssen mit Laktose im gewünschten Potenzierungsverhältnis in einer Porzellanschale verrieben werden. Diese Verreibung erfolgt entweder mit der Hand oder mit Maschinen. Die Verreibungszeit pro Potenzierungsschritt dauert eine Stunde. Diese D 1- oder C 1-Verreibung wird wieder entsprechend mit Laktose verdünnt und wieder eine Stunde verrieben. Ab einem Verreibungsgrad von D 4 oder C 3, C 4 kann man auf Grund der hohen Verdünnung eine wäßrige Lösung herstellen und mit der üblichen Alkoholverschüttelung fortfahren. Hahnemann verwendete anfangs nur wäßrige und alkoholische Urtinkturen zur Verdünnung und Verschüttelung. Später ging er dazu über, sämtliche Arzneien mit Laktose zu C 3 zu verreiben, bevor er die weitere Potenzierung flüssig fortsetzte.

Um den Vorgang der Verschüttelung zu verstehen, muß man sich vorher mit dem wichtigsten Lösungsmittel, dem Wasser auseinandersetzen.

WASSER

„Ohne Wasser gibt es kein Leben!"

Dieser Satz erscheint uns als selbstverständliche Binsenweisheit. Wir nehmen nur Mangel und Überfluß wahr. Das Wasser erscheint uns als selbstverständlich vorhandene Substanz, ohne uns Gedanken über seine Lebenswichtigkeit zu machen. Es fällt uns auf, wenn eine Exsikkation (Austrocknung), ein Ödem, Vermehrung von Exkreten oder ein Nierenproblem vorliegt, aber die Norm wird uns nicht bewußt.

Der Volksmund benutzt die Symbolik des Wassers häufig, um bestimmte Zustände zu umschreiben wie: „Munter wie ein Fisch im Wasser; mir steht das Wasser bis zum Hals; einer redet wie ein Wasserfall oder kann den Redefluß nicht stoppen; etwas fällt in das

Wasser oder ist verwässert." Man findet zahlreiche Wörter, welche in unserem Unterbewußtsein auf die Wichtigkeit des Wassers für unser Leben hinweisen.

Der Organismus besteht quantitativ zum größten Teil aus Wasser (70%), wobei es sich nicht um einen Füllstoff, sondern um eine reaktive Substanz handelt, die am Aufbau biologischer Strukturen beteiligt ist, aber auch den Ablauf biologischer Prozesse entscheidend mitgestaltet. Wir unterscheiden zwischen extrazellulärem Wasser und intrazellulärem Wasser. Innerhalb der Zellen befinden sich 70% des Körperwassers, extrazellulär 30% (ein großer Teil davon im Bindegewebe). Beide Formen werden durch Zellwände voneinander getrennt und sind zugleich über diese miteinander verbunden. Das gleiche gilt für den gesamten Organismus, der durch Haut und Schleimhaut von der Umwelt getrennt ist, aber gleichzeitig über Haut und Schleimhaut mit der Umwelt in Verbindung steht. Das als Kolloid oder Emulsion vorliegende Wasser steht unentwegt mit den nichtwäßrigen Strukturen des Körpers in Wechselwirkung.

Die tierische Zelle ist durch einen hohen Wasseranteil gekennzeichnet. Auf ein Proteinmolekül kommen 10000 Wassermoleküle. Daher findet die Kommunikation zwischen der Umwelt und dem Körperinneren über das Wassersystem statt. Flüssiges Wasser ist einzigartig in seiner Fähigkeit, mit jeder Struktur des Organismus in Wechselwirkung zu treten. Körperwasser ist ein universelles Lösungsmittel, zum anderen nimmt es als Zellwasser, je nach Notwendigkeit, verschiedene Zustandsformen oder Aggregatszustände ein; dabei kann es flüssig, quasi kristallin oder auch kolloidal sein. Bei 37,5°C halten sich die flüssige und die kristalline Phase genau die Waage. Auch Makromoleküle sind durch die Umhüllung mit geordneten Wassermolekülen hydratisiert. Durch den Aufbau der Proteinstrukturen ist ein großer Teil des Zellwassers nahe makroskopisch strukturierter Oberflächen gebunden. Dieses Wasser hat im Abstand von ca. 10 Molekülschichten andere Eigenschaften als normales Wasser. In diesem Zustand befinden sich 20–30% des Zellwassers. Diese Wasserphasen können auch in Phase schwingen, stehen aber nicht als Lösungsmittel zur Verfügung. Das Wasser besitzt das höchste Aufnahmevermögen für Information, Informationsbewahrung, Formveränderung und Wechselwirkung. Es kann Fremdeinflüsse aufnehmen oder sich gegen diese zur Wehr setzen.

Auch eine **Arzneimittelinformation** hat eine gezielte Handlungsinformation gegenüber anderen Wasserstrukturen. Aus homöopathischer Sicht kommt es, wenn Krankheitsinformation und Arzneiinformation auf einer Ebene liegen, zu einer existentiellen Auseinandersetzung zwischen beiden Informationen, und zwar auf der Ebene des Wassers (Resch). Da die Ebene des Wassers die umfassendste Ebene innerhalb des Gesamtsystems ist, gibt es kein Entkommen. Es gibt nur Sieger und Verlierer; entweder setzt sich die Information des Arzneimittels durch oder die Information der Krankheit.

WASSER ALS LÖSUNGSMITTEL

Man schätzt, daß es als Lösungsmittel für 30.000 Stoffwechselvorgänge pro Sekunde wirkt und mit seiner Hilfe 10 Billiarden chemische Zellreaktionen pro Sekunde ablaufen (Dipl.-Ing. Felsch). Diese Menge an Reaktionen setzt voraus, daß Wasser keine chemischen Reaktionen eingeht, denn das würde zuviel Zeit beanspruchen. Es finden statt dessen elektromagnetische Kopplungen statt. Die kybernetische Steuerungsgeschwindigkeit dieser Reaktionen erfolgt mit der Ausbreitungsgeschwindigkeit elektromagnetischer Wellen, also mit Lichtgeschwindigkeit. Schwache Signale können viel bewirken. So konnte **Prof. Popp** nachweisen, daß es eine Biophotonenstrahlung gibt, mit deren Hilfe DNS als Photonenspeicher mittels Photonen entsprechender Wellenlänge und Energie Elektronen aktivieren kann und damit chemische Reaktionen bis zur Zellteilung auslösen kann.

Wasser zeigt als Lösungsmittel einige erstaunliche Eigenschaften, welche Dipl. Ing. Dr. techn. Horst Felsch folgendermaßen erklärt:

Der Grundgedanke lautet:
- Wasser ist Informationsträger,
- Wasser hat ein Gedächtnis.

Nach allen physikalischen Gesetzen müßte das Wasser gasförmig sein. Auf Grund der Wasserstoffbrücken hält sich Wasser nicht an die physikalischen Gesetze. Es kocht erst bei 100° C, obwohl es eigentlich auf Grund seines Molekulargewichtes schon bei −75° C in Dampf übergehen müßte und der Siedepunkt bei −100° C liegen müßte. Der Gefrierpunkt liegt bei 0° C statt bei −120° C.

Jeder Stoff, ob fest oder gasförmig, vermindert sein Volumen, sobald seine Temperatur sinkt. Er zieht sich zusammen und verdichtet sich. Wasser folgt dieser Regel vom Siedepunkt abwärts, aber nur so lange, als es gasförmig ist. Bei 4° C dehnt es sich plötzlich wieder aus und wird leichter. Erreicht es 0° C, nimmt es feste Form an und vermehrt sein Volumen um 9%. Aus diesem Grund platzen Wasserrohre und deshalb schwimmt das Eis an der Wasseroberfläche, welches das darunterliegende Wasser vor dem Frieren bewahrt. Wäre das nicht so, läge gefrorenes Eis am Grund mit einer nur dünnen Wasserschicht, wir hätten keine Wasservorräte und es gäbe eine nur von Eis beherrschte Welt. Die täglichen Klimaschwankungen würden einige 100° C betragen.

Daß das nicht so ist, verdanken wir dem Phänomen der **latenten Wärme.** Das heißt, Wärme wird verbraucht, um den Aggregatzustand eines Stoffes zu ändern. Schmilzt ein fester Körper, nimmt er eine bestimmte Wärmemenge auf. Gefriert hingegen eine Flüssigkeit, gibt sie jene Wärme ab, welche sie zum Schmelzen aufgenommen hat, ohne daß sich ihre eigene Temperatur senkt. Die latente Wärme des Wassers ist ungewöhnlich hoch. Latente Wärme bewirkt, daß ein Eiswürfel in einem Getränk nicht so sehr durch seine Kälte kühlt, sondern durch die Tatsache, daß die zum Schmelzen benötigte Wärme aus der Umgebung absorbiert wird und diese beim Kälterwerden wieder an die Umgebung zurückgegeben wird.

Die hohe Wärmekapazität des Wassers benötigt sehr viel Energie, um die Temperatur zu ändern. Würde das nicht so sein, würden viele Proteine als Bausteine der Enzyme mit einem Struktur- und Funktionswechsel reagieren.

Daß durch Abkühlen gewaltige Wärmeenergien frei werden, kann man an den Gewitterwolken beobachten. Bei deren Abkühlung werden ungeheure Mengen an Wärmeenergie frei, wodurch gewaltige Konvektionsströme entstehen, Aufwinde und Abwinde Orkanstärke mit Geschwindigkeiten bis zu 200 km/h erreichen.

Diese von den physikalischen Gesetzen abweichenden Eigenschaften beruhen auf folgenden Phänomenen:

Das Wassermolekül entsteht aus der Bindung von zwei Atomen Wasserstoff und einem Atom Sauerstoff, wobei das Sauerstoffatom eine höhere Elektronegativität durch seine höhere Kernladungszahl (mehr positive Ladungen) als der Wasserstoff hat und es versucht, das Bindungselektron des Wasserstoffs an sich zu ziehen. Der Bindungsschwerpunkt liegt nicht genau in der Mitte, sondern näher beim Sauerstoff. Der Sauerstoff bekommt durch das Heranziehen der Bindungselektronen vom Wasserstoff eine leicht negative Ladung, während die Wasserstoffatome durch das Wegziehen der Bindungselektronen eine leicht positive Ladung bekommen. In einem Wassermolekül sind daher zwei Ladungen vorhanden, es wird zum **Dipol.** Der negative Pol des Dipols wird vom Sauerstoff gebildet und sein positiver Pol wird durch die beiden Wasserstoffatome repräsentiert. Er ist nach außen neutral, aber in seiner inneren Struktur gibt es Polaritätsverschiebungen. Die Polarität der Wassermoleküle bedingt eine 80mal größere Dielektrizitätskonstante als Luft. Die Ladungen werden gut gegeneinander abgeschirmt.

Durch die Dipolstruktur des Wassermoleküls kann sich ein zweites Wassermolekül nicht mehr beliebig anlagern. Der negativ geladene Sauerstoff des einen Moleküls wird sich an den positiv geladenen Wasserstoff des anderen Wassermoleküls anlegen. Es entsteht eine **Wasserstoffbrückenbindung**. Das ist eine nicht sehr feste, aber vorhandene Bindung. Die Wasserstoffbrücken verleihen dem Wasser eine hohe Viskosität, welche zwar durch gelöste Substanzen gestört wird, aber es ist ein ideales Transportmittel mit gleichbleibenden Fließeigenschaften.

Die Viskosität ist immer mit der Oberflächenspannung vernetzt. Eine Flüssigkeit kann nur durch die Oberfläche auf die Umgebung wirken. Dieser Umstand bedingt die Fähigkeit, zu benetzen und zur Kapillarwirkung.

Zu der Bildung oder Sprengung von Wasserstoffbrückenbindungen wird viel Energie aufgenommen oder abgegeben. Das bedeutet, daß Wasser Energieträger und Energiespeicher ist.

Bei Raumtemperatur lagern sich immer 300–400 Wassermoleküle aneinander. Dadurch entstehen Großmoleküle, sodaß das Molekulargewicht nicht 18 (Sauerstoff = 16, zweimal Wasserstoff = 2), sondern $18 \times 400 = 7.200$ beträgt. Diese Struktur nennt man **Clusterstruktur**, das heißt Haufenstruktur. Der Vorgang der Clusterbildung ist lebensentscheidend, denn nur so kann das Wasser in flüssiger Form vorliegen. Das Großmolekül hat eine Netzstruktur, welche bei Eis in einer sehr regelmäßigen Form vorliegt. Man muß sich die Cluster in dreidimensionaler Form vorstellen. Verdampft man Wasser, wird diese Netzstruktur zerstört. Dampf besteht aus höchstens zwei Molekülen, erst bei 400° C sind sämtliche Wasserstoffbrücken aufgelöst.

Wassercluster senden typische Energiesignale aus, die von den Bewegungen ihrer Einzelmoleküle abhängen. Die Cluster bilden kristallähnliche Strukturen. **Cluster-Gitterstrukturen** können leicht schwingen und zeigen eine ausgesprochene Tendenz zur Kohärenz, zum Zusammenhängen und Gleichschwingen. Diese kristallinen Gitternetze vibrieren mit hohen Frequenzen, welche ähnlich wie Radiowellen aufgefangen werden können. Man fand Energiesignale mit sehr unterschiedlichen Frequenzen, wie 7,8 Hz, das entspräche der Frequenz des Hippocampus im Gehirn mit 72 Hz, wie man sie bei Wasserquellen empfangen kann, dann wieder Frequenzen im UKW-Bereich wie im Radio. Zeichnet man die Signale auf, dann entsteht das Bild einer Relieflandkarte.

In den Clusterstrukturen werden die Informationen der Homöopathie gespeichert.

Aber nicht nur die positiven Informationen, sondern Wasser speichert auch Informationen über Schadstoffe, mit denen es in Verbindung gekommen ist.

Löst man ein Stück Kochsalz in Wasser, dringen Wassermoleküle zwischen die festen Strukturen des Kochsalzes ein und trennen die Bindung zwischen Natrium und Chlor. Die Anziehung zwischen Natrium und Chlor wird durch das dazwischengetretene Wasser verhindert, denn Wasser ist in seiner reinsten Form ein Nichtleiter. Es lagert sich sowohl um das Natrium- als auch um das Chlorion eine isolierende Wasserschicht an – das ist **Hydratation**. Alle Ionen sind hydratisiert, da sich die Wasserdipole in geordneten Schalen um sie anordnen. Je kleiner die Ionen sind, um so weniger Wassermoleküle sind erforderlich, um ihre Ladungen abzuschirmen. Nun können beide im Lösungsmittel herumschwimmen.

Natrium ist positiv geladen, daher muß sich das Wasser mit seiner negativ geladenen Sauerstoffseite anlegen. Chlor ist negativ, daher müssen sich an seine Oberfläche die leicht positiven Wasserstoffatome anlegen. Um das Natriumion schmiegen sich acht

Moleküle Wasser herum, während sich um das Chlorion drei Moleküle anlagern. Das geschieht immer in einer bestimmten Anordnung. Der Sauerstoff legt sich an das Natrium und spreizt den Wasserstoff in einem Winkel von 105° von sich. Ist die Hydrathülle einmal besetzt, dann müssen sich alle anderen Wassermoleküle an die gleiche Anordnung halten. Das gleiche gilt für das Chloridion. Hier lagern sich drei Moleküle Wasser in der Form an, daß die Wsserstoffatome auf die Oberfläche der Chloridionen aufsetzen und die Sauerstoffatome abgespreizt werden.

Das heißt im Endeffekt, um jedes im Wasser gelöste Ion bildet sich ganz spezifisch, für das eine Ion typisch eine bestimmte Gitterstruktur, bedingt durch Wasserstoffbrückenbildung. Der Organismus ist in der Lage, solche Wasserstrukturen zu erkennen. Er weiß, wenn die Wasserstruktur eine bestimmte Zusammensetzung hat, dann kann darin nur ein bestimmtes Ion, hier Natrium oder Chlor, gelöst sein. Daher ist Wasser für den Organismus der beste Informationsträger.

Damit gelangt man zu einem Grundgedanken der Homöopathie:

Ein gelöstes Molekül der Ursubstanz baut sich eine typische Hydrathülle auf. Diese Hydrathülle bleibt auch dann erhalten, wenn es zu einer hohen Verdünnung kommt.

Je weiter man verdünnt, um so weniger Natrium oder Chlor wird man wie in diesem Beispiel finden. Das hat den Vorteil, daß die aufgebaute Netzstruktur des Wassers nicht mehr von dem jeweils anderen Ion gestört wird. Die Netzstruktur des Natriumions wird nicht mehr von der völlig anderen Netzstruktur des Chloridions gestört. Es gilt der Grundsatz, je verdünnter eine Lösung ist, um so weniger stehen die gelösten Teile in Wechselwirkung. Das bedeutet aber auch, daß die Strukturinformationen der gelösten Substanz immer klarer hervortreten.

> **Die Schlußfolgerung daraus ist:**
> **Je verdünnter eine Lösung ist, um so klarer kommt die auf dem gelösten Teil aufgebaute Strukturinformation heraus.**

Wasser hat nach den Untersuchungen von Engler und Kokoschinegg ein Strukturgedächtnis und eine Strukturvariabilität und kann so einmal aufgenommene Information über einen längeren Zeitraum speichern und an den Körper abgeben. Die besonderen physikalischen Eigenschaften des Wassers ermöglichen es ihm, unter bestimmten Voraussetzungen elektromagnetische Information wie eine biologische Diskette zu speichern. Diese Eigenschaft des Wassers ermöglicht die Herstellung und Speicherung von einerseits Patienteninformationen, andrerseits von Original-, Invers-, oder potenzierten Informationen von Nahrungsmitteln, Allergenen, Medikamenten usw. (Maria Lack, GAMED 1/97).

Das Wasser hat die Fähigkeit, Stoffe und Gase in sein Netz einzubinden. Alles wird von Wasser umhüllt. Die Cluster formen ihre Maschen stets nach den Bedürfnissen des eingesperrten Gastes. Die eingefangenen Kolloide verändern ihrerseits die Wasserstrukturen. Die Strukturen bleiben erhalten, auch wenn man den Fremdkörper aus dem Wassernetz herausholt. Wenn auch ein Cluster ständig seine Form ändert, so springt er anschließend immer wieder in seine ursprüngliche Form zurück. Um alle Informationen zu löschen, muß hohe Energie zugeführt werden. Nahezu alles Wissen des Wassers verschwindet, wenn man das Wasser auf 400° C erhitzt.

Neu programmiert wird das Wasser aber auch durch gezielte Informationszufuhr, wie das beim Verschütteln geschieht. Untereinander scheinen sich die Cluster mittels ihrer Oberflächen zu verständigen. Die Information eines homöopathischen Heilmittels breitet sich von Molekül zu Molekül wie eine Eilmeldung aus.

§ 128 Organon:

Die neuen und neuesten Erfahrungen haben gelehrt, daß die Arzneien in ihrem rohen Zustande lange nicht den vollen Reichtum der in ihnen verborgen liegenden Kräfte äußern, als wenn sie in hohen Verdünnungen durch Reiben und geschüttelt, eingenommen werden.

Hahnemann erklärte sich diese Tatsache damit, daß in allen Naturstoffen eine „lautere Kraft" stecke, die nur wachgerüttelt werden müsse. Wenn diese Kraft einmal geweckt ist, braucht man den Wirkstoff nicht mehr.

Man konnte durch Messung feststellen, daß 20 cm^3 eines Wasser-Alkoholgemisches, bei 100 Hand-Schüttelschlägen sich vorübergehend um 2°C erwärmt, und es kommt zu einem kleinen Anstieg der Sauerstoffkonzentration (Resch, Gutmann). Das Zuführen mechanischer Energie durch das Schütteln oder Verreiben soll einen möglichst intensiven Kontakt zwischen Lösungsmittel und Arznei ermöglichen. Dadurch kommt es zu einem intensiveren Informationsaustausch zwischen der Arznei und dem Lösungsmittel. Die durch die Stöße zugeführte Energie, welche dem Mischsystem aufgezwungen wird, zwingt hierarchisch unterschiedliche Bereiche der ursprünglich getrennt vorliegenden Phasen im neuen Mischsystem zu neuen Antworten. Beim Verdünnen hat die zu verdünnende Lösung eine gewisse Dominanz über das Verdünnungsmittel. Vor allem steigt der Anteil an gelösten Gasen. Gase haben einen höheren Stellenwert in der Hierarchie des vorliegenden Mischsystems und sind in der Lage, mehr Energie einzufangen. Auf diese Weise entlocken sie der Ursubstanz mehr Energie.

Gasatome werden zwischen den Maschen festgehalten und beginnen beim Eintreffen elektromagnetischer Wellen zu schwingen.

Es liegen Arbeiten aus Paris, Mailand, Toronto, Jerusalem und Hannover vor, die besagen, daß biochemische Reaktionen mit homöopathischen Hochpotenzen nur dann auftraten, wenn polare Lösungsmittel verwendet wurden (Wasser, Alkohol) und wenn 10 Sekunden kräftig geschüttelt wurde (J. Beneviste et al.).

Heute verfügt man schon über Meßmethoden, welche nachweisen können, daß in Hochpotenzen Informationen gespeichert sind.

Eine Methode ist das Colorplate-Verfahren nach D. Knapp, die anderen Methoden sind das Redem-Verfahren nach G. Ohlenschläger und H. Kastl, und die Fourieranalyse mit einem Signalanalysator (W. Ludwig).

Ohne das Wissen, über das wir heute verfügen, gelangte Hahnemann zufällig über das einfache Verfahren des Verschüttelns zu Phänomenen, wie kolloidale Zustandsänderungen, Resonanz, Affinität, über welche die moderne Physik erst durch den Einsatz von Großrechenanlagen allmählich Klarheit gewinnt.

An der Frage Information und Lösungsmittel setzt die immer wieder unberechtigte Kritik der Schulmedizin an. Es wird das Argument gebracht, homöopathische Verdünnungen sind so, als würde man einen Tropfen Arznei in den Bodensee schütten. **Herwig Brandt** führt in seinem Buch: „Die Auseinandersetzung um die Homöopathie" aus, daß bei der homöopathischen Arzneimittelzubereitung niemals ein Arzneimitteltropfen mit großen Mengen Wasser verdünnt wird, sondern daß er jedesmal nur mit 100 Tropfen Lösungsmittel verschüttelt wird. Das ist aber auch keine einfache Vermischung, sondern es muß mit kräftigen Schlägen eine sehr innige Vermischung stattfinden.

Er vermischte einen Teil der Substanz mit 99 Teilen Lösungsmittel und erhielt so die C 1. Wenn die Substanz nicht löslich war, wurde sie fein zerteilt und mit 99 Teilen Milchzucker eine Stunde im Mörser verrieben. Diese Prozedur setzte er sechsmal an, dann war die Substanz in Alkohol löslich und wurde weiterverschüttelt und verdünnt.

D-Potenzen:

Werden im Verhältnis 1 : 10 mit je 10 Schüttelschlägen potenziert.

Die erste Dezimalverdünnung D 1 wird aus
2 Teilen Urtinktur,
8 Teilen Äthanol 43%,

die zweite Dezimalverdünnung D 2 aus
1 Teil der 1. Dezimalverdünnung und
9 Teilen Äthanol 43% hergestellt.

Entsprechend wird mit folgenden Verdünnungen verfahren.

Bei der Potenzierung darf keine Stufe übersprungen werden.

Für jeden Potenzierungsschritt muß ein eigenes Glas genommen werden (**Mehrglasmethode**).

C-Potenzen:

Werden im Verhältnis 1 : 100 mit je 10 Schüttelschlägen potenziert.

Die erste Centesimalverdünnung C 1 wird aus
2 Teilen Urtinktur und
98 Teilen Äthanol 43%,

die zweite Centesimalverdünnung C 2 aus
1 Teil der ersten Centesimalverdünnung und
99 Teilen Äthanol 43% hergestellt.

LM-Potenzen:

Werden im Verhältnis 1 : 50.000 mit 100 Schüttelschlägen potenziert.

Hahnemann stellte an seinen Patienten fest, daß in der Behandlung chronischer Krankheiten einmalige Gaben nicht ausreichten. Wiederholte Gaben von C-Potenzen führten zu Erstverschlimmerungen und Arzneimittel-Prüfungssymptomen. Er schuf sich mit den LM-Potenzen eine verträgliche Form, welche es ihm gestattete, die Arznei öfters zu verabreichen.

LM-Potenzen werden im Verhältnis 1 : 50.000 mit 100 Schüttelschlägen potenziert.

Bei der Herstellung von LM-Potenzen erfolgt ein kontinuierlicher Wechsel zwischen flüssiger (Dilution) und fester Arzneiphase.

Zur Herstellung der flüssigen Potenzstufe LM II wird 1 Globuli LM I in 1 Tropfen Wasser gelöst, mit 2,5 ml (= 100 Tropfen) 86%igem Äthanol verdünnt und durch 100 kräftige Schüttelschläge potenziert. Mit dieser Potenz werden 100g-Globuli (Größe 1) imprägniert und luftgetrocknet.

Q-Potenzen

Q steht für Quinquagintamille, ist 50.000.

Hahnemann hat in seiner Pariser Zeit nur mehr mit Q-Potenzen gearbeitet.

Sie werden in einem eigenen Herstellungsverfahren angefertigt, wie es im § 270 des Organon beschrieben steht.

Ausgangsmaterial ist die C 3 als Trituration.

Ein Gran (60 mg) davon wird in 500 Tropfen Alkohol aufgelöst.

Davon wird 1 Tropfen mit 100 Tropfen Alkohol versetzt, durch 100 Schüttelschläge erhält man Q I, damit werden Globuli imprägniert.

Ein Globulus Q I wird in Wasser aufgelöst und mit 100 Tropfen Alkohol vermischt, wieder 100 Schüttelschläge ergeben die Q II.

Die Q-Potenzen werden folgendermaßen verabreicht:

In eine leere 150 ml-Flasche füllt man 10 ml Trinkalkohol, dann wird die Flasche mit Leitungswasser aufgefüllt, nun gibt man 2–3 Globuli Q-Potenz dazu. Der Tierbesitzer soll die Flasche jeden Tag zehnmal kräftig gegen ein Buch schlagen und danach einen Eßlöffel, der nicht aus Metall sein soll, in ein Glas Wasser geben. Nach kräftigem Umrühren nimmt der Patient einen Löffel davon, dann schüttet man den Rest aus. Bei jeder Einnahme wird so verfahren. Man gibt die Arznei ein bis zwei Wochen und erhöht dann die Potenzstufe.

Der Unterschied zwischen Q-Potenzen und LM-Potenzen liegt bei den Q-Potenzen in der Verwendung einer C 3, in Form einer **Frischpflanzenverreibung** an Stelle der **Urtinktur** als Ausgangsstoff bei den LM-Potenzen.

Zur Herstellung von LM-Potenzen wird die C 3 Verreibung durch Aufbringen der **Urtinktur** auf Laktose gefertigt. Diese wird anschließend in Wasser gelöst und in 50.000er Verdünnungsschritten weiterverarbeitet.

Fluxionspotenzen FC

Bei dieser Potenzierungsart wird nicht verrieben oder verschüttet, sondern hier wird das Lösungsmittel in ein speziell geformtes Fläschchen geleitet. Die dabei entstehenden Turbulenzphänomene führen zu einem intensiven Kontakt zwischen Arznei und Lösungsmittel. Die Turbulenzen entstehen durch einen sich stark verjüngenden Hals am Potenzierfläschchen.

Man unterscheidet:
– kontinuierliche Fluxionspotenzen,
– diskontinuierliche Fluxionspotenzen.

Bei den kontinuierlichen Fluxionspotenzen wird der Potenzierungsgrad rechnerisch aus dem zugeführten Lösungsmittelvolumen errechnet.

Beim diskontinuierlichen Verfahren ist das Durchfließen des Lösungsmittelvolumens des Potenzierfläschchens ein Potenzierungsschritt.

Die Potenzen werden nicht so exakt definiert wie die D- und C-Potenzen, die Wirksamkeit steht aber außer Zweifel.

Mag. Münz in Eisenstadt erreichte eine Steigerung des Dynamisierungseffektes durch die Konstruktion eines Potenzierungsapparates, welcher durch ein rasch rotierendes Rührwerk eine Erhöhung des Vermischungs- und Dynamisierungseffektes erzielt, und außerdem regelt eine programmierbare Steuerung den exakten Durchfluß. Durch seine Konstruktion kann eine exaktere Standardisierung erfolgen.

Fluxionspotenzen werden FC in Verbindung mit einer Dynamisierungszahl bezeichnet (FC 50M = FC 50.000).

DARREICHUNGSFORMEN HOMÖOPATHISCHER ARZNEIMITTEL

Flüssige Zubereitungen sind **Urtinkturen** und Lösungen sowie deren flüssige Verdünnungen **(Dilutionen).**

Flüssige Verdünnungen werden in Gefäßen hergestellt, deren Rauminhalt um mindestens ein Drittel größer ist als die aufzunehmende Flüssigkeitsmenge.

Feste Zubereitungen sind Verreibungen und deren feste Verdünnungen **(Triturationen).**

Urtinkturen

Urtinkturen sind Mischungen pflanzlicher Preßsäfte, Auszüge aus frischen oder getrockneten Pflanzen sowie deren Absonderungen, Pflanzenteilen, Pflanzenbestandteilen, Tieren, Teilen von Tieren sowie deren Absonderungen.

Dilutionen

Sind flüssige homöopathische Arzneimittel.

Ausgangsstoffe für Dilutionen sind Lösungen, Urtinkturen, Dilutionspotenzen sowie wäßrige Zwischenpotenzen von Triturationen. Arzneiträger ist 43%iger Alkohol. Sie werden unverdünnt oder mit Wasser verdünnt eingenommen.

Dilutionen unlöslicher Stoffe werden zuerst verrieben, daher sind diese Dilutionen erst ab dem Potenzgrad D 6 erhältlich.

Aus flüssigen und festen Zubereitungen können folgende Darreichungsformem hergestellt werden:

Streukügelchen (Globuli)
Verreibungen,
Tabletten,
flüssige Verdünnungen zur Injektion,
flüssige Verdünnungen,
flüssige Einreibungen (Externa),
Salben,
Suppositorien,
Augentropfen,
Nasentropfen.

Die genauen Herstellungsverfahren und Vorschriften muß man im **Homöopathischen Arzneibuch, Amtliche Ausgabe** nachlesen. Die Darreichungsformen werden hier nur in einer kleinen Übersicht dargestellt.

Globuli

Zubereitungen nach Vorschrift 10 sind Streukügelchen (Globuli). Sie werden durch Übertragen einer Dilution auf Saccharosekügelchen (Größe 3 : 110–130 Streukügelchen wiegen 1 g) hergestellt, indem 100 Teile Saccharosekügelchen mit 1 Teil Dilution gleichmäßig befeuchtet werden. Der Äthanolgehalt der verwendeten Dilution muß mindestens 60% betragen. Nach der Imprägnierung im geschlossenen Gefäß werden die Streukügelchen an der Luft getrocknet.

Im Organon wird im § 272 darauf hingewiesen, daß die Globuliauflösung vor einer Einnahme neu verschüttelt werden sollte.

Verreibungen, Triturationen

Ausgangsstoffe sind unlösliche, nicht mazerierbare Arzneirohstoffe, flüssige Arzneirohstoffe, die vorher auf Laktose aufgetragen wurden, Frischpflanzen und Triturationspotenzen.

Zubereitungen nach Vorschrift 6 sind Verreibungen fester Arzneigrundstoffe mit Laktose als Arzneiträger.

Die Verreibungen werden bis zur 4. Verdünnung durch Handverreibung oder Maschinenverreibung im Verhältnis 1 : 10 (Dezimalverdünnung) oder 1 : 100 (Centesimalverdünnung) hergestellt.

Verreibungen nach Vorschrift 7

Sind feste Zubereitungen aus Urtinkturen und Lösungen sowie deren Verdünnungen mit Laktose als Arzneiträger.

Tabletten

Zubereitungen nach der Vorschrift 9 sind Tabletten. Sie werden aus Verreibungen nach der Vorschrift 6 oder aus Zubereitungen nach der Vorschrift 7 hergestellt und erhalten die Bezeichnung des Potenzierungsgrades.

Flüssige Verdünnungen zur Injektion

Zubereitungen nach Vorschrift 11 sind sterile, injizierbare Verdünnungen aus Urtinkturen, Dilutionen, Lösungen oder Triturationen, die zur Applikation in menschliches oder tierisches Gewebe oder Blutbahnen bestimmt sind. Sie werden so hergestellt, daß die Sterilität gewährleistet ist und eine Kontamination, die Anwesenheit von Pyrogenen sowie das Wachstum von Mikroorganismen vermieden wird. Das Wasser muß den Anforderungen unter „Wasser für Injektionszwecke" des Arzneibuches entsprechen.

Falls erforderlich, dient in der Regel Natriumchlorid als Isotonisierungsmittel; andere sind entsprechend zu deklarieren. Erforderlichenfalls sind flüssige Verdünnungen zur Injektion in geeigneter Form zu puffern. Weitere Zusätze, insbesonders Konservierungsmittel sind nicht zugelassen.

Externa – flüssige Einreibungen

Sind Tinkturen zum äußerlichen Gebrauch. Diese werden, wenn nichts anderes angegeben ist, nach folgendem Verfahren hergestellt:

2 Teile Urtinktur,
3 Teile Äthanol 43%.

Salben

Ausgangsstoffe sind Urtinkturen, Dilutionen, Lösungen oder Verreibungen. Es sind Zubereitungen, die das homöopathische Arzneimittel im Verhältnis 1 : 10 in die Salbengrundlage eingearbeitet haben. Die Salbengrundlage sind Wollwachsalkohole.

Kurze Zusammenfassung physikalischer Erkenntnisse

Es ist eine der Kernaussagen der Quantenphysik, wonach letzten Endes alle Teilsysteme in einem einzigen universellen Gesamtsystem zusammengefaßt sind. Prinzipiell wirkt sich jede Veränderung eines Teilbereiches auf das Gesamtsystem aus, das andererseits auf seine Teilsysteme wirkt.

Isolierte Ereignisse gibt es nicht!!

Die Quantenphysik brachte den Nachweis, daß es überhaupt keine Teile gibt. Seit der Entdeckung von Max Planck, daß Energie nicht kontinuierlich, sondern in Quanten (Energiepaketen) abgegeben wird, etablierte sich die **Quantentheorie.**

Die Quantenphysik erschütterte alle bisherigen physikalischen Vorstellungen von subatomaren und atomaren Bereichen.

Auf der Suche nach noch kleineren Einheiten als dem Atom stieß man auf abstrakte Gebilde, die eine doppelte Natur aufweisen. Abgesehen von welchen experimentellen Untersuchungsbedingungen man sie betrachtet, erscheinen sie einmal als Teilchen, oder aber ein anderes Mal als Welle. Das Licht hat das gleiche Verhalten. Einmal liegt es als elektromagnetische Welle, dann wieder in Form von Quanten (Photonen) vor.

Heisenberg meinte: „Das was wir beobachten ist nicht die Natur selbst, sondern Natur, die unserer Fragestellung ausgesetzt ist. Das was wir als Teil sehen, ist nichts anderes, als ein Muster in einem untrennbaren Netz von Beziehungen. Das heißt, für ein Systemdenken sind Zusammenhänge primär, die Grenzen der erkennbaren Muster sind sekundär."

Auf subatomarer Ebene existiert Materie nicht mit Sicherheit an bestimmten Orten. Sie hat nur eine Tendenz zu existieren. Diese Tendenzen, an bestimmten Orten zu existieren, werden als Wahrscheinlichkeiten ausgedrückt und hängen mit mathematischen Größen zusammen, welche die Form von Wellen haben.

Dieses scheinbare Paradoxon löst sich erst auf, wenn man sich von der Auffassung löst, daß Objekte aus Grundbausteinen aufgebaut sind. Die Teilchen sind dynamische Strukturen, die eine bestimmte Energiemenge mitbringen, welche uns als Masse erscheint.

Die Schlußfolgerung daraus ist:

Das ganze Universum ist ein dynamisches Gewebe, welches aus untrennbaren Energiestrukturen besteht.

Seit Albert Einstein gilt daher, daß Energie und Materie nichts anderes sind als eine Vielzahl von möglichen Aggregatzuständen. In scheinbar festen Stoffen sind offenbar ungeheure Kräfte verborgen. Diese Energie wird durch Potenzierung freigesetzt und auf das Lösungsmittel übertragen (**Molekularresonanz**).

Man weiß, daß in einem Mol eines Stoffes 6×10^{23} Moleküle enthalten sind. Ab einem Verdünnungsgrad D 23 kann man davon ausgehen, daß von der Ursubstanz kein Molekül mehr enthalten sein wird. Studien an Pflanzen und Tieren weisen aber eine Wirkung nach. Tiere haben keine Suggestion, sie haben auch kein Vertrauen zum Arzt, welcher ihnen als Fremder entgegentritt. Bei Tieren sind die Arzneimittelbilder ungefiltert. In der Veterinärmedizin sind daher die schönsten Wirkungsnachweise zu erbringen. Man nimmt also an, daß Hochpotenzen in Folge ihrer physikalischen Information durch elektromagnetische Schwingungen, und zwar durch Einflußnahme auf die biologischen Steuerungssysteme wirken. Je höher die Potenz, um so weniger wichtig wird die Frage nach der Einzeldosis, da reine Information vermittelt wird. Ein Globulus oder ein Tropfen enthält nicht mehr Information als ein Buch, welches einmal oder hundertmal gelesen wird. Wesentlich ist das Zeitintervall zwischen den einzelnen Arzneigaben. Man kann den Inhalt eines Buches in einigen Monaten vergessen. Eine D 200 wirkt ungefähr sechs Wochen. Wenn eine D 30 bei bestimmten Hautleiden, einmal täglich verabreicht, eine Besserung bringt, dann kann es sein, daß eine höhere Potenz eine vollständige Heilung bringt.

Durch wenige Potenzierungsschritte ist die Dynamik eines Mittels nicht in seiner vollen Stärke zugänglich gemacht, es steht am Anfang seiner Entfaltung. Die Arzneimenge ist größer, aber die Wirkung ist geringer. Zwischen den Potenzen besteht ein Wirkungsunterschied. Die Dynamisierung einer D 3 ist eine andere als die einer D 6. Auch wenn man die vielfache Menge einer D 3 nimmt, wird man immer nur die Wirkung einer D 3 erhalten, nie die einer D 6. Die einzelnen Potenzstufen wirken verschieden.

Allgemein kann man nur sagen, daß akute Krankheiten tiefe Potenzen in kurzen Abständen brauchen (eventuell alle 10–15 Minuten).

Man kann auch D-Potenzen mit C-Potenzen vergleichen. Eine D 6 entspricht einer C 6; nur wirkt eine D-Potenz eben viel stürmischer. Bei subakuten sowie chronischen Leiden wird man daher eher zu C-Potenzen oder LM-Potenzen greifen (1–5mal täglich).

Die Verwendung der passendsten Potenz ist in der Homöopathie ebenso wesentlich wie die Simileregel.

Die besten Ergebnisse werden erzielt, wenn die Kraft der Krankheit und das Simile auf einer Ebene sind.

Sehr hohe Potenzen sollte man nicht in unheilbaren Fällen und bei alten, geschwächten Patienten verwenden. Sie verursachen, statt zu heilen, immer Prüfungssymptome.

Je höher die Potenz gewählt wird, um so tiefgreifender ist die Wirkung, desto ähnlicher muß sie dem Krankheitsfall sein, um genügend wirken zu können.

Man sollte bei der Verabreichung einer Hochpotenz an ein Tier bedenken, daß die Wirkung eine sehr lang anhaltende ist. Oft will man aber entweder das Mittel oder die Potenz ändern und steht vor der Tatsache einer noch wirkenden Hochpotenz. Von der Seite des Alters sollte man überlegen, daß ein Pferd schon relativ alt ist, wenn ein Mensch erst voll entwickelt ist. Die Entwicklung eines Tieres ist vergleichsweise rasant im Gegensatz zum Menschen.

Q-Potenzen wirken milder als C- und D-Potenzen.

Homöopathische Mittel werden vom Körper nicht als körperfremd erkannt. Das kann für den Patienten ein großer Nachteil sein, denn allopathische Mittel erkennt der Körper sofort als körperfremd und versucht, diese mit aller Kraft zu eliminieren. Eine Arznei, die tief in das Verhalten eingreift, kann aus diesem Grund lange Probleme machen, ohne daß vom Organismus der Versuch gemacht wird, diese Arznei zu entfernen. Man kann nur nach einem Mittel suchen, welches als Antidot zu der verabreichten Arznei wirken kann.

Häufigkeit der Verabreichung

Auch hier kann es nur allgemeine Richtlinien geben. In der Homöopathie gibt es keine Standarddosierungen, da das Prinzip der Individualität über allem steht. Im Einzelfall muß die Arzneigabe individuell wiederholt werden. Vitale Patienten brauchen höhere Potenzen, geschwächte Patienten niedere Potenzen.

Grundsätzlich gilt, daß mit deutlicher Besserung der Symptome die Häufigkeit der Verabreichung verringert oder abgesetzt wird. Wenn die Ähnlichkeit nicht mehr gegeben ist, ist entsprechend den vorhandenen Symptomen eine Folgearznei zu verabreichen.

Gebräuchliche Klassifizierungen

D 1–D 8   tiefe Potenzen
D 9–D 20   mittlere Potenzen
ab D 21   hohe Potenzen

- Perakute Erkrankungen (plötzlich hohes Fieber, Kolik usw.).
  Die Häufigkeit der Gabe erfolgt alle 10–20–30 Minuten.
- Akute Erkrankungen einzelner Organe und Organsysteme (Magen, Darm, Atemwege) verlangen eher tiefere Potenzen.
  Die Häufigkeit erfolgt 2–3mal täglich in eher tiefen Potenzen.
- Subakute Krankheiten, wie schon einige Tage bestehende Lahmheiten oder Bronchitis verlangen nach 1–2 Gaben eher mittlerer Potenzen.
- Chronische Erkrankungen eher hohe Potenzen.

Diese Angaben sind aber von der Art des Arzneimittels und von der Ausgangslage des Patienten abhängig und erfordern Erfahrung des Therapeuten.

Dosierungsempfehlungen für ein ausgewachsenes Pferd

15   Tropfen Dilution
15   Globuli
 3   Tabletten
 1   Löffelspitze Trituration
 8,0 ml Injektionslösung

Tiefpotenzen: bis D 8

Können auch schon bei teilweiser Ähnlichkeit von Arzneimittelbild und Krankheitsbild wirken. Sie kommen daher oft als „**bewährte Indikationen**" zum Einsatz, das heißt, sie werden nach Krankheitsdiagnose unter Zuhilfenahme der Modalitäten ausgewählt.

Nachteil:
- Sie wirken eventuell nur palliativ
- Sie können, wenn sie das Simile sind und unter der D 3 bzw. D 4 gegeben werden, schwerste Erstverschlimmerungen auslösen. Wenn man das Mittel nicht rasch absetzt, kann das im schlimmsten Fall zum Tode führen, denn der Patient ist für die Arznei genauso empfänglich wie für die Krankheit
- Bei sehr toxischen Substanzen wie Lachesis (nicht unter D 6), Rhus-t., führt manchmal auch die homöopathische Zubereitung in tiefen Potenzen noch zu Intoxikationen.

C-Potenzen
Vorteile:
Haben eine sehr tiefgreifende Wirkung und einen raschen Wirkungseintritt bei akuten Krankheiten.
Nachteile:
Erstverschlimmerungen sind möglich.
Auswahl muß sehr sorgfältig erfolgen.
Durch die lange Wirkungsdauer sind sie sehr schwer steuerbar. Eine zu rasche Wiederholung kann die Heilung beeinträchtigen.
Man kann davon ausgehen, daß

C 30	35 Tage
C 200	35 Tage
M	35 Tage
CM	3 Monate
MM	1 Jahr wirkt.

Wenn das Mittel geholfen hat, der Patient aber noch nicht beschwerdefrei ist, darf man die hohe Potenz nicht wiederholen.
Sie ist dann wieder einzusetzen:
wenn die Heilung stagniert,
die Beschwerden eindeutig wieder zunehmen.
Da die Patienten von der Schulmedizin gewöhnt sind, täglich Medikamente zu nehmen, sollte man vor dem Einsatz eines Placebos nicht zurückschrecken.
C-Potenzen wirken in Wasser aufgelöst besser als trocken auf der Zunge.

Q-Potenzen:
Gelten ab der zwölften Q-Potenz als Hochpotenzen.
Vorteil:
- Sie haben eine geringere Wirkungsdauer, sind daher besser steuerbar.
- Sie haben eine geringere Erstverschlimmerung als bei C- und D-Potenzen.
- Sie sind am geeignetsten zur Parallelbehandlung mit allopathischen Mitteln.

Nachteil:
Sie reichen bei chronischen schweren Krankheiten nicht aus; man kommt nur mit hohen C-Potenzen ans Ziel. Bei allen Krankheiten mit periodischem Verlauf in bezug auf Schmerzen, Ausscheidungen, Krämpfe ist es nicht ratsam, das Mittel während des Schubes zu geben, sondern danach.
Wenn das Mittel, welches als Simile ausgewählt wurde, keine Veränderung bringt, ist entweder das Mittel oder die Potenz falsch gewählt.
Findet eine stetige Besserung ohne Verschlimmerung statt, dann stimmen sowohl Mittel als auch Potenz. Hahnemann fand heraus, daß bei der dreißigsten Potenz die Heilung

am sanftesten einsetzt, ohne große Erstverschlimmerung. Dorcsi vertritt die Meinung, daß das nicht immer stimmt. Rhus-t. wirkt nach seinen Angaben besser in der D 4. Es gibt kein allgemeingültiges Rezept, man muß das Mittel immer dem Patienten anpassen.

Zur Verabreichung verschiedener Potenzen ist noch zu sagen:

Bei der peroralen Gabe, welche sofort über die Schleimhäute aufgenommen wird, stören die Verdauungssäfte die Potenz nicht.

Erstverschlimmerung

Eine schwächere dynamische Affektion wird im lebenden Organismus von einer stärkeren dauerhaften ausgelöscht, wenn diese der schwächeren ähnlich ist.

Hat man das richtige Mittel, dieses aber in der nicht richtigen Potenz gefunden, kommt es sehr häufig zu einer Erstverschlimmerung. Das heißt, der Reiz unterstützt das pathologische Geschehen, anstatt die regenerierenden Kräfte für die Abwehr zu stärken. In den meisten Fällen kommt es zu einer Erstverschlimmerung, wenn die Potenz zu nieder gewählt wurde. In einem solchen Fall ist es am besten, wenn man einen Tag mit der Mittelgabe aussetzt und dann auf eine höhere Potenz des gleichen Mittels umsteigt.

Während einer Erstverschlimmerung ändert sich nur ein Teil der Symptome in Richtung Verschlimmerung.

Bei einer **echten Verschlimmerung** ändern sich **alle Symptome** in die Verschlimmerung.

Die Verschlimmerung einer **akuten Krankheit** ist die **Folge der Arzneikrankheit.** Sie ist bei chronischen Krankheiten die Folge der Anstrengung der Natur, die Sache wieder in Ordnung zu bringen. Bei chronischen Krankheiten ohne Gewebsveränderung ist die Verschlimmerung nicht so schwerwiegend wie bei vorliegenden Gewebsveränderungen.

Die Ausscheidungen erfolgen meistens durch die natürlichen Körperöffnungen.

Wenn das Mittel nicht das Simile ist, hat man mit **keiner Verschlimmerung** zu rechnen.

Stetige schnelle Besserung ohne Verschlimmerung zeigt das richtige Mittel und die richtige Potenz an.

Die Möglichkeit einer **Erstverschlimmerung** muß bei der Wahl einer Potenz berücksichtigt werden. Sie ist **ein prognostisch günstiges Zeichen**, aber man muß abwägen, ob sie den Patienten nicht gefährdet. Bei schwacher Vitalität könnte er überfordert werden. Dasselbe gilt bei schweren strukturellen Störungen an lebenswichtigen Organen (Herz, Niere, Leber).

Um heftige Verschlimmerungen zu vermeiden, kann man ein Globulus in ein Glas Wasser geben und dem Patienten davon einen Löffel verabreichen.

Man kann aber auch Q-Potenzen geben und bei jeder Gabe die Potenz etwas variieren. Hahnemann war der Meinung, daß die Dynamis nicht gleiche Gaben ohne Widerstreben annimmt. Es wird empfohlen Q I, Q III, Q V, Q VII.

Man geht so vor, daß man ein Globulus oder einen Tropfen einer Q I in eine 150 ml Flasche gibt, etwas Trinkalkohol dazu und dann mit Wasser auffüllt. Vor jeder Entnahme wird mit zehn Schüttelschlägen potenziert. Mit einem Hornlöffel gibt man einen Eßlöffel davon in ein Trinkglas, füllt es mit Wasser auf und nimmt einen Löffel davon täglich.

Eine scharfe kurze Verschlimmerung, gefolgt von einer schnellen Besserung läßt erwarten, daß die Besserung lange anhält.

Eine lange Verschlimmerung, gefolgt von einer langsamen Besserung kommt bei schwachen Patienten vor. Es ist gefährlich in diesem Fall das Mittel zu früh zu wiederholen.

Eine lange Verschlimmerung, gefolgt von einem langsamen Niedergang ist unheilbar.

Potenzwahl

Die Wahl des Simile ist zwar entscheidend für die Wirkung einer Arznei, sie kann aber bei falsch gewählter Potenz vergeblich sein. Entweder ist die Erstverschlimmerung zu groß, oder es kommt zu einer zu geringen Wirkung.

Die Wiederholung einer Similegabe sollte so lange nicht erfolgen als man sieht, daß eine Wirkung vorhanden ist.

Unheilbar ist:
- Eine lange Verschlimmerung, gefolgt von einem langsamen Niedergang.
- Scharfe Verschlimmerung, kurze Besserung.
- Schnelle Besserung, gefolgt von Verschlimmerung (Wenn es das Simile war, und das Mittel nur oberflächlich wirkte, war es ein Palliativum).

Besserung dauert eine gewisse Zeit, aber eine neue Gruppe von Symptomen erscheint, diese verschwindet wieder mit einem anderen Mittel, es tritt wieder eine neue Symptomengruppe auf. Das gleiche geht vor sich, trotz Beseitigung der Symptomengruppen geht es dem Patienten dauernd schlechter. Es handelt sich um einen schwachen Patienten.

KÖRPERFREQUENZEN UND ABWEHR

In jedem Atom, wie im gesamten Universum ist alles in Schwingung. Alles ist von elektromagnetischen Feldern abhängig. Auch unser Körper befindet sich bis in die kleinste Zelle in Schwingung und unterliegt dauernden Energieschwankungen.

Jeder Körper hat aus diesem Grund eine charakteristische Eigenfrequenz. Das ist jener Bereich, wo er am leichtesten zu schwingen beginnt.

Enza Ciccolo, eine Biologin aus Mailand, die sich mit der Erforschung der Frequenzen, besonders aber der des Wassers beschäftigt, stellte fest, daß jedes Atom, jedes Molekül und jeder Stoff seine eigene Schwingung hat, die einem Ton oder einer Farbe entspricht. Die Töne, Farben und Schwingungen zusammen bestimmen die Harmonie der Gesundheit oder die Disharmonie der Krankheit. Der hervorragende Träger der Schwingungen ist, allein schon durch seine Menge im Organismus, das Wasser. Jede Schädigung des Wassers geht mit einem Schwingungsverlust einher.

Ein Kristall oder eine Stimmgabel beginnt nur in einer einzigen bestimmten Frequenz zu schwingen, man nennt diese Frequenz:

Resonanzfrequenz

Beispiel: zwei Stimmgabeln gleicher Frequenz. Schlägt man die eine an, dann schwingt die andere Stimmgabel mit (mit etwas verminderter Amplitude).

Resonanz: Besteht, wenn ein schwingender Körper einen anderen Körper gleicher Eigenfrequenz zum Schwingen bringt.

Ist ein Material heterogen wie ein Organ, bei welchem jeder einzelne Bestandteil eine eigene Frequenz hat, ergibt sich aus allen Frequenzen eine Resonanzfrequenz.

Da der Organismus ein sehr komplexes Gebilde ist, ändert sich die Gesamtschwingung dauernd, es entsteht ein:

dynamisches Feld.

Dieses wirkt auf die Umwelt und wird von dieser beeinflußt. Doch bei aller Kompliziertheit gibt es Regeln, welche die krankmachenden und heilenden Einflüsse, denen ein solches System unterliegt, steuern.

Diese wirken auf die:
> Resonanz,
> Verstärkung und Interferenz,
> Harmonie.

Wird der Organismus einem Reiz ausgesetzt, kann er – je nach Intensität des Reizes – gestärkt oder geschwächt werden. Das bedeutet, er wird gestärkt oder krank. Wobei gilt, daß jedes hochorganisierte System auf eine Belastung (Stress) stets mit der bestmöglichen Antwort (**Response**) reagiert, die zu diesem Zeitpunkt verfügbar ist.

Die erste Reaktion ist in jedem Fall eine **Frequenzänderung des dynamischen Feldes.**

Information wird ohne Materie übertragen.

Jede dem Organismus zugeführte Substanz hat eine bestimmte Eigenschwingung, eine **eigene Frequenz**, und trägt eine **eigene Information**.

Sobald die Information mit dem Organismus in Kontakt tritt, ist sie für das gesamte System verfügbar. Die Wirkung zeigt sich an ganz bestimmten Organen – das sind Maximalpunkte – es reagiert aber der ganze Organismus.

Daher muß man bei einer Therapie sehr genau überlegen:

Welche Information führe ich zu?

In welcher Intensität führe ich zu?

Dieser Aspekt stellt auch die in der Homöopathie vertretene **Organotropie** in Frage, weil jede Zelle reagiert.

In der Schulmedizin spricht man von gewünschten Hauptwirkungen und unerwünschten Nebenwirkungen und versucht immer, die Wirkung einer Arznei nachzuweisen.

Entscheidend ist aber: **die heilende Veränderung am Patienten.**

In der Homöopathie arbeitet man mit erprobten und in ihren Wirkungen bekannten Mitteln, die in derselben Umwelt des Patienten gediehen und die sich aus denselben Grundbausteinen aufbauen. Homöopathie wendet sich nicht gegen das schädigende Agens, sondern schaltet sich in das Regulationsgeschehen ein. Im Fall einer Infektion schaltet sich eine biologische Abwehr als Schnellschutz ein. Dieser Schnellschutz soll eine Ausbreitung der Infektion verhindern. Eine Infektion geht nicht mehr denselben Weg, den sie beim ersten Mal gegangen ist. Es entwickelt sich eine sogenannte **Schienenimmunität.**

Ist der Reiz von außen so stark, daß er die Lebenskraft nicht mehr positiv stimuliert, wird der **Abwehrmechanismus** in Gang gesetzt; er soll dem Reiz entgegenwirken. Durch den Reiz von außen werden Tonusschwankungen ausgelöst; diese führen zu einer Freisetzung von **Leukozyten** und haben vor allem einen **gesteigerten Tonus des Sympathikus** zur Folge.

Diese Tonussteigerung des Sympathikus führt zu einer Stimulierung des gesamten Abwehrsystems. In diese vegetative Gesamtumschaltung kann man mit homöopathischen Mitteln gut eingreifen. Die Materia Medica kennt sowohl tonussteigernde als auch tonussenkende Mittel.

Die Tonussteigerung dauert nicht lange, geht aber mit den Symptomen:

harter Puls,
hohes Fieber,
trockene Hitze der Haut

einher, wie man dies beim Arzneimittelbild von **Aconitum** findet. Aconitum schaltet sich bei gesteigertem Gesamttonus des Sympathikus ein, daher wirkt es auch nur am Anfang.

Auch in diesem Fall kann man die Wirkung der verschiedenen Potenzstufen beobachten. D 2–D 4 bewirkt eine deutliche Anfachung des Sympathikus, D 4–D 6 eine Beruhigung. Es ist manchmal notwendig, einen überschießenden Sympathikus zu beruhigen, damit der Organismus sich nicht bei seiner Abwehrtätigkeit total verausgabt und so den Angriffen von außen unterliegt. Oft tritt nach einer solchen Phase große Ermattung auf. In diesem Fall bewirkt **Avena sativa** in der Urtinktur einen nach rückwärts gerichteten Verlauf der vegetativen Gesamtumschaltung.

Jedes Lebewesen besitzt eine **individuelle Schwelle,** bis zu welcher das dynamische Feld mit Reizen fertig wird, ohne daß äußerlich sichtbare Zeichen auftreten. Erst ab dieser Schwelle sehen wir die Aktion des Abwehrmechanismus als Symptom.

Dem Erscheinen des Symptoms geht eine **Latenzzeit** voraus. Während dieser Zeit versucht der Organismus, sich dem Einfluß des Reizes anzupassen.

Inkubationszeit ist die Latenzzeit akuter Krankheiten.

Unmittelbar nach einem starken Reiz verwandelt sich die Empfänglichkeit des Körpers gegenüber gleichartigen Krankheitseinflüssen.

Das Haften eines Virus ändert den Frequenzbereich des Organismus derart, daß ähnliche Viren nicht mehr haften.

Die Empfänglichkeit ändert sich aber auch durch:
Schock,
Kälte,Wärme,Temperaturschwankungen,
Luftfeuchtigkeit,
seelische Belastungen.

An der Abwehr krankmachender Einflüsse beteiligt sich noch das System der Grundregulation.

SYSTEM DER GRUNDREGULATION

Das Bindegewebe stellt mit 20% der Körpermasse unser größtes Organ dar. Der Extrazellulärraum umfaßt bei einem Menschen 10–18 Liter. **Heine** bezeichnet dieses System als **System der Grundregulation** oder **Grundsubstanz.** Dieses geschlossene System durchzieht den gesamten Extrazellularraum. Die Blut- oder Nährstoffversorgung wird keineswegs überall an die einzelnen Zellen herangeführt. Eine Zelle alleine ist eine Fiktion, sie ist nur denkbar in ihrem Milieu. Kapillargefäße und Nerven enden in dem die Zellen umgebenden Bindegewebe. Der Austausch von Sauerstoff, Mineralien Spurenelementen, Eiweiß-, Fett-, und Kohlenhydratfragmenten gegen Stoffwechselprodukte aus der Zelle, Kohlendioxid aus der Zellatmung usw. erfolgt durch das wasserreiche Bindegewebe hindurch. Auf Grund dieser wichtigen Aufgaben erhielt dieses System von Heine den Namen System der Grundregulation oder Grundsubstanz**.** Die Interzellularsubstanz oder Matrix ist ein elektrisch hochgeladenes, schwingungsfähiges Netzsystem und auch hier ist die Allgegenwart von Wasser wesentlich.

Das System der Grundregulation ist entwicklungsgeschichtlich wesentlich älter als das Nerven- und Hormonsystem. Über dieses System werden die Zellen erreicht, versorgt und es schafft die Verbindung der Zellen untereinander. Wo in epithelialen Zellverbänden oder in der Hirnmasse der Extrazellularraum auf minimale Spalten reduziert ist, bildet die Grundsubstanz die Intrazellularsubstanz. Dieses System ermöglicht dem Körper, Informationen rasch und schlagartig aufzunehmen und zu verbreiten. Dieses System reagiert auf geringste Energieveränderungen und spricht daher auch auf niederenergetische Therapieinformationen gut an. Biochemisch gesehen, bildet die Grundsubstanz ein Netzwerk aus Wasser, hochpolymeren Zuckern und Eiweißverbindungen. Es sind Proteoglykane und Strukturglykoproteine (Kollagen, Elastin, Fibronektin, Laminin usw.), welche von den Fibrozyten gebildet werden. Grundsubstanz wird vom Fibrozyten-Makrophagensystem rasch auf- und abgebaut. Makrophagen bauen es im Bedarfsfall wieder rasch ab. Der Nachteil liegt darin, daß die Fibrozyten nicht zwischen

Gut und Böse unterscheiden; wenn ein chronischer Reiz lange genug einwirkt, bilden sie unphysiologisch strukturierte Grundsubstanz, am Ende einer solchen Entwicklung kann der **Tumor** stehen. Bei einem Tumor handelt es sich um eine Hemm- und Sammelstelle, mit deren Hilfe unerwünschte Toxine von der Grundsubstanz festgehalten werden.

Die Grundsubstanz bildet ein Netzwerk, durch welches der gesamte Stoffwechsel von der Kapillare bis zur Zelle und umgekehrt hindurchtreten muß. „**Transitstrecke**": Moleküle ab einer bestimmten Größe werden nicht durchgelassen. Die Grundsubstanz wirkt daher wie ein Molekularsieb. Die Grundsubstanz ist ein Teil des energetisch offenen Systems und hat eine überragende Bedeutung, denn von ihrer ungestörten Funktion hängt alles ab. Die Proteoglykane sind negativ geladen und dadurch zur Wasserbindung befähigt. Außerdem ist ein Ionenaustausch (ein- gegen zweiwertige Kationen) möglich, wodurch im gesunden Organismus Isoionie, Isotonie und Isoosmie gesichert werden. Es stellt sich ein gewisser Grundtonus ein, welcher auf alle Änderungen mit Potentialschwankungen reagiert. Diese Potentialschwankungen übertragen sich auf die Glykokalix der Zellmembran. Sind diese Potentialschwankungen groß genug, kommt es zu einer Depolarisierung der Zellmembran; oder es kommt zu einer Mobilisierung membranständiger Boten, welche die in der Grundsubstanz kodierte Information auf zytoplasmatische Enzyme übertragen, welche wiederum den Zellkern an geeigneter Stelle aktivieren.

Exogene und endogene Reize sind in der Lage, das System der Grundregulation zu ändern, entweder im ganzen Körper oder auf lokaler Ebene. Jede die Grundsubstanz erreichende biologische oder pathologische Information kann schlagartig von einer Zelle zur anderen ausgebreitet werden und Wechselwirkungen auslösen, denn sie ist ein energetisch offenes System und funktionell dissipativ. Die Informationsübertragung erfolgt über Informationsbrücken, die aus Wasser-Zuckerpolymeren aufgebaut sind.

Durch die Struktur-und Potentialänderungen kommt es zu einer Reizübertragung auf die Zelle. Zelluläre Abwehr und Selbstgesundung spielen bei der homöopathischen Behandlung als regulative Prinzipien eine zentrale Rolle.

Außerdem ist die Grundsubstanz über die Kapillaren an das System der endokrinen Drüsen angeschlossen. Die blind in der Grundsubstanz endenden peripheren vegetativen Nervenfasern stellen eine Verbindung zum ZNS her. Beide Systeme sind miteinander im Hirnstamm zusammengeschaltet. So wird die Grundsubstanz auch über die übergeordneten Regelzentren beeinflußt.

Da sich Kapillaren, Nervenfasern und die Grundsubstanz regulierenden Bindegewebszellen, über wandernde Bindegewebszellen (Makrophagen, Leukozyten, Mastzellen) gegenseitig „informativ" über freigesetzte Zellprodukte (Prostaglandine, Interleukine, Interferone, Proteasen, Proteaseninhibitoren usw.) beeinflussen können, ergibt sich ein ungeheuer vernetztes System.

Die Aufgabe der Grundsubstanz ist weniger die Informationskonservierung; sondern sie dient der schnellen, geordneten Informationsübermittlung im Sinne einer Aufrechterhaltung der Homöostase (Levin, Kidd).

Leukozyten:

Die vorher erwähnten Leukozyten mit ihren Einflüssen auf den Sympathikus haben eine physiologische Zerfallsrate von ungefähr 2%. Bei Erkrankungen ist diese wesentlich höher und führt zu einer **Gewebsazidose;** diese wiederum nimmt Einfluß auf das Proteoglykannetz.

Die pH-Änderung stimuliert ihrerseits die Fibrozyten zu weiterer Differenzierung.

Es genügt schon eine geringe Änderung des pH-Wertes, um biochemische Abläufe signifikant zu ändern.

Exogene und endogene Reize bewirken im gesunden Organismus stets gleichsinnige Reaktionen.

Der Schockphase folgt immer eine Gegenschockphase, an die sich eine Adaptationsphase anschließt.

Bei Belastungen wie Krankheiten, Intoxikationen, Herdbelastungen usw. treten verzögerte bis fehlende Reaktionen auf. Fehlt eine Reaktion, spricht man von **Regulationsstarre.**

Bei Vorliegen einer Regulationsstarre ist es äußerst schwierig, therapeutisch einzugreifen.

Daher ist es sehr wichtig, die **prämorbiden Belastungsfaktoren (Konstitution)** sowie die **Reaktionslage (Diathese)** des Organismus zu erkennen.

DAS SYMPTOM

Kranksein zeigt sich am Körper als Symptom. Der Verlust des inneren Gleichgewichts, hervorgerufen durch eine Verstimmung der Lebenskraft, manifestiert sich als Symptom. Ein Symptom ist ein Signal, welches die Aufmerksamkeit auf sich lenkt und stellt den üblichen Gleichlauf in Frage. Es möchte unseren bisherigen Weg unterbrechen. Schmerz zwingt uns, Aktivitäten einzuschränken. Er stellt uns ruhig, daher wollen wir Symptome so rasch als möglich loswerden.

Kurt Tepperwein schreibt in einem Kapitel „Krankheit als Krise".

„Jede Krankheit ist das körperliche Zeichen einer mehr oder weniger großen Krise, und **das Symptom** ist eine eindeutige Botschaft der Krise. Der Körper schickt ständig Botschaften und sagt uns, daß wir uns gerade nicht lebensgerecht verhalten. Er sagt uns auch noch, wo und was zu tun ist, um wieder in Harmonie mit dem Leben zu sein. Und wenn wir seine Botschaft nicht beachten, dann schickt er uns den Schmerz. Er zwingt uns so notfalls, uns damit zu befassen. Wann immer ich Schmerzen habe, habe ich ein Signal übersehen, und wer dauernd Unüberhörbares überhört und Unübersehbares übersieht, darf sich nicht wundern, wenn ihm eines Tages Hören und Sehen vergeht."

Auch hier besteht ein bedeutender Unterschied zur Homöopathie.

Die Schulmedizin meidet es, ein Symptom zu deuten.

Dethlefsen hat hierfür ein anschauliches Beispiel. Er schreibt, wenn man mit einem Auto fährt, so hat man am Armaturenbrett alle möglichen Kontrollichter. Leuchtet ein Lämpchen, so werden wir über ein Ereignis informiert, welches wir sonst nicht wahrgenommen hätten. Zum Beispiel zeigt ein Kontrollicht an, daß der Kühler kocht. Das Lämpchen ist das Symptom, welches über ein tieferliegendes Grundproblem informiert. Wenn man nun einen Mechaniker rufen würde, und dieser würde das Kontrollicht ausbauen und sagen, „Sie können jetzt weiterfahren, es leuchtet nicht mehr", würden wir uns schön bedanken. Er hätte nur das Symptom bekämpft. Hier liegt die Problematik der Schulmedizin. Sie ist auf Symptome fixiert und setzt Symptom mit Krankheit gleich. Sie behandelt mit hohem Aufwand Organe und Körperteile, aber nie den ganzen Organismus. Der Allopath will kausal vorgehen. Er unterdrückt die Symptome, er kuriert symptomatisch oder palliativ. **„Palliativ"** bedeutet, die quälenden Symptome bemäntelnd.

Die Schulmedizin bekämpft eine Obstipation mit einem Laxans, den Schmerz mit einem Analgetikum – **contraria contraribus** – immer mit einem dem Symptom entgegengerichteten Mittel. Das Problem bei dieser Behandlung ist die Nachwirkung oder Gegenwirkung. Das ist die Antwort des Organismus auf die vom Kontrarium erzeugte Erstwirkung. Sie ist der Erstwirkung entgegengesetzt.

Im § 65 des Organon gibt Hahnemann einige Beispiele dazu:

„Dem gestern durch zu viel Wein Erhitzten (Erstwirkung) ist heute jedes Lüftchen zu kalt (Gegenwirkung)."

Taucht man einen Arm in eiskaltes Wasser, ist er anfänglich blaß und kalt; nimmt man ihn heraus, wird er nachträglich heiß und rot.

Boenninghausen schreibt in seiner Hals-, Nasen- und Ohrenheilkunde zum Thema Schnupfen:

„Je stärker die abschwellende Wirkung vasokonstriktorischer Nasentropfen ist, um so stärker ist die 4 bis 6 Stunden später auftretende reaktive Hyperämie der Nasenschleimhaut. Aus diesem Grund kann ein Kontrarium nur palliative Wirkung haben, aber keine kurative. Um den gewünschten Effekt aufrechtzuerhalten, muß ständig gegen die Nachwirkung des Organismus angekämpft werden. Das heißt die Gabe muß ständig und oft in steigender Dosis wiederholt werden. Es werden erneut abschwellende Tropfen benötigt, bis schließlich eine Gewöhnung an die Nasentropfen eintritt."

Ein Kontrarium ist daher nur in lebensbedrohenden Situationen indiziert, wenn eine rasche Wirkung erforderlich ist. In akuten Notfällen und bei Dauerbehandlungen kann es von Bedeutung sein, wenn eine Heilung nicht mehr möglich ist. Schulmedizinische Eingriffe erfolgen um den Preis einer Gleichgewichtsstörung des Gesamtorganismus. Es kommt zu einer Störung der gesunden Gesamtfunktion. Man soll diese Vorgänge nicht mit Heilung verwechseln, aber schädigende Behandlungen können manchmal das kleinere Übel sein.

Die Homöopathie strebt eine **Anregung der Eigenregulierung an**. Das Symptom verschwindet auf diese Weise. Bei einer homöopathischen Behandlung sollen nicht die einzelnen Krankheitssymptome beseitigt, sondern Heilprozesse in Gang gesetzt werden, wobei möglichst das ganze Krankheitsbild zum Verschwinden gebracht werden soll. Das verlorene Gleichgewicht soll wieder hergestellt werden.

Paracelsus sagte: „Nicht den Rauch, sondern das Feuer soll man löschen!"

Symptome des Kranken sind Wegweiser zur Arzneifindung. Sie fordern das Arzneimittel, das Simile. Sie spiegeln das Innere einer Krankheit nach außen und geben Auskunft über das Wesen einer Krankheit.

Dazu verwendet man Symptome, welche eine gewisse Konstanz und Deutlichkeit aufweisen. Es erfolgt eine Bewertung und Ordnung der vom Arzt eingebrachten **objektiven Symptome.**

Die Symptome des Kranken sollten vorurteilslos bewertet werden. Man darf nichts durch Hineindenken und Interpretieren verfälschen.

Ein Symptom hat nur dann einen Wert, wenn es folgende Kriterien erfüllt:

- eine gewisse Intensität,
- Dauerhaftigkeit,
- Regelmäßigkeit.

Ein wichtiger Schritt bei einer homöopathischen Fallaufnahme ist die Erfassung der **Individualität** eines Patienten, die Findung eines **Konstitutionsmittels** oder eines **Typmittels.** Die Konstitution kann man sehen, sie ist der Überbau einer kommenden möglichen Änderung, sie gibt Auskunft über die zu erwartende Reaktionsweise und die Fähigkeit zur Anpassung. Die Konstitution ist wandelbar, sonst hätte eine Konstitutionstherapie keinen Sinn. Jedes tiefwirkende Mittel mit antipsorischer Wirkung kommt als Konstitutionsmittel in Frage. Entscheidend ist, daß die Gesamtheit der Symptome beachtet wird. Konstitution gibt Auskunft über Temperament, Habitus, über die Gegensatzpaare (rot – blaß, warm – kalt).

Wenn man nicht gleich das Konstitutionsmittel erkennt, beginnt man mit einer Säure. Man braucht fast immer eine Säure, wenn der Patient schwach oder müde ist und das ist bei vielen Krankheiten der Fall. Typisch für die Säuren ist der Verlust der Mitte. Der Patient fällt aus seinem Gleichgewicht.

Man beobachtet die Gesamtheit der Symptome und meint damit die:

Gesamtheit der physischen und psychischen Verhaltensänderungen.

Darunter versteht man nach Leeser:

Eine wertende Einordnung der Einzelteile in ein Ganzes, wobei das Ganze sich nicht durch das Zusammensein, sondern durch das Zusammenwirken von Teilen erklärt.

Es werden nur Ganzheiten beobachtet, das Abdecken von einzelnen Symptomen ist keine Homöopathie.

Symptome geben Auskunft über den Entwicklungszustand einer Krankheit.

Hahnemann hat in seinem Organon im § 153 festgelegt, welche Symptome man beachten muß.

Er unterscheidet zwischen:

auffallenden,
charakteristischen,
sonderlichen,
ungewöhnlichen Symptomen.

Diesen müssen die Arzneimittelbilder gleichen.

Den allgemeinen, unbestimmten Symptomen, wie Appetitmangel, Kopfweh, Mattigkeit, Unbehaglichkeit usw. mißt er keine große Bedeutung zu, da diese Symptome bei jeder Krankheit auftreten und zur Similefindung wenig beitragen können.

Auffallende, charakteristische, sonderliche und ungewöhnliche Symptome sind:

Lokalsymptome

Es handelt sich um lokale Erscheinungen, welche auch in den Rang eines auffallenden, ungewöhnlichen oder einheitlichen Symptoms aufsteigen können. Hautausschlag, der immer an der gleichen Stelle auftritt, macht ein Lokalsymptom zu einem charakteristischen Symptom für den betreffenden Patienten; er wird zum unverwechselbaren Individuum.

Rein allgemeine Lokalsymptome, welche für den betroffenen Patienten nicht sehr charakteristisch sind, haben bei der Hierarchisierung eine untergeordnete Bedeutung.

Allgemeinsymptome

Zeichen und Symptome, die das ganze Tier betreffen.

Zu den Allgemeinsymptomen gehören:

Verlangen, Abneigungen, Unverträglichkeiten,
Schlafsymptom,
Sexualsymptome, Symptome während der Trächtigkeit,
Exkrete, Sekrete,
Wundverhalten.

Wenn ein einziges Mittel zahlreiche Allgemeinsymptome deckt, kann es das Simile sein, auch wenn einzelne Lokalsymptome gegen dieses Mittel sprechen. Entscheidend ist, daß die auffallenden Symptome, die Verhaltens- und die Allgemeinsymptome möglichst gedeckt sind.

Verhaltenssymptome

Sie resultieren aus einer Veränderung des Willens, z.B. in einer Abneigung gegen die Bezugsperson ohne ersichtlichen Grund.

Oder aus pathologischen Trieben, z.B. Wille zur Verletzung oder Selbstverletzung, Aggression gegenüber Artgenossen.

Pathognomonisches Symptom

Ein für die Krankheit typisches Symptom oder ein durch die Krankheit bedingtes Symptom. Hahnemann und Kent haben dieser Symptomenart keine große Bedeutung zugemessen, denn sie charakterisieren eine Krankheit, nie aber den Patienten. Ausnahmen sind z.B. Nierensteine usw.

Auffallende Symptome

Sie sind die für die Arzneifindung wertvollsten Symptome und können in allen Schichten des Patienten auftreten. Man versteht darunter jene Symptome, die für diesen Patienten charakteristisch sind. Es kann sich sowohl um Leitsymptome, paradoxe Symptome oder Schlüsselsymptome handeln.

Auslösende Symptome

Sie geben über die auslösende Ursache der Krankheit Aufschluß.

Dazu gehören:
- psychisches Trauma: Tod oder Verlust einer vertrauten Person, eines Artgenossen, Angst, Kummer, Ärger, Sorge, Eifersucht, Einsamkeit;
- physisches Trauma: Operationen, Verletzungen.

Modalitätssymptome

Hier werden die Umwelteinflüsse erfaßt, die sich verschlimmernd oder verbessernd auf das Allgemeinbefinden und auf den Krankheitsprozeß auswirken:

Zeit, Temperatur, Klima, Ruhe, Beengung, Lage, Licht, Lärm, Geruch.

Seitensymptome

Hochwertige Symptome, die seitenspezifisch auftreten, z.B. Ferrum metallicum linke Schulter, Ferrum phosphoricum rechte Schulter.

Lachesis linke Seite, Lycopodium rechte Seite.

Paradoxe Symptome

Dabei handelt es sich um eigenartige, scheinbar unlogische und widersprüchliche Symptome, die auf eine tieferliegende Konfliktsituation hinweisen und bezeichnend für eine bestimmte Verhaltensweise sind.

Halsweh besser durch Schlucken – Ignatia,

Durstlosigkeit im Fieber – Apis.

Leitsymptom

Spiegeln das Wesentliche einer Arznei wider, geben ihr ein individuelles Gepräge und ziehen wie ein roter Faden durch das Arzneimittelbild. Es handelt sich um die besonders typischen Symptome im Arzneimittelbild. Ein Großteil des Arzneimittelbildes und des Krankheitsbildes müssen sich decken, wenn ein Arzneimittel richtig gewählt wurde. Es handelt sich um Arzneimittelsymptome, die für eine Arznei charakteristisch sind und die sich im Patienten wiederfinden.

Schlüsselsymptome

Darunter versteht man Einzelsymptome, die nur für ein Arzneimittel typisch sind, die zur Arznei passen wie ein Schlüssel zum Schloß.

Repertorisierungssymptome

Es müssen sich alle Symptome in einem Repertorium finden. In den Rubriken wird die Wertigkeit des Mittels durch unterschiedlich dicken Druck angegeben.

Bewährte Indikationen

Sie orientieren sich an auffallenden Symptomen und sind das Ergebnis der Erfahrung von Generationen homöopathischer Ärzte.

Heilung besteht nicht in einem besiegten Symptom. Es ist auch entscheidend, wann und wodurch der Kranke beeinflußt wurde (**Modalitäten**). Eine Begrenzung im Einsatz der Homöopathie liegt auch dann vor, wenn die Körperdepots erschöpft sind. Homöopathie kann zwar eine bessere Ausnutzung defizienter Stoffe bewirken, kann aber eine darüber hinaus erforderliche Substitutionstherapie nicht ersetzen. Es hilft nur die materielle Zuführung von außen.

Nehmen Sie das Beispiel der Gebärparese. Sie werden um eine Infusion nicht herumkommen. Die Vorbeugung ist schon ein anderes Kapitel. Ich denke an das richtige Konstitutionsmittel oder an das Mittel **Ailanthus glandulosa** (Seite 128). Dieses Mittel hat im Arzneimittelbild neben anderen Symptomen in den Leitsymptomen:

hochgradige Schwäche, geistige Verwirrung, vollkommene Gleichgültigkeit gegenüber Ereignissen der Umgebung, Frostschauer.

Denken sie an eine festliegende Kuh und sie werden das Arzneimittel sofort erkennen. Die Kuh liegt vor Ihnen eiskalt durch einen Vasomotorenkollaps, welcher die Hautdurchblutung herabsetzt, sie versucht immer wieder aufzustehen, kann aber nicht, sie bringt den Hinterkörper nicht hoch und sinkt nach jedem Aufstehversuch wieder verzagt nieder. Selbst die von den Bauern gerne eingesetzten Aufhebemaschinen oder bei Verrückten angewendete brutale Gewalt bringt die oft gefolterten Tiere nicht auf die Beine.

Ailanthus glandulosa setze ich prophylaktisch mit gutem Erfolg in der D 2 bei jenen Kühen ein, bei denen das Festliegen mit einer alljährlichen Regelmäßigkeit auftritt. Der Bauer gibt es 14 Tage täglich zweimal auf das Futter.

MODALITÄTEN

Wenn ein Umstand das Befinden verschlechtert oder verbessert, wird dies als Modalität bezeichnet.

Das sind Umstände, welche ein Symptom, wie die Sprachwurzel zeigt, „herausmodellieren".

Durch die Modalitäten wird die Krankheit individuell. Das Symptom offenbart sich durch die Modalität in seiner eigentümlichen und charakteristischen Weise. Die Modalitäten wirken auf die Krankheit unterhaltend und können der Schlüssel zum Einstieg in ein entsprechendes Arzneimittelbild sein.

Wir unterscheiden:

Allgemeine Modalitäten

Betreffen den ganzen Patienten. Sie spiegeln dessen persönliche Reaktionsweise, in der Auseinandersetzung mit den krankmachenden Faktoren wider.

Lokale, pathognomonische Modalitäten

Betreffen nur bestimmte Organe und führen zur klinischen Diagnose einer Krankheit.

Modalitäten sagen viel über die Konstitution aus, sie sind daher auch wichtig für die Findung eines Konstitutionsmittels, denn sie treffen eine Aussage über die zu erwartende Reaktion eines Patienten auf seine Umwelt.

Die Schulmedizin mißt den Modalitäten keine Bedeutung zu. Es ist für sie nicht erheblich, ob sich ein Schmerz durch Druck bessert oder nicht oder zu welcher Stunde oder Tageszeit er auftritt.

Manche Modalitäten sind für eine Krankheit typisch (pathognomonisch), sie helfen bei der Arzneimittelfindung nach dem individuellen Bild weniger. Auch bei destruktiven Reaktionsweisen bringen die Modalitäten nicht viel, da hier schon eine Reaktionsstarre vorliegt. Das ist allerdings kein gutes Zeichen. Hingegen ist Wetterfühligkeit als günstig zu beurteilen, da man davon ausgehen kann, daß ein empfindlicher Regulationsmechanismus vorliegt. Hier kann die Homöopathie gut eingreifen. Meistens sind es psorische Patienten. Ein gutes Mittel bei Wetterfühligkeit ist **Rhododendron**, ein Mittel für Föhnempfindlichkeit. Auch die Pflanze Rhododendron ist eine sehr empfindliche Art, die sehr schwer zu pflegen ist.

Symptome eines Kranken werden durch verschiedene Faktoren geprägt. Zu einem vollständigen Symptom gehört neben der **Ätiologie,** Art und Ort der Sensation auch die Modalität.

Ätiologie

Ist der auslösende Faktor einer Krankheit. **Folge von . . .** Das Wort leitet sich aus dem Griechischen ab und setzt sich zusammen aus **aitia = Ursache** und **logia = Lehre.**

Ätiologie ist die Lehre von den Ursachen einer Krankheit.

Dorcsi: Ätiologie ist das Verständnis von einer Krankheit, die mit einem bemerkenswerten Ereignis begonnen hat. Die Auslösung einer Krankheit geschieht aus verschiedensten Ursachen, denen aber eine Geneigtheit oder Disposition zum Haften dieser Ursachen entgegenkommen muß.

Bei Modalitäten beachtet man:

Zeit
– Stunde
– Tageszeit
– Jahreszeit
– Lebensabschnitt

Beginn
– plötzlich
– langsam

Dauer

Ende
– rasch
– langsam ausklingend

Periodizität

regelmäßige Wiederkehr zu bestimmter Stunde, Tageszeit, Jahreszeit.

Es gibt hier einen Anknüpfungspunkt zur traditionellen chinesischen Medizin, wo man die Organuhr kennt. Jedem Organbereich wird bei der Organuhr eine Maximal- und Minimalzeit des Energieflusses im 24-Stundenrhythmus zugeordnet.

Physikalische Bedingungen
Temperatur:
Wärme,
Kälte, trocken oder feucht: verlangt Nux vomica,
Hepar sulfuris, Phosphorus empfinden den leisesten Luftzug unerträglich,
Iod, Apis, Lachesis empfinden kalte Luft wieder als Wohltat.
Glonoinum, Belladonna, Phosphorus können die Sonne nicht ertragen.

Wetterwechsel
Wechsel von warm zu kalt und umgekehrt.

Physiologische Einflüsse
Besserung bei absoluter Ruhe: Bryonia, Besserung bei fortgesetzter Bewegung: Rhus-t.
Stellung, Haltung
links, rechts

Psychische Faktoren
Angst
Trauer
Heimweh
Freude
Ärger
Demütigung

Sinneswahrnehmungen
Licht
Geräusche
Gerüche
Berührung

Symptome geben Auskunft über den Entwicklungszustand einer Krankheit. Dem Endzustand einer Entwicklung geht immer eine Störung des Befindens voraus. Die Homöopathie kann daher schon in einem frühen Stadium mit der Behandlung einsetzen, wenn der Schulmediziner noch auf Befund und Diagnose warten muß.

ABWEHR AN DER PERIPHERIE

Die Natur errichtet, wo es möglich ist, außen an der Peripherie einen Abwehrriegel, welcher der Krankheit Einhalt gebieten soll. Wenn man Affektionen äußerlich behandelt, sei es operativ oder anders, wird ein neues Reaktionszentrum tiefer im Körper und näher an wichtigen Lebenszentren aktiviert. Der Druck einer neuen, die Abwehr unterminierenden Kraft wird auf eine neue Körperregion gerichtet. Die Unterdrückung eines Hautausschlages jeder anderen Ausscheidung oder einer anderen Lokalmanifestation dient nicht der Wiederherstellung der Gesundheit.

Alle unterdrückenden Behandlungen können ein Trauma auslösen und Folgekrankheiten nach sich ziehen. Das fein abgestimmte Fließgleichgewicht eines Körpers verträgt keine drastischen Eingriffe.

Organotropie
Prof. Mathias Dorcsi, Mitbegründer der Wiener Schule der Homöopathie, meint, daß es auch homöopathisch ist, wenn man bei einer akuten Krankheit oder bei einem gesicherten Organleiden nach dem feststehenden Erscheinungsbild der Krankheit behandelt, also **organotrop**. Durch diese Behandlung wird das auffallende Symptom behoben. Er

meint, wenn eine Leberkrankheit vorliegt, braucht man ein Mittel mit einer deutlichen Affinität zur Leber. Die Art der Beschwerde führt zu einer klinischen Diagnose. Es gibt Arzneien mit bestimmten Organbevorzugungen,

z.B. Mercurius zu Schleimhaut von Mund und Enddarm,
Phosphorus zu Leber und Niere,
Bryonia zu serösen Häuten.

Organotrope Behandlung hat nur dann einen Sinn, wenn Symptome und Erkrankung austauschbare und synonyme Begriffe sind. Das Simile für das Symptom kann, aber muß nicht das Simile für die Krankheit sein. Man muß sich immer die Frage stellen: „Was verbirgt sich hinter einem Symptom?", sonst kommt man nie zum ursächlichen Hintergrund. Es gilt herauszufinden, ob das Simile eine Beziehung zur ursprünglichen Krankheit hat. Bei einer einfachen, gut definierten, isolierten Krankheit ist die organotrope Behandlung ein wertvolles Therapiekonzept. Bestimmte Organe stellen gewissermaßen einen Organismus im Organismus dar. Sie haben eine Eigenständigkeit sowohl in ihrer Funktion, aber auch bei ihren Erkrankungen. So kann die Leber den Gesamtorganismus krank machen, der Organismus wiederum die Leber krank machen. Trotzdem kann das eine nicht ohne das andere existieren. Ein Organmittel kann ein Organleiden mit allen das Organleiden begleitenden Symptomen heilen, aber es kann nicht diejenigen Begleitsymptome heilen, die in keinem ursächlichen Zusammenhang mit dem Organleiden stehen. Andererseits ist ein Organismus nur so stark wie sein schwächstes lebenswichtiges Organ.

Daher kann es lebensrettend sein, dieses schwächste Organ zu stützen, welches dem Krankheitsdruck am ehesten nachgeben würde. Der Organismus kann durch eine unterstützende Organbehandlung wieder Zeit gewinnen, um sich zu festigen.

Besonders auffallend ist die Erkrankung einzelner Organe bei akuten Krankheiten. Das erkrankte Organ kann die ganze Krankheit sein, sodaß man sich die Suche nach einem geeigneten Konstitutionsmittel ersparen kann. Wenn aber die akute Krankheit immer wiederkehrt, dann muß man die Ursache in tieferen Schichten suchen. Kann man das Simile bestimmen, dann verliert die organbezogene Behandlung ihre Bedeutung, weil die Organsymptome mitverschwinden.

Ein Heilungsprozeß kann nur dann sanft sein, wenn er nicht gegen den Strom einer natürlichen Reaktion läuft.

Eine Heilung erfolgt auf zentrifugalem Weg von innen nach außen, sie ist nur nach dem **Heringschen Gesetz** möglich.

HERINGSCHES GESETZ

Dieses Gesetz besagt, daß Heilung vom Zentrum zur Peripherie verlaufen muß. Das bedeutet,

die Heilung erfolgt:

– Von oben nach unten:

Die Kopfsymptome verschwinden zuerst, Symptome der hinteren Extremität zuletzt.

– Von innen nach außen:

Symptome im Zentrum verschwinden zuerst (z.B. Besserung des Allgemeinbefindens), die Symptome der Körperperipherie (z.B. Hautausschläge) verschwinden zuletzt.

– Vom lebenswichtigen Organ zum weniger lebenswichtigen Organ:

Symptome des Herzens verschwinden vor Darm- oder Lungensymptomen, diese wiederum vor Hautsymptomen.

– Die Heilung chronischer Erkrankungen verläuft in der umgekehrten Reihenfolge des Erscheinens.

Hier erfolgt eine Umkehr der Dynamik des Krankheitsfortschrittes, indem die zuletzt aufgetretenen Symptome zuerst verschwinden, während die alten am längsten verbleiben.

Die Tatsache, daß bei entspechender Behandlung alle früheren Erkrankungen und Störungen, Zustände und Leiden in umgekehrter Reihenfolge ihres Entstehens getilgt werden, sehr oft unter kurzfristigem Aufflackern ihrer alten Stärke, beweist, daß die scheinbar verschiedenen Erkrankungen auf einem gemeinsamen Zusammenhang beruhen müssen.

Das ist der Beweis für die Einheit der Erkrankung (Werner Lukas, Vortrag in Zell am Moos)

Der Abwehrmechanismus ist am Anfang noch in der Lage, das Gleichgewicht mühsam zu halten. Der Schutzwall äußert sich in Zeichen und Symptomen. Er liegt möglichst weit vom Zentrum und so nahe als möglich an der Peripherie. Wo sich der Schwerpunkt der Störung abspielt, ist von drei Faktoren abhängig:

1. Konstitution: ererbte und erworbene Stärke der Abwehr,
2. Intensität der Einwirkung krankmachender Einflüsse,
3. Folgen falscher Behandlungen.

Abwehr stellt ein Gleichgewicht her, welches stabil ist, sodaß die Symptome relativ beständig sind. Behandelt man nun mit einem falschen homöopathischen oder allopathischen Mittel (z.B. Schmerzmittel), so beseitigt man das bisher eingestellte optimale Abwehrgleichgewicht. Durch die Beseitigung der bisherigen Abwehrsymptome, zwingt man den Organismus, eine neue Verteidigungslinie zu ziehen. Diese findet sich dann wieder, aber in einem tieferen, für den Organismus ungünstigeren Bereich.

Alle Behandlungen, die das Gesamtbild außer acht lassen, d.h. die nur die Symptome wegbehandeln, schwächen den Abwehrmechanismus.

Der Organismus versucht stets, Störungen von wichtigen Organen fernzuhalten. Verlagert sich eine Störung durch eine Behandlung von weniger bedeutenden Organen auf wichtigere Organe, zeigt sich das in einer Verschlechterung der Gesundheit. Eine Verlagerung vom wichtigen Organ zum weniger wichtigen Organ, bedeutet eine Verbesserung der Gesundheit.

Wenn die Symptome in dieser Reihenfolge bei akuten Krankheiten verschwinden, kommen sie nicht mehr. Daraus ergibt sich die Konsequenz, daß Symptome, die in der umgekehrten Reihenfolge ihres Auftretens verschwinden, für immer ausbleiben. Wenn die Symptome nicht in dieser Reihenfolge verschwinden, hat man die falsche Arznei gewählt.

Fallbeispiel:

Oberösterreichisches Warmblut, Wallach

Reitpferd, 14 Jahre.

Ich wurde zu diesem Pferd mit langer schulmedizinischer Vorbehandlung gerufen. Das Pferd war am Ende, sodaß zu einer Notschlachtung des Tieres geraten wurde. Es handelte sich um den häufigen Fall, wo man als letzten Ausweg den Homöopathen ruft. Die Krankheitsgeschichte begann mit einem Husten, welcher durch die allopathische Behandlung auch zum Verschwinden gebracht wurde. Das gegenüber seinem Stallgefährten sonst immer dominante Pferd wurde immer apathischer. Es hätte vorher nie geduldet, daß der Stallgefährte etwas vor ihm macht. Der Zustand verschlimmerte sich derart, daß das Pferd nicht mehr geritten werden konnte, es blieb einfach stehen. Das Pferd war ein Bild des Jammers mit Atemnot und stumpfem Haarkleid. Bei der Untersuchung stellte sich neben seinen Lungenproblemen, Dämpfigkeit mit einer deutlichen Flankenrinne ein Herzproblem heraus. Für mich war der Zusammenhang mit der vorhergehenden Behandlung klar. Die Atembeschwerden wurden von der Lunge in Richtung Herz gedrängt (von außen nach innen). Nach der genauen Anamnese und Repertorisierung reagierte das Pferd auf die homöopathische Behandlung sofort in der Form, daß sich sein Allgemeinbefinden merklich verbesserte und daß es wieder seine dominante Stellung einnahm; nur rief die Besitzerin mich berechtigterweise sehr besorgt an, um mir mitzuteilen, daß der Husten wieder wie früher da sei. Ich war überglücklich und teilte dies der Besitzerin mit den Worten „so ein Glück!" am Telefon mit und erntete verständlicherweise großes Erstaunen. Gott sei Dank konnte ich das Vertrauen der Besitzerin zurückerobern, denn das Pferd verbesserte seinen Zustand laufend und man konnte seine Krankheiten wie in einem verkehrt laufenden Film zurückverfolgen (siehe Hering'sche Regel, von innen nach außen). Inzwischen sind drei Jahre vergangen und das Pferd wird heute noch geritten. Natürlich sind bei den Hustenanfällen Lungenalveolen eingerissen und unwiederbringlich verloren gegangen. Das Pferd leidet auch heute noch unter jedem Wetterwechsel, vor allem bei zu feuchtem und warmem Wetter, aber es ist jedesmal gelungen, es über sein Konstitutionsmittel, dem Simile, und mit homöpathischen Herztropfen (Crataegus, Convallaria majalis, Laurocerasus) über die Runden zu bringen. Mittlerweile ist mir nach eingehender Beschäftigung mit den Miasmen und den chronischen Krankheiten klar geworden, daß das Pferd noch eine miasmatische Arznei brauchen wird. Wie in den folgenden Kapiteln über Miasma, chronische Krankheiten ersichtlich wird, braucht es noch Bacillinum Burnett C 200. Es liegt bei diesem Pferd auf Grund einer tuberkulinischen und sykotischen Belastung eine Schwachstelle im Lungenbereich vor. Da es auf jeden Wetterwechsel, wie Kälte zu Wärme, warm und Nässe reagiert, war ich mir nun sicher, daß Bacillinum das miasmatische Simile sein muß. Mittlerweile habe ich von der Besitzerin erfahren, daß das Pferd nach der Bacillinumgabe in einem so guten Zustand ist, wie es seit den letzen drei Jahren nicht mehr war. Der Stallbursche wollte Frau G. nicht beunruhigen und hat der Besitzerin verheimlicht, daß nach der Bacillinumgabe überall an der Boxenwand Eiter in großen Batzen klebte. Erst nach öfterem Befragen, ob er nicht etwas bemerkt habe, erzählte er ihr von seinen Beobachtungen. An Hand dieses erfreulichen Falles sollte aber noch einmal darauf hingewiesen werden, daß man den Besitzer vorwarnt. Nosoden können Reaktionen auslösen, die einen Laien erschrekken lassen. Verliert er in einem solchen Fall die Nerven und greift auf eine unterdrükkende Behandlung zurück, ist jede vorhergehende Bemühung vergebens gewesen.

Im Gegensatz dazu geht die Entwicklung **chronischer Krankheiten** den umgekehrten Weg. Alle chronischen Krankheiten zeigen sich zuerst an der Oberfläche und fressen sich von hier zu den lebenswichtigen Organen in das Zentrum hinein. Sie schreiten von unten nach oben von außen nach innen fort, verschwinden aber nie in der umgekehrten Reihenfolge ihres Erscheinens. Der Kranke nähert sich in dem Ausmaß seiner Gesundheit, als es gelingt, die Krankheit an die Oberfläche zu heben. Das kann sehr unangenehm sein, da alte schon geheilt geglaubte Krankheiten wieder zum Vorschein kommen. Aber das ist der einzig mögliche Weg zur Heilung. Es gibt Fälle, in welchen eine komplette Heilung nicht mehr erreicht werden kann. Bei diesen ist der Krankheitszustand nicht mehr reversibel. Chronische Krankheiten zeichnen sich durch Hartnäckigkeit aus. Die Lebenskraft ist nicht mehr in der Lage, sich von bestimmten wiederkehrenden Krankheitsäußerungen frei zu machen. Es können die früheren Symptome zwar vorübergehend verschwinden, aber nach einiger Zeit kehren sie mit ihrer früheren Kraft wieder oder sie äußern sich mit einer anderen Symptomatik.

Die Haut erkrankt nicht aus sich selbst heraus, außer durch chemische oder traumatische Ereignisse. Sie erkrankt, wenn sie durch abnorme Tätigkeit des Körpers dazu gezwungen wird. In der Regel verschwindet die Krankheit mit dem Auftreten der Hautsymptome. Das gilt auch für andere Ausscheidungen. Unterdrückt man die Symptome, geht die Krankheit eine Zeitlang in einen latenten Zustand über. Früher oder später tauchen Krankheitsprozesse auf, welche schwerwiegender sind oder tiefer sitzen.

Interessant ist auch hier ein Zusammenhang mit der traditionellen chinesischen Medizin, denn diese kennt eine **Ausscheidungsfolge:**

Was der Körper über den Darm nicht ausscheiden kann, versucht er über den Harn. Was er über den Harn nicht ausscheiden kann, versucht er über die Lunge. Was er über die Lunge nicht ausscheiden kann, versucht er über die Haut. Was er über die Haut nicht ausscheiden kann, führt zum Tode. Bei einem Karzinom weiß man, daß, solange es offen ist, sich der Patient relativ wohl fühlt; schließt man es, stirbt er bald. Pathologische Erscheinungen wie Abszesse, Geschwüre, Tumore sind ein Versuch der verstimmten Lebenskraft zur Lokalisierung und Verdrängung. Sie sind Zeichen der Abwehr des Organismus. Sie sollen solange nicht operiert werden, solange die **Konstitution** des Kranken, welche sie produziert hat, nicht geheilt wurde. Oft wird ein pathologischer Prozeß im Laufe einer Behandlung kleiner. Wird eine pathologische Erscheinung nicht kleiner, dann ist sie ein Fall für die Chirurgie. Operiert man ohne vorher genannten Grund, wird der Körper seines Ventils beraubt. Er sucht sich ein anderes Ventil oder er sucht Zuflucht in einer schwerwiegenderen, tiefer liegenden Krankheit. Läsionen von schneidenden und stechenden Instrumenten betreffen das Haus, in welchem die Dynamis wohnt, sie bedürfen der Heilung durch den Chirurgen. Wenn jedoch Effekte materieller Traumen sich durch innere Einflüsse komplizieren, dann muß zur inneren Medikation gegriffen werden.

GESAMTHEIT DER SYMPTOME

Jede Therapie braucht aus homöopathischer Sicht, die **Gesamtheit der Symptome**. Es wird nicht das einzelne Symptom bewertet, sondern dieses Symptom im Zusammenhang mit allen anderen auftretenden Symptomen. So steht immer der gesamte Patient mit seinen Regulations- und Reaktionsproblemen im Mittelpunkt, die das **Arzneimittelbild** erkennen lassen. Ein nur an Symptomen orientierter homöopathischer Therapieansatz ist zwar denkbar und oft „palliativ" erfolgreich. Im Regelfall sind damit die Tiere aber nicht geheilt, denn wenn die pathogenen Schadwirkungen weiter auf den Patienten einwirken, wird nach spätestens einigen Wochen ein Rückfall auftreten.

Diese Gesamtheit der Symptome beinhaltet:
- **Ererbtes,**
- **Erworbenes.**

Die Schulmedizin glaubt, auf die individuelle Reaktion des Kranken verzichten zu können und achtet nur auf die spezifische Reaktion des Erregers.

KONSTITUTION

Dorcsi: Angeborene und erworbene, durch die Umwelt geprägte geistige, seelische und körperliche Verfassung eines Individuums.

Sie umfaßt die Regulations- und Anpassungsfähigkeit eines Individuums. Hat man die **Konstitution** erfaßt, kann man darüber Aussagen machen, wie die vorliegende Krankheit ablaufen wird, und welche Symptome der Patient zeigen wird.

Man kann mit einem **Konstitutionsmittel** alleine einen Kranken nicht heilen und muß immer die Gesamtheit der Symptome vor Augen haben. Mit dem Konstitutionsmittel kann man aber die Heilung gut unterstützen.

Wenn jeder banale Infekt mit einem Antibiotikum behandelt wird, wird nicht gefragt, warum immer wieder neue Infekte auftreten. Die Causa kann nicht immer ein Infektionserreger sein. Die Ursache muß in der **Konstitution** liegen.

Resistenz gegenüber Antibiotika entsteht nicht nur auf Grund bakterieller Mutationen.

Der Abwehrmechanismus wird durch unpassende und schädliche Therapie immer weiter geschwächt und kann seine Aufgaben nicht mehr wahrnehmen. Viele Infektionen werden immunologisch nicht aufgearbeitet, da sie durch Antibiotika gestoppt werden. Unterdrückte Krankheiten kommen in einer abgewandelten Form in einem anderen Keimblatt zur Manifestation. Sie ebnen damit den Weg zur chronischen Krankheit.

Auch bei der Behandlung chronischer Krankheiten darf man nicht bei der organotropen Behandlung stehenbleiben. Wie schon erwähnt, ist die Organläsion das letzte Glied eines länger zurückliegenden Krankheitsprozesses. Die ärztliche Aufgabe wäre es, Schäden zu verhindern, bevor Endzustände auftreten. Jede Biographie hat einen Beginn und einen geordneten Ablauf. Die angeborenen Anlagen und die frühe Prägung durch die Umwelt sind die Wurzeln der Konstitution.

Erbanlagen sind in sich stabil, sie sind aber formbar durch physische und psychische Einflüsse. Hahnemann hat als erster auf die Änderung robuster Konstitution durch chronische Infekte hingewiesen.

Konstitutionelle Abwehrbereitschaft und Durchsetzbarkeit der Erreger befinden sich im Wechselspiel.

Jede Infektion erzeugt eine Einprägung im retikuloendothelialen System und ändert damit unsere angeborene Konstitution. Bei Titerkontrollen sieht man eine überraschend hohe Durchseuchungsquote. Die Konstitution ist wandelbar, sonst gäbe es keine Konstitutionstherapie.

Sowohl **Diathese** als auch **Konstitution** sind nichts Starres. Sie können sich im Lauf eines Lebens ändern. Die Konstitution gibt die Möglichkeit, sich in einem gewissen Rahmen zu entwickeln. Sie setzt Grenzen, die auch durch das Tier nicht überwunden werden können. Tiere sind zwangsläufig an die Umwelt gebunden. Manchmal versuchen sie, aus der ihnen aufgezwungenen Situation auszubrechen. Dies ist der Versuch, zu artgerechtem Zustand zurückzufinden, um sich den Schäden durch die Umwelt zu entziehen. Die Konstitution wird daher durch **Umwelteinflüsse** beeinträchtigt. Sie bedeutet aber auch die Fähigkeit zur Anpassung.

Alle Ansteckungsursachen haften nur dann, wenn sie auf einen konstitutionell vorbereiteten Boden fallen, wie ein Funke nur dann einen Brand auslösen kann, wenn er auf ein entsprechend trockenes Medium fällt.

KONSTITUTIONSTYPEN

Mathias Dorcsi faßt Konstitution und Diathese in **Konstitutionstypen** zusammen und ordnet ihnen Arzneimittel zu.

Er unterteilt:

- **lymphatischer Konstitutionstyp,**
- **lithämischer Konstitutionstyp,**
- **destruktiver Konstitutionstyp.**

Je nach dem Konstitutionstyp, wird nach der Wiener Schule ein passendes Mittel gesucht. Die Konstitutionstypen-Lehre ermöglicht eine Annäherung an die Miasmen Hahnemanns.

Weiters teilt man ein:

Hydrogenoide Konstitution:

Hat einen überschüssigen Wassergehalt des Körpers, daher Verschlimmerung durch:
- Kälte,
- Nässe,
- periodischen Verlauf.

Oxygenoide Konstitution:
- erhöhte Oxydationsbereitschaft der organischen Bestandteile,
- Mangel an N und C,
- verminderter Stoffansatz.

Carbonitrogene Konstitution:

Bildung kohlenstoff- und stickstoffhaltiger Substanzen. Die Anlage ist gekennzeichnet durch verminderte Aufnahme von Sauerstoff, wodurch die Bildung und Retention kohlenstoffhaltiger Substanzen im Körper begünstigt wird.

Folgen sind:

Exantheme,
Besserung in frischer Luft,
Beschleunigung von Puls und Atmung.

DIATHESE

Ist die in der Konstitution begründete Krankheitsbereitschaft. Sie umfaßt den pathologischen Anteil aus der Konstitution, sie ist aber keine exakte Diagnose, noch ein exakter Krankheitsbegriff. Diathese beschreibt eine Neigung zu bestimmten Krankheitserscheinungen.

Mathias Dorcsi:
Die Diathese ist eine angeborene Krankheitsdiposition und eine erworbene Organ- und Systemminderwertigkeit.
Jeder Grundform chronischer Krankheiten lassen sich bestimmte Diathesen zuordnen.

Es muß zuerst eine innere Erkrankung stattfinden, **Inkubationszeit,** danach kommt es zum Auftreten eines **Primärsymptoms,** nach dessen Verschwinden ist die Krankheit aber nicht ausgeheilt, sondern tritt in eine **Latenzphase** über. Durch auslösende Ursachen kommt es zu wechselnden Manifestationen der chronischen Krankheit. Wesentlich ist, daß chronische Krankheiten, im Gegensatz zu akuten Krankheiten, nicht durch die Selbstheilkräfte des Organismus überwunden werden können. Allen drei Formen ist gemeinsam, daß das Primärsymptom immer die Haut befällt. Im weiteren Verlauf werden immer wichtigere Organe befallen.

Was für die Miasmen gilt, gilt auch für die einzelnen Diathese-Formen:

Lymphatische Diathese:

 Unzulänglichkeit, Ausscheidungen sind wäßrig bis schleimig, mild und reichlich.

Lithämische Diathese:

 Überschießende, übertriebene Reaktionen, in der Folge Verhärtungen und Abkapselungen. Ausscheidungen sind eitrig und zäh.

Destruktive Diathese:

 Substanz wird zerstört, die Ausscheidungen sind blutig, scharf und wundmachend.

TYPMITTEL

In der Veterinärmedizin ist es aus den vorher genannten Gründen schwierig, das Konstitutionsmittel zu finden. Man behandelt eher nach dem **Typmittel.**

Nach **A.H. Westerhuis** zeichnet sich der Typ dadurch aus, daß das passende Mittel am gesunden Tier erkennbar bleibt. Ein Typ ist auch für die Krankheitserscheinungen prädestiniert, die beim zugehörigen Arzneimittelbild auftreten. Jedes Lebewesen entwickelt eine für sich eigene Norm. Die Kunst des Arztes ist es, die individuelle Norm zu erkennen. Die typische Reaktionsart gibt dem Arzt die Möglichkeit, ein homöopathisches Mittel zu finden. Die Krankheit steigert die Reaktionsbereitschaft auf ein Mittel gegenüber der normalen Ansprechbarkeit an gesunden Tagen.

> Ein Typ entsteht durch **Veranlagung** und **Umwelteinflüsse**.

Umwelteinflüsse spielen beim Typ die wesentlichere Rolle, während Veranlagung bei der Konstitution entscheidend ist.

Für ein Tier ist die lebenswichtigste Veranlagung der Instinkt. Dieser ist körpergebunden und tierartspezifisch mit ihm verankert und ermöglicht es ihm, entscheidende Lebensprobleme zu lösen. Der Instinkt äußert sich im Verhalten.

Der Typ ist erkennbar:
- am Verhalten,
- am Körperbau.

Es gibt auch bei der Typdiagnose Probleme; so kann es einen aggressiven Pulsatillatyp geben oder einen mageren Graphitestyp.

Das Typmittel wirkt deshalb gut, weil die Ansprechbarkeit bei einem Kranken auf das Mittel sehr hoch ist.

Mit Hilfe des Typmittels kann bei gleichzeitiger Auswahl des Simile die Heilung beschleunigt werden. Es wirkt nicht als Adjuvans, sondern grundsätzlich umstimmend.

DAS MIASMA

Griechisch: Besudelung, Verunreinigung, faule Ausdünstung
Vithoulkas: Veranlagung, Prädisposition.

Das Miasma stellt eine Schwäche des Organismus dar, welche die Tür zu einer Krankheit öffnet. Bei Vorliegen eines Miasmas erfaßt eine homöopathische Behandlung die Krankheit nur an der Oberfläche, nicht aber an der Wurzel.

Man kann sich das Miasma anhand des Bildes von einem Obstbaum erklären. Ein um seinen Baum besorgter Gärtner schneidet von einem Obstbaum immer wieder die auftretenden dürren Äste ab und entfernt die verdorbenen Früchte. Der Obstbaum erscheint gesund, dennoch kommen wieder dürre Äste und es verderben wieder Früchte, weil der Gärtner nicht auf die tieferen Ursachen der im Verborgenen liegenden Krankheit achtete. Die Ursachen können im Boden liegen, wie beim Vorliegen von Schwermetallen, Wasser- und Nahrungsmangel, oder Wühlmäuse und andere tiefe unsichtbare Gründe unterminieren die Gesundheit des Baumes; man sieht die Auswirkung des Grundübels nur am Dürrwerden der Äste.

Hahnemann hat die Miasmenlehre nicht erfunden, um sein System zu komplizieren, sondern er überlegte: Warum kehren Krankheiten in der gleichen oder in einer anderen Form immer wieder zurück? Hahnemann sah, daß weder die robusteste Konstitution noch die gesündeste Lebensweise ausreichen, um eine chronische Krankheit dauerhaft aufzuhalten bzw. zu überwinden. Er schreibt, daß ihn diese Frage seit 1816 Tag und Nacht beschäftigte, hielt sich mit seinen Ansichten darüber aber sehr zurück, da er sicher sein wollte, daß er die Ursachen dieses Phänomens tatsächlich erkennen könne. 1827 hat er seinen Schülern sein Konzept zur Miasmenlehre als Hintergrund zur Entstehung chronischer Krankheiten mitgeteilt, in der Sorge, daß er als Dreiundsiebzigjähriger vielleicht dazu nicht mehr in der Lage sein würde. Die Miasmenlehre wurde von seinen Schülern weiterentwickelt.

Miasmen haben die Aufgabe, uns zum Simile zu führen. Chronische Krankheiten sind nach dem Simileprinzip nicht zu heilen, schloß Hahnemann, daher suchte er nach den Ursachen und studierte die Anamnesen vieler chronisch Kranker; daraus entwickelte er seine Miasmenlehre.

Beim Studium der Anamnesen erkannte Hahnemann als Ursachen der chronischen Krankheiten:

- Zu den chronischen Krankheiten gehören die Arzneischäden, was im § 74 des Organon seinen Niederschlag fand.
  Hahnemann gelangte zur Überzeugung, daß die Arzneikrankheit das schlimmste Miasma sei, weil sie zwar ein Übel beseitigt, aber ein anderes Übel nach sich zieht, welches schlimmer ist (Nebenwirkungen).
  J.H. Allen: Hahnemann bemerkte, daß der Gebrauch roher (allopathischer) Arzneien nicht nur Nebenwirkungen hervorbrachte, sondern daß diese die Lebenskraft in große Verwirrung brachten, die krankhaften Prozesse komplizieren und den gesamten Organismus nach allen Richtungen hin unterminieren. Besonders war das dann der Fall, wenn ein miasmatisches Grundleiden als devitalisierendes Prinzip schon vor der Medikamentverabreichung vorgelegen ist.
- Schlechte Nahrungsmittel, schädliche Getränke, ungesunde Unterbringung, Exzesse jeder Art, Stress, Kummer, Bewegungsmangel (Organon § 77).
  Es gelingt mit dem Simile, einen Kranken in eine längere Phase des Wohlbefindens zu bringen. Die vorher aufgezählten Umstände können einen scheinbar gesunden, aber von einem Miasma betroffenen Patienten wieder in eine Krise stürzen.
- Hautveränderungen, welche in großem zeitlichem Abstand vor dem Erkennen einer chronischen Krankheit unterdrückt wurden.

Hautausscheidungen üben auf das eigentliche innere Leiden eine Entlastungsfunktion aus. Hahnemann sprach schon von der **Psora** als einer „**inneren Krätzkrankheit**", die sich auf der Haut zwar zeige, aber eine tiefere innere Ursache habe. Ihm war bekannt, daß es auch einen Parasiten geben müsse, welcher zu den Hautveränderungen führt, aber diesen meinte er mit der Psora nicht.

Unter unterdrückender Behandlung versteht Hahnemann jegliche therapeutische Anwendung, welche die Heilbemühungen der Natur behindert.

J.H. Allen, verweist auf die Tatsache, daß es darauf ankommt, nicht nur das ähnlichste, sondern das „**allerähnlichste Mittel**" auszuwählen. Das allerähnlichste Mittel jedoch kann man nur auswählen, wenn man die Phänomene der wirkenden und zugrundeliegenden **Miasmen** kennt, denn Grundsymptome kommen immer aus der miasmatischen Wurzel, der **prima causa morbi**.

Ein **Miasma** tritt in den Organismus und verbindet sich sofort mit der Lebenskraft. Die Lebenskraft ist nicht in der Lage, sich von einem Miasma zu trennen. Die miasmatische Belastung hat daher eine tiefere und engere Beziehung zur verstimmten Lebenskraft als alle anderen Symptome.

> **Die Lebenskraft hat beim Vorliegen eines Miasmas keine Chance, sofern sich nicht ein miasmatisches Mittel finden läßt.**

Die Wertigkeit der Symptome ist das Entscheidende bei der Suche nach dem allerähnlichsten Mittel. Miasmatische Ursachen wie **Psora**, **Sykose** und **Syphilis** können von der Lebenskraft alleine nicht überwunden werden und brauchen eine ähnlich wirksame, aber etwas stärkere Arznei. Unheilbare Fälle sind jene, bei denen das Miasma so weit fortgeschritten ist, daß keine bleibende Reaktion mehr stattfinden kann. Heilversuche würden eine Überanstrengung des Organismus verursachen. Der Tod würde früher als bei einem unbehandelten Patienten eintreten.

Hahnemann sah in den Miasmen die tiefliegendste Causa für die chronischen Krankheiten und fand Arzneien, welche in die Tiefe der Krankheit vordringen. Mit Hilfe von Arzneien wie Thuja oder Mercurius u.ä. gelang es ihm, Kranke, welche immer wieder rückfällig wurden, zu heilen.

> **Das heilende Mittel ist nichts anderes als dasjenige, welches die Krankheit erzeugen kann, die durch ein bestehendes Miasma entstanden ist.**

Hahnemann sprach immer nur von erworbenen Miasmen.

J.T. Kent, J.H. Allen und deren Schüler setzten die Erforschung der Miasmenlehre fort.

J.H. Allen wies nach, daß Miasmen nicht nur erworben, sondern auch vererbt werden können. Er erkannte, daß man einen Unterschied zwischen erworbenen und hereditären (erebten) Miasmen machen muß. So kennt man eine hereditäre tuberkulinische Belastung, bei welcher bekannt ist, daß bei Eltern oder nahen Verwandten früher einmal Tuberkulose aufgetreten ist. Es ist also möglich, daß die Verwandten eine Immunschwäche vererben, sodaß die Nachkommen ebenfalls an Lungenproblemen zu leiden haben. Das heißt nicht, daß alle Nachkommen an Tuberkulose erkranken, aber man kann daraus ableiten, daß man bei der Behandlung einer Bronchitis nur einen vorübergehenden Erfolg haben wird und man bei dieser Behandlung nicht stehen bleiben darf. Es ist notwendig, die Familiengeschichte mit zu erheben und wird erkennen, daß der Patient stigmatisiert auf die Welt gekommen ist. Die Erhebung einer Familienanamnese ist in der Tiermedizin sehr schwierig, denn man weiß über die Vorgeschichte des Tieres in der Regel nicht viel oder erhält unwahre Angaben, weil der Verkäufer einen höheren Preis erzielen will. Familienanamnese setzt Ehrlichkeit und Vertrauen voraus. Kann man eine Familienanamnese erheben, dann gilt das gleiche für alle Wurfgeschwister als nächste Verwandte. Aus der Kenntnis der Vorbelastung ist es möglich, sich ein Therapiekonzept zu erarbeiten.

Sanchez Ortega meint zu den erworbenen Miasmen:

Wenn Krankheit das Ergebnis von Verstößen gegen die Natur und ihre Gesetze ist, welche uns zwar viel Freiheit einräumen, uns aber auf jeden Fall begrenzen, so ist das Miasma das Ergebnis wiederholter Verstöße, deren Auswirkungen in unser tiefstes Inneres vordringen, sowohl im organischen als auch im psychischen Sinn und sowohl Geist wie Körper angreifen.

Überschreitungen führen zu **Ungleichgewicht**, wiederholtes Ungleichgewicht führt zur Krankheit. Wenn das Ungleichgewicht den ganzen Organismus durchdringt und dauerhaft wird, entsteht das **erworbene Miasma**.

Psora ist für ihn das Miasma des „Hypo-", der Schwäche, des Mangels.

Sykose zeigt das „Hyper-" an, die Übertreibung, die Überfunktion, den Exzeß.

Syphilis ist geprägt von **Destruktion**, Atrophie.

> **Miasmen werden ererbt oder erworben und hindern ein Lebewesen daran, sich selbst vollständig zu entfalten.**

C.R. Coulter: Miasma steht für eine grundlegende Ursache, für einen Zustand geringer Widerstandskraft, der eine Reihe von Schädigungen und Symptomen hervorbringt, die anders nicht entstehen würden.

Das Ungleichgewicht ändert etwas für die Existenz Unentbehrliches, den **Rhythmus**, sowohl im Inneren als auch in unseren Beziehungen zur Außenwelt.

Ein **Miasma** ist dadurch charakterisiert, daß es über Generationen weitervererbt wird. Es kann nur durch eine **Nosode** oder durch ein entsprechendes **chronisches Mittel** beseitigt werden.

Solange ein Miasma auf die lebenswichtigen Zentren wirkt, läßt sich nichts bemerken, sobald aber die zentrifugale Wirkung auf Nerven und Gewebe einsetzt, bis hinaus in die äußersten Körperpartien, werden spezifische Krankheitserscheinungen sichtbar.

> **Jedes Miasma erzeugt sein spezifisches Krankheitsbild, genau wie jedes Arzneimittel am Gesunden ein spezifisches Krankheitsbild hervorruft.**

Hahnemann unterschied:
- akutes Miasma
- chronisches Miasma

Akutes Miasma

Die Lebenskraft des Patienten kann es aus eigener Kraft überwinden oder auch nicht (Tod). Akute Krankheiten enden von selbst. Angesichts dessen kann eine akute Krankheit keine Folgeerscheinungen haben. Scheinbare Folgeerscheinungen sind Folgen eines chronischen Miasmas, das durch die akute Krankheit aktiviert wurde.

Ein akutes Leiden ist eine eliminierende Entladung, welche nach passender homöopathischer Behandlung den Körper in einem gesünderen Zustand zurückläßt als er es vorher war.

Akute Miasmen lassen sich wieder in zwei Klassen unterteilen:

- **Infektiöse akute Miasmen im engeren Sinne**
  Sie haben einen besonderen Charakter; ihre Entwicklung verfolgt immer einen bestimmten Kurs. Zuerst durchlaufen sie ein Prodromalstadium, dann folgt die Periode des Anstieges, darauf eine Periode des Rückganges und schließlich des Erlöschens (es sei denn, die Krankheit ist so schwer, daß sie zum Tode führt).

- **Akute Miasmen nachahmende Affektionen**
  Diese sind unechte akute Krankheiten. Sie werden durch immaterielle Ursachen erzeugt. Ihren Ursprung verdanken sie nur äußeren Einflüssen, z.B. Folgen von Kummer, feuchter Unterkunft, schlechter Unterkunft. Beseitigt man die Ursachen, kehrt die Gesundheit wieder zurück.

- **Chronisches Miasma**
  Wird in den Körper aufgenommen und wächst ständig weiter, denn der Organismus kann es nicht aus eigener Kraft ausschalten. Es wirkt über einen langen Zeitraum. Seine Krankheitserscheinungen können in Phasen auftreten oder rezidivierend verlaufen. Dabei handelt es sich um eine durch Ansteckung oder Vererbung eingeprägte Krankheit. Auch chronische Miasmen haben eine Periode des Anstieges, aber im Gegensatz zu den akuten Krankheiten haben sie kein Stadium des Zurückgehens. Unter günstigen Umständen kann sich ein chronisches Miasma beruhigen, es wird **latent**. Ungünstige Umstände, wie akute Krankheit, ungünstige Umgebung, Kummer wecken es wieder; jedes neue Aufflammen wird etwas schlimmer als das vorangehende. In der Latenzphase sind die Symptome sehr ähnlich, der Patient fühlt sich unbestimmt krank. Es ist ratsam, eine **Nosode** einzusetzen. Nosoden klären die Symptome und erleichtern so die Wahl eines Mittels. Während einer chronischen Krankheit kann es zum Auftreten einer akuten Krankheit kommen. Besser ist es, in diesem Fall mit einer niederen Potenz die akute Krankheit zu behandeln; das tiefgrei-

fende Mittel für die chronische Krankheit wird dadurch nicht gestört. Ist die akute Krankheit jedoch schwerwiegend, ist das nach Kent nicht zu erwarten. Man muß sich vergewissern, ob die chronische Krankheit nicht durch die akute Krankheit so verändert wurde, daß ein neues Mittel erforderlich wird. Eine akute Krankheit bildet nie einen Komplex mit einer chronischen Krankheit. Die chronische Krankheit wird so lange unterdrückt, bis die akute Krankheit ihren Lauf genommen hat. Beseitigt man akute Symptome, welche eine Entlastungsfunktion für den Organismus haben, induziert man eine Verschlimmerung des bestehenden chronischen Leidens.

Alle chronischen Krankheiten gehen auf drei Miasmen zurück:

- **Psora**
- **Sykosis**
- **Syphilis**

Jedes der drei Grundmiasmen setzt einer dauerhaft erfolgreichen Behandlung großen Widerstand entgegen.

> **Alle drei Miasmen haben ein Leitsymptom, sie zeigen sich auf der Haut.**

Mathias Dorcsi: „Die Haut ist Schild und Spiegel", sie grenzt nach außen ab, wehrt ab, hat aber zugleich eine einhüllende Funktion, welche einen inneren Zustand ausdrückt. „Der Mensch kann nicht aus seiner Haut!", „Er fühlt sich nicht wohl in seiner Haut!"

> **Alles was sich auf der Haut zeigt, hat eine innere Ursache.**

Miasmen können einzeln, in Verbindung miteinander oder iatrogen ausgelöst auftreten. Fast jeder Patient hat neben dem überwiegenden Miasma noch Anteile anderer Miasmen. Man sollte sich daher nicht so genau festlegen und von einer „eher psorischen oder eher sykotischen Belastung sprechen".

Bei Vorliegen einer miasmatischen Belastung fängt man immer bei dem zuletzt sichtbaren Lokalübel mit der Behandlung an, denn dieses ist ein Hinweis auf das in der obersten Schicht liegende Miasma, welches noch aktiv ist und als erstes beseitigt werden muß.

Miasmen sind ererbte und erworbene krankhafte konstitutionelle Zustände, welche durch wiederholte Unterdrückung vertieft und dauerhaft werden und das Terrain für andere chronische Krankheiten ebnen.

Man kann in den Miasmen ein Modell für den Verlauf ähnlicher Krankheiten sehen, nach deren Vorbild chronische Krankheiten ablaufen werden. Miasmen stehen für die **typischen Reaktionsweisen chronisch Kranker**. Ein Tier wird selten mit Syphilis angesteckt werden, aber chronische Krankheiten können, wenn das Bild auf ein destruktives Miasma hinweist, beim Tier einen typisch syphilitischen Verlauf nehmen. Unabhängig vom Erreger stehen sie vielmehr für die typischen Reaktionsweisen chronisch Kranker, welche als Folgen ungenügend behandelter oder unterdrückter Infekte auftreten können oder im Erbgefüge mitgegeben sind. Wolfgang Mettler: Man sollte den Einwand „Was hat Gonorrhoe mit Tieren zu tun?" vergessen. Es handelt sich um Zeichen einer Erkrankung, wie auch immer diese Erkrankung heißt. Diese Erkrankung und diese Zeichen zu kennen, ist wichtig! Stigmata der Syphilis sind destruktive Erscheinungen; das hat – auf die Tiere übertragen – mit der Krankheit Syphilis zu tun. Destruktive Krankheiten laufen aber nach dem Bild der Syphilis ab.

Das werden der Miasmenlehre ist ein sich lang hinziehender Prozeß. 1789 kam das Buch: „Unterricht für venerische Wundärzte" heraus. Hahnemann hat sich schon mit den chronischen Krankheiten befaßt, bevor er mit der Homöopathie an die Öffentlichkeit trat.

Die Syphilis war die häufigste Geschlechtskrankheit, während man die Gonorrhoe als eine Spielart der Syphilis ansah; Syphilis galt als eine Krankheit mit zwei verschiedenen Facetten. Syphilis wurde mit Quecksilber behandelt und eines der auffallendsten Symptome war das Auftreten von Speichelfluß.

Hahnemann setzte schon vorher Hepar sulfuris als Mittel gegen den Speichelfluß ein; zu einer Zeit also, als noch keiner an die Homöopathie dachte, hatte er schon die Syphilis als chronische Krankheit gesehen und Hepar sulfuris als wirksamste Arznei erkannt. Heute wissen wir, daß es eine der stärksten syphilitischen Arzneien ist.

Hahnemann nahm kleine Dosen von Quecksilber und erzeugte das Merkurialfieber. Dieses war dem Bild der Syphilis sehr äjnlich. Er hat also schon lange vor seinem Chinarindenversuch eine Kunstkrankheit erzeugt und hatte die Symptomatik des Merkurialfiebers akribisch zusammengestellt. Er unternahm diese Prüfung jedoch am Kranken und nicht – wie er später forderte – an Gesunden.

Zu der damaligen Zeit hat er auch schon die Vergiftungsbilder von Arsenicum zusammengestellt.

Hahnemann sprach schon von chronischen Krankheiten. Er sagt: „Man ahme die Natur nach, welche zuweilen eine chronische Krankheit durch eine andere hinzukommende heilt und wende in der heilenden vorzüglich chronischen Krankheit dasjenige Arzneimittel an, welches eine andere möglichst ähnliche künstliche Krankheit zu erregen im Stande ist, und jener wird geheilt werden." – Similia similibus –

Da die Gonorrhoe auch für syphilitisch gehalten wurde, behandelte man sie gleich. Nur Hahnemann trennte damals schon die Symptome, obwohl er sie ursprünglich auch in einen Topf warf. Er sagte sich, es ist ein venerisches Gift, aber er trennte die Symptome ganz deutlich. Er mußte bemerken, daß es schade ist, daß er für die sykotischen Krankheiten keine spezifische Arznei gefunden hatte, wie es für die Syphilis schon der Fall war. Er war der erste, der die Sykose endgültig von der Syphilis trennte. Man findet diese Tatsache im §79 des Organon.

§ 79:
Man kannte bisher die Syphilis einigermaßen als eine solche chronisch-miasmatische Krankheit, welche ungeheilt nur mit dem Ende des Lebens erlischt. Die, ungeheilt, ebenfalls von der Lebenskraft unvertilgbare Sykose (Feigwurzenkrankheit) erkannte man nicht als innere, chronisch-miasmatische Krankheit eigener Art, wie sie jedoch unstreitig ist und glaubte, sie durch Zerstörung der Auswüchse auf der Haut geheilt zu haben, ohne das fortwährende, von ihr zurückbleibende Siechtum zu beachten.

Im Fall Klockenbring spricht er auch schon von einer chronischen Krankheit, als er seine Geisteskrankheit mit Stramonium heilte. Er starb aber später zwei Jahre später an Hämorrhoiden. Er meinte, wie er es im § 222 sagt, es hätte eine antipsorische Kur folgen müssen. Diese wurde unterlassen.

§ 222:
Doch darf ein solcher, aus einer akuten Geistes- und Gemütskrankheit durchgedachte, apsorische Arzneien Genesener nie als geheilt angesehen werden. Im Gegenteil darf man keine Zeit verlieren, um ihn durch eine fortgesetzte, antipsorische, vielleicht auch antisyphilitische Kur von dem chronischen Miasma der jetzt wieder latenten, aber zu ihrem Wiederausbruch in Anfällen der vorigen Geistes- und Gemütskrankheit, von nun an sehr geneigten Psora, gänzlich zu befreien, da kein ähnlicher, künftiger Anfall zu befürchten ist, wenn der Kranke der diätetisch geordneten Lebensart treu bleibt.

Psorisch erwähnt er das erste Mal in seiner Schrift: „Aesculap auf der Waagschale" 1805.

Hahnemann spricht bei der Syphilis von einem Lokalübel, bei welchem die Infektion sofort haftet und vom ganzen Körper Besitz ergreift. Sie ist durch keinerlei äußere Maßnahmen rückgängig zu machen. Es dauert einige Zeit, bis sie im Inneren völlig ausgebildet ist, erst dann setzt sie das Lokalübel, das Zeichen einer inneren Krankheit ist und das die innere Krankheit beschwichtigen soll. Es gibt nun keine Indikation mehr in diesem Stadium zu behandeln. Er riet den Patienten davon ab, den Schanker mit Quecksilber zu behandeln.

Zwölf Jahre später machte er den entscheidenden Schritt. Denn er faßte alle chronischen nicht-venerischen Krankheiten unter einem Krankheitsbegriff zusammen; das war die *Psora*. Unter der Psora vereinigt er alle nicht-venerischen chronischen Krankheiten.

1828, nach fast 50 Jahren brachte er sein Buch über die chronischen Krankheiten heraus. Da hat er sein Lebenswerk gekrönt und der Welt ein Werk geschenkt, das Heilungsmöglichkeiten bot, die es bis dahin noch nirgendwo auf der Welt gegeben hat. Dieses Werk war ein Fundament, auf welchem man weiter bauen konnte. Dieses Weiterbauen war notwendig, da Hahnemann in bezug auf die venerischen Krankheiten immer nur von erworbenen Krankheiten sprach, von hereditär hat er – bis auf einige vage Andeutungen – nie gesprochen.

Hahnemann unterschied deutlich zwischen chronischen und akuten Krankheiten. Die akuten Krankheiten enden immer in einer Krise und entweder mit einer Heilung oder dem Tod. Die chronischen Krankheiten bleiben unbehandelt bis zum Ende des Lebens bestehen. Er brauchte lange Zeit, um zu erkennen, warum die Simile-Regel nicht immer erfolgreich war.

Jeder Homöopath hat schon erlebt, daß er glaubt, einen Fall klar vor Augen zu haben, aber es geschieht nichts, was auf eine Heilung hinweisen würde.

Hahnemann betont immer wieder die Wichtigkeit der Anamnese. Er meint, immer wenn wir einen chronischen Fall vor uns haben, muß die Anamnese seh sorgfältig erhoben werden, wenn möglich eine Familienanamnese. Das ist in der Veterinärmedizin ungemein schwierig, weil man selten die Wahrheit erfährt.

§ 101:
Wenn man keine gute Anamnese hat, nutzt einem das ganze miasmatische Wissen nichts. Natürlich sind die Symptome und die Phänomene, die sich zeigen, wichtig, aber ebenso die *Ätiologie* des Falles. Die tiefste Ätiologie, die wir haben, ist das Miasma.

Burnett schreibt: „Für mich ist ein Homöopath, der nicht weiter als zu den Symptomen kommt, wie ein Leser, der, wenn er lesen will, immer gezwungen ist, die Worte zu buchstabieren. Es ist reine Symptomen-Deckerei. Im akuten Fall kann es ausreichend sein, daß man nur mit den auffallenden Symptomen zum Simile gelangt."

Hahnemann meinte, es muß noch etwas dahinterstecken, eben das Miasma, jene chronische Verstimmung der Lebenskraft. Dadurch wird die Heilung verhindert oder unmöglich, es sei denn, man verwendet eine miasmatische Arznei. Die passende Arznei verordnen wir nach dem Simile-Prinzip. Diese Ähnlichkeit ist eine Ähnlichkeit mit der Ätiologie der Krankheit, das heißt eine „miasmatische Ähnlichkeit". Das Miasma ist die Ätiologie; wenn wir diese außer acht lassen, haben wir verspielt. Diese Ähnlichkeit erfahren wir durch die intensive Anamnese. Wir müssen die „prima morbis causa" suchen.

Wie erkennt man das Miasma?

Allen meinte, genauso wie bei jeder anderen Krankheit, durch objektive und subjektive Symptome. Das heißt, Homöopathen müssen die besonderen Symptome des Miasmas kennen – die dem Miasma typischen Symptome.

Die dritte Frage stellt sich: Ist die ausgewählte Arznei in der Lage, eine dem Miasma wirklich ähnliche Krankheit hervorzubringen? Kann dieses Mittel die Krankheit vom Anfang bis zum Ende erreichen?

Das heißt, hat meine ausgewählte Arznei die pathologische Kraft, dieses Miasma zu vernichten?

Burnett meinte, wir müssen das pathologische Simile finden, und gibt folgendes Fallbeispiel:

Ein Mädchen kommt mit starken Kopfschmerzen mit allen Anzeichen von Belladonna, erhält dieses und das Kopfweh wird besser. Nach vier Wochen das gleiche, bekommt wieder Belladonna und nach vier Wochen noch einmal und dann starb das Mädchen. Es hatte eine tuberkulöse Meningitis, und Belladonna ist nicht in der Lage, eine tuberkulöse Meningitis zu erzeugen. Daher war es auch nicht die Arznei, welche die Kraft gehabt hätte, dieses Mädchen zu heilen. Er schreibt, man hätte Iod oder eine tiefer wirkende Arznei nehmen müssen. Mathias Dorcsi steht Arzneimittelprüfungen immer sehr skeptisch gegenüber, für ihn ist die maßgebliche Form immer die Toxikologie. Er meint: „Wer macht eine Arzneimittelprüfung, bis er erstickt oder bis er Krebs bekommt?"

Wenn man rein analytisch vorgeht, hat man oft Mißerfolge, vielleicht einmal einen Glückstreffer oder eine Unterdrückung oder eine palliative Heilung. Besonders in chronischen Fällen repräsentieren die Symptome nur den Schaum an der Oberfläche, meint Burnett. Diese Symptome an der Oberfläche bringen für die miasmatische Arzneimittelsuche nichts. Wichtig sind die Arznei-typischen und die Miasma-typischen Symptome. Diese müssen wir erlernen und kennen, denn in chronischen Fällen bringen die Typmittel fast nichts.

Heute hat die Gonorrhoe die Syphilis bei weitem überholt und da ist es wichtig, sich mit der Sykose auseinanderzusetzen. Es wird uns in ihr ein Großteil der chronischen Patienten begegnen. Man kannte bisher die Syphilis einigermaßen als eine solche chronisch-miasmatische Krankheit, welche ungeheilt nur mit dem Ende des Lebens erlischt. Die ungeheilt, ebenfalls von der Lebenskraft unvertilgbare Sykose (Feigwarzenkrankheit) erkannte man nicht als eine innere, chronisch-miasmatische Krankheit eigener Art, wie sie jedoch unstreitig ist und glaubte, sie durch Zerstörung der Auswüchse auf der Haut geheilt zu haben, ohne das fortwährende, von ihr zurückbleibende Siechtum zu beachten.

Hahnemann erkannte die Feigwarzenkrankheit oder Sykose als eine besondere Form der Krankheit, die nicht zu Syphilis gehört. Er stellte sich damit bewußt in einen Gegensatz zu seinem englischen Kollegen Hunter. Dieser vertrat den Standpunkt, es gäbe nur ein venerisches Gift, das – je nach Veranlagung – bei dem einen Menschen einen weichen, bei dem anderen einen harten Schanker hervorruft.

Ein wichtiger Punkt der Aussagen Hahnemanns war also:
- Sykose und Syphilis sind zwei verschiedene Krankheiten.
- Sykose ist ein konstitutionelles Leiden, ein inneres chronisches Miasma mit den Feigwarzen als Lokalübel.

Danach kam die Entdeckung der Psora.

Die Psora war Hahnemanns Lieblingskind. Zwei Drittel seines Buches sind der Psora gewidmet.

Burnett schreibt über die Psora: „Man vergißt bei der Psora, wo sie beginnt und man weiß nicht, wo sie endet."

Hahnemann war der Überzeugung, daß die Psora die Hauptsache der chronischen Krankheiten darstellt. Er spricht von sieben Achtel Psora, und der Rest wäre sykotischen oder syphilitischen Ursprungs.

Hahnemann zog zum „Psorawissen" Analogieschlüsse:

Wie die chronisch-miasmatische Syphilis, deren Bestehen auch bei bester Kondition, Diät oder Lebensweise nicht endet, müssen auch alle anderen chronischen Krankheiten dasselbe Verhalten zeigen.

Es erwies sich als ein ebenso unheilbarer Fall, wie bei der Syphilis, wenn sich anamnestisch eine vorhergehende Ansteckung mit Krätze ausmachen ließ. Die Krätze war damals unwahrscheinlich verbreitet. Psora, griechisch die Krätze oder Räude, galt als das Grundmiasma aller nicht-venerischen chronischen Krankheiten.

Wenn psorisch-chronische Krankheiten mit antipsorischen Mitteln geheilt werden, dann müsen auch chronische Krankheiten ohne Krätzeansteckung, die durch antipsorische Mittel geheilt werden, psorischen Ursprungs sein.

§ 103:

Wie bei allen miasmatischen Seuchen, bei denen die einzelnen Individualerkrankungen nur einen Teil der Gesamtsymptomatik darstellen, kann erst aus der Summe der einzelnen Symptome von Einzelkrankheiten auf das miasmatische Grundübel geschlossen werden.

Die Psora ergreift, wie die Sykose und die Syphilis vom ganzen Organismus Besitz, bevor das Lokalübel auftritt. Mit der Vernichtung des Lokalübels kann das Miasma nicht beseitigt werden.

Die Ansteckung erfolgt augenblicklich, die Ausbildung der Krankheit im Körperinneren; dauert allerdings einige Zeit. Erst wenn die innere Ausbreitung der Krankheit abgeschlossen ist, erscheint das Lokalübel. Das Lokalübel erscheint in der Regel an jener Stelle, an der die Ansteckung des Miasmas erstmals einen Nerv berührt hat.

Hahnemann erkannte, daß das Miasma unmittelbar nach einem für das Miasma günstigen Umstand am Organismus haftet. Die Ausbreitung im Organismus dauert eine gewisse Zeit. Erst wenn die innere Ausbreitung im Organismus abgeschlossen ist, erscheint das äußere Hautphänomen oder Lokalübel.

Bei der Entstehung der drei Mismen – Psora, Sykose, Syphilis – sind drei Hauptpunkte zu beachten:

1. der Zeitpunkt der Ansteckung,
2. der Zeitraum, in welchem der Organismus von der Krankheit durchdrungen wird, und sie sich im Inneren ausgebreitet hat,
3. der Ausbruch eines äußeren, sich auf der Haut manifestierenden Übels. Außen wird die Vollendung der miasmatischen Krankheit im Inneren angezeigt.

Ursachen für äußere Lokalisationen sind meistens innere Krankheiten.

Bei akuten Krankheiten kann sowohl das innere als auch das äußere Übel verschwinden. Bei chronisch-miasmatischen Krankheiten kann zwar das Lokalübel durch Behandlung vertrieben werden oder zeitweise von alleine verschwinden, ohne daß die zugrundeliegende chronische Krankheit aus dem Organismus weicht. Wenn die chronisch-miasmatische Krankheit nicht behandelt wird oder durch eine falsche Behandlung verschlimmert wird, entwickelt sie sich bis zum Tod latent weiter. Sie vergehen auch unter günstigsten Lebensbedingungen nicht, sondern sie verschlimmern sich bis zum Tod immer weiter. Das Lokalsymptom kann mit Zunahme der chronischen Krankheit auch an Ausdehnung gewinnen, denn es übt eine Entlastungsfunktion für das zugrundeliegende Miasma aus. Verschwindet das Lokalübel oder wird es unterdrückt, kommt es zum Ausbruch der chronisch manifesten Krankheit mit allen zerstörerischen und letalen Folgen. Hahnemann gewann die Gewißheit, daß die Schulmedizin, welche das Lokalübel beseitigt, weil sie dieses für die ganze Krankheit hält, am Ausbruch der sekundären chronischen Krankheit die Hauptschuld trägt. Die natürliche chronische Krankheit wird durch das Hinzutreten einer künstlichen Arzneikrankheit kompliziert. Die chronische Krankheit wird durch ein iatrogenes Leiden verstärkt, eine Komplikation, welche eine Krankheit auch für die Homöopathie unheilbar machen kann.

Beim Vorliegen einer chronischen Krankheit fällt auf, daß bei jeder nur möglichen Erschütterung einer scheinbaren Gesundheit, Krankheitssymptome wieder auftreten. Zum Teil sind sie heftiger und hartnäckiger als vorher. Das ursprünglich hilfreiche Mittel wirkt nicht mehr, und es treten sogar neue Krankheiten hinzu.

DIE PSORA

Griechisch: Krätze, Räude

Hauptmerkmal: bescheiden,
schwächlich,
gehemmt,
spärlich,
unzulänglich.

Organismus, der von allem zu wenig hat!

Hauptmittel: Sulfur
Nosode: Psorinum
Hauptwirkung: funktionelle Störungen

Psora

Die Psora ist Erzeuger und Grundelement aller Krankheiten. Sie ist die Ursache aller Ansteckungen und beschränkt sich nicht auf einen juckenden Hautausschlag. Hahnemann meinte mit der Krätze nicht nur den Parasiten oder die Hautkrankheit, welche dieser verursacht, sondern er sprach auch von „**innerer Krätze**". Er faßte alle nicht venerischen Krankheiten unter diesem Begriff zusammen. Man könnte sie auch als das devitalisierende Konzept bezeichnen, denn sie unterminiert den Organismus in allen Richtungen. Das ursprüngliche Bild der Psora war geprägt von Juckreiz, gefolgt von Bläschen. Durch die unterdrückenden Behandlungen hat die Psora einen vielfältigen Charakter mit krätzeähnlichen Hautleiden angenommen. Hahnemann beobachtete, daß trotz der Beschwerden, die das Hautleiden verursacht, das Allgemeinbefinden eines solchen Patienten gut ist, solange die Hautbeschwerden nicht unterdrückt werden. Verlagern sich die Hautbeschwerden spontan oder durch eine unterdrückende Behandlung in das Körperinnere, erscheinen viele sekundäre Krankheiten, die scheinbar mit den Hautsymptomen nichts zu tun haben. Er beschreibt aus seiner Patientenkartei zahlreiche Folgekrankheiten nach einer Unterdrückung von Hautausschlägen. Diese Tatsache kann man im Organon § 203 nachlesen.

§ 203:

Sinngemäß steht dort, daß örtliche Therapien verderblich sind, da sie oft die Quelle von chronischen Krankheiten sind.

In seinem Buch: „Die chronischen Krankheiten" führt er 97 unterdrückende Behandlungen nicht homöopathischer Ärzte an, welche Folgekrankheiten nach sich gezogen haben.

Er fährt fort mit

§ 204:

Ehe das stellvertretende Lokalsymptom zum Ausbruch kommt, ist das Miasma der chronischen Krankheit schon im ganzen Organismus vorhanden. Wird nun das stellvertretende Lokalsymptom beseitigt, so entwickelt sich der Ausbruch der chronischen Krankheit.

§ 205:

Wird dagegen das zugrundeliegende Miasma geheilt, so verschwinden die primären und sekundären Symptome von selbst.

Scheinbare Gesundheit kann trotz schlummernder Psora jahrelang bestehen, bis die Psora durch ungünstige Lebensverhältnisse oder andere Auslösung heftig erschüttert wird.

Kein Symptom ist so pathognomonisch für die Psora wie der **Pruritus** (Juckreiz). Er fehlt bei Syphilis und Sykose, tritt er dennoch auf, liegt eine Koppelung zu einer psorischen Belastung vor.

Nach **Pablo Paschero** (südamerikanische Schule) ist die Psora ein Zustand dauernder allergischer Überempfindlichkeit. Die Dynamis wird durch Unterdrückung verstimmt, ihre Energie schlägt in Krankheit um.

Wenn man sich die für Miasma von Ortega gemachte Definition wieder in Erinnerung ruft, daß es sich um eine Störung des Rhythmus handle, so ist bei der Psora zu sagen:

Die Psora ist eine Änderung des Rhythmus im Sinne von weniger, Stillstand und Unbeweglichkeit.

Das Ungleichgewicht muß lange genug auf den Organismus einwirken, und die auftretenden Folgen müssen den ganzen Organismus durchdringen, damit die Eigenarten des Miasmas erkannt werden können.

Die Psora ist das Ungleichgewicht, das den Defekt ausmacht.

Alles läuft in Richtung:

Mangel, Hemmung, alles wird weniger.
Versagen der Rhythmisierung der Organe.

Es wird der Willen geschwächt. Der Verstand ist nicht deformiert, sondern gehemmt. Der Patient ist ängstlich und zurückhaltend, Gefühl von Einsamkeit, ist schnell entmutigt und enttäuscht, er zieht sich aus den vorher genannten Gründen, weil er glaubt sich ohnehin nicht durchzusetzen, lieber zurück.

Langsame Entscheidungen.

Schlaff, gleichgültig,
Rasche Erregbarkeit, die bald ermüdet.
Erkältlichkeit auf Grund reduzierter Abwehr.
Keine Pause reicht zur Erholung, Patient ist deshalb schon am Morgen müde und gereizt, hat das Verlangen, sich lange auszuruhen.

Der psorische Patient läßt in seinen Zellen und Organen Mangel und Unzulänglichkeit erkennen.

Psora

Stellt jenen Zustand dar, in welchen ein Organismus gerät, wenn er seinen Körper so weit zerstört und abbaut, daß er auf die geringsten umgebenden Einflüsse mit Krankheit reagiert.

Hahnemann war der Ansicht, daß die Tuberkulose eine psorische Krankheit, sozusagen ein Kind der Psora sei.

J.H. Allen teilte auf Grund von tuberkulinischen Stigmata die Psora ein in:

- **Psora,**
- **Pseudopsora** oder **Tuberkulinämie.**

Es handelt sich dabei um eine tuberkulöse Diathese, die ererbte oder erworbene tuberkulöse Disposition; das bedeutet keinen klinischen Tuberkulosefall. Die Pseudopsora wirkt schlimmer als die Psora selbst. Die Klassifizierungen sind an sich nicht so bedeutend, wichtig ist, daß man die Stigmata erkennt.

Dorcsi meint, daß es sich um einen Abkömmling der Psora handelt.

Wenn bei jedem Wetterwechsel eine Verschlechterung des Gesundheitszustandes eintritt, dann muß man dahinter ein tuberkulinisches Miasma vermuten.

J. H. Allen entdeckte, daß mehrere Miasmen verknüpft auftreten können, z.B. eine Tuberkulinämie mit einer Sykose. Diese Kombinationen führen zu besonders aggressiven Zuständen, wobei die Pseudopsora nicht so aggressiv wie die Tuberkulinämie wirkt.

Bei schweren Entzündungen der Nieren, der Lunge, des Gehirns sind in der Regel beide Miasmen vorhanden, Psora und Pseudopsora.

Für eine erfolgreiche Therapie ist es notwendig, immer nach den **Grundmiasmen** Ausschau zu halten, weil sie eine Behandlung oder Heilung behindern. Falls eine unterdrükkende Behandlung im Organismus stattfand, in welchem zwei oder mehrere Miasmen vorhanden waren, wird die Lebenskraft in die Irre geführt. Die Haut ist eines der wichtigsten Ausdrucksorgane für die Wirkung des Miasmas von innen nach außen. So lange die Krankheit sich an diese Reihenfolge von innen nach außen hält, entspricht das der Heringschen Regel; der Verlauf ist also als Heilung anzusehen. Auf keinen Fall dürfen die „Ventile" geschlossen werden, da man sonst den Selbstheilversuch behindert. In solchen Fällen kommt es beispielsweise zu besonders schlecht heilenden Operationswunden.

Tuberkulinisch vorbelastete Patienten vertragen Impfungen besonders schlecht. Diesen Umstand bezeichnete Allen als **Vakzinose.**

Aus heutiger Sicht würde man sagen:

Die Psora ist die Summe der ererbten und erworbenen Eigenschaften und Reaktionsweisen eines Patienten.

Organismen dieser Diathese neigen zu:
Krankheiten der Haut, der Schleimhäute,
des Lymphsystems,
neurovegetativen Dysharmonien,
endokrinen Störungen.

Die **Homotoxinlehre** erklärt sich die Psora als eine **Rückvergiftungssituation**, bedingt durch reversible Blockierung oder irreversible Zerstörung von Fermentsystemen. Der Körper versucht eine Entgiftung über Ausscheidungen; werden diese unterdrückt, was in der Regel durch eine Blockierung oder Zerstörung der mit der Ausscheidung befaßten Enzymsysteme geschieht, dann äußert sich das in den verschiedenen Formen der Psora. Es kann bis zur Degenerations- oder Neoplasmaphase gehen.

Die verschiedenen Äußerungen der Psora reichen von Gastritis über chronische Gelenkserkrankungen, Leberparenchymschäden, Myokardschäden bis zu Bindegewebsschäden, alles das, was man zu Therapieschäden zählt.

Es sind zahlreiche stark wirksame Medikamente (Antibiotika, Sulfonamide) bekannt, deren Wirksystem auf einer Fermentblockierung oder Fermentzerstörung beruht.

Auch dem Schweinefleisch werden derartige Gifte – **Sutoxine** – zugeschrieben, welche Histamin und Histaminpolypeptide in großem Überschuß enthalten. Darauf beruht die Neigung zu Entzündung und Juckreiz. Der Organismus versucht, diese Belastungen wieder zu kompensieren, er versucht, die Gifte über die Haut oder über Fisteln, Abszesse und dergleichen auszuscheiden.

Man kann Psora nicht gleichsetzen mit der lymphatischen Diathese, das wäre eine Vereinfachung. Aber aus der Psora kann sich eine lymphatische Diathese entwickeln.

LYMPHATISCHER KONSTITUTIONSTYP (MATHIAS DORCSI)

Lymphatisch, exsudativ, hypotonisch, hypotrophisch,
ängstlich, liebenswert, liebesbedürftig.
Steht im Zeichen der Hypofunktion, hat von allem zu wenig.
Erkrankungen durch mangelnde Abwehr . . .
Es reagieren zuerst die lymphatischen Gewebe (Tonsillen, Rachenring . . .)
Kranke lassen sich gerne pflegen, suchen Körperwärme.

Wichtige Mittel für den lymphatischen Typ:

Barium carbonicum, Belladonna, Calcium carbonicum, Calcium fluoratum, Calcium phosphoricum, Cepa, Cuprum, Drosera, Ferrum phosphoricum, Hepar sulfuris, Lachesis, Natrium chloratum, Natrium sulfuricum, Psorinum, Silicea, Sulfur.

Lymphatische Diathese entwickelt sich aus psorischer Belastung.

Es sind immer:
- Haut,
- Schleimhaut,
- Organsysteme betroffen.

In der Jugend überwiegen:
- exsudative Prozesse,
- rauhe unheilsame Haut,
- Milchschorf,
- Neurodermitis,
- Urticaria, Dermatitis,
- nässende Ekzeme.

Lymphorgane:
- Vergrößerung der Lymphknoten

Zunge:
- Papillen der Spitze rot
- Erdbeerzunge

Nase:

Schleimhautschwellung, Nasenatmung behindert. Die freie Nasenatmung ist wichtig für die Kieferentwicklung. Mundatmer bekommen Fehlstellungen des Kiefers, der Zähne und der Nase. Das ist auch der Grund für das relativ häufige Auftreten dieser Fehlstellungen bei Boxern und anderen in diese Richtung gezüchteten Rassen.
- (Dysgnathie)
- Nebenhöhlenentzündungen, Rotznasen.

Auge:
- stecknadelkopfgroße Knötchen in der Schleimhaut des Unterlids.

Abdomen:
- Lymphknoten vergrößert,
- Nabelkoliken.

Bronchien:
- vermehrt Schleim,
- Bronchitis,
- Erkältungen,
- Asthma

Allergien
- Heuschnupfen,
- Kontaktekzeme.

Aus der lymphatischen Diathese entwickelt sich bei verstärkter tuberkulinischer Belastung die

SKROFULOSE

Skrofulose entsteht entweder aus einer Infektion mit bovinen Tuberkuloseerregern oder aus einer hereditären Familienbelastung. Durch die weitgehende Ausmerzung der Rindertuberkulose ist die Übertragung mit der Milch selten geworden.

Bei der Skrofulose kommt es zu einer heftigen lymphatischen Reaktion. Auffallend ist die schweinerüsselartige Vorwölbung der

Lippen (Scrofa, Mutterschwein),
Foetor ex ore,
Speichelfluß,
Anämie.

Die Erscheinungen, die eine Gabe eines tiefwirkenden antipsorischen Mittels auslöst, dürfen unter keinen Umständen allopathisch oder homöopathisch behindert werden, weil das zur Folge hätte, daß die Wirkung sofort aufhört. Die Folgen einer von einer antipsorischen Arznei ausgelösten Symptomatik verschwinden in der Regel sehr rasch. Liegt die psorische Belastung sehr lange zurück, können frühere Krankheiten wieder erscheinen. Man soll die Arznei auswirken lassen.

Wichtige psorische Mittel sind:

Aconitum, Ambra, Bacillinum, Coffea, Cuprum, Hyoscyamus, Ignatia, Kalium carbonicum, Kalium iodatum, Mercurius biiodatus, Mercurius solubilis, Nux vomica, Platinum, Podophyllum, Sulfur, Tuberculinum bovinum, Tuberculinum Koch.

Bei der Verabreichung dieser Mittel muß man den Tierbesitzer immer darauf aufmerksam machen, daß für den Beobachter unangenehme Begleitfolgen auftreten. Es kann zu Eiterungen, Panaritien und Fieberanstieg kommen, obwohl der Patient sich offensichtlich nicht sonderlich krank fühlt. Schlimm wäre es in diesem Stadium, die Nerven zu verlieren und mit einer unterdrückenden Behandlung zu beginnen.

Bei der Behandlung chronisch lungenkranker Pferde, welche auf jeden Wetterwechsel reagieren, hat sich neben dem Simile, die Nosode Bacillinum bewährt.

Bacillinum Burnett:

Sputum von tuberkulosekranken Menschen, entweder aus dem eitrigem Auswurf oder aus Abszeß hergestellt.

Wirkt mehr auf die Respirationsorgane bei Erkrankungen mit schleimig eitrigem Auswurf. Es fördert stark die Expektoration, sollte aber selten gegeben werden und nur ab der dreißigsten Potenz oder als LM XV III (einmal in der Woche). Bei bestehendem Fieber darf es nicht verabreicht werden.

Die meisten Symptome von Bacillinum stammen nicht von der Arzneimittelprüfung, sondern wurden bei Tuberkulosekranken beobachtet.

Patienten mit einer **Überempfindlichkeit gegenüber Insektenstichen** sind tuberkulinisch veranlagt.

Für Hahnemann ist die Psora die älteste chronische Krankheit, die wir kennen. Er spricht von der „allgemeinsten Mutter der chronischen Krankheiten" und war der Meinung, daß sie sieben Achtel aller chronischen Krankheiten ausmacht. Er hielt sie für die am meisten verkannte und am falschesten behandelte chronische Krankheit. So weit die Menschheit zurückdenken kann, gab es die Psora. Durch verbesserte Hygiene und durch die Behandlung mit Bädern und verschiedenen Salben wurde sie scheinbar von der Hautoberfläche weggebracht; sie blib aber in ihrem Wesen unverändert und konnte im Inneren sogar unbemerkt reifen. Der Krätzausschlag haftet nicht so hartnäckig auf der Haut wie die Feigwarzen der Sykose oder die Lokalübel der Syphilis und kann sogar zeitweise verschwinden. Psorische Ausschläge, wenn sie auch noch so klein sind, lassen sich nicht leicht verbergen, denn es treten Bläschen und Juckreiz auf. Das Jucken verleitet zum Kratzen, sodaß die Flüssigkeit der psorischen Bläschen überall verteilt wird. Die Psora ist daher überaus ansteckend. Der heftige Juck- und Brennschmerz verlangt nach Behandlung mit verschiedenen Juckreiz-stillenden Mitteln, sodaß man selten einen unbehandelten Krätzausschlag zu Gesicht bekommt. Eines der häufigsten eingesetzten Mittelist der Schwefel in potenzierter und unpotenzierter Form. Schwefel wirkt äußerlich immer vertreibend, innerlich wirkt er nur in einigen Fällen in potenzierter Form. In potenzierter Form ist Schwefel eine antipsorische Arznei und kann in vielen psorischen Fällen zumindest am Anfang helfen. Schwefel ruft eine Schwefelkrankheit hervor, welche erträglicher als die Psora zu sein scheint. Die künstlich erzeugte Schwefelkrankheit vergeht aber wieder rasch und die Prosa kommt wieder zum Vorschein. Der Anfangserfolg verleitet zu immer häufigeren und höheren Dosierungen. Übermaß und zu häufige Gaben nimmt dieser Behandlungsform ihren Nutzen.Die Heilung einer ihres Ausschlages beraubten Psora kann durch Schwefel alleine nicht erfolgen. Ein frisch entstandener, in voller Blüte stehender Krätzausschlag kann durch Schwefel in potenzierter und niederer Potenz zwar zum Verschwinden gebracht werden, was ein Zeichen dafür ist, daß es sich um eine frische Ansteckung handelt. Die Psora kann sehr selten von einem einzigen potenzierten Arzneimittel geheilt werden; es bedarf oft mehrerer nacheinander eingesetzter Arzneien.

Wird das Hauptsymptom der Psora, der Hautauschlag beseitigt, bringt sie eine Unzahl an sekundären Symptomen hervor. Diese reichen von zahlreichen Nervenkrankheiten, Schmerzen, Krämpfen, Geschwüren bis zu Verkrüppelungen.

Diese treten in der Regel nach sechs, sieben, zehn Tagen auf, aber manchmal auch vierzehn Tage nach der Ansteckung Dem Auftreten der Krätzbläschen gehen Frostschauer mit folgendem Fieber voraus und der Zustand endet mit Hitze und Schweiß. Zuerst treten feine frieselartige Pusteln auf, die sich zusehends vergrößern. Das fast unerträgliche Jucken reizt zum Kratzen. Die Bläschen enthalten Lymphe, die sich später zu Eiter umwandelt. Die Krätzpusteln sind von einem schmalen roten Rand umgeben.

In diesem Zustand ist die Psora am ehesten zu behandeln. Geschieht das nicht, sondern wird nur der Hautausschlag unterdrückt, verschlimmert sich die Krankheit im Inneren. Solange der Hautausschlag besteht, bleiben die Symptome der inneren Psora noch verdeckt. Schließlich kommt es zum Ausbruch der Sekundärphänomene, die so ziemlich alle Krankheitserscheinungen umfassen. Sie müssen nicht alleauftreten, oder es treten einige in Kombination auf. Daß sich manche Symptome scheinbar widersprechen, wie z.B. harter, knolliger Stuhl und Durchfall, liegt in der individuellen körperlichen Verschiedenheit des Patienten.

Die Entfernung des Lokalübels führt zu einem Sekundärleiden. Gelingt es, dieses zu beheben und tritt erneut ein Hautausschlag auf, so ist das zugrundeliegende Miasma nicht mehr das gleiche Miasma, welches zuvor vorgelegen ist. Eine Heilung mit antipsorischen Mitteln wird immer aussichtsloser, die Frist zur Heilung immer kürzer und der Ausbruch von Sekundärkrankheiten immer wahrscheinlicher. Die Heilung erfordert im höheren Ausmaß, den Schwerpunkt auf die Psora zu verlegen.

In einer Fußnote seiner chronischen Krankheiten gesteht Hahnemann ein, daß er eine Zeit davon überzeugt war, daß man die Psora durch eine künstliche Auslösung eines Hautausschlages erleichtern könne. Er erkannte die ausleitende Funktion der Haut und versuchte mit Pflastern aus verschiedenen Harzen und Terpentinen, eine Hautentzündung auszulösen. Er mußte jedoch zur Kenntnis nehmen, daß, sobald man die Pflaster bei einem nicht-psorischen Patienten abgenommen hatte, es zu keiner Entzündung in der gewünschten Richtung gekommen war. Der ausgelöste Hautreiz erreichte bei weitem nicht die entlastende Funktion eines Krätzausschlages und ist bei der Behandlung der Psora nicht hilfreich.

Daraus ergibt sich der Schluß, daß die Psora durch ein antipsorisches Mittel beim Auftreten des ersten Krätzausschlages am besten zu heilen ist.

Kein Hautausschlag darf vertrieben werden, denn die Haut bringt aus sich alleine, ohne Zutun des übrigen Ganzen keinen Ausschlag hervor. Sie wird nicht von sich aus krank, ohne durch eine Mißempfindung des ganzen Körpers dazu genötigt zu werden. Behebt man die innere Ursache, verschwindet der Ausschlag ohne äußeres Zutun.

Die Psora zeigt sich überwiegend an:

der Haut, Schleimhaut, dem Lymphsystem und im Vegetativum

Typisch für die Psora ist:

Unterfunktion, Schwäche; alles ist schwach, mild und spärlich.

Die Verhaltenssymptome äußern sich in:

Introvertiertheit, Zurückgezogenheit, Unsicherheit, Anlehnungsbedürftigkeit, Nachgiebigkeit und Depression.

Zeichen unterdrückter Psora:

Jucken im letzten Stück des Mastdarms, Afterjucken,
Abgang von Spulwürmern,
aufgetriebener Bauch,
Hunger wechselt mit Appetitlosigkeit,
Schlaffheit der Muskeln, immer wiederkehrende Augenentzündungen,
Halsdrüsen entzündet, Neigung zu Halsentzündungen, verschleimter Hals.
Nasenbluten tritt gehäuft auf,
Brennen der Fußsohlen,
Muskelhüpfen (Muskeln hüpfen an einigen Stellen des Körpers),
Erkältungsneigung,
Stock- und Fließschnupfen,
Patient fühlt sich verkühlt, kann aber keinen Schnupfen bekommen,
ein Nasenloch ist langwierig verstopft, Nasenlöcher geschwürig entzunden,
Husten in der Früh,
Trockenheit der Haare, Haarausfall im Kopfbereich,
Neigung zu Rotlauf,

unheilsame Haut, jede kleine Verletzung eitert,
Neigung zu Nagelgeschwüren, Panaritien,
Hautschuppen, juckend, an bestimmten Körperstellen.
Schlaf bringt keine Erholung, müde nach dem Schlaf.
Widerwillen gegen gekochte, warme Speisen,
leichtes Verstauchen und Umknicken, Knacken der Gelenke bei Bewegung,
Genick- und Rückenschmerzen, besonders bei feuchtem kaltem Wetter,
Schmerzen in Ruhe, besser in Bewegung,
Verschlimmerung der Schmerzen in der Nacht.
Knotiger Stuhl, oft mit Schleim überzogen, aber auch oft gärender, durchfälliger Stuhl, dunkler Harn.

Diese Symptome können einzeln oder mehrere zusammen auftreten. Der Patient erscheint schwer krank, aber geringste Anlässe können heftige Krankheitserscheinungen auslösen:

Kolik,
Rotlauf,
Halsentzündungen usw.

Es entstehen Sekundärkrankheiten, die sehr heftig verlaufen und in keinem Verhältnis zur Erregerursache stehen. Sehr oft kommt es am Ende des akuten Fiebers wieder zum Ausbruch der im Körper schlummernden Psora. Sie meldet sich wieder als Hautausschlag zurück.

Sekundäre Krankheiten, ausgelöst durch Entfernung des erleichternden Lokalsymptoms:

Schwindel, Taumeln beim Gehen,
Schwindel beim Schließen der Augen,
Schwindel bei einer schnellen Wendung,
Schwindel beim Blick auf den Boden und beim Blick gegen den Himmel.
Dauerndes Gähnen, Tagesschläfrigkeit.
Augenlider in der Früh wie zugeklebt,
Tageslichtempfindlichkeit,
Augenwinkel voll mit eitrigem Schleim, Augenbutter,
Augenlidränder voll trockener Schorfe, Gerstenkörner, Entzündung der Meibomschen Drüsen,
trübe, durchsichtige Hornhautflecke,
grauer Star,
Nachtblindheit,
Geräuschempfindlichkeit,
trockene Schorfe im Ohr, Jucken im Ohr, dünner, übelriechender Eiter rinnt aus dem Ohr, Taubheit.
Nasenbluten tritt immer wieder auf,
Nasenpolypen,
Nasengestank,
trockene Nase, obwohl Luft durchgeht.
Schnupfen in frischer Luft, im Raum Stockschnupfen.
Husten in der Nacht,
Husten trocken, Krampfhusten,
Husten nach einem tiefen Atemzug,
Husten mit gelbem Auswurf,
Kurzatmigkeit,
Lippen trocken, aufgesprungen.

Drüsen auf der Halsseite vergrößert,
Brennen im Hals, Neigung zu Entzündung des inneren Halses, Hals ist tief verschleimt,
Stimmlosigkeit, Heiserkeit,
Schluckbeschwerden, Schlingkrämpfe bis zum Hungertod.
Zahnfleisch blutet bei der geringsten Berührung,
Zahnfleisch zieht sich zurück,
Zähne werden locker.
Die Zunge ist trocken, gefurcht, der ganze Mund ist trocken.
Steter Durst.
Der Bauch ist durch Blähungen aufgetrieben,
Krampfkoliken,
Stuhlabgang hart, knollig, wie verbrannt,
Stuhl besteht fast nur aus Schleim,
Stuhl ist weiß-grau mit saurem Geruch,
Stuhl ist lehmfarben,
Stuhl ist durchfällig über Wochen, Monate, Jahre.
Stuhl kehrt immer wieder in mehrtägigen Abständen.
Tiefliegende Hämorrhoiden,
Polypen im Darm.
Schmerzhafte Harnverhaltung, Harnröhre an mehreren Stellen verengt.
Brennen beim Harnlassen,
Harnlassen sofort nach dem Trinken,
kann den Harn nicht halten, Harnverlust im Schlaf,
Nachtropfen nach dem Harnlassen.
Im Harn setzt sich rasch ein Sediment ab,
Harn ist wolkig, trüb,
dunkler Harn, oft blutiger Harn.
Juckreiz am Hodensack, Schuppen, Schorfe.
Trächtigkeit mit vielen Problemen,
starke Nachwehen,
Knoten in den Brustdrüsen.
Beinhautschmerzen,
Reißen in den Gelenken,
Gelenke verdickt, Schmerzen beim Abbiegen,
Gelenke knarren bei jeder Bewegung, Gelenksbänder erscheinen zu kurz,
Gelenke schmerzen bei Bewegung,
Gelenke renken sich bei falscher Bewegung aus.
Verkrampfungen der Muskeln.
Knochen verdickt.
Haut mit kleieartigen Schuppen, über die Oberfläche erhabenen Krusten, roten Hautstellen, brennende Haut,
Leberflecke.
Warzen im Gesicht und an den Extremitäten.
Balggeschwulst der Haut.

SYKOSIS

Sykotisches Miasma, lithämische Diathese

Hauptmerkmal: übertrieben,
stark überschüssig,
aufdringlich.

> **Organismus, der von allem zu viel hat.**

Hauptmittel: Thuja, Acidum nitricum
Nosode: Medorrhinum

Hahnemann meint, Sykose ist jenes Miasma, welches die am wenigsten chronischen Krankheiten erzeugt. Das ist zweifellos eine Fehleinschätzung Hahnemanns. Es war damals eben seine Sicht.

Allen und Kent nehmen die Sykose ernster und besonders Kent schreibt, die Sykose ist ein gigantisches Miasma.

Hahnemann und Boenninghausen haben erst einen Anfang bei der Erforschung dieses Miasmas gemacht.

Nach Allen, einem Facharzt für Haut- und Geschlechtskrankheiten, waren damals 80% der Männer von der Sykose befallen. Für ihn war sie die venerischte aller venerischen Krankheiten. Sie war der Grund für Geistes- und Gemütskrankheiten, von Verwirrungen bis hin zur Kriminalität.

Kent und Allen waren durch das häufige Auftreten dieser Krankheit gezwungen, den Ansatz Hahnemanns zu erweitern. Sie haben das Bild der Sykose vervollständigt und neue Mittel zur Heilung gefunden.

Besonders die Arzneimittelprüfung von **Medorrhinum** zeigte viele Charakterzüge der Sykose.

1809–1814 während der deutsch-französischen Kriege hatte sich die Feigwarzenkrankheit besonders verbreitet und wurde immer mit Quecksilber behandelt. Also ein falscher Ansatz. Die an den Zeugungsorganen zuerst erscheinenden Auswüchse sind warzenartig, selten trocken, meistens feucht und schwammig.

Sykose wurde so von Hahnemann benannt, weil häufig charakteristische Neubildungen, wie gestielte Wucherungen, Ausuferungen, Tumore und Warzen vorkommen.

Was man heute über die Sykosis weiß, stammt weniger von Hahnemann als von seinen Schülern und Nachfolgern, Kent, Burnett, Allen usw.

Hahnemann hatte das Fundament zur Miasmenlehre gelegt. Die Sykose war eigentlich sein Stiefkind.

Die Sykosis ist das Miasma oder der konstitutionelle Zustand des Exzesses. Wir leben in einem Zeitalter der Übertreibung und des Exzesses. Daraus erklärt man sich auch das enorme Ansteigen sykotischer Krankheiten.

Ihre konstitutionelle Ursache liegt in der Unterdrückung von akuten Krankheiten, insbesonders aber von Ausflüssen und von eliminierenden Prozessen oder der Unterdrückung von Ausscheidungen durch Exzesse.

Besonders auffallend ist das Auftreten von Warzen während der Trächtigkeit.

Sykose entsteht als Folge einer fortdauernden Unterdrückung der Bemühungen der Natur, sich wieder in die für das Überleben notwendige Ordnung einzufügen. In der heutigen konventionellen Medizin werden überwiegend unterdrückende Methoden eingesetzt, sei es in Form von Antibiotika, Kortison, Hormonen oder Antihistaminika. Gleichzeitig ist ein enormer Anstieg chronischer Krankheiten zu bemerken. Zu diesen unterdrückenden Behandlungen kommen noch falsche Lebensumstände, Ernährungsfehler und sonstige Belastungen hinzu.

Die Sykose kann durch eine Impfung der Mutter während der Trächtigkeit ausgelöst werden.

Frühabort ist ein sykotisches Zeichen sowie Sterilitäten nach der ersten Geburt.

Weibliche Jungtiere haben oft einen Ausfluß.

Hinweis auf das Vorliegen einer Sykose ist es auch, wenn große Elterntiere relativ kleine Junge in die Welt setzen.

Funktioniert die Peristaltik in einem Darmabschnitt langsam und gehemmt, handelt es sich um ein psorisches Geschehen. Ist die Darmfunktion jedoch stark beschleunigt, dann liegt ein sykotischer Zustand vor. Ist ihre Funktion pervertiert und von Krämpfen gekennzeichnet, ist dies ein syphylitischer Zustand. Eine Verstopfung ist also psorisch, eine Diarrhoe sykotisch, ein dysentrischer Spasmus syphilitisch. Die hier beschriebenen Symptome sind isolierte Geschehen und lassen keinen Rückschluß auf das Gesamtmiasma zu, welches sich aus der Gesamtheit der Symptome ergibt.

Die Sykose ist eine chronische Krankheit. Sie zeigt nur am Anfang gemeinsame Symptome mit der Gonorrhoe. In der Regel ist bei der Sykose nicht viel Schmerz vorhanden, manchmal verspürt der Sykotiker eine an der Oberfläche liegende Schmerzhaftigkeit.

Es kommt zu spärlichem katarrhalischem Ausfluß, welcher aber bald eine schleimige Konsistenz, mit gelb-grüner bis bräunlicher Farbe annimmt. Die Ausssscheidungen weisen oft einen üblen, muffigen Geruch auf.

Typisch für sykotische Zustände ist auch eine große Ängstlichkeit. Die Tiere lassen sich ungern untersuchen.

J.T. Kent legte als Folgen einer Sykose fest:
- Chronische, sehr hartnäckige Haut- und Schleimhauterkrankungen, die Auflagerungen sind blumenkohlartig.
- Generell sind sykotische Arzneien sehr hartnäckig mit schlechter Heilungstendenz.
- Sykose zeichnet sich durch die Unfähigkeit aus, Fieber zu entwickeln.
- Chronische rheumatische Beschwerden.

Er erkannte auch, daß Impfungen Schäden anrichten können. Impfschäden haben das Erscheinungsbild der Sykose.

Besonders Allen registrierte eine ungeheure Ausdehnung der Sykose.

Viruserkrankungen sind meistens sykotisch.

Sykotiker schaffen sich übermäßige Reserven, wie dicke Fettpolster, sie tun sich aber auch schwer, jene Reserven loszulassen, welche ihnen schaden. Das ist die Basis für eine Harnsäurediathese oder eine Steindiathese. Gicht ist eine sykotische Belastung, wobei der hohe Harnsäurespiegel zum Teil eine erbliche Belastung darstellt.

Sykotische Patienten sind immer in Bewegung. Bei der Sykose staut sich immer etwas und die Bewegung schafft Erleichterung durch Entstauung.

Sykose liegt in den meisten Fällen gekoppelt mit Tuberkulinämie vor. In der zweiten Linie findet man sie an Syphilis gebunden und wesentlich weniger mit der Psora.

Sykose tritt in verschiedenen Stadien auf:

Primärstadium:

Die Sykose wendet sich nach ihrer Unterdrückung dem Blut zu und erzeugt anämische Zustände.

Später entwickeln sich katarrhalische Zustände, Rheumatismus und Gicht.

Entzündungen können in jedem Organ vorgefunden werden.

Sekundärstadium:

Im Sekundärstadium sind alle Krankheiten entzündlicher akuter, subakuter oder chronischer Natur. Sehr häufig sind davon die Organe des Beckens befallen (Ovarien, Eileiter, Harnblase, Uterus).

Tertiärstadium:

Sykose kann nach Unterdrückung im Primärstadium in das Sekundärstadium übergehen oder dieses überspringen und gleich in das Tertiärstadium übergehen.

Das Tertiärstadium kündigt sich meistens mit Hautveränderungen an. Diese Hautveränderungen sind oft Warzen und warzenartige Gewächse. Gelingt eine Ausscheidung über diese Hautveränderungen nicht, dann folgt häufig eine **Entwicklung in die Bösartigkeit.**

LITHÄMISCHER KONSTITUTIONSTYP (MATHIAS DORCSI)

Sykose

Dyskrasisch, produktiv, hypertonisch, stark überschüssig, übertrieben, aufdringlich, bedauernswert. Alles steht im Zusammenhang mit Überproduktion.

Bewegungsapparat

Typisch sind die rheumatischen Schmerzen in den Gelenken, Muskeln, Sehnen, Nerven (Neuritiden), obwohl 80% der rheumatischen Beschwerden tuberkulinisch sind.

Gichtische Ablagerungen in den Gelenken, Anfälligkeit für Erkrankungen des Knorpel- und Knochenapparates, Schmerzhaftigkeit der Gelenke.

Harnorgane

Entzündungen im Urogenitalbereich, Erkrankungen des Harnapparates. Prostatahypertrophie, Orchitis, Überfunktion der Ovarien, Myome des Uterus, Steinbildungen (Urate), Nephritis.

Verdauungsorgane

Der Schmerz kommt anfallsweise oder ist krampfartig. Wärme und Druck können eine kurzfristige Erleichterung bringen.

Fressen verschlimmert alle Beschwerden und wird gefolgt von Verdauungsstörungen mit sauer riechenden, wundmachenden Durchfällen. Darmgeräusche, wechselnder, grüner, unverdauter Stuhl, Stuhl und Urin riechen sauer. Der ganze Körper riecht manchmal sauer. Verdauungsstörungen mit übertriebener Motorik, Pylorospasmus, Pylorusstenose, Hyperfunktion aller Drüsen.

Heftiges Aufstoßen von Gasen sowie Blähungskoliken sind pathognomonisch für eine Sykose.

Junge Tiere haben einen entzündeten, wund werdenden Analbereich.

Erkrankungen der Leber und Gallenblase.

Herz

Herz-Kreislauferkrankungen, Tachykardien.

Hautprobleme

mit Warzen, Bläschenausschlägen, Polypen, Verhornungen, nässenden und proliferierenden Hautveränderungen, gutartigen Tumoren,
Herpes,
Nabelvereiterungen,
rezidivierenden Furunkeln,
Otitis mit viel klebrigem Sekret,
Augen sind vereitert (Argentum nitricum),
Verletzungen, deren Heilung sich lange hinzieht.

Atemwegserkrankungen

Nasenpolypen,
rasselnder Husten mit viel Schleimauswurf,
Allergien mit Niesanfällen und reichlicher Sekretion,
chronische Rhinitis, Schnüffler.

Modalitäten

Verschlimmerung:
Verschlimmerungen durch Wetterwechsel und Ruhe, Hauptverschlimmerungszeit ist nachmittags bis abends.

Besserung:
Bewegung, Aktivität.

Wichtige Mittel für den lithämischen Konstitutionstyp

Berberis, Bryonia, Causticum, Chelidonium, Colocynthis, Dulcamara, Graphites, Hepar sulfuris, Lycopodium, Medorrhinum, Mercurius, Natrium sulfuricum, Nux vomica, Podophyllum, Rheum, Rhus toxicodendron, Sepia, Silicea, Thuja, Veratrum album.

Auslösende Ursachen:

vermehrte Impfbelastung,
Überernährung (Eiweiß, Kohlenhydrate),
Unterdrückung von pathologischen Ausscheidungen,
Unterdrückung von Zysten, Wucherungen, Warzen, Fibromen,
Injektionen mit artfremdem Eiweiß.

Fallbeispiele:

Felines Herpesvirus der Katze

Beginnt mit einer Konjunktivitis mit gelb-grünem eitrigem Sekret, welches wundmachend ist und Krusten bildet, sodaß die Augenlider verkleben.
Alle Konjunktivalschleimhäute sind stark ödematisiert und gerötet.
Keratitis mit Geschwüren mit scharfen Rändern, wie ausgestanzt.
Später perforiert die Hornhaut.
Meistens gesellschaftet sich eine Rhinitis dazu mit einem anfangs dünnen Sekret, welches später blutig wird. Die Tiere niesen sehr oft.
Nächste Folge ist eine Laryngitis und Pharyngitis. Auch hier findet man in die Tiefe gehende Geschwüre der Schleimhaut mit scharfem Wundrand.

Caliccivirus der Katze

Konjunktivitis, Vorfall des dritten Augenlides, vermehrter Tränenfluß, welcher wundmachend ist. Lidränder dunkelrot mit eitrigen Krusten. Entfernt man diese, beginnt der Patient stark zu bluten. Jungkatzen können die Augen nicht öffnen.
Totaler Haarverlust um die Nase, Krusten um die Nase.
Starke Schwellung des Zahnfleisches im Bereich der Zahnhälse.
Stomatitis mit Blasenbildungen; diese verschmelzen zu Geschwüren.
Zunge mit kleinen Bläschen, welche ineinanderlaufen.
Opalisierende, grau-weiße Beläge, welche eingebuchtet sind.
Neigung zu Epulis.
Gaumen geschwürig, eventuell auch der Kehlkopfdeckel.

Eine Calicivirusinfektion verläuft bei der Katze mit Apathie, Fieber, Pneumonie, Gastroenteritis, Entzündungen und Geschwüren in der Mundhöhle und der Zunge.

Beide Krankheitsbilder der Katzen entsprechen dem Bild der Sykose und dem Krankheitsbild von **Mercurius solubilis**.

VAKZINOSE (IMPF-SYKOSIS)

Das Phänomen der Vakzinose wurde von **Clemens von Bönninghausen** entdeckt. Vakzinose bedeutet das Aufpfropfen einer Sykose auf eine Grundbelastung. Besonders empfindlich auf Impfungen reagieren Patienten mit einer tuberkulinischen Vorbelastung. Eine Impfung kann sykotisieren, muß aber nicht. Es gilt auch als Sykose, wenn gar keine Reaktion auf eine Impfung eintritt. Wenn keine Wirkung bei einer Impfung auftritt, ist das keineswegs ein gutes Zeichen, denn dieser Körper wehrt sich nicht. Die Vakzinose ist eine Impfreaktion auf einen von außen eingebrachten Fremdstoff. Der Körper wehrt sich mit einer Reaktion auf die Impfung, denn der Impfstoff enthält mehrere Substanzen, nicht nur den abgeschwächten Erreger; man findet Stabilisatoren, wie Aluminiumhydroxyd, Formaldehyd und zum Teil ungewollte Viren. Ein wichtiger Umstand ist auch, daß der Impfstoff auf eine für den Körper unnatürliche Weise eingebracht wird. Der Körper bedient sich bei der Infektionsabwehr der Schleimhäute als einer ersten Barriere, in der sich Immunglobuline befinden. Diese Barriere fällt bei der Impfung weg und man infiziert über die Nadel sofort den Muskel und über die Gefäße das Innere des Körpers. Nach der Impfung, die nicht in Frage gestellt werden soll, ist es ratsam, den Besitzer zu ersuchen, das Tier genau zu beobachten. Man sollte nicht einfach prophylaktisch Thuja vor einer Impfung nehmen, sondern nach dem Erscheinen einer Impfkomplikation mit dem passenden Mittel behandeln. Bei Entwicklung von Fieber nach der Impfung soll man dieses nicht durch Medikamente senken. Wenn man die Reaktion des Körpers unterdrückt, kann er nicht wieder gesund werden.

Impfschäden treten nicht selten an jener Seite auf, an welcher die Impfung durchgeführt wurde.

Die Impfung kann verschiedene Folgen haben.

Entweder gibt es keinen besonderen Schaden, weder bei der Impfung noch bei der Krankheit; diese Patienten brauchen keine Impfung.

Oder Patienten haben Probleme mit der Krankheit, wozu noch die Probleme der Impfung kommen. Solche Patienten dürfte man nicht impfen.

Manche Patienten stellen ein Zwischending zwischen den beiden vorigen Fällen dar. Bei diesen könnte man die Konstitution stärken.

Nachdenklich über Impffolgen sollte eine Studie stimmen, nach der mehr Patienten an den Impffolgen der FSME in Spitälern liegen als an den Folgen eines Zeckenbisses.

Beim Vorliegen einer chronischen Krankheit sollte jeder Arzt von einer Impfung Abstand nehmen.

Impfreaktionen können auch noch nach Jahren auftreten. Eine Vakzinose ist meistens ein sykotisches Miasma, kann aber auch seltener ein tuberkulinisches Miasma als Ursache haben. Eine Vakzinose ist vererbbar, kann aber auch über die Muttermilch übertragen werden. Erfährt man etwas über Impfreaktionen der Vorfahren, dann weiß man, daß eine Sykose vorliegt.

Oft kommen sehr junge Tiere in die Praxis und haben schon Hautprobleme, welche schlecht zu therapieren sind und die immer wieder zu Rezidiven neigen. In einem solchen Fall sollte man an Thuja denken, denn Hautprobleme sind oft das Zeichen für eine **Vakzinose.**

Hautbeschwerden nach Impfungen verlangen oft nach **Skookum chuk.** Es handelt sich dabei um potenziertes Wasser bzw. um das Salz des **Medical lake** bei Spokane, Washington.

Laut Boerike ist es gut bei Hautleiden einzusetzen, die mit kadaverartigem Geruch, Absonderungen, Ekzemen und trockener Haut einhergehen.

Es hat auch eine Wirkung bei Otitis media sowie bei Schnupfen mit reichlichem Niesen.

Hauterscheinungen nach Impfungen sind immer eine Form der inneren Entladung.

Besonders Burnett hat intensiv auf dem Gebiet der **Vakzinose** gearbeitet und war der Meinung, daß man die miasmatischen Gesetze konsequent beachten muß. Von Burnett stammt auch die Beobachtung, daß die Vakzinose oft die Ursache für das Entstehen von Mammatumoren ist.

Wichtige Vakzinosemittel

Carcinosinum ist neben **Thuja**, **Silicea** ein höchstwertiges Vakzinosemittel, wenn Impfschäden auftreten. Man sollte den Patienten darauf aufmerksam machen, daß es am achten Tag nach einer Carcinosinum-Gabe zu Fieber kommen kann. Das ist ein gutes Zeichen. Es kann sein, daß den Patienten das Fieber gar nicht stört, es ist nur meßbar.

Carcinosinum ist auch bei Folge von Verwurmungen angebracht.

Die Tiere sind oft kachektisch.

Malandrinum:

Die Mauke-Nosode, ist immer dann indiziert, wenn nach der Impfung starke Hautschädigungen auftreten (rissig, eingetrocknet, vernarbt), oder die Haut ist chronisch verhärtet.

Mezereum:

macht kleine Geschwüre, die bei Druck dicken, gelben Eiter entleeren.

Schlaflosigkeit.

Silicea:

Fieber nach der Impfung, Übelkeit, Erbrechen, Durchfall, Krämpfe, Abszeß.

Abmagerung, Marasmus.

Bei Pferden kann es nach Impfungen zu derartigen Rückenschmerzen kommen, daß kein Sattel aufgelegt werden kann.

Sulfur

Tuberculinum:

kann durch eine vorliegende Vakzinose unwirksam sein.

Vaccininum:

Tumor.

Zincum:

Unruhezustände nach Impfungen, Hirnschäden.

Tartarus emeticus:

Atemwegsbeschwerden in Richtung Asthma.

Thuja:

Hat ebenfalls Atembeschwerden nach einer Impfung, katarrhalische Erscheinungen, Durchfall, Augenentzündungen, Augenmuskellähmungen, Stimmverlust, Eiterungen am Krallenfalz, Panaritium.

Lähmungen am geimpften Bein, Pseudorheumatismus.

Kondylome.

Kalium chloratum:

Geschwürsbildung nach einer Impfung. Kalium chloratum ist ein gutes Mittel, wenn man serös-exsudative Entzündungen zur Resorption bringen will. Die Entzündungen sind nicht sehr hart, wie bei Mercurius, sondern eher schwammig und haben keinen wulstigen Rand.

Apis:

Ödem im Kopf mit Unruhe, Hirnödemen, Schmerzen, Schreien.

Antimonium crudum:

Kolik nach einer Impfung.

Variolinum:

Nephritis, enzephalitische Affekte, qualvolle Rückenschmerzen.

Tumor.

Die Sykose ist selten trocken, eher weich und schwammig.

Sie verströmt üble Ausdünstung, süßlich oder fast nach Heringslake.

Sie neigt zu Blutungen; leicht blutend ist ein sykotisches Zeichen.

Auswüchse haben die Form eines Hahnenkamms oder Blumenkohls.

Diese Auswüchse wurden einfach abgeschnitten, obwohl sie die Funktion der Beschwichtigung oder die eines Ventils hatten. Sie bringen Stoffe heraus, um den Körper im Gleichgewicht zu halten.

Das hat die Folge, daß die Feigwarzenkrankheit auf andere und üblere Form wieder zum Vorschein kommt. Ohne daß durch die äußere Zerstörung der Feigwarzen und die innere Wirkung des Quecksilbers die Krankheit auch nur im geringsten gemindert wird, bemerkt Hahnemann. Man hat also nur unterdrückt und die Krankheit ist weitergegangen.

Er schreibt, die Auswüchse kamen in ähnlicher Form an anderen Stellen des Körpers. Entweder weißliche, schwammige Erhöhungen in der Mundhöhle auf der Zunge, dem Gaumen, den Lippen oder als erhabene Knollen in den Achselhöhlen, am äußeren Hals und auf dem Haarschopf. Oder es entstehen andere Leiden, von denen ich die Verkürzung der Beugemuskel, der Sehnen und der Finger nennen will. (Heute besteht über die Verkürzung teilweise eine andere Meinung.)

Er hat die Sykose dennoch mit der Kraft des Lebensbaumes, Thuja, behandelt. Er läßt eine Gabe **Thuja C 30** dreißig bis vierzig Tage wirken und setzt dann **Acidum nitricum** in der C 30 ein. Er betupft mit der Urtinktur von Thuja. Es ist die einzige Schriftstelle, bei der Hahnemann bereit ist, eine örtliche Behandlung durchzuführen.

Er macht noch einen anderen Hinweis: „... sind weitere Thuja-Gaben notwendig, dann wechsle man die Potenz." Er empfiehlt die C 24 und dann die C 18. Er wechselte immer in Sechserschritten.

Er schreibt noch etwas: Es gibt den **sykotischen Tripper**, der alles ansteckt und es gibt den **gemeinen Tripper**; dieser kann den Organismus nicht ganz durchdringen, sondern nur die Harnorgane. Dieser weicht entweder einem Tropfen frischen Petersiliensaftes oder einer kleinen Gabe Hanfkrautsaftes, Cannabis, Cantharis.

Er sagt, dieser harmlose Tripper tue furchtbar weh, die Männer laufen im Kreis vor Brennen und Beißen, während der sykotische Tripper gemächlich erscheint. Es ist eitriger Ausfluß da, er ist aber nicht gefährlicher.

Hahnemann erkannte auch, daß sich Miasmen vermischen könnten. Das ist heute unser Hauptproblem, denn in der Praxis gibt es heute ganz selten ein reines Miasma.

Wenn ein gemischtes Miasma vorliegt, z.B. eine Psora, ist es ratsam, zuerst gegen den schlimmeren Teil der Psora mit einem antipsorischen Mittel vorzugehen, dann erst das Mittel für die Sykose einzusetzen. Es kann auch sein, daß alle drei Miasmen vorliegen. Die Miasmen sind also dazu da, die richtige Arznei zu finden. Sie sind ein Denkgebäude. Wenn eine Behandlung nicht läuft, sitzt die Psora dahinter.

Pferd: Traber von Frau M.

Hatte früher immer gewonnen, plötzlich gibt er im zweiten Drittel des Rennens in seiner Leistung nach. Organisch ist nichts nachzuweisen. In der Vorgeschichte fällt eine Viruserkrankung, welche vor einem Jahr behandelt wurde, auf. Das Pferd zeigt eine Schmerzhaftigkeit am Herpespunkt. Mettler meint nun, daß die Krankheit unterdrückt immer noch vorliegt und empfiehlt eine Gabe Sulfur. Es kann sein, daß die Krankheit dann zurückkehrt, was aber Voraussetzung für eine Heilung ist.

Die Sykose zeigt sich überwiegend an:

Haut, Schleimhaut,
gestörtem Stoffwechsel,
Herz-, Kreislaufproblemen,
rheumatischen Erkrankungen.

Typisch für die Sykose ist:
Überfunktion, Überschuß, Übertreibung,
alle Ausscheidungen sind stark, reichlich, wundmachend.

Verhaltenssymptome sind:
Launenhaftigkeit,
sich in den Mittelpunkt drängen,
nachträgerisches Verhalten.

SYPHILIS

Syphilitisches Miasma, Destruktive Diathese

Hauptmerkmal: aggressiv
Prinzip: Destruktion, zerfallend, gereizt
Hauptmittel: Mercurius
Nosode: Luesinum

Syphilis endet ungeheilt mit Ende des Lebens. Die Infektion ist durch keine äußeren Maßnahmen rückgängig zu machen. Sie ergreift vom Körper Besitz und weitet sich aus, bis sie das Innere des Körpers verändert hat. Erst dann setzt der Körper das Lokalübel. Dieses ist nicht wegzubehandeln.

Hahnemann riet den Infizierten: „Wenn der Arzt es wegbrennen will, lauft schnell davon!"

Bevor das Primärgeschwür als Lokalübel auftritt, ist schon der ganze Organismus befallen. Hahnemann hielt es daher für unsinnig, die Syphilis durch die Beseitigung eines Lokalübels heilen zu wollen. Sein Hauptmittel bei der Behandlung der Syphilis war Mercurius solubilis, da dieses bei der Arzneimittelprüfung ein destruktives Bild liefert. Als Zeichen einer erfolgreichen Behandlung galt für ihn das Verschwinden der Primärgeschwulst.

DESTRUKTIVER REAKTIONSTYP (MATHIAS DORCSI)

Destruktiv, dyskrasisch, atonisch, atrophisch, zerfallend,
gehässig, zornig, feindselig, eifersüchtig, mißtrauisch, nervös, gereizt,
apathisch, beklagenswert.

Mißbildungen bei der Geburt,
Organläsionen mit Ulzerationen, Magenulzera, Koliken und Pylorospasmen Neugeborener, blutig-fötide Stuhlentleerungen, Zerstörungen, Atonie, Atrophie, Dystrophie, Dystonie,
Hämorrhagien am ganzen Körper.

Es handelt sich meistens um Tiere der zweiten Lebenshälfte mit schweren Organveränderungen.

Aber auch akute Krankheiten können zu lebensbedrohenden Organveränderungen führen.

Viele Verhaltensstörungsmittel fallen in diese Gruppe.

Dyskrasische Diathese

Dyskrasie bedeutet schlechte Säftemischung. Es handelt sich um Endzustände der psorischen Belastungen, sykotischen Belastungen, tuberkulinischen, syphilinischen Belastungen.

Typisch ist eine Abneigung gegen Fleisch.

Am Ende steht oft:

Karzinom,
bösartiger Tumor,
maligne Blutkrankheit (Leukämie),
degenerative Erkrankung des Nervensystems (Paralyse).

Syphiline Krankheiten

Blutkrankheiten,
Alterskrankheiten,
Leber-, Nierenstörungen,
degenerative Nervenleiden,
Eiterungen der Knochen, an Drüsen.
Verzögerte Heiltendenz.

Wichtige Heilmittel für den destruktiven Konstitutionstyp

Acitum nitricum, Arsenicum album, Aurum, Carbo animalis, Carbo vegetabilis, Hydrastis, Hyoscyamus, Iodum, Kalium bichromicum, Kalium iodatum, Kreosotum, Luesinum, Lycopodium, Mercurius, Plumbum, Stramonium, Tarantula, Thalium.

Syphilitische Stigmata findet man vorwiegend an:
Knochen,
Rückenmark,
Auge,
Leber,
Blutgefäßen.

Syphilitische Stigmata

Das erste syphilitische Stigma ist eine Frühgeburt, diese Tiere können nicht ordentlich trinken. In solchen Fällen gibt man Luesinum und das Simile.

Frühzeitiges Resorbieren, Abortus, Sterben während der Geburt, mißgebildete Tiere,
Sterilität an sich ist ein Zeichen des syphilitischen Miasmas.

Plötzlicher Tod der Welpen, ohne vorher ein Anzeichen einer Erkrankung zu geben.

Wachstums- und Entwicklungsstörungen.

Zwergwuchs.

Neigung zu Hernien,
zu kleine Hoden, zu kleiner Uterus.
zu kleine Klitoris, Scheide.
Späte Entwicklung des Gesäuges oder Euters.

Auch alle Defekte, die bei der Geburt schon auftreten, wie Zahnanomalien, Furchen an den Zähnen, schwarz-graue Verfärbungen, Stufenzähne, Staupezähne mit Aushöhlungen, zu kleine Zähne.

Persistierende Canini, fehlerhafter Biß,
starker Zahnsteinbefall bei Katzen, welcher den Zahn zerstört.
Mißbildungen des Gaumens.

Deformationen des Schädels,
Asymmetrie des Schädels.

Säbelbeine, X-Beine, fehlende Gliedmaßen, Zwergwuchs, Riesenwuchs, Atresia ani, recti, das Fehlen von bestimmten Knochen, zu viele Phalanxknochen, Wolfskrallen sind Hinweise auf das Vorliegen eines syphilitischen Miasmas.

Alle echten Geschwüre sind syphilitisch. Diese fressen sich immer weiter. Sie sind von den sykotischen Geschwüren zu unterscheiden; diese haben nicht die Tendenz sich immer weiter auszubreiten und haben einen wulstartigen Rand. Sie sind oft die Folge eines Impfschadens. Zu den Geschwüren, die eine syphilitische Arznei verlangen, zählt man auch die Krampfadergeschwüre, Hämangiome, Aneurysmen. Man therapiert sie mit **Thuja D 200**. Falls **Thuja** nicht greift, könnte man noch an **Kalium chloratum** denken.

Mundhöhle: Geschwüre mit braunen Belägen, tiefer Rand, welcher leicht blutet. Die Geschwüre gehen so tief, daß sie alle Gewebsschichten erreichen, unter Umständen bis an den Knochen.

Die Zahnhälse werden freigelegt und auch angegriffen. Der Geruch ist faulig, süßlich riechend, der Speichel ist klebrig und auffallend fadenziehend.

Das Tier frißt entweder gar nicht oder ausgefallene, unverdauliche Sachen. Es lehnt Fleisch ab und hat Verlangen nach Milch.

Morgendliche, weiße Durchfälle.

Brechdurchfälle der Welpen, mit koma-ähnlichen Zuständen.

Kot wird anfangs mit Druck in hohem Bogen, später durch die Erschöpfung passiv entleert. Der Kot ist dunkel und übelriechend, sehr oft mit einem Rektumprolaps verbunden.

Krämpfe mit Zusammenbrüchen, welche oft mit dem Tod enden.

Die Augen fallen ein, Facies hippocratica.

Geschwüre, Ekzeme im Analbereich.

Knochendefekte, bilaterale Exostosen, Deformationen der Gelenke, Hüftgelenksdysplasie der Hunde. Eine Deformation der Schädelknochen spricht sehr gut auf Aurum an (Calcium fluoratum, Silicea).

Unheilbare Fisteln in jenen Bereichen, wo wenig Muskulatur vorliegt.

Ataktischer Gang.

Tabes dorsalis, ist eine Störung des Gehirnes und des Rückenmarks. Diese Tiere können die Bewegung nicht koordinieren.

Fehlender Patellarreflex.

Kann sich nicht das gestern Gelernte merken.

Eine beim Hund sehr häufig auftretende Hautkrankheit ist die **Acanthosis nigricans**, der ebenfalls ein syphilitisches Miasma zugrundeliegt. Ebenso wie schlecht heilende Hautwunden mit tiefen Einrissen.

Atrophie des Sehnerven,
Konvulsionen,
Inkontinenz junger Hunde, die mit der Geschlechtsreife verschwindet.
Risse an den Lefzen.
Atresia ani und recti, das Fehlen von bestimmten Knochen.

Alle vorgenannten Hinweise auf eine syphilitisches, destruktives Miasma findet man besonders bei drei Mitteln der Materia Medica:

Aurum metallicum:

Hodenatrophie, tiefgehende Knochengeschwüre, Destruktion, Krämpfe.

Aurum muriaticum natronatum:

Eines der besten Tumormittel, welches laut Burnett am besten auf weibliche Organe wirkt. Es hat aber auch Schwellung am Hoden und periostale Schwellungen des Unterkiefers im Arzneimittelbild.

Arsenicum album:

Todesangst, Erschöpfung, brennende Schmerzen, Ulzera, Gangrän, Asthma.

Mercurius solubilis:

Geschwüre, blutig-destruktive Veränderungen in fast allen Organen.

Die Syphilis zeigt sich überwiegend an:

Haut, Schleimhaut,
Zentralnervensystem,
Knochen,
Gefäßen,
krebsartigen Entartungen.

Typisch für Syphilis ist:

Dysfunktion,
Entartung,
paradoxe Symptome,
Erschöpfung,
Atrophie.

Verhaltenssymptome sind:

Bösartigkeit, Zorn, Gereiztheit,
Sturheit,
Hinterlist.

Miasmatische Stigmata sind Wegweiser für die Behandlung chronischer Krankheiten, wobei zu berücksichtigen ist, daß ein Miasma selten alleine auftritt. Meistens sind zwei oder drei Miasmen verknüpft. Dieser Umstand erschwert jede Behandlung, muß aber immer im Auge behalten werden.

Mettler: Ohne Menschen gäbe es keine Miasmen bei Tieren, denn in der freien Wildbahn würden die Tiere verenden oder zur Beute. Er verweist auf eine Aussage von Paracelsus:

„Die Natur ist der Herr, der Arzt ist der Knecht!"

Der Mensch greift in die Natur der Tiere ein. Tiere werden nicht artgerecht gehalten, Pferde müssen sich ständig an neue Besitzer und Stallgefährten gewöhnen. Tiere werden geimpft, kastriert und zu ihnen fremden und extremen Leistungen gezwungen.

Rassen werden gezüchtet und in fremde Gebiete gebracht. Das sind alles sykotische Belastungen. Die Ursachen für die Erkrankungen werden nicht abgestellt.

ABNORME GEWÄCHSE, TUMORE

Abnorme Gewächse können sich auch nur entwickeln, wenn die Lebenskraft verstimmt ist. Die Verstimmung kann auf verschiedene Weise geschehen, wie durch Unterdrückung von Ausscheidungen, Verletzungen usw.

Schon aus der Lokalisation lassen sich einige Rückschlüsse ziehen.

So weisen Varizen auf der linken Seite auf eine Störung mit der Ursache in der Milz hin.

Eine interstitielle Mastitis hat oft ihre Ursache in einer Störung im Uterus.

Lid-Tumore weisen auf Probleme mit dem Pankreas hin.

Fisteln weisen auf ein Leber- oder Lungenproblem hin.

Man kann auch die Warzen zur Diagnostik heranziehen:

Eingezogene Warzen haben einen Tumor im Hintergrund.

Ein **Mammatumor** ist das Produkt eines **Stoffwechselfehlers,** welchem verschiedene Ursachen zu Grunde liegen können.

Er kann die Folge von unterdrückten Hautausschlägen, also **psorischer Natur** sein.

Beim Vorliegen eines Mammatumors, welchem eine Verletzung durch einen Stoß voranging, handelt es sich um eine **tuberkulinische Veranlagung;** er sollte mit einem Mittel dieser Gruppe behandelt werden, wobei das Hauptmittel **Bellis perennis** ist.

Sykotisch ist er die Folge einer Impfung (Vakzinose), ebenso ist er sehr häufig die **Folge einer Sterilisation** mit den hormonellen Imbalancen, welche aus dieser resultieren. Man kann sowohl in der Human- als auch in der Veterinärmedizin beobachten, daß Jahre (5–10 Jahre) nach einer Operation immer gehäufter Knoten auftreten können. Ebenso kann ein Knoten aus einem Impfschaden resultieren. In diesen beiden Fällen spricht man von einer **sykotischen Belastung**. Auch eine Verknüpfung der drei Miasmen kann vorliegen.

> **Jede Stauung durch eine Krankheit und jede miasmatische Unterdrückung kann abnormes Wachstum verursachen (Allen).**

Würden bestehende Stauungen oder Ausscheidungen unterdrückt, müßten andere Wege zur Ausleitung der Gifte gefunden werden, denn der Druck zur Ausleitung durch das Miasma bleibt vorhanden. Kann die Ausleitung nicht nach außen gelingen, dann muß sich der Vorgang nach innen richten. Es kann sich daraus ein Gewächs entwickeln. Das Gewächs ist sozusagen eine **Hemm- und Sammelstelle** für schädliche Stoffe im Organismus. Gelingt es nach der Gesamtheit der hervorstechendsten Symptome und nach den von den Miasmen geprägten Symptomen zu heilen, dann wird der Tumor nicht weiter wachsen, eventuell seine Wachstumskraft verlieren und kleiner werden oder verschwinden.

Andrerseits kommt es, wenn man diese Erkenntnis nicht berücksichtigt und den Tumor operativ entfernt und damit nichts anderes entfernt als **ein Produkt der verstimmten Lebenskraft**, sehr häufig zu einem Rezidiv an einer anderen, unangenehmeren Stelle.

J. H. Allen vertritt die Meinung, daß ein Tumor eine vitale Wucherung ist, welche aus einer Krankheit des Individuums entsteht, aber keinesfalls die Krankheit selbst ist. Er wird autonom und muß wie ein Organ behandelt werden. Man behandelt daher die Sykose mit einer Hochpotenz und den Tumor wie ein selbständiges Organ mit einer tiefen Potenz (D 1–D 2).

Die Frage nach der Ursache ist entscheidend. Burnett behauptet, daß ein Großteil der Störungen an Uterus und Ovar lokalisiert ist. An diesen Organen wird sehr viel mit Hormonen therapiert.

Je mehr Miasmen bei einem Tumor verknüpft sind, um so bösartiger wird er sein.

Arzneien zur Mammatumorbehandlung:

Knoten nach Verletzung:

Tuberculinum D 200, Bellis perennis, Conium.

Phytolacca

Lac caninum:

Typisch ist ein Seitenwechsel der Tumore.

Graphites:

Der Tumor entsteht wieder auf alten Narben.

Bellis perennis:

Nach einem Stoß.

Carbo animalis:

Verhärtete, schmerzhafte Drüsen, vornehmlich bei älteren Tieren,
auch bei stinkenden ulzerierenden Tumoren. Der Patient ist häufig gebläht und gestaut.

Hydrastis:

Ein wichtiges Schleimhautmittel, schleimige, aggressive Schleimhautprozesse, dicke gelbe fadenziehende Sekrete,
eingezogene Brustwarzen.

Thuja:

Tumore, Kondylome, Warzen usw.

Arsenicum iodatum:

Magere, abgehärmte Patienten, bei denen der Tumor schon aufgebrochen ist.

Lapis albus:

Drüsen geschwollen, Stadium vor der Ulzeration; es ist noch eine gewisse Elastizität vorhanden.

Scrophularia nodosa, knotige Braunwurz:

Wirkt bei stark vergrößerten Drüsen, mit einer starken Affinität zur Brust. Erweicht Knoten in der Mamma. Man gibt es in der Urtinktur.

NOSODEN

Griechisch: nosos = Krankheit

Hahnemann war der Meinung, daß bei chronischen Krankheiten Vorbelastungen durch die Vorfahren vorhanden sind, welche genetische Impressionen hinterlassen. Die Nosodentherapie wurde von seinen Nachfolgern entwickelt und ist ohne seine Miasmentheorie nicht verständlich. Schon im alten China ließ man Blatternsekret aufschnupfen und hatte so eine Pockenimpfung erzielt.

Im Jahr 1820 stellte ein Tierarzt in Deutschland Nosoden zur Räude- und Rotzbehandlung her. Hahnemann stand der Nosodenbehandlung kritisch bis ambivalent gegenüber. Er war der Meinung, daß sie nur angewendet werden soll, wenn sie nach dem Simileprinzip ausgewählt wird.

Jede Nosode kann nach dem Simileprinzip ausgewählt werden oder man verordnet nach der **Ätiologie.** Ätiologische Verordnungen werden nach den Gesichtspunkten früherer Erkrankungen des Patienten ausgewählt.

Definition der Nosoden

Nosoden sind Krankheitsprodukte, Mikrobenkulturen oder pathologische Sekrete und Exkrete, die steril in homöopathischen Verdünnungen eingesetzt werden.

Viele Infektionen werden immunologisch nicht aufgearbeitet, da sie durch Antibiotika gestoppt werden. Unterdrückte Krankheiten kommen in einer abgewandelten Form in einem anderen Keimblatt zur Manifestation. Sie ebnen damit den Weg zur chronischen Krankheit. Das krankheitsgeschädigte Gewebe ist durch die jeweilige Infektion dermaßen überwältigt, daß sich keine individuelle Charakteristik des Patienten zeigt, sondern nur noch die Merkmale des Krankheitsprozesses.

> Die Nosode repräsentiert ein besiegtes Gewebe

Eigentlich handelt es sich um **Isopathie,** da Gleiches mit Gleichem behandelt wird. Isopathie ist nicht so stark wirksam wie Homöopathie, da das **Ison** auf die gleiche schwache Stelle wie der krankmachende Reiz fällt. Seine Signalwirkung fällt auf vermindert wirksame Rezeptoren. Isopathie ist es allerdings nur dann, wenn das Sekret vom eigenen Körper stammt und der Patient damit behandelt wird. Hahnemann hielt nicht viel von der Isopathie, obwohl er die Meinung vertrat, sobald man potenziert, sei es keine Isopathie mehr.

Man kann mit Nosoden Arzneimittelprüfungen durchführen und diese dann nach der Simileregel verabreichen.

Nosoden werden eingesetzt, wenn Familienbelastungen vorliegen. Das kann man am Beispiel von Tuberkulose zeigen. Es muß nicht sein, daß die Nachkommen an Tuberkulose erkranken.

Man findet bei ihnen aber sehr oft:
- Bronchialasthma,
- Heuschnupfen,
- Sinusitis,
- Gewichtsverlust,
- Nachtschweiß,
- Angst vor Hunden.

Nosoden kommen daher zum Einsatz, wenn eine zurückliegende genetische Belastung vorliegt.

Nosodentherapie kann eine Bereitschaft zur Umstimmung bringen.

Beim Einsatz der Nosoden sollte man bedenken:

Bei frischen und akut rezidivierenden Krankheiten sollte man sie nicht einsetzen.

Nosoden möglichst nicht als erste Arznei einsetzen und nur eine Nosode verwenden.

Nosoden sollte man nicht als alleinige Mittel verabreichen und es sollte ein Abstand von 1–2 Wochen vor der nächsten Gabe eingehalten werden.

Bei frischen Infektionen keine Potenz über der D 12 geben und je länger zurückliegend die Infektion ist, um so höher kann die Potenz gewählt werden.

Herstellung von Nosoden

Urtinkturen und flüssige Verdünnungen werden aus pathologisch verändertem Material von Mensch und Tier hergestellt. Sie müssen nach Vorschrift des Arzneimittelbuches auf Sterilität geprüft werden.

Vorschrift 43:

Das zerkleinerte Material wird in zehn Teilen Glycerol (85%) angesetzt, fünf Tage stehen gelassen, der Ansatz wird filtriert, darauf folgt die weitere Verdünnung und Potenzierung.

Die Übertragung infektiöser Keime wird durch das Herstellungsverfahren mit Alkohol verhindert, da das Protein von Keimen denaturiert wird. Die allergene Komponente wird durch die Verdünnung ausgeschlossen.

HOMÖOPATHISCHE FALLAUFNAHME

Die Schulmedizin bedient sich einer **Krankheitsdiagnose**, während die Homöopathie eine **Arzneimitteldiagnose** erstellt.

Mit dem Auffinden des Similes vereinigt sich Diagnose und Therapie.

Wobei die Homöopathie unterscheidet:

Akuter Fall:

Die Similefindung erfolgt nach den akuten Symptomen.

Chronischer Fall:

Die akuten Beschwerden sind nicht so wesentlich, da sie nur der momentane Ausdruck einer viel tiefer liegenden Krankheit sind. Sie repräsentieren nur einen Teil der Beschwerden. Die Arzneiwahl kann erfolgreich sein, beseitigt aber nicht die tieferliegenden Ursachen. Die Beschwerden kehren bei der geringsten Belastung, wie bei einer allopathischen Behandlung wieder zurück.

Das Vorgehen bei der Patientenerhebung sollte nach einem bestimmten Muster erfolgen, sodaß man nichts Wesentliches übersieht.

Man muß bei der Patientenerhebung sorgfältig darauf achten, daß man keine Suggestivfragen stellt, welche nur eine Ja- oder Nein-Antwort offen lassen. Die Fragen sollten immer so angelegt sein, daß man fragt: Unter welchen Umständen reagiert das Tier wie?

Das folgende Schema stammt von der Wiener Schule, die von M. Dorcsi geprägt wurde, und wie es bei den „Badener Kursen" gelehrt wird.

Bevor man eine Fallaufnahme beginnt, nimmt man das **Nationale des Patienten** auf:

Rasse:
Geschlecht:
Alter:
Name:
Geburtsdatum:

Vorgeschichte des Patienten:

Krankheiten?

Impfungen und Reaktionen darauf?
Operationen?
Geburten?
Unfälle, Folgeschäden?
Gibt es familiäre Vorbelastungen?

Wie ist das Umfeld des Patienten:

Wo lebt er?
Wie ist die Umgebung?
Wie ist sein Tagesablauf?

Motiv des Arztbesuches:

Worunter leidet der Patient?

Nach Dorcsi:

Der erste Schritt ist das

EXPLORIEREN

Der Arzt geht nach dem Schema vor:

Wo ?
Wie?
Wann?
Wer?
Was?
Warum?

Wo?

Ort der Krankheitserscheinungen,
Ausdehnung,
Aussehen der Beschwerden.

Wie?

Wie ist der Eindruck, den das Tier hinterläßt?
Gelassen,
ruhig,
unruhig,
nervös.
Verhalten gestört
gegenüber bestimmten Personen,
gegenüber verschiedenen Personen.
gegenüber Artgenossen, Geschlechtsgenossen.
Wie äußern sich die Verhaltensstörungen?
Wie ist der Blick?
Wie ist die Körperhaltung?
Wie haben die Beschwerden angefangen?
Wie sind die Beschwerden?
Art der Beschwerden,
Ausdehnung der Beschwerden,
Schmerz,
Ausscheidungen ?

Wann?

Wann treten die Beschwerden auf?
Zeit,
Auslösung,
Umwelteinflüsse,
Umstände und Bedingungen beim Auftreten der Symptome,
z.B. Erbrechen unmittelbar nach dem Fressen.

Wer?

Wer ist der Patient?
Konstitution,
Anlage,
Verfassung.

Was?

Was stört den Patienten?
Ängste, seine Nöte,
Zwänge,
Umwelt,
Schicksal.

Warum?
Causa:

Auslösender Faktor einer Krankheit, sie ist mit den Modalitäten eng verbunden.

Wenn die Causa eindeutig auszumachen ist, handelt es sich um ein auffallendes charakteristisches Symptom.

Ätiologie, z.B. Folge einer Verletzung.

Bei der Patientenuntersuchung hält man sich an ein

KOPF-ZU-FUSS-SCHEMA

- **Kopf**
  Haar,
  Augen,
  Ohren,
  Mundhöhle,
  Zähne,
  Zunge,
  Tonsillen.

- **Hals**
  außen,
  innen,
  Kehlkopf,
  Stimme,
  Ösophagus.

- **Ohren**

- **Atmungsorgane**

- **Nase**
  Nasenausfluß
  links,
  rechts,
  mild,
  wundmachend,
  ständig,
  zeitweilig,
  in Ruhe,
  in Bewegung,
  nach Bewegung.
  Gibt es eine auslösende Ursache?
  Kälte,
  Nässe,
  Zugluft,

Überanstrengung,
Sonstiges.

- **Husten**

    Auftreten:

    im Freien,
    im Stall,
    am Tag,
    in der Nacht,
    ständig,
    anfallsweise,
    krampfartig,
    trocken,
    festsitzend,
    locker,
    rasselnd,
    Hiemen,
    Giemen.

    Wodurch verschlimmert sich Husten?

    In Ruhe,
    bei Bewegung,
    im Freien,
    im Stall,
    im Liegen,
    im Stehen,
    bei der Futteraufnahme,
    beim Trinken.

    Besteht Auswurf?

    Wäßrig,
    schleimig,
    weiß,
    gelb,
    grün.

    Auskultation

    Palpation

    Der Sitz der Krankheit ist:

    Im Kehlkopf, in der Trachea,
    nur in den Bronchien,
    in der gesamten Lunge,
    links,
    rechts.

    Atemgeräusche

- **Abdomen**

    Verdauungsorgane

    Magen,
    Darm,
    Stuhl.

Bei Durchfall:
Seit wann besteht Durchfall?
Ist er plötzlich aufgetreten?
Hat er sich allmählich entwickelt?
Wechselt er mit Verstopfung?
Besteht Fieber?
Appetit?
Auslösende Ursache?
Folge von:
Kälte,
Hitze,
Durchnässung,
Angst, Schreck,
Überanstrengung,
Parasiten,
Entwurmungen,
Medikamenten,
Futterwechsel
verdorbenem Futter,
ungeeignetem Futter
Kotbeschaffenheit:
Konsistenz
breiig,
wäßrig,
schleimig,
Farbe,
unverdaute Nahrungsbestandteile,
Blut
Geruch:
der Art entsprechend,
faulig,
säuerlich.
Häufigkeit des Kotabsatzes:
Flatulenzen,
Kotdrang,
passives Herausrinnen.
Obstipation:
Besteht Durst?
Trinkt viel auf einmal,
trinkt wenig,
trinkt gar nicht,
trinkt in großen Schlucken,
trinkt in kleinen Schlucken.

Harnorgane
Durst, wie bei Durchfall,
Blase,
Niere,
Entzündungen,

Schmerzen,
Kontinenz,
Sedimente.

Geschlechtsorgane

- **Herz, Kreislauf**

- **Extremitäten**

   Schulter,
   Vorderextremität,
   Hinterextremität,
   Hüfte.

   Wirbelsäule:

   Überanstrengung.
   Bei Pferden nach einem eventuellen Wechsel des Reiters fragen.
   Verspannungen,
   hart,
   Berührungsempfindlichkeit,

   Fragen zu Lahmheiten:

   Seit wann besteht Lahmheit?
   Plötzlich entstanden.
   Langsam entstanden.

   Trauma:

   ausgerutscht,
   beim Springen,
   beim Verladen.

   Schwellung:

   kalt,
   warm,
   heiß,
   hart,
   weich,
   fluktuierend,
   Farbe.
   Wärme bessert,
   Kälte verschlimmert.
   Lahmheit verbessert sich bei Bewegung,
   verschlechtert sich bei Bewegung.
   Kranke Seite wird nicht belastet.
   Kranke Seite wird belastet.
   Witterungseinflüsse.

- **Haut**

- **Temperaturregulation**

- **Modalitäten**

- **Klinik**

HIERARCHISIEREN

Natur der Störung,
Auffallendes,
Sonderbares,
Eigenartiges,
Krankmachendes.

REPERTORISIEREN

Jedes Leiden tut sich in Symptomen, Krankheitszeichen kund. Die Kunst des Homöopathen besteht darin, genau hinzusehen und die charakteristischen, auffallenden, sonderlichen und ungewöhnlichen Symptome herauszuarbeiten, weil sie bei der Suche nach dem Simile wahlanzeigend sind. Die Symptome müssen geordnet werden. Wenn man etwas ordnen will, braucht man ein Ordnungssystem, auf welches man sich beziehen kann. Dieses Ordnungssystem wurde von Kent erfunden und es ist darin alles bis ins kleinste Detail aufgelistet.

Wenn also beim Hierarchisieren 3–10 wertvolle Mittel gefunden wurden, schlägt man in einem Repertorium nach und findet in den entsprechenden Rubriken eine Menge Arzneimittel, welche durch unterschiedlichen Druck gekennzeichnet sind.

Die Wertigkeit ergibt sich aus der Häufigkeit des Auftretens der Prüfungssymptome bei einer Arzneimittelprüfung. Die Skala reicht von 1–3, wobei 3 die höchste Wertigkeit repräsentiert. Die den Symptomen zugeordneten Arzneien werden nach der Wertigkeit zugeordnet und nach ihrer Häufigkeit in den Rubriken notiert.

ANALOGISIEREN

Der Arzt studiert die Symptome der Arzneimittellehre und überprüft, ob er nicht etwas vergessen hat.

DIAGNOSTIZIEREN

Passendes,
Entsprechendes,
ähnlichstes Mittel,
Arzneiform,
Arzneimenge,
Potenzart,
Potenzhöhe,
Gabenmenge,
Gabenfolge,
Gabeneinnahme.

Das Simile mit der größten Übereinstimmung bleibt über.

DIE POTENZWAHL

Die Wahl des Mittels ist wichtiger als die Potenzwahl. Das Mittel in falscher Potenz gegeben, kann jedoch entweder eine zu geringe Wirkung entfalten oder eine zu große Erstverschlimmerung verursachen.

Die Vor- und Nachteile hoher und tiefer Potenzen oder der D- und C- sowie Q-Potenzen wurden schon im Kapitel Potenzierung erwähnt.

Die Heilkraft entfaltet sich am besten, wenn das Mittel ungestört durch andere Medikamente wirken kann.

Man muß auch die zahlreichen Antidota beachten. Zu den häufigsten Gegengiften gehört der Kampfer und die Kamille. Besonders bei der Kamille als einem sehr beliebten Volksheilmittel sollte man bei homöopathischer Behandlung an diese Wirkung denken.

In Wasser aufgelöst wirken die Medikamente besser als trocken auf der Zunge.

KONTROLLIEREN

Unverändert,
Verschlimmerung,
Besserung,
Heilung.

Jeder homöopathisch arbeitende Arzt sollte sich eine eigene Liste für seinen Untersuchungsgang nach den vorgegeben Richtlinien erstellen.

DIE WEIHESCHEN DRUCKPUNKTE UND DIE HOMÖOPATHIE

Es wurde immer wieder versucht, die einzelnen Heilsysteme auf ihre gegenseitigen Beziehungen zu überprüfen. Besonders **De la Fuye** versuchte die Homöopathie und die Akupunktur zu verbinden und nannte seine Methode **„Homöosyniatrie"**. Er bezog sich dabei zum Teil auf die Weiheschen Druckpunkte.

Weihe war ein Homöopath, der folgenden Gedankengang vertrat:

Alle Krankheiten projizieren sich schon im Latenzstadium und später immer sicherer auf die Körperoberfläche in bestimmten hyperalgetischen Punkten, wo sie tastbar sind.

Weihe hat daher vor Head die Headschen Zonen entdeckt, denn er publizierte darüber schon 1866, Head erst drei Jahre später. Er entdeckte auch das Prinzip der Akupunktur, ohne von dieser Heilweise je gehört zu haben.

Er hat im Lauf der Jahre beobachtet, daß diese hyperalgetischen Punkte bestimmten Mitteln entsprachen. Weihe stellte zum Teil sehr umstrittene Behauptungen auf, die sich nicht gehalten haben. So behauptete er und seine Schüler Leeser und Götrum, mit Hilfe von Mitteln Schmerzen an bestimmten Punkten auslösen zu können, was sie aber nie beweisen konnten.

Sie versuchten mit aller Gewalt, die Korrespondenz von hyperalgetischen Punkten und homöopathischen Mitteln herzustellen. Diese Versuche widersprechen dem Prinzip der Simileregel, der Arzneimittelfindung durch Arzneimittelprüfung und dem Prinzip, die Gesamtheit der Symptome zu erfassen und zu hierarchisieren.

Seine Beobachtungen kommen aber den heutigen neuralpathologischen Erkenntnissen sehr nahe. Man könnte sie als Vorläufer der neuraltherapeutischen Betrachtungsweise sehen. Es handelt sich um hyperalgetische Punkte, die auch heute nicht angezweifelt werden, wenn entsprechende Krankheiten vorliegen.

Auch die Akupunktur beruht auf den durch tausende Jahre von den Chinesen gemachten Beobachtungen, daß sich Organe und Organsysteme nach außen projizieren.

Es sind heute die Segmentbeziehungen zwischen einzelnen Organen und zugeordneten Segmenten unbestritten.

Man sollte sich bei Weihe nicht genau auf die angegebenen Punkte fixieren, viel sicherer ist ein bestimmter Punktwurf in einem Projektionsfeld. Lebermittel werden sich daher auf die Leberpunkte beziehen und Herzmittel auf die Herzprojektionen. In verschiedenen Einzelfällen ergibt sich manchmal eine Übereinstimmung mit dem organotropen Bezug zwischen dem Mittel und dem Weiheschen hyperalgetischen Punkt. Man darf aber nicht übersehen, daß es sich um eine gezielte Organotropie handelt, die Similefindung aber nach Erfassung aller Symptome mit einer Hierachisierung nach der Symptomenwertigkeit erfolgen soll.

Man sieht aber beim Studium der Materia Medica, daß einzelne Mittel auf sehr viele Organe Einfluß nehmen. Man kann daher davon ausgehen, daß die Weihepunkte Maximalpunkte in Projektionsfeldern sind, daß aber über die Regelkreise auch eine Kombination von korrespondierenden Punkten – je nach den Funktionsabläufen – angeregt wird.

Bei den Tieren kommt noch dazu, daß die Körperachse eine andere ist als beim Menschen.

Die bei den einzelne Mitteln in der folgenden Materia Medica angegebenen Punkte sind aus der Literatur vom Menschen übernommene Punkte, welche auf das Tier ungeprüft übertragen sind.

Es ist aber sehr hilfreich, wenn man z.B. zur Arzneimitteldiagnose Nux vomica kommt und zur Bestätigung den Punkt Le 13 rechts ausgesprochen schmerzhaft vorfindet.

Es gibt auch Beobachtungen die davon ausgehen, daß eine intrakutane Quaddel mit dem entsprechenden homöopathischen Mittel einen schlagartigen Erfolg bringen kann. Man muß aber auch bedenken, daß man diesen Effekt auch mit Neuraltherapie erreichen kann. Eventuell wirkt die intrakutane Quaddel auf den Akupunkturpunkt.

Würde Weihes Theorie stimmen, dann müßte das Simile auch peroral den gleichen Erfolg bringen, nachdem man es nach dem entsprechenden hyperalgetischen Weihepunkt ausgewählt hat.

Die Weiheschen Punkte sind für mich nur Hilfsmittel zur Bestätigung einer Arzneimitteldiagnose und zum Teil auch sehr hilfreich. Ich überprüfe fast immer den Lachesispunkt im Bereich des Magenmeridianpunktes 12, und bin überzeugt, daß einige Weihepunkte zur Sicherung der Arzneimitteldiagnose hilfreich sein können, verlasse mich aber nicht auf sie.

Die Abkürzungen unter „Weihepunkt" bei den einzelnen Arzneimittelbildern sind Kurzbezeichnungen für den Meridian, an welchem sie liegen (B = Blasenmeridin, Di = Dickdarmmeridian, Dü = Dünndarmmeridian, 3E = Dreifacher Erwärmer, G = Gallenblasenmeridian, H = Herzmeridian, KG = Konzeptionsgefäß, KS = Kreislauf- Sexualität, Le = Lebermeridian, Lu = Lungenmeridian, M = Magenmeridian, MP = Milz/Pankreasmeridian,

N = Nierenmeridian.

Eine Frage stellt sich für Tierärzte noch:

Kann die Homöopathie auf Tiergruppen angewendet werden, ohne Prinzipien und Konzepte aufzugeben?

Läßt sie sich standardisieren?

Dr. Walter Greiff meint dazu: Es geht zum Teil, dadurch gelangt man zu einer Routinetherapie mit Kompromissen.

Das heißt: routinemäßige Therapie von Einzeltieren, mit feststehender wiederkehrender Indikation.

Behandlung in Gruppen von Tieren, die gleichzeitig dieselben Krankheitssymptome zeigen.

Man kann also eine Gruppentherapie betreiben, da Tiergruppen eines Betriebes sich im Betrieb mit den gleichen Umweltfaktoren auseinanderzusetzen zuhaben. Die Tiere reagieren aber immer nach individueller **Kondition und Konstitution.** Einzelne Tiere der Gruppe werden nicht oder nicht so schwer erkranken.

ABROTANUM

Eberraute

Familie: Asterngewächse

Weihe-Punkt: B 21.

Vergleichsmittel:

Agaricus, Calcium carbonicum, Calcium phosphoricum, Carbo vegetabilis, Causticum, Kreosotum, Lachesis, Lycopodium, Natrium chloratum, Iodum, Kalium bichromicum, Pulsatilla, Silicea, Sulfur, Tuberculinum.

Botanik:

Ein Halbstrauch mit fiederteiligen, unterseits filzigen Blättern. Riecht aromatisch zitronenartig.
In der Homöopathie werden die frischen Blätter verwendet.

Inhaltsstoffe:

Abrotanin, ein dem Chinin ähnlicher Wirkstoff.
Gerbstoffe,
Ätherische Öle,
Rutin,
Cholin,
Quebrachitol,
Purine.

Allgemeinsymptome:

Rekonvaleszenzmittel, Blutbildungsmittel.

Wirkungsrichtung:

Es ist ein gutes Antipsorikum und Antirheumatikum mit dem Schwerpunkt Lymphdrüsen, Bronchien, Magen-Darmtrakt.

Seröse Häute: Pleura, Peritoneum, Endothel (Arterien, Venen, Lymphgefäße), Synovia.

Leitsymptome:

Anämie mit hohläugigem, altem Aussehen.
Abmagerung trotz guten Appetits, wobei die Abmagerung von unten nach oben fortschreitet, also an den Beinen beginnt.
Auszehrung durch eine rezidivierende Ernährungsstörung.
Wachstumsstörungen.
Kräfteverfall, kann den Kopf nicht ordentlich oben halten.
Abwechslung zwischen Rheumaschmerzen und Durchfall.
Gichtknoten.
Bei Neugeborenen kommt Sekret aus dem Nabel.

Verhaltenssymptome:

Störrisch, Angst, innerliches Zittern.

Atemorgane:

Pleuritis sicca und Pleuritis exsudativa.
Quälender, nächtlicher Husten.

Verdauungsorgane:
Appetitmangel,
Durchfall wechselt mit Verstopfung.
Durchfall wechselt mit Rheumaschmerzen.
Gedärme und Magen stark gebläht, saures Aufstoßen.
Folgen eines Wurmbefalles (Abmagerung bei gutem Appetit, aufgetriebener Bauch, Schwäche).
Abmagerung trotz Heißhunger.

Extremitäten:
Nacken-, Rücken-, Kreuzschwäche bzw. -schmerzen.
Polyarthritis rheumatica mit übermäßigen Schmerzen vor dem Auftreten einer Schwellung. Sehr oft ausgelöst durch Unterdrückung einer Diarrhö oder anderer Absonderungen.

Herz, Kreislauf:
Stiche in der Herzgegend und Herzklopfen.

Haut:
Hinterläßt einen schmutzigen Charakter, sie hängt wie lose vom Leib. Sie ist schlecht durchblutet und neigt zu Dekubitus und juckenden Frostbeulen.
Das Haarkleid erscheint struppig und trocken.

Temperaturregulation:
zehrendes Fieber.

Modalitäten:
Verschlimmerung:
kalte Luft,
Feuchtigkeit,
Unterdrückung von Ausschlägen.
Besserung:
Bewegung.

Klinik:
Elephantiasis, über seine Gefäßwirkung.
Ranula.
Akute Formen der Arthritis.

Dosierung:
Urtinktur und D 1 zum Entwurmen.
D 2, D 3, D 4.
Äußerlich: Salbe oder verdünnte Tinktur (1 : 10).

ACIDUM FLUORICUM

Flußsäure

Weihe-Punkt: G 12.

Ähnliche Mittel:

Arnica, Asa foetida, Acidum nitricum, Arsenicum, Aurum, Carbo vegetabilis, China, Ferrum, Hamamelis, Hepar sulfuris, Iodum, Lycopodium, Mercurius, Phosphorus, Sepia.

Pharmakologie, Toxikologie:

Flußsäure wird aus reinem, pulverisiertem Flußspat und Schwefelsäure hergestellt. Sie ist farblos, stechend riechend, an der Luft rauchend und ist eine der aggressivsten Säuren, sodaß sie nicht in Glasflaschen aufbewahrt werden kann. (Erst ab der D 6 kann sie in Glasflaschen aufbewahrt werden.)
Flußsäure greift Metalle – außer Gold, Platin und Blei – an.
Tiefpotenzen liegen schon im subtoxischen Bereich.
Fluorvergiftungen führen zu osteoartikulären Schmerzen, besonders der Knie- und Sprunggelenke.
Die Haut wird bei Kontakt sofort nekrotisch.
Sogar inhalierte Dämpfe sind stark toxisch. Hering hat bei einem Arzneimittelversuch Flußsäure eingeatmet und berichtete über einen Blutstrom in den Kopf bis zur Bewußtlosigkeit, einer wunden Kehle, er konnte nicht schlucken, räusperte blutigen Schleim.

Wirkungsrichtung:

Bindegewebe, Knochen, Haut, Schleimhaut.

Allgemeinsymptome:

Fluor gehört zu den essentiellen Elementen. In den Körper gelangt es durch Aufnahme aus dem Wasser über Pflanzen. Pflanzen mit hohem Fluorgehalt sind z.B. Spargel, der außerdem viel Selen enthält und Karotten.
Es reichert sich in den Hartsubstanzen wie Knochen und Zahnschmelz besonders an. Offensichtlich trägt es zur Stimulierung der Osteoblasten bei.
Die Hartsubstanzen sind bradytroph, d.h. sie haben einen reduzierten Stoffwechsel.
In der Türkei wurde bei Ziegen, welche auf einem fluorhaltigen Vulkangestein an einem dort befindlichen Vulkansee lebten, ein gehäuftes Auftreten von Knochenbrüchen festgestellt. Die Knochen waren extrem verhärtet, versprödet und wiesen dadurch einen Elastizitätsverlust auf. So kam es zu splitternden Frakturen. Dieses Bild der Verhärtung zieht sich durch das Arzneimittelbild der Flußsäure (Fluor alleine wird in der Homöopathie nicht verwendet).
Ebenso wurden auch Exostosen, Knochenspangen, Periostitis und Eiterungen, wie man sie beim Arzneimittelbild von Hekla lava kennt, bei Tieren festgestellt, welche in der Nähe von chemischen Fabriken mit hoher Fluoremission gehalten wurden.
Außer in den Knochen findet man es in den Haaren, der Haut, in den Nägeln, im Blut, in den Muskeln und im Gehirn.
Acidum fluoricum hat als aggressive Säure besonders – wie alle anderen Säuren auch:
Schwäche-Stärke-Ambivalenz,
Kalt-Warm-Ambivalenz.
Säuren zeichnen sich durch den Verlust der Mitte und durch mangelnde Elastizität aus.
Für Säuren typisch ist ein Substanzverlust.
Das Bindegewebe und die elastischen Fasern erleiden einen Tonusverlust. Die Folge sind zum Beispiel Hängedarm mit allen Auswirkungen auf die Verdauung.
Acidum fluoricum wirkt dann, wenn Silicea nicht mehr ausreichend wirkt.

Leitsymptom:

Elastizitätsverlust, Verhärtung, Sprödigkeit, splitternde Knochenbrüche.
Der Elastizitätsverlust läßt junge Tiere älter ausschauen.
Hautsymptome, tief, wie ausgestanzt mit verhärteten Wundrändern.
Sie weisen eine schlechte Heiltendenz auf.
Sonnenbestrahlung ist unerträglich. Im Winter können die Patienten mit Hautproblemen gut leben, kaum aber kommt die Sonne, beginnen die Probleme wieder.
Kraftlosigkeit der Muskulatur.

Verhaltenssymptome:
Hastig, hektisch, Ruhelosigkeit,
Patienten kommen mit erstaunlich wenig Schlaf aus.
Gleichgültigkeit auch der Bezugsperson gegenüber.

Augen:
Striktur des Tränenkanals, Tränenfisteln.

Nase:
Nase am Tag verstopft.
Ulzera des Septums.

Mund:
Ulzera auf der Zunge.
Rapider Zahnverfall.
Hartnäckige Zahngranulome.
Narbenschmerzen bei schon gezogenen Zähnen.
Zahnfisteln.

Hals:
Halsschmerz, Splitterschmerz,
Schilddrüsenhyperthyreose: Trotz Heißhungers nehmen die Tiere ab.

Atemorgane:
Katarrhalische Laryngitis und Bronchitis mit kurzem, trockenem Husten.

Verdauungsorgane:
Verlangen nach kaltem Wasser.
Der Elastizitäts- und Tonusverlust bedingt die Neigung zu einem Rektumprolaps.

Extremitäten:
Kraftlosigkeit der Muskulatur, Muskelzuckungen, Zittern und Fibrillieren der Muskeln.

Herz, Kreislaufsystem:
Hervortretende Venen mit einer Neigung zur Varizenbildung.
Veranlagung zu Thrombosen.

Harnorgane:
Wirkt diuretisch, der Urin ist aber spärlich und stark dunkel.

Geschlechtsorgane:
Hypersexualität.

Haut:
Schweiß ist scharf und übelriechend.
Narben schmerzen, besonders beim Zusammenziehen der Narben. Alte Narben werden aktiviert, werden rot und bekommen Bläschen. Sie drohen, sich zu Geschwüren zu entwickeln.
Acidum fluoricum wird bei Tumoren – malignen oder benignen – eingesetzt. In erster Linie wirkt es bei Adenomen.
Altersjucken,
Ulcera cruris mit hartem Rand.
Sprödigkeit der Nägel.

Temperaturregulation:
Fieber ohne Frost. Erleichterung durch kühle Luft.

Klinik:
Striktur des Tränenkanals im Wechsel mit Silicea.
Rusterholzsches Klauengeschwür,
Wundliegen,
Lichtdermatosen,

Modalitäten:
Verschlimmerung:
Hitze, Sonne,
in der Nacht.
Besserung:
kaltes Bad,
schnelle Bewegung,
essen.

Dosierung:
Nicht unter D 6, D 30, und als Konstitutionsmittel hohe Potenzen.

ACIDUM NITRICUM

Salpetersäure

Weihe-Punkt: Di 17 li, M 42.

Vergleichsmittel:
Arsenicum, Asa foetida, Aurum, Calcium carbonicum,
Carbo vegetabilis, Hepar sulfuris, Lycopodium, Mercurius, Phosphorus, Sepia, Staphisagria.

Antidot: Lachesis

Hauptrichtung:
Kälte der Haut, des ganzen Körpers, Frösteln auch im warmen Raum, Kälte der Hände und Füße.
Selektive Affinität zu Körperöffnungen, besonders an Haut, Schleimhautgrenzen, Katarrhe mit übelriechenden Absonderungen, Neigung zu Blutungen, Blasen und Ulzera im Mund, Mundwinkel, Gingivitis mit üblem Geruch, Stomatitis mit Speichelfluß, Zunge, blutiger Speichel mit Ulzera auf weichem Gaumen.
Stechende Schmerzen, wie von Splittern, kommen plötzlich, gehen wieder schnell weg (Bell).
Neigung der Drüsen zu Entzündungen, Lymphknoten, Mandeln, Speicheldrüsen, Prostata (Prostatahypertrophie), Leber (Leberleiden chronisch, mit Aszites), Hodengeschwülste,
parenchymatöse Nephritis mit Reizung der Harnwege.
Fissuren am Anus, Schmerz bei Stuhlgang, im Gegensatz zu Nux vomica tritt nach dem Stuhl keine Linderung auf, der Patient muß einige Stunden umherlaufen.
Neigt zu Erkältungen, Heiserkeit mit trockenem Husten, Durchfällen bei jeder Erkältung, Anfälligkeit bei Kälte und Nässe, Katarrhe;
Schweißneigung bei jeder Anstrengung.

Typ:
Meist dunklhaarige Typen in der zweiten Lebenshälfte.

Verhaltenssymptome:
Überreiztheit, kann schwer Kontakte knüpfen, bildet eine Barriere. Immer unzufrieden, Hoffnungslosigkeit,
Empfindlich gegen Stoß, Berührung, Geräusche,
Reizbar, boshaft, ärgert sich über die kleinste Kleinigkeit.
Will nicht allein sein.

Kopf:
Kopfhaut empfindlich, schorfiger, nässender Ausschlag an den Haaren.

Ohren:
Knacken beim Kauen.
Gehör abgestumpft.

Augen:
Konjunktivitis, Erkrankungen des Tränenkanals, Röte und Brennen, Tränenfluß, scharfe stechende Schmerzen,
Hornhautgeschwüre mit Ulzerationsneigung, Lichtscheu.

Nase:
Schnupfen mit übelriechendem Schleim, Stock- und Fließschnupfen, Wundheit der Nase, Blutungen, Nasenbluten mit Brustbeschwerden, dunkel, grüne Absonderungen jeden Morgen, Karies des Mastoids, Ozaena, Nebenhöhlenkartarrhe mit Kopfschmerz.

Atemwege:
Heiserkeit mit Aphonie, trockener Husten, Schmerz bis in die Ohren, Husten im Schlaf, (Chamomilla). Räuspert dauernd Schleim hoch, Schmerzen beim Schlucken (Fischgrätenschmerz), Kitzelhusten, trocken, erschütternd, schlimmer nachts.

Mund:
wunder Mundwinkel, fauliger Atem, Mundgeruch, Speichelfluß, blutendes Zahnfleisch, schmerzhafte Pickel an den Zungenrändern, Zunge sauber, rot, naß mit Zentralfurche, manchmal gelb belegt, rissig und welk, Bläschen und Aphthen auf der Zunge und Schleimhaut, Zahnfleisch schwammig, leicht blutend mit Geschwüren mit tief zackigen Rändern, Zähne locker, Ulzera am weichen Gaumen, blutiger Speichel, Splitterschmerzen.
Tonsillitis immer wiederkehrend oder chronisch mit Eiterung.

Magen:
kein Hunger, Verlangen nach unverdaulichen Dingen, wie Kalk, Erde, liebt Fett und Salz (Sulfur), Abneigung gegen Fleisch und Süßes, verträgt keine Milch, Drücken im Magen besser durch Fressen, erbricht bald nach dem Essen (2–3 Stunden, Hund frißt das Erbrochene wieder.) Aufstoßen sauer, bitter, muß beim Fressen trinken, Leibschmerzen, Blähungen,
Stuhl, hart, Schafkot, wird unter vielem Pressen abgesetzt, manchmal erfolgloser Drang, Schleim beim Stuhl, faulig riechend, faulig riechende Winde. Beim Stuhl Schmerz, als ob der Mastdarm zerrissen würde, Blutungen aus dem Darm hellrot, Brennen und Jucken im After, auch noch zwei Stunden nach dem Stuhlgang, muß herumgehen, Afternässen, Aftervorfall.

Bei Durchfall geht mehrmals täglich Schleim ab, blutig mit Tenesmen.
Anschwellung der Leistendrüsen.
Liebt Fett und Salz, trächtige Tiere verspüren Verlangen nach Erde, Kalk. In der Erschöpfungsphase kehrt sich das Symptom um, es kommt zur Aversion.
Schläft unruhig, erwacht übelgelaunt.

Harnorgane:

Urin spärlich, dunkelbraun, riecht nach Pferdeharn, kalt beim Abgang, trüb, Harn kann Eiweiß enthalten, kann von Patienten bei Drang nicht angehalten werden.
Häufiger Harndrang, Urin eiweißhaltig, Brennen in der Urethra, die Nieren scheinen nicht richtig zu funktionieren, das gleiche gilt für andere innere Organe, deshalb müssen viele Stoffwechselschlacken über die Haut ausgeschieden werden, daher riecht der Acidum nitricum-Patient so penetrant.

Geschlechtsorgane

Männlich:

Brennen unter der Vorhaut, stinkendes Sekret, blutiger Ausfluß, Bläschen und Geschwüre, Harnröhrenmündung blutrot, geschwollen.
Schmerz im Hoden, wie gequetscht.

Weiblich:

Uterus groß, hart,
Jucken an den Schamlippen, übelriechender Ausfluß, fleischfarben, Ulzera, wund.

Bewegungsorgane:

Gelenke sind steif, krachend, schmerzhaft, schlimmer bei Wetterwechsel, Gelenksschmerzen wie nach einer Anstrengung, ziehende Schmerzen in der Nacht, Tibia ist besonders berührungsempfindlich,
Frostblasen auf den Zehen, stinkender Schweiß.
Knacken im Kiefer und in den Gelenken,
Gelenke rot, geschwollen, schmerzhaft, besonders in den distalen Phalangen.
Große körperliche Mattigkeit.

Haut:

Alle Absonderungen von üblem Geruch, dünn stinkend ätzend, braun, schmutzig.
Pickel an der Stirn-Haargrenze, häufige Furunkel, Haut trocken, rissig, Neigung zu Geschwüren, wie rohes Fleisch aussehend, leicht blutend, Faulecken, Unterschenkelgeschwüre, tief gezackte Ränder, Granulationen schwammig.

Warzen:

Warzen auf dem Rücken der Vorderextremität.
Warzen groß, rissig, bluten beim Waschen, Basis sieht wie rohes Fleisch aus, überschießende Granulationen.
Feigwarzen spitze und breite. Feigwarzen am Lidrand, entstehen durch eine chronisch entzündete Drüse (gut zu kombinieren mit Thuja, Causticum D 4 dreimal täglich, 3–4 Wochen).
Ulcera cruris: empfindlich, leicht blutend, rohes Fleisch.

Modalitäten:

Verschlimmerung:
kaltes feuchtes Wetter,
abends, nachts.

Besserung:
Fahren im Wagen.

Dosierung:
D 4, D 12, D 30.
Hochpotenzen.

ACIDUM PHOSPHORICUM
Phosphorsäure

Weihe-Punkt: M 27 re., KG 15.

Vergleichsmittel:
Arnica, Arsenicum album, Baptisia, China, Ferrum, Ignatia, Nux vomica, Phosphorus, Rhus toxicodendron, Stannum.

Antidot: Coffea

Allgemeinsymptome:
Säuren haben **„allgemeine Schwäche"** im Arzneimittelbild, aber bei der Phosphorsäure ist sie besonders ausgeprägt.
Phosphorsäure ist ein Rekonvaleszenzmittel für Patienten mit ursprünglich kräftiger Konstitution, nach schwächenden Krankheiten und nach Krankheiten mit Säfteverlusten.
Acidum phosphoricum ist auch ein Mittel für schnell wachsende, überforderte Jungtiere.

Wirkungsrichtung:
Vegetatives Nervensystem, periphere Nerven, Knochen, Muskeln, Verdauungskanal.

Leitsymptome:
Große Schwäche und Müdigkeit des Körpers. Es besteht Tagesschläfrigkeit, aber in der Nacht Schlaflosigkeit. Auffallend rasch ist der Patient nach dem Aufwecken klar.

Verhaltenssymptome:
Gleichgültigkeit und Apathie gegenüber Umgebung.
Überempfindlichkeit auf Geräusche und Licht.
Erwachen mit Heißhunger.

Mund:
Die Mundhöhle ist trocken, das Zahnfleisch blutet leicht.

Atmungsorgane:
Dyspnoe, chronischer Kehlkopf- und Bronchialkatarrh.
Schwieriges Atmen,
Husten mit schleimigem Auswurf.

Verdauungsorgane:
Blähungen, saures Aufstoßen, saures Erbrechen mit viel Durst.
Schmerzlose, graugelbe Durchfälle gleichzeitig mit dem Flatus. Die Durchfälle schwächen eher als sie erleichtern, oder es liegt ein chronischer Durchfall bei erhaltenem Appetit vor.

Harnorgane:

Häufiger Harndrang in der Nacht. Brennen und Schneiden beim Urinieren.

Geschlechtsorgane:

Ausfluß von Prostatasekret (Prostatorrhö) vor dem Urinieren.
Potenzschwäche, häufige Ursache des Coitus interruptus.

Extremitäten:

Stolpert durch Gliederschwäche und Fehltritte.
Knochenschmerzen bei rasch wachsenden Jungtieren.

Haut:

Akne, blutige Furunkel mit stark riechendem Eiter.
Jucken an After, Scheide, Hodensack.

Temperaturregulation:

Hitze bei Nacht mit reichlichem Schweiß.

Modalitäten:

Verschlimmerung:
Anstrengung,
Säfteverlust,
Kälte und Zugluft,
Sinneseindrücke, wie Geräusche, Licht.
Besserung:
Wärme,
nach Schlaf.

Dosierung:

D 1, D 3, D 4.

ACONITUM

Aconitum napellus

Sturmhut, blauer Eisenhut.

Familie: Ranunculaceae, Hahnenfußgewächse.

Weihe-Punkt: H 7, KS 9.

Der Name kommt vom Hügel Aconitos in Pontos, wo Herakles den Höllenhund Cerberus aus der Unterwelt holte. Das Tier wehrte sich und spritzte seinen Geifer, und überall wo der Geifer hinspritzte wuchs die Pflanze Aconitum.
Aconitum ist eine Pflanze, deren Gift plötzlich überfällt, so wie eine Krankheit, die plötzlich beginnt.
Die Symptome sind auch plötzlich, mit ungeheurer Angst und Unruhe verbunden.
Gawlik meint: „Wer von uns hätte nicht Angst, wenn wir in die Krallen des Höllenhundes gelangen?"
Carducci: Die Pflanze ist so heimtückisch, als hätte sie das Gift nur hervorgebracht, um zu töten.
Im Altertum wurde aus der Pflanze im indo-europäischen Kulturkreis ein Pfeilgift für die Jagd hergestellt.

Botanik:

Pflanze ausdauernd, krautig mit rübenförmiger Wurzelknolle. Stengel ist gerade mit blau-violetten Blüten, 3–4 cm lang, in aufrechten dichten Trauben. Das oberste Blumenkronblatt ist helmartig breiter als hoch, die übrigen paarweise darunter.
Blütezeit: Juni–August.
Blätter: tief handförmig geteilt, in dreizipfeligen Abschnitten.
Wurzel knollig verdickt, dunkel-rot-braun.
Die Früchte sind mehrsamige Balgkapseln.
Giftige, ausdauernde, krautige Staude, 3,0 mg töten ein Pferd.
Bevorzugt nährstoffreiche, stickstoffhaltige Böden. Wächst auf Weiden, Feuchtwiesen.
Verwendet wird die ganze frische Pflanze zu Beginn der Blüte.

Inhaltsstoffe:

Aconitin,
Aconitinsäure.
Aconitin ändert die Permeabilität der Zellen für Natrium. Die Repolarisierung der Zelle wird gestört. Angriff auf sensible und motorische Nerven.

Vergleichsmittel:

Belladonna, Glonoinum, Ignatia, Hyoscyamus, Agaricus, Ferrum phosphoricum, Stramonium.

Antidot:

Belladonna, Acidum aceticum, Berberis, Coffea, Nux vomica, Sulfur.

Pharmakologie, Toxikologie:

Aconitin als das Hauptgift wird bereits durch die unverletzte Haut aufgenommen und wirkt zuerst erregend, später lähmend. Dabei löst es Übelkeit, Krämpfe, Temperaturabsenkung, Kälte-und Taubheitsgefühl aus.
Aconitum ist in erster Linie ein Gefäßmittel. Seine meisten Auswirkungen, selbst die psychischen, lassen sich vom Gefäßsystem und seiner Beeinflussung begreifen. Die Angst von Aconitum findet ihre Erklärung im Sauerstoffmangel, wie er bei Kreislaufstörungen beobachtet wird. Die giftigsten Aconitum-Pflanzen sind daher in den sauerstoffarmen Regionen des Himalaja zu finden.
Wirkt vorwiegend auf das ZNS, den Sympathikus und macht zentralnervöse Erregungen.
Starke Salivation, Lähmung der Zunge, der Gesichts- und schließlich der Extremitätenmuskeln. Gastroenteritis, hämorrhagische Nephritis.
Verlangsamung des Herzschlages, arrhythmischer Puls, Blutdruckabfall.
Atem- und Vasomotorenzentrum wird gelähmt. Kreislaufkollaps.

Konstitution:

Muskulöse, vollblütige, leicht erregbare Typen. Individuen mit einem starken, rasch reagierenden Vasomotorenzentrum sprechen besonders gut auf Aconitum an.
Lymphatische Diathese.

Ätiologie:

Folge von Schreck und Angst.
Folge von Unterkühlung durch kalten Nord-Ostwind, trockene Kälte (Causticum), alles vorher Genannte hat eine vasokonstriktorische Wirkung und führt zu örtlichem Sauerstoffmangel.
Wetterwechsel,

starke Sonnenbestrahlung, Kopfbeschwerden nach Sonnenstich.
Pferd: Scheren und nachher Decke nicht aufgelegt.
Folge vom Zahnen,
Folge von Würmern.

Wirkungsrichtung:

Ist ein Mittel ersten Ranges für die akute Entzündung. Im Vordergrund steht eine arterielle Gefäßschädigung, welche den Boden für ungehemmtes Keimwachstum bildet. Die Entzündung ist noch nicht lokalisiert.
ZNS, Herz, Gefäßsystem, periphere Nerven. Auffallend ist die Plötzlichkeit des Auftretens von Symptomen (Aconitum, Belladonna, Ferrum phosph.), der Patient erfreut sich kurz zuvor guter Gesundheit. Plötzlich einsetzender Krankheitsbeginn mit Schüttelfrost und raschem Fieberanstieg. Wenn trockenes Fieber sich im Schweiß Luft macht, ist Belladonna, Apis, Bryonia usw. angesagt, Aconitum wirkt nicht mehr.
Die Entzündung, die Fieber auslöst, ist noch nicht lokalisiert. Wenn die Entzündung sich festgesetzt hat, ist es für Aconitum zu spät.
Aconitum ist ein Schmerzmittel (Chamomilla, Coffea),
Aconitumschmerzen sind schlimmer bis unerträglich gegen Abend. Sie sind reißend, schneidend und treiben den Patienten in die Verzweiflung.

Verhaltenssymptome:

Ängstlich, sogar in gewohnter Umgebung Angst (Belladonna ist halb betäubt). Die Angst findet ihre Erklärung aus dem Sauerstoffmangel, wie er bei Kreislaufstörungen beobachtet wird. (Arsenicum, auch ein Mittel der Todesfurcht, ist auch ein Mittel des Sauerstoffmangels.)
Unruhe, Unruhemittel, Nash: (Ignatia, Opium, Veratrum album).
Überempfindlich gegenüber Licht, Wärme, Geräuschen, Gerüchen, kalter Luft.
Will nicht berührt werden, geht sofort in Abwehr.
Verschlimmerung abends, die Aconitum-Symptome treten meistens abends auf.
Ängstliche Träume mit Hochfahren im Schlaf, wirft sich gepeinigt herum, findet in keiner Lage Ruhe.

Augen:

Akute Bindehautentzündung durch Zugluft oder durch trockene Kälte. Rot, entzündet.
Lider rot, hart, geschwollen.
Pupillen meist weit offen.
Akute Irritation nach einer Fremdkörperentfernung.
Indiziert, wenn noch keine Exsudation vorhanden ist.

Ohren:

Plötzliche Ohrenschmerzen nach einer Kältebelastung im Freien, vor allem nach einem kalten Wind, es besteht oft Frösteln am ganzen Körper.

Nase:

Schleimhaut trocken, Nase verstopft, trocken oder mit wenig wäßrigem Sekret.

Mund:

Zahnfleisch heiß und entzündet.
Trocken, Vibrieren der Zungenspitze, Zunge weiß, belegt. Bewegt ständig den Unterkiefer.

Rachen:

Rot, trocken, eingeschnürt. Geröteter Rachenring.
Akuter Rachenkatarrh mit Trockenheit.

Verdauungsorgane:

Durst auf kaltes Wasser,
Berührungsschmerz des Bauches.

Harnorgane:

Akutes Stadium einer Blasenentzündung, ausgelöst durch trockene Kälte.
Harnabgang spärlich mit Tenesmen.
Harnverhaltung nach Schreck.

Geschlechtsorgane:

Mastitis:

Die Mastitis kommt plötzlich, man kann förmlich zuschauen.
Das Sekret ist kaum verändert.
Die Tiere bekommen plötzlich einen Schüttelfrost, die Körpertemperatur ist immer über 41°C. Sie haben Angst, lassen sich fast nicht untersuchen. Der Puls ist frequent, voll, pochend.
Das Viertel ist prall, deutlich wärmer als das gesunde Viertel.
Man kann meistens beobachten, daß diese Tiere an Plätzen stehen, wo sie kalter permanenter Zugluft ausgesetzt sind, oder daß in der Nacht ein kalter Nordwind war.
Bei der Aconitummastitis hilft Aconitum D 30 stündlich gegeben (meistens genügt eine Gabe) wahre Wunder. Alle Erscheinungen verschwinden noch am selben Tag so schnell wie sie gekommen sind.

Aconitum-Kolik:

Auslöser ist kalter trockener Wind.
Beginn plötzlich, meistens in der Nacht.
Das Tier ist ängstlich und schreckhaft,
Puls kräftig beschleunigt,
Atemfrequenz ist erhöht,
Konjunktiven gerötet,
Haut trocken.

Haut:

Schleimhäute alle hellrot und blutgefüllt, wäßrige Absonderungen (schleimig, eitrig ist nicht mehr Aconitum).
Brennen mit nachfolgendem Taubheitsgefühl, geht auf die Minderversorgung mit Sauerstoff zurück.
Die Haut der Tiere ist trocken heiß, ohne Schweiß (Belladonna noch heißer, aber mit Schweiß an bedeckten Teilen).

Herz, Kreislaufsystem:

Heftige Erregung im arteriellen System, Herzklopfen, frequenter, fester, harter, voller Puls.
Verengung der Gefäße führt zu einem überhöhten Blutdruck.

Extremitäten:

Taub, steif, schmerzhaft.
Rheumatische Entzündung der Gelenke in der Nacht, Prellschmerz zwischen den Wirbeln. Kraftlosigkeit der Muskeln.

Fieber:

Hohes Fieber mit Schüttelfrost und trockener Hitze. Ursache des Fiebers sind Kälte und Entzündungen.
Vollblütige Typen neigen von Haus aus zu Aconitum-Fieber.
Dies ist ein trockener Fiebersturm mit angstvoller Beklemmung bei nervöser und funktioneller Erregung des Herzens und der Gefäße.
Das Fieber von Infektionskrankheiten spricht eher auf Ferrum phosphoricum an.

Modalitäten:

Verschlimmerung:

abends, besonders vor Mitternacht,
durch Schreck (Ignatia, Opium, Veratrum album).
Unterdrückung von Sekretionen,
trockene Luft (Bryonia, Causticum, Hepar sulfuris, Nux vom.).

Besserung:

Eintritt von Sekretion (Schweiß, Harn).

Dosierung:

Wenn das Fieber vom Organismus noch ertragen wird, D 3 bis Schweiß eintritt.
Wenn eine Fiebersenkung über den Sympathikus erwünscht wird, D 30.

AESCULUS HIPPOCASTANUM

Familie: Hippocastanaceae, Roßkastaniengewächse

Antidot: Nux vomica, Sulfur.

Vergleichsmittel:

Acidum fluoricum, Arnica, Calcium fluoratum, Hamamelis, Lachesis, Lycopodium, Sulfur.

Botanik:

Ein schon sehr lange existierender Baum, welcher in der Eiszeit nach Süden gedrängt wurde und durch menschliche Hilfe aus Kleinasien durch die Türken wieder über Nordgriechenland und Albanien zurückgekommen ist.
In der Volksmedizin wurde eine Tinktur aus Blättern und Blüten bei Venenleiden eingesetzt.
Türkische Soldaten setzen die Früchte bei lungenkranken Pferden ein.
Die Roßkastanie kann bis zu 200 Jahre alt werden. Sie ist ein sommergrüner Baum mit fingerförmigen Blüten und hat die jedem Kind bekannten Samen in fleischiger, stacheliger Schale.
In der Homöopathie werden die reifen, geschälten Samen verwendet.

Inhaltsstoffe:

Saponingemisch mit dem wichtigsten Bestandteil Aescin und Flavonen, von denen das Quercetin das wichtigste Flavon ist.
Ferner sind enthalten:
Cumarine, Öle, Kohlenhydrate, Ascorbinsäure, Proteine, Aminopurine.

Pharmakologie, Toxikologie:

Aescin und Quercetin bewirken an den Kapillaren eine Erhöhung der Kapillarresistenz durch eine Erhöhung der Permeabilitätsresistenz und eine gesteigerte Fragilitätsvermeidung.

Durch eine Tonisierung der arteriovenösen Anastomosen und einer Steigerung der Blutumlaufgeschwindigkeit bedeutet das eine ödemhemmende Wirkung. Die Hauptlast der ödemhemmenden Wirkung wird vom Aescin erbracht.

Wirkungsrichtung:

venöses Gefäßsystem, Mundschleimhaut, Ileosakralgelenk.
Leberleiden mit venöser Stauung.

Leitsymptome:

Trockene Katarrhe im Nasen-Rachenraum, mit dunkelrotem Aussehen.
Schmerzen besonders im Kreuzbein.

Verhaltenssymptome:

große Tagesschläfrigkeit, leicht reizbar, höchst mürrisch.
Sehr unwillig beim Abrichten.

Konstitution:

Rheumatisch, gichtig.

Nase:

Fließschnupfen mit brennendem Sekret und wunden Nasenlöchern (Arsen).

Mund:

Die Zunge ist belegt, als ob sie verbrüht wäre.
Schleimhaut geschwollen, brennend und trocken.
Speichelfluß, Erbrechen von Schleim.

Augen:

Venen erweitert, Augenhämorrhoiden. Die Venen im Augapfel sind prall gefüllt.
Tränenfluß.

Hals:

Durch die Trockenheit der Schleimhaut ständiger Zwang zum Schlucken.

Atemorgane:

Chronisch rezidivierende Rachenkatarrhe.
Verdauungsorgane:
Obstipation; Stechen im Mastdarm.
Harter, trockener Stuhl, welcher sehr schwierig abgesetzt werden kann. Nach dem Kotabsatz schmerzt der Anus.

Harnorgane:

Häufige, spärliche Harnabgabe mit Schmerzen in der Nierengegend.
Trüber Urin.

Extremitäten:

Ständiger Kreuzschmerz und Hüftschmerz, besonders beim Aufstehen und Bücken ist ein dumpfer Lumbosakralschmerz (Articulatio sacroiliaca) spürbar.
Schmerzen in den Knien.
Füße schwellen beim Gehen durch den Venenstau an.

Geschlechtsorgane:
Prostatavergrößerung,
Penisschmerzen führen zu Deckunlust.
Uterus vergrößert und verhärtet; durch die Stauungen im kleinen Becken kommt es zu Schmerzaustrahlung in die Iliosakralgegend.

Haut:
heiß und trocken, Juckreiz.

Temperaturregulation:
Frösteln am Rücken,
Fieber am Abend.

Klinik:
Pharyngitis follicularis.
Hämorrhoiden, Varizen,
Parametritis.

Modalitäten:
Verschlimmerung:
Bewegung, Bücken.
Heißes Wetter begünstigt venöse Stase.
Einatmen kalter Luft.
Besserung:
bei ausgiebiger Bewegung,
in frischer Luft.

Dosierung:
D 1, D 2, D 3.

AGARICUS MUSCARIUS

Fliegenpilz

Familie: Amanitaceae, Blätterpilze, Lamellenpilze.

Weihe-Punkt: Lu 5.

Vergleichsmittel:
Abrotanum, Acidum fluoricum, Chamomilla, Conium, Hyoscyamus, Stramonium.

Antidot:
Calcium carbonicum, Pulsatilla.

Botanik:

Ein in Europa, Sibirien, Nordamerika sowie in Südafrika verbreiteter Pilz. Man findet ihn von August bis Oktober. Es handelt sich um einen mittelgroßen Pilz mit einem roto-rangen Hut, welcher mit weißen flockigen, abwischbaren Hüllresten besetzt ist. Das Fleisch ist weiß und von der Huthaut eindringend gelb.
Gehört zu den Ständerpilzen (Basidienpilzen), welche auf Grund ihres Giftgehaltes für Mensch und Tier toxisch sind. Sie werden von den Nutztieren kaum aufgenommen, da sie instinktiv gemieden werden.
Verwendet werden die frischen Fruchtkörper.

Inhaltsstoffe:
Basen,
Iboteninsäure, ein Fliegen betäubender Stoff.
Cholin,
Acetylcholin,
Muscaridin,
Bufotenin, Muscaron, Selen, Vanadium.

Pharmakologie, Toxikologie:
Eine erst 12–14 Stunden nach dem Verzehr auftretende Pilzvergiftung äußert sich in einer Gastroenteritis mit Kollapserscheinungen. Es treten Rauschzustände wie bei Alkohol auf.
Muscaridin:
Per os aufgenommen, ist es nicht sehr giftig, da es die Blut-Hirnschranke nicht überwindet.
Es ist ein Parasympathikomimetikum und erregt die:
sekretorischen Endfasern,
motorischen Endfasern,
Schweißdrüsennerven.
Es kommt zu einer Steigerung der Sekretion aller echten Drüsen und zu einer:
spastischen Kontraktion des Ösophagus, der Bronchien, des Magens, des Darmes mit gesteigerter Peristaltik, zu Uteruskontraktionen, zu zerebralen Erregungserscheinungen, zur Bradykardie bis zum Herzstillstand.
Ferner wirkt der Fliegenpilz als Kapillargift, hat eine atropinähnliche Wirkung auf das Zentralnervensystem und außerdem bewirkt er eine Erregung des Nervus vagus.

Allgemeinwirkung:
gutes Mittel bei Krämpfen, Lähmungen, Muskelzuckungen und Koordinationsstörungen.

Wirkungsrichtung:
vegetatives Nervensystem, Muskulatur, Harnblase, Kapillaren.

Leitsymptome:
Spasmen, lähmende Schwäche, Durchblutungsstörungen, quälender Durst, Schmerzen, begleitet von Kältegefühl, Taubheit und Kribbeln.
Nervenzucken, welches in der Nacht verschwindet.

Verhaltenssymptome:
Erregung, Ausgelassenheit bis zu aggressivem Verhalten; dieses kann aber in Apathie umschlagen.
Bekommt richtige Gähnanfälle.

Kopf:
Schwindel vom Sonnenlicht.

Augen:
Nystagmus, Lidkrämpfe.

Mund:
Die Zunge und Lippen zittern.
Speichelfluß, trotz trockenem Rachen und Mund.

Atemorgane:
spastischer Husten und dauerndes Niesen.

Verdauungsorgane:
Ösophagusspasmus,
Blähungen,
Erbrechen,
Anfälle von Heißhunger, Durst.
Gliederzittern nach der Futteraufnahme.
Afterjucken.

Harnorgane:
Blasenkrämpfe gehen in Blasenlähmung über.
Harndrang, aber nur träufelnder, stockender Abgang.

Geschlechtsorgane:
Einer Hypersexualität folgt totale Schwäche.

Herz, Kreislaufsystem:
Herzklopfen nach dem Aufwachen, welches mit Angst verbunden ist.
Arrhythmie.

Extremitäten:
Extremitätenenden sind immer kalt und in zappeliger Bewegung (Tic, Zincum).
Schmerzen im Rücken, Zuckungen des M. longissimus dorsi, auch an anderen Muskeln findet man Muskelfibrillieren und Tremor.
Sehnenhüpfen.
Unkontrollierte, unkoordinierte Gliederbewegung bei schwacher Muskelkraft. Diese Koordinationsstörungen treten häufig nach Erregung auf (auch durch sexuelle Erregung). Die Muskelzuckungen führen zu einem Kräfteverfall. Nach der Erholung treten häufig überschießende Bewegungen auf.

Haut:
Schüttelfrost wegen mangelhafter Durchblutung. Frieren bei geringer Kälte.
Juckreiz, Parästhesien wie Eisnadelprickeln. Pruritus sine materia bei Hunden, das Fell ist oft sehr schön, sie lassen sich aber hingebungsvoll kratzen und können nicht genug davon bekommen.

Klinik:
epileptiforme Zustände,
Blasenlähmung,
Lidkrämpfe,
Zitterkrankheit der Ferkel.

Modalitäten:
Verschlimmerung:
Aufregung am Morgen,
bei Berührung,
Sonneneinstrahlung.

Besserung:
im Freien,
nach Stuhl- und Harnabgang.

Klinik:
Knochenschmerzen in der Wachstumsperiode,
Gähnen bei zerebralen Erkrankungen,
Folgen einer Enzephalitis.

Dosierung:
Nicht unter D 6, D 12, D 30.

AILANTHUS GLANDULOSA

Götterbaum
Ein in Ostasien wachsender Baum.

Familie: Simarubaceae

Inhaltsstoffe:
Quassin,
Neoquassin.

Toxikologie:
Im Tierversuch wurde festgestellt:
Lähmungen von Gehirn und Rückenmark. Lähmungen steigen von den Hintergliedmaßen auf.
Verwirrung der Nerven mit Stupor.
Durch die Zersetzung von Blut, wie sie auch bei schweren Infektionskrankheiten auftritt, erscheint die Haut livide.
Es kommt zu einer Reizung der Schleimhäute, besonders des Atmungs- und Verdauungstraktes.

Leitsymptom:
Septische Infektionskrankheiten mit malignem Verlauf, adynamischem Fieber, mit häufigen Frostschauern.
Stupor,
hochgradige Schwäche.

Verhaltenssymptome:
vollkommene Gleichgültigkeit gegenüber Ereignissen in der Umgebung.

Kopf:
Schmerzen im Nacken, Rücken.
Ohrspeichel- und Schilddrüse vergrößert und geschwollen, schmerzhaft.

Augen:
Bindehautkatarrh.

Luftwege:
Wundheit der Nase,
Rachen trocken, geschwollen.

Herz, Kreislaufsystem:
Herzschwäche mit drohendem Kollaps, welcher vom ZNS ausgeht.
Blutarmut mit großer Müdigkeit.

Haut:
Schlecht durchblutet durch Vasomotorenkollaps, kalte Hautoberfläche.

Verdauungsorgane:
Kot wird mühsam entleert.

Geschlechtsorgane:
Weiblich:
Schwäche des Bandapparates, schlechte Durchblutung, Gebärmuttersenkung.

Dosierung:
D 1, D 2, D 3.
Ich habe Ailanthus glandulosa öfters an Rinder verabreichen lassen, wo praktisch nach jeder Geburt mit einer Gebärparese zu rechnen war; es hat sich sehr gut bewährt.

ALLIUM CEPA
Sommerzwiebel, Küchenzwiebel

Familie: Liliaceae, Liliengewächse

Vergleichsmittel:
Arsenicum, Bryonia, Chamomilla, Euphrasia, Iodum, Phosphorus.

Antidot:
Arnica, Chamomilla, Nux vomica, Veratrum.

Wirkungsrichtung:
Schleimhäute des Nasen-Rachenraumes auf Grund der ätherischen Senf- und Lauchöle.

Leitsymptom:
Akute katarrhalische Entzündung der Schleimhäute mit verstärkter Sekretion, anhaltendes Niesen mit brennendem Sekret.
Schnupfen beim Betreten eines warmen Raumes.

Augen:
Übermäßiger Tränenfluß bei einer Erkältungskonjunktivitis. Beißen und Brennen wie beim Zwiebelschneiden oder von Rauch. Die Augen werden ständig gerieben. Die Kapillaren sind injiziert.

Nase:
Reichlicher wäßriger, scharfer Fließschnupfen mit mildem Tränenfluß, Nebenhöhlenkatarrh.
Nasenpolypen (Teucr., Sang., Psor.).

Ohren:
Ohrenschmerzen, vor allem entlang der Tuba Eustachii zum Mittelohr fortschreitend (in Verbindung mit Chamomilla, Pulsatilla).

Atemorgane:
Laryngitis,
Husten, als ob der Kehlkopf zerspringen würde.

Verdauungsorgane:
rumpelnde Flatulenz.
Koliken beim Sitzen.

Extremitäten:
Stumpfneuralgien nach Amputationen.

Modalitäten:
Verschlimmerung
am Abend,
bei Zimmertemperatur.
Besserung:
in frischer Luft,
Kälte

Dosierung:
D 2, D 4.

ALOE
Haifischzahnlilie

Familie: Liliaceae

Vergleichsmittel:

Acidum nitricum, Aesculus, Apis, Arnica, Baptisia, Nux vomica, Lycopodium, Phosphorus, Podophyllum, Secale cornutum, Sepia, Sulfur, Veratrum album.

Antidot: Camphora, Lycopodium, Nux vomica, Opium, Sulfur.

Ergänzungsmittel: Sulfur.

Botanik:

Fleischige, gezackte Blätter in grundständiger Rosette mit Blütentrauben an langem Stengel.
Verwendet wird der getrocknete Milchsaft der Blätter.

Inhaltsstoffe:

Emodin,
Aloin,
Harz.

Pharmakologie, Toxikologie:

Stark abführende Wirkung. Bei Katzen und Menschen kommen bei Mißbrauch von Aloe Darmblutungen vor. Kaiser Otto III. bekam nach einer Gabe von 16 Gramm Aloe eine tödlich endende hämorrhagische Darmentzündung. Wenn Aloe in höheren Dosen als Purgans verwendet wird, treten bei 30 von 100 behandelten Menschen Hämorrhoiden auf.

Wirkungsrichtung:

Magen, Darm, Abdomen.

Leitsymptom:
Blutstauungen im Abdomen mit allen Folgen. Pfortaderstauung mit Hämorrhoidalblutungen.

Verhaltenssymptome:
Menschenscheu. Auffallend unsteter Blick.
Verträgt nicht, zugedeckt zu werden.

Nase:
Nasenspiegel ist kalt,
Fließschnupfen.

Atemorgane:
Bronchitis sicca.

Verdauungsorgane:
Abneigung gegen Fleisch.
Der Hauptangriffspunkt liegt im Mastdarm.
Stuhlgang sofort nach dem Fressen. Plötzlicher, gelber, heißer, dünner, gallertig-schleimiger Stuhl mit Blähungen.
Durchfall kann mit Obstipation wechseln.
Blähungen mit Pulsieren in der Nabelgegend, bei Blähungsabgang geht unbemerkt Kot mit. Krümmt sich zusammen.
Afterjucken,
Sphinkterschwäche.

Harnorgane:
Reizung des Blasenhalses mit Brenngefühl. Urin kann kaum gehalten werden. Inkontinenz älterer Patienten.

Geschlechtsorgane:
Gebärmuttervorfall.

Haut:
Heiß, Juckreiz erscheint jedes Jahr, wenn der Winter naht (Psorinum).
Profuser, kalt-feuchter Schweiß nach einem Durchfall.

Extremitäten:
Stiche im Kreuz bei Bewegung, Lumbagoneigung.

Klinik:
Dünndarmkatarrhe mit Sphinkterschwäche.
Mesenterialthrombose.

Modalitäten:
Verschlimmerung:
Fressen,
beim Gehen,
heißes, trockenes Wetter,
morgens.
Besserung:
kaltes Wetter,
Stuhlgang.

Dosierung:
D 3, D 6.

ALUMINA

Tonerde, Aluminiumoxid.

Weihe-Punkt: MP 15.

Vergleichsmittel:
Argentum nitricum, Bryonia, Causticum, Conium, Graphites, Hepar sulfuris, Lachesis, Natrium chloratum, Opium, Plumbum, Sepia, Silicea, Sulfur, Zincum.

Antidot: Bryonia, Cadmium oxydatum, Pulsatilla.

Es ist eines der am meisten vorkommenden gesteinsbildenden Elemente der Erde. Nur Sauerstoff und Silicium kommen in noch größerer Menge vor. Aluminiumoxid macht 7% der Erdrinde in Form komplexer Silikate aus (Feldspate, Gneis, Tone usw.). In der Natur kommt das besprochene Aluminiumoxid als Korund und als Kryolith vor. Rubin und Saphir sind Abarten des Korund, deren schöne Färbung nur auf Verunreinigungen beruht. Beim Korund ist es das Chromoxid, das ihm dieses schöne Rot verleiht.
Angewendet wird die aus Kryolith hergestellte ausgeglühte Tonerde. Alumina ist nicht die metallische Form, mit der es immer verwechselt wird, sondern gebrannte Tonerde. Es gibt noch Aluminium metallicum, welches aber noch nicht geprüft ist.
Alumen, abgekürzt Alum. wird auch sehr oft mit Alumina verwechselt. Es ist ein Aluminium-Kaliumsulfat.

Pharmakologie, Toxikologie:
Alumina ist toxisch und kann durch Umweltschäden in den Nahrungskreislauf kommen. Saurer Regen kann es aus dem Erdreich lösen und im Trinkwasser anreichern. Es ist auch Bestandteil von Emulgatoren, Kochgeschirren, Medikamenten gegen Übersäuerung etc.
Im Organismus kann eine Dysbalance zwischen Calcium und Aluminium vorliegen.
Aluminium steigert die Quellbarkeit der Zellmembranen in Pflanzen und ist daher ein wichtiger Bestandteil für die Wasseraufnahme. Es ist ein Regulator für die Membrandurchlässigkeit. Alumina verhindert den Verlust von Wasser und Mineralien. Dieser Verlust führt zu Magerkeit und Trockenheit, die sich wie ein roter Faden durch das Arzneimittelbild zieht.
Es ist für den menschlichen Organismus nicht essentiell; zumindest noch nicht nachgewiesen.
Man findet es in Blut, Knochen, Gehirn.

Wirkungsrichtung:
ZNS, peripheres Nervensystem, Schleimhäute, Haut.

Verhaltenssymptome:
Traurigkeit und Seufzen, auffallende Hast, Ruhelosigkeit.

Allgemeinsymptome:
Alumina ist das Aconit der chronischen Krankheiten.
Es gilt als tiefgreifendes und langwirkendes Mittel, daher muß es über längere Zeiträume gegeben werden und ist fast nie in einem akuten Fall angezeigt. Alumina hat die Verlangsamung im Arzneimittelbild (Flor de piedra, Plumbum, Phosphorus). Die Verlangsamung ist ein Hinweis darauf, daß es eher bei chronischen Leiden helfen wird.

Alumina gilt als gutes Konstitutionsmittel der Psora.
Als Antipsorikum wirkt es bei alten, anämischen, mageren, chronisch obstipierten Patienten.
Im Arzneimittelbild hat es auf Grund der mangelnden Eigenwärme große Erkältlichkeit.

Konstitution:
Psorisch, treibt abzuleitende Toxine als Ausschläge auf die Haut.
Schlecht heilende Prozesse auf Grund einer Konstitutionsschwäche.
Mangel an Lebenswärme, magere, trockene Tiere.
Tendenz zu Verhärtung und Tumor.

Leitsymptome:
Alumina ist eine Arznei, die immer eng mit Austrocknung verbunden ist.
Appetit auf unverdauliche Dinge, ausgelöst durch die Magen-Darmspastik. Alumina verträgt keine Kartoffel.
Krämpfe in allen Bereichen vom Ösophagus bis zur Wade.
Gefühl, als ob etwas im Hals stecken würde, Konstriktionsgefühl der Luft- und Speiseröhre, Obstipation.
Sekretionen neigen zur Eindickung. Sie sind ätzend, scharf, wundmachend, wie bei allen Metallen.

Augen:
Lider sind trocken, Lichtscheue,
in der Früh verklebt.
Die Wimpern fallen aus.

Nase:
Verstopft durch zähes, pfropfenartiges Sekret.

Hals:
Trockenheit des Halses veranlaßt ständiges Räuspern und Hüsteln, nach einiger Zeit kommt ein dicker Schleimklumpen.

Verdauungsorgane:
Trockenheit des Mundes und des Halses.
Seit Jahren chronisches Aufstoßen.
Obstipation:
Der Stuhl kann erst dann abgehen, wenn sich eine größere Menge Kot angesammelt hat. Der Stuhl ist hart, knollig, oft mit Schleim bedeckt. Es kann auch ein lehmfarbener Stuhl sein, welcher am Körper kleben bleibt. Durch die Untätigkeit des Rektums ist sogar dieser Stuhl schwierig abzusetzen und stets wenig. Es besteht wie bei Bryonia kein Verlangen nach Entleerung. Die Verstopfung scheint auf einer Trockenheit der Schleimfollikel (Sekretmangel) zu beruhen.

Harnorgane:
Schwäche und Spasmen der ableitenden Harnwege.

Extremitäten:
Die Leitung im Rückenmark ist verzögert, die Reflexe zum Teil oder ganz erloschen. Sehr oft schlafen die Extremitäten ein, oder es besteht eine zittrige, lähmungsartige Schwäche, eine Gangunsicherheit mit Stolpern beim Schließen der Augen.
Der Kranke muß durch die Beinmüdigkeit sehr viel liegen.

Haut:

Durch schlechte Durchblutung und den Versuch, Schadstoffe auszuleiten, ergeben sich trockene, flechtenartige, juckende Ausschläge, schlecht heilende Hautwunden sowie eine spröde und rissige Haut. Der Hautturgor ist herabgesetzt. Sehr typisch für Alumina ist das Altersjucken bei kalter Haut.

Unerträgliches Jucken treibt zum Kratzen, bis die Haut blutet. Die Hautprobleme verschlechtern sich im Winter (Petroleum).

Das Haarkleid ist glanzlos und struppig.

Nägel, trocken, brüchig.

Alumina ist das Hauptmittel für Afterfissuren.

Temperaturregulation:

Der Mangel an Eigenwärme läßt den Aluminapatienten immer die Wärme suchen. Am liebsten würde er in den Ofen kriechen (Graphites ist ähnlich, aber dick).

Klinik:

Rhinitis atrophicans,
Ösophaguskrampf mit Regurgitieren von Futter (Baptisia, Cicuta).
Bleikoliken, es ist Antidot von Blei.
Neurodermitis,
Schleimhaut- und Drüsenkrebs,
Afterfissuren,
Rektumkarzinom,
Allergosen.

Modalitäten:

Verschlimmerung:
Kälte, kalte Luft,
Kartoffeln.

Besserung:
Wärme.

Dosierung:

Obstipation: D 3, D 6,
Konstitution: D 30, seltene Gaben, wirkt oft 3–4 Monate.
Haut, Haare: hohe Potenzen, D 30.

AMBRA GRISEA

Grauer Amber

Weihe-Punkt: N 24.

Eine wachsartige Substanz, welche vom Pottwal in seinem Verdauungstrakt ausgeschieden wird und im Meer schwimmt (Gallen- oder Darmstein). Da aber nur 1% der Pottwale Ambra aufweisen, nimmt man an, daß es sich um ein Krankheitsprodukt handelt. Es könnte sich um Ausscheidungen handeln, welche nach einer Reizung der Darmwand entstehen, die durch Cephalopoden verursacht werden. Cephalopoden werden vom Wal gefressen.

Inhaltsstoffe:
Ambrein: ein trizyklischer Terpenalkohol, aus dem bei der Reifung von schwarzer in graue Ambra Geruchsstoffe entstehen. Es handelt sich dabei um einen der teuersten Rohstoffe der Parfumindustrie.

Vergleichsmittel:
Calcium carbonicum, China, Cimicifuga, Gelsemium, Ignatia.

Wirkungsrichtung:
Ambra scheint sehr stark auf das Riechhirn zu wirken. Das Riechhirn ist einer der ältesten Teile des Endhirns, welches sich im Laufe der Evolution zugunsten des Großhirns zurückgebildet hat. Der Riechnerv ist aber immer noch der einzige Nerv mit einem direkten Zugang zur Außenwelt. Gerüche sind daher starke Auslöser für vegetative Prozesse. Grundtendenz von Ambra ist daher eine starke Überempfindlichkeit des vegetativen Nervensystems. Alle Eindrücke werden überdeutlich empfunden und verschlimmern die Beschwerden.

Leitsymptome:
Geringe Beanspruchung der Nerven greift sehr an bis zum nervösen Zusammenbruch.
Selten liegen organische Veränderungen zugrunde.
Trockenheit der Nasen- und Mundschleimhäute,
einseitige Schweiße,
Foetor ex ore,
Jucken an den Genitalien.

Verhaltenssymptome:
Anwesenheit anderer beim Stuhlgang ist ihm unerträglich.
Fühlt sich durch die Gegenwart anderer verunsichert, will alleine sein.
Unruhiger Schlaf.

Atmungsorgane:
nervöser spastischer Husten.

Verdauungsorgane:
Atonie und schlechte Zirkulation führen zum Gefühl der Eiseskälte.
Verstopfung und Flatulenz, aufgetriebener Bauch, Kollern und Lärmen.

Harnorgane:
Schmerzen beim Harnlassen durch Brennen der Urethra.

Extremitäten:
Krampfneigung.

Haut:
Jucken an wechselnden Stellen, besonders um die Geschlechtsorgane.

Modalitäten:
Verschlimmerung:
bei Anwesenheit von Fremden.
Besserung:
langsame Bewegung im Freien,
Liegen auf der schmerzhaften Seite.

Dosierung:
D 1, D 2, D 6.

AMMONIUM IODATUM

Ammoniumiodid, $NH_4 I$, entsteht aus der Verbindung von Ammoniak mit Iod. Weißes, kristallines Pulver oder würfelförmige Kristalle, an der Luft zerfließend; leicht in Wasser löslich.

Antidot:
Lachesis, Ammonium carbonicum.

Vergleichsmittel:
Antimonium crudum, Magnesium carbonicum, Kalium carbonicum, Phosphorus, Ipecacuanha, Tartarus emeticus.

Toxikologie:
Alle Ammoniumsalze führen nach oraler Aufnahme zu gastro-intestinalen Störungen, zu zentralnervösen Dämpfungen, sowie zu Alkalose. Vergiftungen treten auf, wenn die NH_4-Konzentration 1 mg% übersteigt.
Ammoniak reizt die Schleimhäute von Augen, Nase und Bronchien stark, während Iod die Heilung fördert. Die Folgen sind eine Keratokonjunktivitis, stark verdickte Schleimhäute, Glottisödem, Lungenödem.
Gesunde Luft sollte nicht mehr Ammoniak als 2 mg/m^3 (2 ppm) enthalten.
Sektion:
ulzerierte Magen-Darmschleimhaut. Ödematisierte Schleimhaut mit hämorrhagischen Bezirken.

Allgemeinsymptome:
Ammonium iodatum ist das akuteste Mittel von allen Ammoniumverbindungen und ist in Notfällen indiziert (Ammonium carbonicum, Ammonium bromatum, Ammonium muriaticum).

Leitsymptom:
Getraut sich aus Erstickungsangst nicht niederzulegen.

Mund:
Speichelfluß bei allen Tierarten; er tritt beim Pferd sehr selten auf, wenn, dann ist das typisch Ammonium iodatum.

Nase:
Nach dem Husten kommt schaumiges Sekret aus der Nase.

Hals:
Heiserkeit, trockener lästiger Husten, Schleimrasseln in Trachea und Kehlkopf. Husten am Beginn der Bewegung.

Atemorgane:
Rasselnde Atmung, röchelnde Atmung, Nüstern weit gestellt, Mundatmung, betont abdominale Atmung, kann den Schleim vor Schwäche nicht herausbringen, Hiemen und Giemen.
Drohendes Lungenödem.
Das Tier scheint in den eigenen Sekreten zu ersticken.
Rasselgeräusche in der Trachea, nach Beginn der Bewegung.

Verdauungsorgane:
Trockener Katarrh, die Stühle sind hart und von Schleim überzogen, sie bröckeln beim Durchgang durch den After ab.

Klinik:
Bronchiolitis und Bronchopneumonie mit hohem Fieber und großer Schwäche.

Modalitäten:
Verschlimmerung:
warme, feuchte Luft (Iodanteil des Mittels),
Zugluft,
Staub,
ammoniakhältige Stalluft,
Anstrengung,
Transport.
Besserung:
leichte Bewegung,
frische, kühle Luft.

Dosierung:
D 2, D 4.

ANTIMONIUM CRUDUM

Schwarzer Spießglanz.
Steht im Periodensystem in der Stickstoffgruppe zwischen Phosphorus und Antimon.

Weihe-Punkt: MP 13.

Vergleichsmittel:
Sulfur.

Antidot: Hepar sulfuris.

Wirkungsrichtung:
Magen-Darmtrakt, Stoffwechselstörungen (Rheuma, Gicht, Fettsucht) scheinen die Folge von mangelhafter Oxidation und von Leberfunktionsstörungen zu sein.

Verhaltenssymptome:
Mürrisch, mag nicht berührt werden.
Große Müdigkeit, besonders bei heißem Wetter,
kann Sonnenhitze nicht ertragen (Lachesis).
Schläft viel, Ruhe bessert aber nicht.
Gefräßige Tiere.

Augen:
entzündete und verklebte Augenlider.
Verhornungsneigung am Auge.
Hornhautgeschwüre.

Nase:
Nasenlöcher aufgesprungen, schwieliger Nasenspiegel.

Mund:
Mundwinkel eingerissen.
Kalk-weiß belegte Zunge.
Zahnfleisch weicht zurück.

Atemorgane:
Muß beim Eintreten in einen warmen Raum sofort husten.

Verdauungsorgane:
Störungen nach Überfressen, Durcheinanderfressen, Übelkeit und Unbehagen. Verdauungsstörungen nach zuviel Brot und Teigwaren. Erbrechen bessert die Beschwerden nicht.
Diarrhö nach Diätfehlern, besonders in der heißen Sommerzeit.
Die Stühle sind teils fest, teils flüssig, unverdaut. Nach dem Kotabsatz kommt es zu Afterjucken.

Haut:
Warzenmittel, wenn die anderen wie Thuja, Acidum nitricum, Causticum versagen.
Nägel verkrüppelt, wachsen gespalten. Das Horn ist spröde, bröckelig. Nägel wachsen kreuz und quer.
Schmerzhafte, schwielige Verdickungen an den Fußsohlen.
Ekzem mit gastrischen Störungen mit dicken, honigfarbenen Krusten und Borken. Am ganzen Körper findet man heftig juckende Krusten. Sehr häufig sind die Übergangsstellen von der Haut zur Schleimhaut betroffen (Mund, Augen, Anus).
Ekzem im Bereich des Skrotums und der Geschlechtsorgane.

Klinik:
Schleimhämorrhoiden, bei denen ständig Sekret aus dem After sickert.
Nagelbettentzündungen.

Modalitäten:
Verschlimmerung:
Sommerhitze, oder nasse Kälte,
kaltes Baden.
Besserung:
im Freien,
in Ruhe.

Dosierung:
D 3, D 6, D 30.

ANTIMONIUM SULFURATUM AURANTIACUM

Goldschwefel.

Leitsymptome:
Schnelle Ermüdung, leichtes Schwitzen mit starkem Nachschwitzen.
Chronisches Asthma und Bronchialkatarrhe.
Emphysembronchitis.

Augen:
Augentränen, Korneatrübung.

Mund:
Speichel, pappig, klebrig.

Nase:
venöse Stase, Schleimhaut stark gerötet,
Nasenbluten bei Saufen von kaltem Wasser,
zäher weißlicher Schleim bleibt an den Nüstern hängen.

Atemorgane:
Zäher pappiger Schleim in Bronchien, Kehlkopf und Trachea.
Bronchialkatarrh mit reichlicher Schleimanhäufung, die schwer abgehustet werden kann. Alte Tiere haben nicht die Kraft auszuhusten.
Husten zu Beginn der Bewegung, trocken, hart, quälend.
Winterhusten,
Husten zu Beginn der Bewegung.
Auskultation:
linke Seite verschärftes Inspirationsgeräusch, stärker betroffen, rechte Seite eher Rasselgeräusche.
Lungenfeld erweitert, Dämpfung, Dampfrinne.

Verdauungstrakt:
Bauchdecke gespannt, druckempfindlich; häufige Flatulenzen mit plötzlichem Kotabsatz, erst hart geballt, dann eher dünnflüssig, weich und hell. Nach dem Kotabgang kolikartige Schmerzen mit lautem Darmgeräusch.

Harnorgane:
Urinmenge vermehrt und dunkel.

Haut:
Trockene, erhabene Pusteln an der Haut von Hals und Gliedmaßenenden.

Dosierung:
D 3, D 4.

ANTIMONIUM TARTARICUM

(Tartarus stibiatus, Tartarus emeticus)
Brechweinstein

Weihe-Punkt: B 13, Di 6, N 26, N 27.
Antimonyl-Kaliumtartrat.
Ein Doppelsalz der Weinsäure, welches wie der Name sagt, früher als Brechmittel genommen wurde. Es hat eine tiefe Wirkung auf die Schleimhäute der Atemorgane.
Wird in Frankreich an Gänse verfüttert, damit diese eine Fettleber bekommen.

Pharmakologie, Toxikologie:
Vergiftungsbild zeigt einen entzündlichen Zustand der Magenschleimhaut sowie der Schleimhaut des Respirationstraktes mit äußerster Kälte der Haut und der Gliedmaßen. Es besteht große Hinfälligkeit mit Muskelzittern. Es bewirkt eine fettige Degeneration der Körperdrüsen, besonders der Leber. In hohen Dosen aufgenommen, erfolgt der Tod nach Krampfanfällen durch Lähmung des Hirns und der Herztätigkeit. Degeneration des Herzmuskels.

Antimonium tartaricum

Wirkungsrichtung:
ZNS, Herz, Schleimhäute der oberen Luftwege, Lunge, Magen-Darmkanal, Haut, Muskeln, Gelenke.

Konstitution:
hydrogenoide Konstitution.

Ätiologie:
Folge von Unterdrückung von Hautausschlägen (Cuprum, Zincum, Apis).

Verhaltenssymptome:
Schläfrigkeit, Schlafsucht mit gesenktem Kopf und halb geschlossenen Lidern. Setzen den Kopf am Barren auf. Übellaunigkeit, Entkräftung, will nicht allein sein.
Schreckhaft bei Geräuschen,
läßt sich nicht untersuchen.
Hippokratisches Gesicht.

Allgemeinsymptome:
Gesteigerte Sekretion der drüsigen Organe nach Verabreichung kleiner Dosen.
Die Kaliumkomponente sorgt für eine tonisierende Wirkung auf das Herz-Kreislaufsystem. Weil Tartarus emeticus ein starkes Herzgift ist, darf es bei labilem Herz nur in schwachen Dosen verwendet werden.

Leitsymptom:
Große Erschöpfung und Kräfteverfall.
Legt sich nicht nieder vor Angst zu ersticken.
Schleimrasseln mit Unvermögen auszuhusten.
Starke Speichelbildung, außer beim Pferd, bis zu Erbrechen.
Morgens Schweißausbruch an den seitlichen Bauchwänden (nach einem seltenen Hustenanfall).
Unterhautödeme, wassersüchtige Anschwellung am Bauch und Schlauch als Ausdruck der Verfettung innerer Organe.

Augen:
Augäpfel eingefallen. Flimmern der Augen, Konjunktivitis.

Mund:
Zunge, Papillen hochrot, weiß belegt, vermehrte Speichelbildung.
Mundschleimhaut mit kleinen, ausgestanzten Geschwüren.

Nase:
Nüstern sind weit geöffnet, gelegentlich ist der Mund geöffnet.
Schleimhäute hyperämisch mit viel Schleimabsonderung aus der Nase, häufiges Schnauben.

Hals:
Schleimmassen in der Luftröhre.
Katarrhe des Kehlkopfes mit Stimmlosigkeit.

Atemorgane:
Entzündung vorwiegend der unteren Luftwege. Bronchialkatarrh, feinblasiges Schleimrasseln, kann nicht „aufhusten".
Atmung ist weithin hörbar, stoßweise und betont abdominal.
Lungenfeld erweitert mit dumpfem Perkussionsschall.
Bild der Dämpfigkeit mit starker Verschleimung der Lunge.
Atmung ist wegen der Stauungen in der Lunge erschwert.

Verdauungsorgane:
Lebergegend schmerzhaft.
Heftige Magenschmerzen, Koliken und wäßrige, übelriechende Durchfälle. Flatus, Abgang von dünnem Kot.

Harnorgane:
starker Drang zum Urinieren, Brennen beim Wasserlassen, tropfenweiser Abgang, die letzten Tropfen sind blutig.

Geschlechtsorgane:
Pusteln am Skrotum.
Eingezogene Brustwarzen.

Haut:
Unheilbare Haut, Aussehen wie gegerbtes Leder.
Juckende Friesel-und Bläschenausschläge, pustulöse Ausschläge; diese entwickeln sich langsam zu hämorrhagischen Ulzera.

Extremitäten:
Schmerzen in Muskeln und Gelenken. Muskeln und Gelenke sind steif. Gichtisch-rheumatische Schmerzen in den Lenden und im Iliosakralbereich. Wechselnde Lahmheiten mit leicht geschwollenen Gelenken.

Klinik:
Pneumonie mit Kurzatmigkeit in Folge von Hepatisation der Lunge, Patient ist zu schwach und zu schläfrig, Sekret aufzuhusten. Der optimale Zeitpunkt für den Einsatz ist der Zeitpunkt der Lösung der Hepatisation.
Emphysem, Emphysembronchitis in Verbindung mit chronischer Herzschwäche.
Es ist ein gutes Resorptionsmittel für Pleuraexsudat (im Wechsel mit Bryonia).
Mittel für das Endstadium der Dämpfigkeit mit der Gefahr des Niederbruches.

Modalitäten:
Verschlimmerung
Wärme in jeder Form (Sonne, Infrarotlampen, Decken),
feuchtkaltes Wetter,
Liegen,
Wetterwechsel im Frühjahr.

Besserung:
kalte, frische Luft,
Scheren des Felles,
Expektoration,
leichte Bewegung.

Dosierung:
D 3, D 6, D 12.

APIS MELLIFICA

Das Gift der Honigbiene.
Verwendet werden die ganzen Körper der Arbeitsbienen, denn die Drohnen sind giftfrei. Frisch geschlüpfte Honigbienen sind nahezu giftfrei, das Maximum an Giftwirkung erreichen sie mit 14 Tagen.

Weihe-Punkt: Dü 18.

Vergleichsmittel:

Argentum nitricum, Arsenicum album, Belladonna, Bryonia, Cholchicum, Lachesis,
Ledum,
Zincum.

Antidot:

Unverträglich vor und nach Rhus-t.

Inhaltsstoffe:

Biogene Amine:
  Histamin,
  Dopamin,
  Noradrenalin.
Mellitin
Apamin
MCD
Enzyme: Phospholipase A,
  Phosolipase B,
  Hyaluronidase.

Toxikologie:

Zellwandschädigende Wirkung mit einer hochgradigen Hyperämie und ödematösen Schwellung. Durch das Histamin kommt es zu einer enormen Erweiterung der Kapilaren und kleinen Venen. Ist die Dosis sehr hoch, können auch kleine Nekrosen entstehen.
Histamin hat auch eine blutdrucksenkende und darmanregende Wirkung.
Es können auch Allergien entstehen durch Histamin im Bienengift und durch Freisetzung von Histamin aus den Proteinen des Organismus, wenn dieses mit fremdem Eiweiß, welches im Bienengift enthalten ist, reagiert.
Apis sollte nie intravenös gegeben werden, da es bei einer Unverträglichkeit zu einem Lungenödem kommen kann.

Konstitution:

skrofulöse Konstitution.
Apis wird als die „feurige Witwe" bezeichnet.

Verwandtschaft:

ergänzend Natrium chloratum.
Arsen und Pulsatilla folgen gut.
Unverträglich vor und nach Rhus-t.

Wirkungsrichtung:

ZNS, Meningen, Affinität zu den Harnorganen, Ovarien, zur äußeren Haut, Schleimhäuten, Serosa.

Verhaltenssymptome:

plötzliches Aufschreien, Winseln,
ärgerlich, man kann nichts recht machen.
Dauernde Unruhe, ständiger Ortswechsel, tänzelt an wie eine Biene.
Berührungsempfindlichkeit, verträgt keine Wärme.

Apis mellifica

Leitsymptom:

akutes Einsetzen der Beschwerden, brennend-stechender Schmerz, wie der Stich einer Biene;
rote Quaddel mit weißem Zentrum; das Gewebe herum ist weich ödematös geschwollen, glänzend durchscheinend.
Rapide einsetzende Exsudation von klarer, leicht getrübter Beschaffenheit.
Unverträglichkeit von Wärme.
Trockenheit des Mundes ohne Durst.
Hat eine Beziehung zur rechten Seite;
Wechsel zwischen Trockenheit, Hitze, Schweiß.
Sehr berührungsempfindlich.
Entzündung der Schleimhäute, der serösen Häute, der Hirnhaut oder der Gelenksinnenhäute.
Durstlos trotz Fieber (paradoxes Symptom).

Ätiologie:

Folge von Insektenstichen.
Folge von Exanthemen, die sich ungenügend entwickeln oder unterdrückt werden.
Folge von Schreck, Eifersucht, Zorn.

Allgemeinsymptome:

Entzündungen mit umschriebener oder generalisierender Ödembildung.

Ohren:

Ohrenschmerzen mit Wärmeunverträglichkeit.

Augen:

akute Bindehautentzündung.
Augenlider ödematös, Verdickung und Schwellung der Augenlider, hellrot.
Akute Netzhautablösung mit Infiltration der Glaskörper.

Atemorgane:

Nase ist zu durch völlig verschwollene Schleimhaut.
Trockener kitzelnder Husten.

Verdauungsorgane:

Unwillkürlicher Stuhlabgang bei jeder Bewegung, darmanregende Wirkung durch Histamin.

Mund:

Trockenheit der Schleimhäute, trotzdem Durstlosigkeit.
Mund und Zunge sind feurig rot. Auf der Zunge findet man Bläschen und Papeln. Das Zäpfchen hängt wie ein wäßriger transparenter Sack herunter.
Die geschwollene Rachenschleimhaut vermittelt Erstickungsgefühl. Schluckbeschwerden, Trockenheit des Halses.

Mandeln:

feuerrot.

Harnorgane:

Durch Unterhautödeme wölbt sich die Haut über der Nierengegend; sie ist wärmer als die Umgebung, aufgekrümmter Rücken, steifer Gang.
Ödeme der Blasenschleimhaut.

Schmerzhaftes Urinieren mit Tenesmen, wenig Harn, bis zur Anurie (trinkt auch wenig), manchmal mit Schleim oder Blut vermischt. Apis beginnt dann zu wirken, wenn das Tier Wasser läßt.

Geschlechtsorgane:
Hat einen ausgesprochenen Organbezug zu den Geschlechtsorganen, besonders zum Ovar.
Der Östrus ist verlängert, der Zyklus ist verkürzt. Hündinnen werden scheinbar ständig läufig, lassen sich aber nicht decken. Die Läufigkeit ist nicht richtig ausgebildet. Man findet gehäuft Zysten.
Die rechten Ovarien sind entzündet, ödematös (links Lachesis); desgleichen der Eileiter.
Bei Rindern findet man sehr oft persistierende Corpora lutea.
Apis reguliert die Hormonausschüttung und hat daher einen Einfluß auf Brunst oder Läufigkeit.
Das gleiche gilt für die bei Nymphomanie auftretenden Scheidenvorfälle.
Es gelingt mit Apis nicht, die volle funktionelle Tätigkeit des Ovars herzustellen. Hier müssen andere Mittel gesucht werden. Man denke an Aristolochia, Pulsatilla, etc.
Ödeme der Labien.

Mastitis:
Das Euter weist eine starke ödematöse Schwellung auf mit einer deutlichen Rötung und mit hoher Schmerzhaftigkeit (Asa foetida, ist nicht rot und geschwollen).
Die Haare sind aufgestellt. Auf Wärmeanwendungen reagieren die Tiere mit heftiger Abwehr, während Kälte die Beschwerden eindeutig bessert.
Hündinnen liegen ständig auf kalten Stellen in ausgestreckter Stellung.

Extremitäten:
Zittern der Extremitäten, Glieder steif und kalt.
Gelenke sind geschwollen, heiß, Synovia ist vermehrt, die Haut ist gespannt, glänzend, durchscheinend, hochgradig schmerzhaft.

Haut:
Akut auftretende Schwellung nach einem Wespen- oder Bienenstich, meist an den Lefzen, Augenlidern; eventuell mit Ledum kombinieren. **Insektenstich-Allergien** sprechen für Apis, wenn das Bild infiltrierend, ödematös wassersüchtig ist. Die Haut brennt und schmerzt, sehr häufig kommt es zu Juckreiz.
Eine gute Indikation ist das **Welpenekzem,** vor allem wenn es sich am Bauch entwickelt.
Wirkt nicht bei kardial bedingten Ödemen.
Wechsel zwischen Schwitzen und Trockenheit.
Apis hat einen Bezug zu den serösen Häuten, wirkt daher bei:
exsudativen Entzündungen von Perikard, Pleura, Peritoneum,

Hirnhautentzündung:
Als Folge eines Sonnenstichs oder aus anderen Krankheitsursachen, die zu einer ödematösen Anschwellung führen. Die Tiere haben fürchterliche Schmerzen, sie schreien auf, Kühe bohren sich mit dem Kopf in das Stroh.

Klinik:
rechtsseitige Parametritis,
Salpingitis,
Ovariitis,
Zysten,
rechtsseitige Tonsillitis,

Uvula hängt wie ein Wassersack in den Rachen,
Ödeme aller Art und an allen Stellen,
Quincke-Ödem, erstes Mittel,
glomeruläre Nephritis,
Insektenstiche.

Modalitäten:
Verschlechterung:
Wärme,
geschlossene warme Räume.
Besserung:
Kälte,
Bewegung.

Dosierung:
D 3, D 30, bei guter Übereinstimmung auch Hochpotenzen.

APOCYNUM CANNABINUM

Hanfartiger Hundswürger, Indianerhanf

Familie: Apocynaceae, Hundsgiftgewächse

Vergleichsmittel:
Apis, Arsenicum, Phosphorus, Podophyllum.
Eine in Nordamerika heimische Pflanze, deren Wurzel verwendet wird.

Inhaltsstoffe:
Apocannosid,
Cynocannosid,
Harmalol,
Triterpene.

Pharmakologie, Toxikologie:
(Mezger) Apocynum enthält digitalisähnliche Stoffe, von denen der Hauptwirkstoff **Cymarin** ist, welcher aber nicht kumuliert wird. Dieses wird in der Homöopathie mit gutem Erfolg als Diuretikum, in erster Linie bei Herzleiden, aber auch bei renalen und hepatischen Ödemen verwendet.
Es hat die Wirkung eines oralen Strophantins. Die diuretische Wirkung kann sich mit der von Quecksilbersalzen messen, ohne deren Toxizität zu besitzen.

Wirkungsrichtung:
Herz, Niere, Leber.
Vermehrt die Sekretion der Schleimhäute und der serösen Häute.

Leitsymptome:
allgemeine Wassersucht, Herzfehler, Leberschwellung mit Aszites, Magen-Darmstörungen, allgemeine Zyanose.

Herz, Kreislauf:
Die Herztätigkeit ist verlangsamt, manchmal fallen Herzschläge aus.
Plötzliche Stiche in der Herzgegend.
Insuffizienz der Trikuspidalis-Klappe.

Rechtsinsuffizienz mit Stauungen im kleinen Kreislauf.
Dekompensation nach Klappenfehlern.
Myokarddegenerationen am Altersherz.
Dekompensierte Hypertonie.
Puls ist weich mit wechselnder Frequenz.

Harnorgane:
Schmerz in der Nierengegend. Die Harnblase ist häufig überdehnt.
Diabetes insipidus, Polyurie.

Verdauungsorgane:
Heißhunger und Durst.
Meteorismus mit Kollern.
Durchfall mit hellem Stuhl, der mit den Blähungen fortschießt.
Wasser wird sofort erbrochen.
Sphinkterschwäche ist bei Apocynum sehr ausgeprägt.

Extremitäten:
Steifigkeit der Gelenke am Morgen.
Ödeme der Beine.

Klinik:
Herz-Kreislaufunterstützung bei fiebrigen Infektionskrankheiten.
Euterödem.

Modalitäten:
Verschlimmerung:
kaltes Wasser,
Liegen.
Besserung:
Wärme.

Dosierung:
bei Herzbeschwerden Urtinktur,
D 3, D 6.

ARANEUS DIADEMATUS

Kreuzspinne

Familie: Araneidae.

Verwendet wird das ganze Tier. Das Gift hat eine neurotoxische und eine hämolysierende Komponente.
Randnetzspinne, der sackförmige Hinterleib ist von Kopf und Brust deutlich getrennt und zeigt ein Kreuzzeichen.
Die Körperflüssigkeit beinhaltet ein hämolytisch wirksames Gift, welches Thrombokinase enthält.

Vergleichsmittel:
Chamomilla, Latrodectus.

Wirkungsrichtung:
Nervensystem, Gefäße.

Leitsymptome:
Intermittierend auftretendes Fieber mit Frösteln, dem selten Hitze oder Schweiß folgt.
Periodisch auftretende Neuralgien, immer in gewissen Abständen erscheinend.
Mangel an Lebenswärme; Frostigkeit besonders in den Extremitäten. Empfindlichkeit gegenüber Nässe (hydrogenoide Konstitution).
Störungen der Sensibilität,
Knochenschmerzen,
Schmerzen der Interkostalnerven.

Verhaltenssymptome:
Todesangst, hochgradige Unruhe, nächtliches Wandern.

Mund:
Zahnschmerz nach Durchnässung.

Ohren:
periodisch wiederkehrende Ohrenschmerzen.

Nase:
periodisches Nasenbluten.

Hals:
schmerzhaft und gerötet, Heiserkeit, Reizhusten.

Verdauungsorgane:
Krämpfe nach wenigem Essen, Oberbauch druckempfindlich, explosionsartiges Aufstoßen.
Durchfall wechselt mit Verstopfung.

Harnorgane:
Intensiv nach Ammoniak riechender, gelber Harn, viel Sediment.

Herz, Kreislauf:
Zirkulationsstörungen, Kreislaufschwäche.
Blutungen aus den Körperhöhlen.

Extremitäten:
Schmerzen im Genick.
Eiseskälte der Extremitäten.
Gliederschmerzen, Krampfbereitschaft der Glieder, Gliederzucken.

Klinik:
Folgen von Malaria.
Arthritis, Ischias, Arthrosen.

Modalitäten:
Verschlimmerung:
feuchtes Wetter, Wetterwechsel.
Nachmittag.
Besserung:
Sonnenschein.

Dosierung:
D 2, D 3.

ARGENTUM NITRICUM

Silbernitrat
Höllenstein

Herstellung:
Silber in Salpetersäure auflösen, verdampfen, kristallisieren lassen.

Vergleichsmittel:
Acidum nitricum, Arsenicum album, Alumina, Aurum.

Antidot:
Natrium chloratum.

Wirkungsrichtung:
Hauptangriffspunkt ZNS (zentrales und vegetatives Nervensystem).
Ätzende Wirkung auf Haut, Schleimhaut und Wunden.
Es wirkt verengend auf die Blutgefäße, daher sekretionseinschränkend und austrocknend auf die Schleimhäute.

Konstitution:
psorisch, carbonitrogen.

Verhaltenssymptome:
impulsiv, möchte alles in Eile machen, unkontrollierte Impulse, Bellen. Ängstlichkeit zwingt zu schnellem Laufen,
Platzangst, Angst vor Brücken, Angst vor allem Neuen.
Erwartungsangst, Lampenfieber, fürchtet, daß er sich nicht wehren kann.
Angst vor dem Melken bei Erstlingskühen, Milchhochziehen.
Anhänglichkeit, möchte wie ein Baby behandelt werden.
Fröstelt, wenn abgedeckt, fühlt sich erstickt, wenn zugedeckt.

Wirkungsrichtung:
Vegetatives und zentrales Nervensystem. Wirkt vor allem lähmend auf die zerebrospinalen Zentren. Daraus resultiert die Rückenschwäche und die Schwäche der Beine, die bis zur Lähmung gehen kann.
Wirbelsäule.
Schleimhäute, besonders im Magen-Darmtrakt.
Drüsensysteme, besonders Niere.

Leitsymptome:
Linksseitiges Mittel.
Nervöse Symptome, hastiges Wesen, Schwindel.
Reichliche, dicke, eitrige Schleimabsonderungen, manchmal blutig.
Großes Verlangen nach frischer Luft.
Verlangen nach Süßigkeit, diese verschlechtert aber die Magen- und Darmsymptome.
Aufstoßen nach den Mahlzeiten, als wolle der Magen vor Gas zerplatzen.

Kopf:
Schwindel beim Abwärtssehen.

Auge:
Innere Ecken geschwollen und rot.
Chronische Bindehautentzündung, Schwellung der Tränenpünktchenregion, stecknadelkopfgroße Drüsenschwellungen in der Bindehaut. Follikuläre Bindehautentzündungen,

besonders der Terrierrassen und bei der **Schäferkeratitis**. Kommt es nicht innerhalb von 8–10 Tagen zu einer Besserung, ist ein chirurgischer Eingriff zu erwägen.
Ulzeration der Lidränder. Absonderung mild gelb, eitrig.
Pupillen stunden- oder tageweise vor einem epileptischen Anfall erweitert.
Mac Leod: Trübungen der Kornea bei Pferden mit Geschwürbildung und reichlicher Eiterung.
Infektiöse Keratitis der Jungtiere, besonders im Sommer.

Mund:

Zahnfleisch blutet leicht, schmerzt bei Kälte. Foetor ex ore,
Zähne fallen aus; kann bei längerer Gabe zu einer Verfestigung der lockeren Zähne führen.
Zungenspitze rot, schmerzend.
Im Schlund Gefühl eines Splitters.
Chronische Heiserkeit, Zäpfchen rot geschwollen, Gaumen dunkelrot.

Atmungsorgane:

Nase verstopft im warmen Raum, Nasenbluten;
Laryngitis, Heiserkeit mit Kitzelhusten, schlechter im warmen Raum.
Wirkt auf den N. vagus und N. sympathicus.

Verdauungsorgane:

Es kann die Schleimhäute des gesamten Verdauungstraktes bis zur Ulzeration entzünden, es reizt aber vorzugsweise Mund, Schlund und Mageneingang sowie das Duodenum.
Greift die ganglionären Zentren in Brust und Bauchraum an; dadurch entstehen Magenschmerzen, die in den Brustraum ausstrahlen. Explosionsartiges Aufstoßen; Blähungen mit Zwerchfellhochstand.
Spasmen des Magens und der Eingeweide.
Kollern und Froschquaken im Darm.
Durchfall grün-schleimig. Durchfall nach dem Trinken.
Nervös gesteuerte Durchfälle bei Erwartungsangst, Pferde bei Rennen in der D 15.

Herz:

Herzklopfen bei Aufregung und Anstrengung; wird besser, wenn der Patient auf der linken Seite liegt.

Schleimhäute:

tiefgehende Geschwüre mit harten Rändern.

Harnorgane:

Schmerzen in der Nierengegend, entlang des Harnleiters.
Brennen während und nach dem Harnlassen, Splittergefühl.
Diabetes insipidus, trüber Urin mit süßem Geruch.

Geschlechtsorgane:

Vorhautgeschwüre.
Hodenvergrößerung, Verhärtung, Samenleiterschmerz.
Geburt: Erstlingsgeburt mit Angst vor dem Neuen, läßt sich weder melken noch das Kalb saufen. Vor lauter Angst kommt es zu einem dünnen Kotabsatz in geringer Menge.

Bewegungsorgane:

Rheumatische Schmerzen im Rücken, in Lenden und Gliedern.
Schwäche der unteren Extremitäten.
Koordinationsstörungen im Bewegungsablauf, Zittern in verschiedenen Körperteilen.
Nächtliche Wadenkrämpfe.

Haut

Nach Fröhner beruht die Ätzwirkung auf die Haut und auf die Schleimhäute auf der großen Affinität des Körperschweißes zu Silber. Es bildet sich ein Niederschlag aus Silberoxid, Salpetersäure und Eiweiß. Das Silbersalz wird durch Reduktion zu metallischem Silber und allmählich schwarz.

Modalitäten:

Verschlimmerung:
kaltes Fressen,
kalte Luft.

Verbesserung:
frische Luft,
kaltes Baden.

Dosierung:

Schleimhaut: D 4, D 6.
Hirn, Rückenmark, Nerven: D 30, C 3–C 30.
Triturationen sind nicht haltbar.

ARISTOLOCHIA CLEMATITIS

Osterluzei

Familie: Aristolochiaceae, Osterluzeigewächse

Vergleichsmittel:

Acidum fluoricum, Arnica, Aesculus, Bellis perennis, Cimicifuga, Dulcamara, Echinacea, Hamamelis, Lachesis, Natrium chloratum, Petroselinum, Pulsatilla, Sepia.

Botanik:

Ausdauernde, bis 50 cm hohe, krautige Pflanze.
Giftige, aufrechte Pflanze, mit langgestielten Blättern, welche einen herzförmigen Boden haben. Mit stehenden, gelben Blüten vom Kesselfallentyp.

Heimat:
Kleinasien, Mittelmeerraum. Verwildert, wahrscheinlich aus Klostergärten, in Mitteleuropa an Waldrändern, in Hecken, an sonnigen Hügeln.

Inhaltsstoffe:

Aristolochiasäure:
Führt zu einer Steigerung der Phagozytoserate auf das Doppelte. Diese gelingt laut Mezger durch eine Stimulierung des Mesenchyms mit Zielrichtung Leukozyten.
Orzechowski beschreibt Tierversuche mit einer Steigerung der Phagozytoserate bei Infektionen mit Staphylococcus aureus.
Möse: Aristolochia kann die Phagozytoserate wiederherstellen, welche durch Chloramphenicol geschädigt wurde.

Allantoin:
Führt zu einer raschen Einsprossung von Blutgefäßen in die Wundränder (Allantoin findet man auch in Symphytum)
Clematitin,
Vitamin C.

Pharmakologie, Toxikologie:
Erbrechen, Gastroenteritis, Krämpfe, Pulsbeschleunigung, Blutdrucksenkung, Tod im Koma durch Atemlähmung.
Bei Tierversuchen wird eine tumorauslösende Wirkung erzielt, es wird ihm auch eine mutagene Wirkung zugeschrieben.
Nach Lewin Nierenschäden an den Harnkanälchen mit Blutharnen.
In Südamerika werden einige Aristolochiaarten als Gegenmittel bei Schlangenbiß verwendet.

Vergleichsmittel:
Pulsatilla, Cimicifuga.

Konstitution:
lymphatische Diathese.

Wirkungsrichtung:
Ovarien, Hypophyse, Uterus, Blase, Prostata, Magen-Darmkanal (besonders Enddarm), Haut.

Leitsymptome:
allgemeine Frostigkeit, kalte Glieder,
Tendenz zu Frostbeulen und zum Absterben von Gliedern.
Starke organotrope Beziehung zu:
weiblichen Geschlechtsorganen,
Harnwegen, Nieren,
venösem System,
Haut.

Allgemeinsymptome:
Gute Wirkung bei allen Wunden, die durch Druck, Quetschung, Abschürfung und mechanische Überbeanspruchung der Haut entstehen. Es hat eine gleich gute Wirkung wie Arnica, wobei sich laut Mezger die D 5 besonders bewährt.
Treten sekundäre Infektionen in den Vordergrund, sollte man eher die Aristolochia-Salbe verwenden.

Verhaltenssymptome:
niedergeschlagen, reizbar, depressive Verstimmung.

Harnorgane:
Reizblase durch Kälteeinfluß.
Bei älteren Hunden kann es durch die hormonelle Imbalance zu Blasenlähmung kommen.
Eitrige Zystitis, nicht zu heilende Rest-Zystitis, Pyelitis.

Verdauungsorgane:
Nach dem Stuhlgang mit Tenesmus endet dieser nicht, es bleibt das Gefühl, als ob noch etwas nachkommen müßte.
Hat eine hohe Affinität zum Kolon (Colchicum).

Geschlechtsorgane:

Aristolochia wirkt wahrscheinlich durch die Hormonausscheidung über die Hypophyse; bewirkt eine Anregung der ovariellen Funktion und der Follikelreifung. Hat sich laut Wolter zur Auslösung einer Brunst bei Jungrindern sehr bewährt, welche noch keine Brunst hatten (D 1).

Die Brunst bleibt manchmal aus, ein andermal ist der Abstand zwischen den Intervallen vergrößert oder es tritt eine Brunst ohne Ovulation auf.

Bei älteren Tieren ist eine Vorbehandlung mit dem jeweils erforderlichen Mittel, z.B. Pulsatilla, Sepia, Apis usw. notwendig, anschließend wird Aristolochia D 4 gegeben.

Es hat einen heilenden Einfluß auf die Uterusschleimhaut. Manchmal tritt ein nicht wundmachender Ausfluß auf, welcher oft nur in der Bewegung oder beim Harnlassen zu sehen ist.

Bewegungsorgane:

Stechende, reißende Schmerzen in allen Gelenken. Bewegung bessert, da die venöse Stase behoben wird. Alle Beschwerden bessern sich mit dem Einsetzen von Sekretionen. Quetschungen und Zerrungen verlieren nach kurzer Zeit ihren Schmerz.

Aristolochia ist ein gutes Mittel bei **Arthropathien** im Zusammenhang mit dem Klimakterium und dem Zyklus (besonders Kniegelenk).

Haut:

Schlechte Heiltendenz auch kleiner Wunden. Die Wunden sind meistens durch Druck und Abschürfungen entstanden.

Bei frischen Wunden beugt es einer Infektion vor und regt die Granulation an. Es eignet sich aber auch für Geschwüre mit entzündetem Hof und für hormonell bedingte Ekzeme.

Ekzeme im Halsbereich.

Verbrennungen:

Beugt der Entstehung von Brandblasen vor oder resorbiert das Serum bei bestehenden Blasen schnell.

Sehr bewährt hat sich eine Behandlung mit
Osterluzei Decoct.
Osterluzei Umschläge (1–2 Eßlöffel Osterluzei-Extrakt auf einen halben Liter Wasser), Osterluzei Salben.

Aristolochia-Extrakt enthält 15% Alkohol und ist billiger als die Tinktur. Er wird 1 : 50 mit Wasser verdünnt zur äußerlichen Anwendung verwendet.

Er beugt der Entstehung von Brandblasen vor und ist ein gutes Sonnenbrandmittel.

Ebenso bringt er Blasen, die durch Druck entstehen, zur Resorption (Blasen an den Händen bei ungewohnter Arbeit).

Modalitäten:

Besserung:
durch eintretende Sekretion,
an der kühlen Luft,
durch lokale Wärmeanwendung,
durch Bewegung (Blutstau wird behoben).

Verschlimmerung:
Ausbleiben der Sekretion,
Kälte,
morgens nach dem Aufstehen,
zwischen 2–4 Uhr.

Dosierung:
D 1, D 4, D 12, D 30, D 200.

ARNICA MONTANA
Berg-Wohlverlei

Familie: Asteraceae, Asterngewächse.

Weihe-Punkt: M 14 re.

Vergleichsmittel:
Aconitum, Aristolochia, Aurum, Belladonna, Bellis perennis, Calendula, Echinacea, Hamamelis, Hypericum, Symphytum, Ruta.

Antidot: Aconitum, Arsenicum, Camphora, China, Ipecacuanha, Ignatia.

Botanik:
Die dottergelben bis orangeroten Blüten bilden ein Körbchen, außen Zungenblüten, innen Röhrenblüten. Der Fruchtknoten hat eine Haarkrone. Der Stengel ist meistens unverzweigt, flaumig behaart. Die Grundblätter sind rosettig, verkehrt eiförmig.
Wächst auf Weiden und mageren Wiesen, liebt Sand und lehmhaltige, aber auch torfige Böden.
In der Homöopathie verwendet wird der getrocknete und gepulverte Wurzelstock.
Für die Arnicatinktur verwendet man die frische blühende Pflanze ohne Wurzel.

Inhaltsstoffe:
Sesquiterpenlactone:
Helenalin
Dihydrohelenalin
Monoterpene:
Thymol
Thymolmethylether
Flavonidglykoside:
Isoquercitrein
Luteolin-7-Glukosid
Polysaccharide:
Heteroglykane
Mangan

Pharmakologie, Toxikologie:
Die Hauptwirkung dürfte von den Terpenoiden ausgehen. Sie haben schon in geringer Dosis eine ödemhemmende Wirkung. Vom Thymol kommt die antiphlogistische Wirkung. Die Arnicaflavone rufen eine Gefäßerweiterung hervor und dadurch eine Blutdrucksenkung.
Resorptionsmittel bei Blutergüssen.
Die Leitfähigkeit der Nerven und Spinalreflexe wird vermindert.
Vergiftungserscheinungen:
Wirkungen auf das Gefäß-und Nervensystem, Beschleunigung der Atmung, Vermehrung der Schleim-, Schweiß- und Harnabsonderung. Die Leitfähigkeit der Spinalreflexe wird vermindert.
Starke Hautentzündungen mit ödematösen Hauterythemen bis zu Ulzerationen.
Bei feuchten Arnicaumschlägen kann es zu einer allergischen Dermatitis kommen.

Arnica montana

Leitsymptom:

Wundes, lahmes, gequetschtes Gefühl im ganzen Körper, wie zerschlagen.
Jede Unterlage erscheint zu hart, wälzt sich fortwährend auf der Suche nach einem weichen Platz (Baptisia, Pyrogenium, Rhus-t).
Fürchtet sich vor Berührung durch einen anderen.

Allgemeinsymptome:

Schlimme Folgen mechanischer Verletzungen, auch wenn sie lange zurückliegen.
Es entstehen nach leichtem Stoß bereits Flecken.
Gehirnerschütterung mit unfreiwilligem Harn- und Kotabgang.
Vorbeugemittel vor Entzündungen durch Operationen und Zahnextraktionen.
Stärkungsmittel, vor allem nach schwächenden Krankheiten.
Hitze im Oberkörper, Kälte im Unterkörper, oder Kopf ist heiß und der Körper kühl durch die venöse Stauung.

Verhaltenssymptome:

Angst und Unruhe, Berührungsangst.

Zunge:

Zunge mit langem Streifen längs der Mitte.

Nase:

häufiges Nasenbluten,
geblähte Nüstern.

Auge:

Kontusionen und Prellungen, Vorkammerblutungen (Hamamelis).

Extremitäten:

schmerzende Gelenke, Muskeln und Gelenke wie zerschlagen.
Bewährte Indikation in der D 30 zusammen mit Lachesis D 30 bei der Bananenkrankheit des Schweines.

Verdauungsorgane:

schlechter Mundgeruch, Auftreibung des Leibes. Kolikartige Schmerzen, unwillkürlicher Durchfall im Schlaf.

Herz:

Stechen im Herz, Präkordialangst, Beklemmungsgefühl.
Arnica wirkt auf das Gefäßsystem, und zwar vor allem auf Venenstauungen und auf die Kapillaren. Die Beeinflussung der Kapillardurchlässigkeit führt zu einer Besserung der Gewebsregeneration.

Haut:

zahlreiche schmerzhafte Furunkel.
Blutungsneigung durch Gefäßfragilität.

Modalitäten:

Verschlimmerung:
Bewegung in der Nacht.
Besserung:
Liegen, Ruhe.

Dosierung:

D 3, D 12, D 30, D 12.

ARSENICUM ALBUM

Arsentrioxid, weißer Arsenik, As_2O_3.

Weihe-Punkt: N 20 li.

Vergleichsmittel:

Acidum nitricum, Aconitum, Apis, Apocynum, Argentum nitricum, Camphora, Carbo vegetabilis, China, Echinacea, Ipecacuanha, Lachesis, Phosphorus.

Folgemittel: Anthracinum.

Ergänzung: Rhus-t., Thuja.

Antidot:

Opium, Carbo vegetabilis, Nux vomica, Hepar sulfuris.

Aufnahme:

per os,
Staub,
Spritzmittel.

Toxikologie:

akute Vergiftung: Todeskälte, Erbrechen von Galle und Schleim, Durchfall, Leibschmerzen, Kollaps.
Die Vergiftung ist langsam verlaufend:
Haut trocken, abschuppend, Nägel, Zähne fallen aus, Hyperkeratose, Blauwerden durch vasomotorische Störungen, Gangrän durch Gefäßstörung.
Die Todesangst und der Juckreiz resultieren wie bei Aconitum aus einer mangelhaften Sauerstoffversorgung. Bei Aconitum liegt der Hauptangriffspunkt am Gefäßsystem, bei Arsenicum album bei einer mangelhaften Sauerstoffversorgung der Gewebe.

Hauptrichtung:

Arsen (Phosphorus) hemmt die intrazelluläre Dissimilation und fördert dadurch, in kleinen Mengen verabreicht, den Stoffansatz. In größeren Mengen aufgenommen, kommt es zu Abmagerung, Entkräftung, Nervosität, Unruhe, Angst, periodisch auftretende Magen-, Darm- und Hautbeschwerden.

Leitsymptome:

Die Wirkung von Arsenicum setzt erst bei schweren Krankheitszuständen ein, es wird daher nie am Anfang einer Krankheit eingesetzt. Setzt man es zu früh ein, kann die Krankheit eine ungünstige Wende nehmen.
Chronische, lang dauernde Krankheiten mit großer Schwäche. Erschöpfung, die in keinem Verhältnis zur Kausalität steht, fortschreitende Entkräftung.
Facies hippocratica, Tod ist in das Gesicht geschrieben, gleicht sich selbst nicht mehr.
Tiere erscheinen älter als sie sind. Arsenicum ist ein gutes Geriatrikum.
Arsenicum album wirkt bei allen Krankheiten, die mit einer Nekrose und Zersetzung einhergehen.
Deutliche Anämie.
Senkung des Grundumsatzes bei gesteigerter Assimilation. Zuerst wird der Stoffwechsel angeregt, um dann zu einer Abschwächung zu kommen. Es scheint eine Frage der Dosierung zu sein. In geringen Mengen heizt es die Assimilation an, der Grundumsatz wird herabgesetzt, der Stoffansatz erhöht. Arsen und Phosphorus hemmen die intrazelluläre Dissimilation und fördern dadurch in kleinen Dosen den Stoffansatz.

Bei höherer Dosierung wird der Eiweißstoffwechsel erhöht, es wird vermehrt Stickstoff im Harn ausgeschieden.
Der Glykogengehalt der Leber sinkt.
Bei hoher Dosis kommt es zu einer Hemmung der intrazellulären Oxidation. Fortschreitende Abmagerung, die in dieser Geschwindigkeit nicht stattfinden würde. Tiere sind hochgradig bis zum Skelett abgemagert. Kachexie kann rasch lebensbedrohlich werden. Appetitlosigkeit vor dem Essen. Gastroenteritiden mit bösartigem Verlauf rechtfertigen einen Einsatz zu Beginn der Erkrankung. Abmagerung bei chronischen Krankheiten.
Wiederkehrende Schmerzen in periodischen Abständen, z.B. Ekzem im Frühjahr.
Mangel an Lebenswärme, eiskalte Akren, Frostigkeit, liegt nie am kalten Steinboden, will zugedeckt werden, Wärme bessert.
Toxisch für Reizleitungssystem,
Kapillargift, Lähmung der Kapillaren, Ödem.
Destruktive Schleimhaut mit zersetzenden Prozessen, fettige Degeneration.
Leichenartiger Geruch aller Absonderungen.
Brennen vom Kopf bis zu den distalen Extremitäten (Brennen hat auch Phosphorus, Sulfur).
Großer Durst mit häufigem Trinken in kleinen Schlucken, Durst setzt nach Schweißausbruch ein (Lycopodium hat auch Durst in kleinen Schlucken).
Kann den Durst nicht in großen Schlucken löschen, da er sofort erbrechen würde.
Erkrankung nach Unterdrückung von Hautausschlägen (Nux vomica, Phosphorus).
Arsen wirkt bei allen Organen, welche der Degeneration unterliegen, gut restituierend. Es ist ein gutes Rekonvaleszenzmittel.

Typ:
Nervös, schlank, mager, zierlich, im Gegensatz zu Sulfur sehr reinlich, ängstlich, aber bei Behandlung ziemlich gelassen; jede Annäherung wird mit Zurückweichen quittiert, manchmal aber Angstbeißer.
Frostigkeit mit Verkühlungsneigung.
Neigung zu Hautausschlägen.

Organotropie:
große Parenchyme, Niere, Haut.

Verhaltenssymptome:
Angst vor dem Tod, speziell zwischen 2 und 3 Uhr in der Früh. Verzagtheit, braucht jemand in der Nähe, Trost macht aggressiv, vorher ruhige Tiere werden zu Angstbeißern; Angst mit Unruhe. Trotz der Unruhe starke Schwäche.
Schläft Tag und Nacht mit unruhigen Träumen.
Anfangs Einbrechen der Hinterhand, später gänzliches Versagen der Hinterhand, kann nicht laufen.
Nach einer Erkrankung scheinen die Tiere gealtert.
Ruhelosigkeit trotz Erschöpfung, legt sich nieder, Angst treibt ihn wieder auf, ängstliche Unruhe, muß ständig seine Lage ändern, wenn er sich nicht bewegen kann, rollt er mit den Augen.
Neigung zu Zorn, Neigung, sich zu verstecken.
Zwanghafte Reinlichkeit, Putzzwang der Katzen.
Mißtrauische Tiere, sehr empfindlich gegen Tadel,
Wasserscheue der Pferde.
Besserung, wenn Kopf hoch gelagert wird.
Unruhiger Schlaf.

Kopf:

Schwellung des Kopfes und des Gesichtes (Arsenicum album C 30), eiskalt, Kopfhaut juckt, sehr empfindlich, umgrenzte kahle Stellen bedeckt mit trockenen Schuppen, bluten beim Kratzen.
Ödematöse Schwellung am Kopf auch bei Apis und Kalium carbonicum.

Mund:

Geschwollenes, leicht blutendes Zahnfleisch, Mundschleimhaut ist trocken, zäher übelriechender Speichel (Mercur, Acidum nitricum). Abschlucken erschwert, unangenehm wund, Lippen trocken, aufgesprungen. Ekzeme um den Mund (Ekzeme an den Mundwinkeln, ist Acidum nitricum).
Zunge trocken, rote Zahneindrücke, rote Spitze.

Augen:

Pupillen weit, Lichtscheue, Augen erscheinen eingefallen, sie liegen tief in den Augenhöhlen. Brennen, scharfer Tränenfluß, wundmachend, warme Luft bessert (Cepa: warme Luft verschlechtert, Nasenausfluß mildert) Lider rot, chronische Konjunktivitis mit Ödem, borkig, schuppig.
Pferde: ödematöse Schwellung der Augenlider;
ödematöse Schwellung der Augenlider der Katze.
Hornhautulzera.

Ohr:

Geräuschüberempfindlichkeit, wollüstiges Kratzen, Ohr innen rauh, dünner ätzender Ausfluß.

Nase:

kleieartige Schuppen an der Nase.
Absonderungen, Niesen mit Auswurf (Kalium carbonicum, Natrium chloratum), Schnupfen rechts brennend, scharfes grünliches Sekret, stinkender Auswurf, verstockter Schnupfen, Rhinitis, steigt leicht in die Bronchien ab.
Chronische Rhinitis.
Nase blutet leicht, müde, ruhelos, Kälteempfindlichkeit, Schorf um Nase.
Ekel vor Gerüchen.

Atemorgane:

Pharyngitis, Laryngitis, Tonsillitis, Stimmbandschwäche, Hustenanfälle, trockener Husten, besonders in der Nacht, trockener Husten nach dem Trinken, Husten, sobald er sich niederlegt, Aufrichten bessert. Schmerz zwischen den Schultern.
Geblähte Nasenlöcher bei Atmung, Kurzatmigkeit, Stöhnen, kann nicht liegen vor Erstickungsangst.

Verdauungsorgane:

Ablehnung gegen Fleisch, auch bei Fleischfressern.
Hauptmittel bei Magengeschwüren; mit großer Reizbarkeit, Erschöpfung, Angst, Durst; ergeben zusammen das Bild der Gastritis. Duldet keine Berührung am Magen, außer Wärme. Magen ist aufgetrieben.
Chronische übelriechende Durchfälle, unstillbar, manchmal mit Blut, dunkel, Kot wird oft und in kleinen Mengen abgesetzt, kleinster Abgang ist mit Erschöpfung und Angst verbunden. Angst vor Afterbrennen und Tenesmus; weiß, schwarz, Reiswasser-ähnlicher Durchfall, Kälberdurchfall mit Kachexie, wäßriger unstillbarer Durchfall. Will zugedeckt werden. Durchfall der Pferde in dunstigen Stallungen.

Saures Aufstoßen ätzt den Hals. Erbrechen so lang, bis der Magen leer ist, Erbrochenes mit Galle vermischt, anschließend große Erschöpfung. Erbrechen wechselt mit Durchfall.

Arsenicum schädigt besonders die Kapillaren der Darmwand. Die Kapillaren im Splanchnikusgebiet werden schlagartig gelähmt und weitgestellt, dadurch versackt das Blut plötzlich in diesem Gebiet, es kommt zum Kreislaufkollaps. Schließlich kommt es durch die Kapillarschädigung zu Verengungen, Thrombosen und Degeneration der Kapillaren. Dadurch wird die Kontraktion behindert, Stauungshyperämien, Ödeme, abgestorbene Darmzellen in Form von Schleim und Diapedesisblutungen sind die Folge.

Auslösende Ursachen:

altes verdorbenes Futter, Schneefressen der Hunde, eiskaltes Futter, verschiedene Viren (Parvo), Bei **Parvovirose** ist stets Arsenicum album passend, da immer der Schwerpunkt auf dem Herz- Kreislaufsystem und dem Darm liegt.
Nierenschaden alter Hunde.
Fettunverträglichkeit.
Schneefressende Hunde.
Magengegend ist sehr schmerzhaft, Abdomen ist aufgetrieben, Aszites, Blähungen, spastische Vorwölbung des Rektums, Tenesmus,
brennender Durst, stehen dauernd an der Schüssel und trinken in kleinen Schlucken. Die aufgenommene Flüssigkeit wird vor allem bei Kleintieren sofort wieder erbrochen.
Kaltes Wasser verschlimmert das Allgemeinbefinden.

Harnorgane:

Reichlicher Harndrang, besonders Nachts, Urin brennend, spärlich, Harn enthält Eiweiß, Blut, Zylinder, Eiter, Schleimfetzen; durch den massiven Eiweißverlust kann es zu nephrogenen Hautödemen und zu Aszites kommen.
Akute Nephritis: Arsenicum album,
chronische Nephritis: Cuprum arsenicosum.
Harnblasenlähmungen alter Hunde. Eine Harnblasenentzündung kann bösartig gangränös werden.
Arsenicum album ist die „homöopathische Nadel".
Myristica das „homöopathische Messer".
Sabal der „homöopathische Katheter".
Brennende Schmerzen in der Harnröhre, manchmal unwillkürlicher Harnverlust,
Ödeme am Penis, Hodensack,
Schwellung der Genitalien.

Herz:

Herzklopfen, mit sichtbaren, auch für Nebenstehende hörbaren Herztönen, unregelmäßige Herzaktionen, Kollaps durch Herzschwäche, Dilatation, Myodegeneratio cordis, Zyanose;
Puls am Morgen rascher, klein unregelmäßig,
Ödeme werden durch Kapillarschäden und die dadurch auftretende Stauung unterhalten (Ödemkrankheit der Ferkel), Extravasate in die Körperhöhlen führen zu Aszites. Es gilt hier das gleiche wie bei den Kapillaren der Verdauungsorgane Gesagte.
Im Verlauf von Infektionskrankheiten kommt es zu Störungen des Herz-Kreislaufsystems. Mittel, die für dieses Stadium in Frage kommen sind:
Arsenicum album,
Veratrum album.

Haut:

juckende Absonderungen, dünne wundmachende Sekrete, kalter Schweiß, außer Hund, welcher keine Schweißdrüsen am Körper aufweist; die Tiere haben in diesem Fall ein ständig verklebtes Fell, aber trockene Schleimhäute, juckende Ekzeme.
Vergiftung durch septische Infiltration, Insektenstiche, vergiftete Wunden, Urtikaria mit Pusteln, gangränöse Entzündungen.
Folge von Unterdrückung von Hautausschlägen,
Entzündungen zwischen den Zehen,
schlechte Heiltendenz bei Operationswunden, Wärme bessert.
Periodisches Auftreten,
Brennschmerz, Tiere wollen sich ständig kratzen, was aber verschlimmert, Verschlimmerung nach Mitternacht, kratzt sich unentwegt.

Effloreszenzen:

Fell stumpf, glanzlos, Lefzen grau, trocken, trockene Sprünge an den Lefzen, brennend, rauh, kleieartig, schuppend, schält sich in Schuppen ab.
Es gibt aber auch nässende Absonderungen.
Haut wächsern, pergamentartig, kühl, kalt. Die Tiere versuchen, sich sauber zu halten, stinken aber nach Aas.
Fettige Entartung von Drüsen (Phosphorus).

Bewegungsorgane:

Spasmen, Zittern, Wadenkrämpfe, Schmerzen der Muskeln und Gelenke, ödematöse Schwellung der Füße, Lähmung der unteren Gliedmaßen mit Atrophie, Tiere stehen schwer auf, Steifheit, suchen einen warmen Platz, vermeiden Aufenthalt im Freien, besonders bei nassem kaltem Wetter.
Diabetische Ulzera, stechende Geschwüre.

Temperatur:

septisches Fieber, hohe Temperatur, Periodizität, kalter Schweiß. Ist dann indiziert, wenn sich Wärmebedürfnis einstellt. Fieber erschöpft und belastet den Körper, führt zu Kapillarschäden, Nachtschweiß.

Folge von:

Blut und Säfteverlust.
lang dauernden, zehrenden Strapazen.
Folge von hoher Milchleistung,
Folge von kalt Essen, Trinken, Baden,
Folge von verdorbenem Essen.

Modalitäten:

Verschlimmerung:

Nacht,
Kälte,
Verschlimmerung in Ruhe,
Druck, Berührung.

Besserung:

Wärme,
frische Luft,
Bewegung,
kleine Schlucke warmen Wassers.

Dosierung:
D 4, D 6, D 12, D 30,
C 30, C 200, C 1000.
Bei geschädigten Organen tiefere Potenzen.

ARSENICUM IODATUM

Arsentriiodid
Als Dilution eingesetzt, da die Verreibung nicht haltbar ist.
Arsenicum iodatum hat einen oxygenoiden, hyperthyreoitischen Charakter.

Arzneimittelbild:
Abmagerung, Schwäche, Kachexie.

Atemorgane:
Mischung aus Arsenbild und Iodbild.
Wirkt auf Drüsen, Schleimhäute.
Tuberkulose, skrofulöse Drüsen.
Reizhusten, trocken, ohne Expektorat.
Resorptionsmittel bei Pneumonie, Pleuritis, Lungenabszeß,
Hauptmittel bei Lungentuberkulose.

Haut:
ekzematöse Hautausschläge, Brennen, Jucken, Ameisenlaufen am Fuß.

Klinik:
chronische Atemwegserkrankung Pferd.

Causa:
allergische Ursachen,
Heu, Wiesenschaumkraut, Schutzfarben.

Lokalsymptome:
chronische Bronchitis,
Rhinitis,
Konjunktivitis,
Nasenschleimhäute ständig rot,
verschmutzte Nüstern,
Atmung flach, kostoabdominal.

Auffallende Symptome:
Lymphknoten vergrößert, verhärtet.
Abmagerung trotz guten Futters.
Erstickungshusten.
Sekrete wundmachend.

Dosierung:
D 6, D 12, D 30, D 200.

ASA FOETIDA

Stinkasat, Teufelsdreck

Familie: Apiaceae

Vergleichsmittel:
Acidum fluoricum, Acidum nitricum, Aurum, Belladonna,
Carbo vegetabilis, Ignatia, Nux vomica, Mercurius, Mezereum, Phosphorus, Silicea.

Botanik:
wasserspeichernde Staudenpflanze Afghanistans und Persiens. Durch die tiefen Wurzeln können sie lange Dürreperioden auf salzigem Boden überstehen.
Verwendet wird eine Tinktur, die aus dem getrockneten Harz von den Wurzeln gewonnen wird.

Inhaltsstoffe:
Harz, Gummi, ätherische Öle,
Ferulasäure,
Schwefel.

Ätiologie:
Unterdrückung von Hautproblemen führt zu nervösen Störungen.

Verhaltenssymptome:
Angst vor Berührung, sowohl körperlich als auch geistig.

Wirkungsrichtung:
Tonussteigerung der glatten Muskulatur über eine Beeinflussung der Ganglien der Beckenorgane.
Dadurch ergibt sich eine Wirkung auf:
    Verdauungsorgane,
    Geschlechtsorgane.
Weiters besteht eine Beziehung zu den Knochen und Zähnen.
Bezeichnend sind auch hysterische und hypochondrische Patienten.

Konstitution:
skrofulös, eher pastös, luetisch nervös.

Augen:
Orbitalneuralgie mit bohrenden Schmerzen.
Trockene Konjunktivitis, Lider kleben am Augapfel.
Hornhautgeschwüre mit grabenden Schmerzen.

Ohren:
Entzündungen mit stinkendem Sekret, Mastoiditis, Schmerzen bis in die Schläfe.
Vereiterung der kleinen Gehörknöchelchen.

Nase:
Ozaena mit stark stinkendem Sekret.
Karies der Nasenknochen (Aurum).

Hals:
Globus hystericus, Ösophaguskrämpfe, der Hals wird gestreckt, versucht immer, leer zu schlucken.

Magen:
Hat Schwierigkeiten, Luft aufzustoßen, es kommt oft Flüssigkeit mit. Gasspannung mit gleichzeitiger Gassperre.
Kollern und Gurgeln im Magen-Zwerchfellbereich, schneidende Schmerzen.

Harnorgane:
Urin hat einen scharfen Geruch.

Geschlechtsorgane:
Scheinträchtigkeit, zornige Hündinnen, die auch dem Besitzer gegenüber aggressiv sind.
Euter: schmerzhaftes Euter, die Venen treten deutlich hervor, die Hautfarbe ist unverändert, Berührungsempfindlichkeit.

Haut:
Venen gestaut, auch bei Kälte.
Geschwüre mit lividem Rand, dünnes stinkendes Sekret. Vertragen keinen Verband.

Modalitäten:
Verschlimmerung:
durch Sitzen, Gehen.
Druck.
Besserung:
Druck, Bewegung.

Dosierung:
D 2, D 4, D 6.

AURUM

Metallisches Gold
Gold, nach dem die Menschheit strebt, ist im Arzneimittelbild durch das glatte Gegenteil von Glück gekennzeichnet. Es ist durch schwerste Depressionen, Lebensüberdruß und Suizidneigung bestimmt.
Stauffer: Gold ist Gift für Leib und Seele.

Weihe-Punkt: N 6 re., H 7, M 30.

Vergleichsmittel:
Acidum fluoricum, Acidum formicicum, Acidum nitricum, Apis,
Asa foetida, Hepar sulfuris, Lycopodium, Mezereum, Mercurius, Phosphorus.

Wirkungsrichtung:
ZNS, Gefäßsystem, Sinnesorgane, Schleimhäute, Knochen, Gelenke, Geschlechtsorgane,
Haut, lymphatisches System.

Leitsymptome:
Angst, depressive Verstimmung, Mutlosigkeit, ärgerliche Gereiztheit.

Ätiologie:
Folge von enttäuschter Liebe, Zurückweisung,
Folge von Kummer,
Folge von unterdrücktem Verdruß,
Folge von Ärger,
Folge von Schreck.

Allgemeinsymptome:
Es wirkt gut, wenn sich eine länger zurückliegende akute Krankheit in eine chronische Form verwandelt.

Konstitution:

Aurum gilt als eher weibliches Mittel, aber auch Rüden, vor allem kastrierte zeigen oft ein Aurumbild.

Es ist kein Mittel für junge Tiere, meist wird man ältere Tiere mit Aurumbildern antreffen. Im absteigenden Lebensalter. Wolter beschreibt sie als Tiere am Höhepunkt der Leistungsfähigkeit, die sie nun erfüllen sollen, aber aus einer geringgradigen Erschöpfung heraus nicht mehr erbringen können.

Allgemein kräftigere, schwerere Typen.

Syphilitisches Miasma, daher auch die Verschlimmerung in der Nacht.

Verhaltenssymptome:

Kann bestimmte Personen nicht ausstehen, läßt sich von seiner Ablehnung nicht abbringen.

Versucht seinen Willen durchzusetzen. Verträgt keinen Widerspruch, dieser macht ihn sofort zornig. Aurum-Hunde knurren sofort und beißen. Rüden attackieren Rüden und weibliche Tiere ihre Geschlechtsgenossinen. Überhaupt zeigen Aurum-Hunde ein zänkisches Verhalten. Kühe haben ein oft bösartiges Verhalten. Wenn man den Stall betritt, verfolgen sie einen sofort mit wildem Blick. Sie attackieren auf der Stelle; man sollte sich hüten, sie auf einer Weide anzutreffen.

Bei Leistungsdruck wird der Aurum-Typ hektisch.

Bei schweren Katzenrassen ist Aurum oft vertreten. Katzen leiden besonders unter einem Besitzerwechsel. Aurum-Katzen sind in diesem Fall apathisch, attackieren aber den neuen Besitzer, wenn sich dieser ihnen nähert.

Hat Todessehnsucht, da er glaubt, nicht mehr in diese Welt zu gehören. Wolter beschreibt einen nach erstmaligem Scheitern wiederholten Suizid einer Hündin, welche sich ertränkte, ohne zu schwimmen.

Still, verschlossen.

Hinnahme des eigenen Krankheitszustandes, aber äußerst schmerzempfindlich.

Macht alles schnell.

Tagesschläfrigkeit, kann aber in der Nacht nicht gut schlafen, ab 4 Uhr überhaupt nicht mehr.

Nervöses Temperament (Chamomilla, Ignatia, Staphisagria).

Augen:

Lichtscheue.

Hornhautgeschwüre mit starker Vaskularisation (Aurum muriaticum).

Nase:

Eitrig-blutiges Sekret, stinkt fürchterlich.

Atemorgane:

Kurzatmigkeit,
schmerzhafter Husten.

Extremitäten:

Rheumatische Schmerzen in allen Gliedern, besonders am Morgen nach der Ruhe, alles bessert sich bei Bewegung.

Knochenerkrankungen syphilitischen Ursprungs, eines der wichtigsten Knochenmittel.

Karies der Nasenscheidewände.

Geschlechtsorgane:

Verhärtungen der Milchdrüsen im Laufe zahlreicher Geburten.

Rüden neigen zu Hypersexualität, Weibchen zur Nymphomanie, gepaart mit streitsüchtigem Verhalten. Aurum wirkt aber nicht auf den Eierstock, sondern nur auf das Verhalten.

Uterus ist der Hauptangriffspunkt für vornehmlich aus der Psyche resultierende Störungen.

Ovarien:

Bei Kühen findet man eine große Zyste, welche bei leichter Berührung schon platzt. Sie bildet sich aber bald wieder nach. Die Tiere sind in einer Dauerbrunst und brüllen unentwegt.

Stuten sind ständig in einer Scheinrosse, die Unleidlichkeit und Hektik läßt sie bis zum Skelett abmagern.

Verhärtung der Gebärmutter und der Hoden.

Trotz schöner, gefüllter Euter-Venen bringen die Tiere nicht die erwartete Leistung. Diese geht unter diesen Erscheinungen stark zurück.

Herz, Kreislaufsystem:

Kann vor Herzklopfen nicht schlafen. Man hat das Gefühl, als ob das Herz eine Weile nicht schlägt, dann aber wieder tumultös beginnt. Bei Hunden ist die Arrhythmie physiologisch, aber bei Großtieren führt sie zu erheblichen Leistungseinbußen.

Aurum C 30 ist bewährt bei Arteriosklerose.

Modalitäten:

Verschlimmerung:
Kälte,
Widerstand.

Besserung:
Bewegung,
frische Luft.

Dosierung:

D 2, D 6, D 8, D 12, D 200,
C 2, C 30.

AVENA SATIVA

Hafer

Familie: Poaceae, Süßgräser

Stammt wahrscheinlich wie der Roggen aus Vorderasien. Er unterscheidet sich von den anderen Getreidearten wesentlich durch den Blütenstand. Dieser ist eine allseitswendige Rispe mit zweiblütigen Ähren. Er verlangt einen guten Boden, wirkt aber andererseits bodenversäuernd.

In der Homöopathie verwendet man die frische blühende Pflanze.

Vergleichsmittel:

Acidum phosphoricum, China, Coffea, Ferrum phosphoricum, Silicea.

Inhaltsstoffe:

Flavone.

Pharmakologie, Toxikologie:

Verbessert die Nutrition von Gehirn und Nervensystem.

Wirkungsrichtung:
Zentralnervensystem, Rekonvaleszenzmittel.

Verhaltenssymptome:
Konzentrationsschwäche.

Ätiologie:
Folge von Überanstrengung,
Folge von schweren Krankheiten.

Leitsymptome:
Appetitmangel nach einer Grippe,
Gefühllosigkeit der Glieder.

Extremitäten:
Taubheit, verminderte Kraft.
Alterstremor.

Dosierung:
Urtinktur oder D 1–D 3.
Es ist manchmal notwendig, einen überschießenden Sympathikus zu beruhigen, damit der Organismus sich nicht bei seiner Abwehrtätigkeit total verausgabt und so den Angriffen von außen unterliegt. Oft tritt nach einer solchen Phase große Ermattung auf. In diesem Fall bewirkt **Avena sativa** in der Urtinktur einen nach rückwärts gerichteten Verlauf der vegetativen Gesamtumschaltung.

BAPTISIA TINCTORIA

Wilder Indigo

Familie: Leguminoseae
Verwendet wird die Wurzel und die Rinde.

Inhaltsstoffe:
Baptisin,
Baptin,
Cystin.

Verhaltenssymptome:
Schlafsüchtig, Erschöpfung und Zerschlagenheit.

Allgemeinsymptome:
Zeigt bösartigen Zuständen entsprechend septisches Fieber mit rapid einsetzender Erschöpfung.
Blutvergiftung mit Sepsis.

Leitsymptom:
Ulzeration der Schleimhäute.
Erhöhter Speichelfluß.
Zersetzung der Säfte.
Alle Absonderungen sind stinkend.

Augen:

Augen rot, kann die Augen kaum offen halten. Augenerkrankungen nach einer schweren Grippe.

Mund:

Mundschleimhaut schwammig aufgelockert.
Geschwüre am farblos gewordenen Zahnfleisch.
Hals, Gaumen, Tonsillen dunkelrot, aber nicht schmerzhaft. Stinkende Absonderungen.

Verdauungsorgane:

Kann nur Flüssigkeiten schlucken und diese sehr widerwillig. Durch die Enge der Speiseröhre entsteht ein Zwang zu ständigem Schlucken.
Erbrechen saurer, galliger Massen.

Extremitäten:

Steifheit des Halses,
rheumatoide Schmerzen.

Dosierung:

D 1, D 4.

BELLADONNA

Atropa belladonna L.
Tollkirsche

Weihe-Punkt: 3E 16 li.

Familie: Solanaceae

Verwandt: Hyoscyamus, Stramonium, Mandragora, Capsicum, Dulcamara, Tabacum.

Vergleichsmittel:

Aconitum, Apis, Bryonia, Chamomilla, Coffea, Glonoinum, Hyoscyamus, Mandragora, Nux vomica, Spigelia, Stramonium.
Folgt gut: Calcium carbonicum, Aconitum, sollte aber nicht zusammen oder im Wechsel mit diesem gegeben werden. Wirkt dann, wenn Aconitum nicht mehr wirkt.

Antidot:

Aconitum, Camphora, Hepar sulfuris, Hyoscyamus, Mercurius, Opium, Pulsatilla, Sabadilla.
Tollkirschensaft wurde im 16. Jh. von den Frauen verwendet, um durch die Pupillenerweiterung auffällige und schöne Augen zu bekommen (bella donna = schöne Frau). Weiter erhielt es den Namen der griechischen Schicksalsgöttin Atropos.

Botanik:

Krautige bis 1,5 m große Pflanze, Blüten röhrig-glockig, außen braunviolett. Kirschenähnliche violette saftige Früchte. Verwendet wird die ganze Pflanze ohne verholzte Teile am Ende der Blütezeit.
Giftpflanze.

Inhaltsstoffe:

Tropanalkaloide
Hyoscyamin,
Scopolamin,

Atropamin,
Belladonnin,
Scopin.
Es sind auch einige Säuren und Basen, Stickstoffverbindungen und Flavone enthalten.
In der lebenden Pflanze wird kein Atropin gefunden,
L-Hyoscyamin geht aber leicht in Atropin über. Atropin bildet sich durch den Zusammenschluß von D- und L-Hyoscyamin. Atropinbild entspricht daher gut dem Belladonnabild.
Atropin ist ein Parasympathikusgift, das hemmend, in letalen Dosen lähmend auf parasympathische Nerven wirkt. Es macht nach Völker Lähmungen an den parasympathischen Nervenenden.
Atropin ist ein Antagonist zu Acetylcholin, Pilocarpin, Physostigmin.
Da es ein Acetylcholinantagonist ist, macht es die Zellen der autonomen Erfolgsorgane unempfindlich gegen den Überträgerstoff Acetylcholin und damit gegen Erregung über parasympathische Nerven.
Es hebt die Membranpermeabilität für cholinergische Stoffe auf, sodaß es nicht mehr zur Ausbildung eines wirksamen Potentials kommen kann.

Toxikologie:
Meerschweinchen, Hund und Rind sind relativ unempfindlich gegen Tollkirschen-Vergiftungen, während das Pferd sehr empfindlich reagiert. Das Pferd hat eine hohe vegetative Labilität. Belladonna in homöopathischer Aufbereitung ist imstande, diese auszugleichen. Schafe und Ziegen sind unempfindlich gegenüber Belladonna. Das Kaninchen reagiert überhaupt nicht auf Belladonna, weil es eine Immunität dagegen aufgebaut hat. Es scheidet Belladonna mit dem Harn aus. Die Symptomatik ist charakterisiert durch seine zentrale Wirkung. Am Beginn einer Vergiftung stehen zerebrale Störungen in Form von heftigen Erregungen, Aufregung bis zur Tobsucht. Ein typisches Symptom ist die Trockenheit der Schleimhäute.
Im ersten Stadium ist die Atmung beschleunigt, im weiteren Verlauf kommt es zu einer selektiven Lähmung des Parasympathikus, da Acetylcholin blockiert wird. Damit überwiegt die Wirkung des Sympathikus. Die Folge davon ist Hyperämie, Blutdruckanstieg; an den peripheren Nerven stellen sich Reizzustände ein, die zu tonisch-klonischen Krämpfen führen. Spasmen treten auch an der glatten Muskulatur auf (Schluckkrämpfe). In der Folge treten paralytische Erscheinungen des zentralen und peripheren Nervensystems auf. Insbesondere das Vasomotorenzentrum der Medulla oblongata ist betroffen.
Durst, Schluckbeschwerden, Pupillen weit, Tachykardie, Blutfülle des Kopfes, Schwindel, Fieber. Aphonie, Kreislauf und Ateminsuffizienz, Zyanose. Entweder kommt es zum Tod oder es stellt sich nach Bewußtlosigkeit eine Erholung ein.

Wirkungsrichtung:
ZNS; verlängertes Mark, Parasympathikus, periphere Nerven; es erzeugt eine tiefgreifende Wirkung am Nervensystem, an Schleimhäuten und Meningen, am Auge, an oberen Luftwegen, Magen-Darmkanal, Drüsen, Haut.
Belladonna ist ein Anfangsmittel. Es sollte gegeben werden, wenn die Schweißausbrüche nachlassen und die sichtbaren Schleimhäute feucht werden. Belladonna hat die Plötzlichkeit im Erscheinungsbild; genau so schnell sollte es auch wirken. Man muß nach 10–15 Minuten Wartezeit ohne Wirkung überlegen, ob es das Simile ist, oder ob die Potenz richtig gewählt wurde.

Leitsymptome:
Wird immer im Zusammenhang mit **vollblütig** erwähnt. Darunter wird eine durch eine flache Reizschwelle, zentral gesteuerte venöse Stauung der Gefäße verstanden. Vollblüter weisen ohne abnorme äußere Einwirkung eine starke Füllung der Hautgefäße auf.

Ein durch den Alkaloidgehalt zentral angreifendes Mittel. Belladonna entfaltet seine Hauptwirkung bei akuten, hochfieberhaften Entzündungen und Erkrankungen im Stadium der Infiltration. Dies ist das Stadium, wo die Erkrankung in das exsudative Stadium übergeht (Eiterung). Belladonnawirkung ist nicht an bestimmte Krankheiten gebunden, sondern wirkt immer als Mittel der beginnenden Krise. Belladonna wirkt am Höhepunkt der Krankheit, zum Zeitpunkt der Krisis. Wirkt gut, wenn Krankheitsprozesse sich lokalisiert haben, das ist dann, wenn die Erkrankung am Höhepunkt angelangt ist. Es wirkt nicht, wenn dieses Stadium noch nicht erreicht ist, aber auch nicht, wenn es schon überschritten ist.

Die vier Entzündungszeichen: Calor, Dolor, Rubor, Tumor sind typisch für Belladonna. Auffallend ist die Periodizität der Symptome, ihr plötzlicher Beginn, große Erkältlichkeit, Mandelentzündung von kaltem Fahrtwind.

Belladonna ist das Mittel der Wahl, wenn die ersten Abwehrmaßnahmen gegen eine Infektion bereits überrannt wurden. Es folgt nach Aconitum (trockene Hitze, Unruhe, hohes Fieber). Der Einsatz des Schweißausbruches spricht für Belladonna. Dem Schweißausbruch geht eine Trockenheit der Schweißdrüsen voraus.

Gesteigerte Körperfunktionen, Fieber, heißer Kopf, kalte Füße, bei ausgeprägten Fieberzuständen ist das ganze Tier heiß (Fieber ist nicht so hoch wie bei Aconitum). Trotz der Schweißausbrüche ist die Körpertemperatur deutlich erhöht, es stellen sich remittierende Fieberschübe mit Temperaturen um die 40° C ein. Patienten schwitzen, Hunde hecheln und pumpen, sie lassen sich trotzdem gerne zudecken. Rinder atmen schwer und neigen zu kalten Schweißausbrüchen. Blutandrang, Klopfen der Karotiden, Schweißausbruch bringt keine Erleichterung, trotz Schweißausbruchs sind die Schleimhäute trocken; Zugempfindlichkeit.

Belladonna ist ein eher rechtsseitig wirkendes Mittel.

Belladonna hat eine Beziehung zu den grobmaschigen Geweben, wie Lunge und Euter. Belladonna hat großen Durst. Kein Durst und rosé-farbige Schleimhäute hat Pulsatilla.

Verhaltenssymptome:

Unruhe, Übererregbarkeit, Überempfindlichkeit der Sinne; ziehen sich gerne in dunklere Ecken zurück. Gereiztheit, boshaftes Verhalten, fast hinterlistige Züge. Heftige unberechenbare Aktionen. Ängstlichkeit vor allem in der Nacht, neue Situationen und Gegenstände jagen Tieren Furcht ein. Hunde beißen in solchen Situationen ohne Vorwarnung. Belladonna-Tiere sind äußerst angriffslustig, sie steigern sich in Wut und Raserei. Belladonna is t das Mittel beim Angriffssyndrom. Bei Übererregung beißen solche Tiere wild um sich, sie zerbeißen alle Gegenstände um sich herum; sogar der Besitzer wird gebissen.

Die Tiere haben auch einen unruhigen Schlaf und fahren oft erschreckt aus dem Schlaf hoch. Beim Menschen wird kurzer Schlaf beschrieben, diesen findet man auch beim Pferd. Pferde schlafen nur ca. 3 Stunden, die andere Zeit dösen und träumen sie.

Kopf:

stark berührungsempfindlich, Kopfgefäße pulsieren, Gefäße deutlich injiziert, Schleimhäute rot.

Mund:

trockener Mund, trockene Zunge, rot an den Rändern, Erdbeerzunge, zäher Schleim, geschwollene Papillen,
Zähneknirschen.
Hund zeigt Schlundkrämpfe wie bei Tollwut, aber es fehlt die Salivation.

Augen:

Pupillen weit, unbeweglich, starrer Blick, Bindehaut gerötet, hochrote Bindehaut, Lichtempfindlichkeit, Erweiterung der Pupille beruht darauf, daß unter Atropineinwirkung das durch Reize des N. oculomotorius freigemachte Acetylcholin auf den
M. sphincter pupillae unwirksam ist.
Acetylcholin wird durch Vagusreizung freigemacht und bewirkt normalerweise die Muskelkontraktion. Unter Atropineinwirkung bleibt die Kontraktion aus. Atropin ist anticholinergisch. Es entsteht ein Übergewicht des sympathisch innervierten
M. dilatator pupillae. Durch eine Lähmung der Oculomotoriusäste des M. ciliaris kommt es zu einer Aufhebung der Akkomodation. Das Auge wird auf die Ferne eingestellt, nahe Gegenstände erscheinen unscharf.
Der intraokulare Druck wird erhöht, dadurch treten die Augen weiter hervor. Durch eine Verengung des Schlemmschen Kanals kann das Kammerwasser nicht abfließen, das bedeutet Druckerhöhung.

Nase:

rot, geschwollen, Niesen mit Nasenbluten, hellrotes Blut, fließender Schnupfen, Schleim mit Blut vermischt.

Ohren:

überempfindliches Gehör, reißender Schmerz im äußeren und im Innenohr, Schmerz fährt von Ohr zu Ohr, schmerzhafte Otitis externa mit Schleimhautschwellung, Ohr rot.

Hals:

Rachen unangenehm trocken, rot, Mandeln entzündet, geschwollen,
Erbrechen mit krampfhaftem Würgen mit Schweißausbruch,
heiser, Stimmverlust, Nase, Rachen, Kehle trocken, Kehlkopf bei Husten schmerzhaft, Kehlkopf heiser gehustet, Husten endet mit Niesen, dauernde Neigung zum Schlucken, Schlundkrämpfe, Speisen kommen bei der Nase heraus, Schleimhauthypertrophie.

Hund:

Kehlkopfkatarrh plötzlich entstehend, mit lautem heiserem Husten weißer Schleim, Würgen, Niesen, Druck durch Ziehen am Halsband verschlimmert.

Lunge:

quälendes Atmen ohne Atemnot.
Durch die Vaguslähmung kommt es zu einer Erweiterung der Bronchien.
Hochakute Entzündung als Bronchitis, Bronchopneumonie, Pneumonie. Die Tiere haben Schmerzen bei der Atmung, daher forcierte, keuchende, stoßweise Atmung. Rauhe Atemgeräusche, quälender Husten.

Verdauungsorgane:

katarrhalische Gastritis verbunden mit Würgebewegungen und Erbrechen, bis der Magen leer ist.
Aufgetriebener Bauch, Bauch ist sehr berührungsempfindlich, Krampfschmerzen besser durch Rückenlage, Abneigung gegen Fleisch und Milch, starkes Verlangen nach kaltem Wasser, spastischer Schluckauf, Durchfälle mit Tenesmus, dünn, grün, Krämpfe in der Nabelgegend, Kolikschmerzen mit Blähsucht, Zusammenkrümmen, sie legen sich ungern nieder. Die Peristaltik wird gebremst, Spasmen des Darmes lösen sich.

Kolik, Pferd:

Art der Störung: plötzlich,
periodisch.

Schleimhäute:

Zuerst am Beginn des Kolikanfalles trocken heiß, hochrot bis zyanotisch, deutlich injizierte Gefäße. Mit zunehmender Kolikdauer werden sie immer mehr verwaschen und schmutzig-rot. Ist die Kolik im Abklingen, verstärkt sich die Drüsensekretion, die Schleimhäute werden feucht.
Pupillen starr, weit geöffnet.
Die Tiere sind geräuschempfindlich.
Pulsation der V. jugularis, sichtbarer Herzschlag.
Der Kopf ist heiß, die Extremitäten sind kalt.
Die Tiere nehmen eine Sägebockstellung ein.

Ätiologie:

Sommerhitze, Wetterwechsel.
Erkältung, im Sommer nach Durchnässung.
Aufregung, Verladen, Turniere.
Zahnbeschwerden.
Rektale Untersuchung: Im Stadium des Kolikanfalles nicht möglich.
Kolon stark gefüllt.
Starke Schmerzen bei Palpation.
Erfolgloser Drang mit Obstipation. Zuerst feste Ballen, dann auf einmal Durchfall.
Auffallend ist der intermittierende Verlauf der Kolik; die Intensität und Dauer der Anfälle steigert sich von Anfall zu Anfall.

Leber:

akute Schmerzen in der Lebergegend, Gallenstauung, Gallenkolik, Bauchfellreizung, beginnende Bauchfellentzündung.

Herz:

Beeinträchtigung des Vasomotorenzentrums in der Medulla oblongata und Überwiegen des Sympathikus führen zu starken Kreislaufstörungen. Blutdruck und Herzfrequenz steigen, Herztöne sind pochend.
Puls: anfangs beschleunigt und hart, vor allem während der Fieberzustände, vor allem die Karotiden sind pochend.
N. vagus gedrosselt, Pulsfrequenz wird dadurch gesteigert; der Pulsfrequenzsteigerung geht eine kurze Pulsverlangsamung voraus.
Durch rechtzeitigen und passenden Einsatz von Belladonna lassen sich Myokard und Klappenfehler bei Infektionskrankheiten prophylaktisch vermeiden.

Harnorgane:

akute Entzündung der Harnorgane, ständiger Harndrang, heller Harn, phosphathaltig, Schmerzen beim Urinieren, Inkontinenz mit dauerndem Tröpfeln.

Geschlechtsorgane:

Männlich:
Hoden hart, hochgezogen, entzündet, fieberhafte Orchitis.

Weiblich:
Hitze und Trockenheit der Vagina, schneidender Schmerz von Hüfte zu Hüfte, Vagina rot, akute Metritis und Endometritis mit Fieber und ständigem Pressen sowie Schweißausbrüchen.
Blutungen bei der Läufigkeit sind verlängert.

Mastitis:
Folgt Aconitum, hat aber nicht dessen Angst. Der Prozeß ist schon weiter fortgeschritten. Aber auch hier, wie bei Aconitum, die Plötzlichkeit des Auftretens. Die Schleimhäute sind trocken, die Haut feucht.
Hier findet schon eine Lokalisation statt. Das betroffene Viertel ist derb-elastisch, meist stark vergrößert. Euter rot, hart, heiß; Mastitis mit pulsierenden Schmerzen, Röte strahlt strichweise von der Brustwarze aus. Die Mastitis tritt oft unmittelbar nach der Geburt auf. Die Tiere haben hohes Fieber, Schüttelfrost, Schweißausbruch, sie sind mit Ausnahme der Extremitäten heiß, es besteht deutliche Tachykardie, Gefäßpulsation.
Im Stadium der Lysis werden die Tiere oft apathisch.
Trinkversuche der Jungen werden abgewehrt, Hochziehen der Milch.
Sekret: feinflockig, jedoch noch Milchcharakter.
Verschlimmert sich gegen Abend,
Causa: Zugwind oder Kälte.

Haut:

heiß, hellrot, rot gefleckt, dunkelrote Flecken, trocken. Trotz des dampfenden Schweißes – außer beim Hund – besteht Frösteln und großer Durst.

Drüsen:

Alle sekretorischen sowie alle Schleimhautdrüsen schränken unter Atropin ihre Sekretion ein, Schweißabsonderung setzt aus, in Mund, Rachen, Kehlkopf entsteht Trockenheitsgefühl, Magen- Darmtrakt stellt die Sekretion ein.

Bewegungsorgane:

akute Entzündungen an den Gelenken; gerötet, geschwollen, heiß und glänzend, hochgradige akute Lahmheit;
Wirksam bei Arthritis, Polyarthritis, Synovitis, Panaritium (eventuell mit Myristica sebifera kombinieren), beginnende Hufrehe.

Klinik:

Sonnenstich, Hitzschlag, Schlaganfall, Gehirnblutungen, Contusio, Commotio cerebri, entzündliche Veränderungen der Meningen, Meningitis, Enzephalitis, Ödeme der Hirnhaut; die Tiere stehen mit dem Kopf an die Boxenwandelehnt, schlagen mit dem Kopf gegen die Mauer, sie verletzen sich dabei sogar.
In der Erschöpfungsphase sind die Tiere somnolent, zeigen ataktischen Gang, Schwindel ist zu bemerken.
Belladonna ist auch bei profusen hellroten arteriellen Blutungen angezeigt. Diese treten als Epistaxis, Bluthusten, Blutmelken, blutiger Durchfall auf.
Kälber liegen schwitzend und apathisch im Stall. Beim Versuch sie aufzuheben, stöhnen sie. Die Krankheit kommt plötzlich; die Tiere haben morgens noch getrunken, mittags zeigen sie Fieber. Der Sitz der Krankheit zeichnet sich schon ab. Es ist entweder die Lunge oder der Nabel (Gegensatz zu Aconitum). Gefäße und Schleimhaut sind deutlich injiziert, das Herz pochend (Rakow).
Zwingerhusten.

Bananenkrankheit:
die Haut ist heiß, rot, verquollen;
Nabelabszesse der Jungtiere, begleitet von Fieber und Schmerzen.
Epileptiforme Anfälle: plötzlicher Beginn, Zuckungen der Muskulatur einzelner Körperpartien.
Phlegmonen, Furunkel, wenn sie in das Arzneimittelbild fallen;
Auslösung:
Folge von: Sonnenstich, Durchnässung, Erkältung, Überlastung mit Schwitzen, Zugluft, übermäßige Hitze.

Modalitäten:
Verschlimmerung:
gegen Abend Richtung Mitternacht,
Kälte und Kälteanwendungen,
Zugluft,
starke Sonnenbestrahlung.
Besserung:
Ruhe,
dunkler Raum,
lokale Wärmeanwendungen.

Dosierung: D 4–D 8, Mastitis D 30.

Wolter: D 2 wirkt bei Pferden deutlich regulierend, wenn eine venöse Stase vorliegt.

BELLIS PERENNIS

Gänseblümchen

Familie: Asteraceae, Asterngewächse.

Vergleichsmittel:
Arnica, Hamamelis, Hypericum, Lilium tigrinum, Rhus toxicodendron, Ruta, Symphytum.

Botanik:
Ausdauernde Pflanze mit einem rasenbildenden Wurzelstock, mit grundständiger Blattrosette und einzeln stehenden Blüten, welche sich nach der Sonne drehen.
Es wurde schon in der Volksmedizin als Verletzungsmittel gebraucht.

Inhaltsstoffe:
Inulin,
Saponine,
ätherische Öle.

Wirkungsrichtung:
Kapillarsystem, Gefäße, Muskeln, Bronchien, Haut, Schleimhaut im Mund, Magen-Darmtrakt.

Organotropie:
Wirkt auf die Muskelfasern der Blutgefäße.

Konstitution:
lithämische Diathese.

Ätiologie:
Laparotomiefolgen, wirkt bei Verletzungen tieferer Gewebeschichten.
Folge des Trinkens kalter Getränke bei erhitztem Körper.

Harnorgane:
Blutungen der Blase.

Geschlechtsorgane:
Schmerzen der Bauchdecke in den letzten Trächtigkeitsmonaten. Gefühl von Prellungsschmerz im Becken.
Umschriebene Blutungen.
Wundmachender Fluor.
Eine Atonie des Uterus post partum, Neigung zum Nachgeburtsverhalten.
Beschleunigt die Auflösung gequetschten Gewebes nach der Geburt.
Traumatisierung der weiblichen Brust (Zitzenverletzungen), es wirkt in diesen Fällen besser als Arnica.

Haut:
zum Teil trocken, rissig, zum Teil nässende Ekzeme. Furunkel überall, Akne.

Extremitäten:
Quetschungen mit Bluterguß.
Verrenkungen der Extremitäten mit Bluterguß. Zerschlagenheitsgefühl am ganzen Körper.

Dosierung:
D 2, D 4, D 30, D 200.

BERBERIS VULGARIS

Berberitze, Sauerdorn
Berberis aquifolium
Pursh, Weinscharl

Mahonia aquifolium
Mahonie

Familie: Berberidaceae, Sauerdorngewächse

Weihe-Punkt: M 25 re.

Vergleichsmittel:
China, Lycopodium, Sepia, Silicea, Sulfur.

Antidot: Aconitum, Belladonna, Camphora.

Botanik:
Berberis vulgaris:
Strauch mit hängenden gelben Blütentrauben. Blätter an Kurztrieben in Büscheln, kurz gestielt und eiförmig. Am Grunde der Blätter sind immer 3 Dornen.
Früchte: längliche rote Beeren. welche viele Säuren enthalten.
Das Holz ist gelb und hart, die Rinde hellgrau und bitter.

Standort:
Laubwald, Mischwald, liebt warmen Kalkboden mit mäßigem Feuchtigkeitsgehalt.
Sie wurde teilweise ausgerottet, weil sie der Zwischenwirt für einen Getreiderostpilz ist; der Befall zeigt sich in braunen Flecken an den Blättern.
Mahonia aquifolium:
Ist ein Zierstrauch, welcher der Berberitze ähnlich ist, aber lederartige immergrüne, gesägte Blätter hat. Die Früchte sind schwarz–blau.
Verwendete Teile:
Getrocknete Wurzelrinde bei Berberis.
Getrocknete Rinde bei Mahonia.

Inhaltsstoffe:

Berberamin:
Gilt als spasmolytisch, cholagog, antibiotisch und leicht tonisierend.
Berbamin,
Oxyacanthin,
ätherische Öle.

Pharmakologie, Toxikologie:

Erregung des Vasomotorenzentrums und des Atemzentrums. Es kommt zu einer Zunahme der Herzfrequenz, zu einer verbesserten Koronardurchblutung und einer Steigerung des Blutumlaufes.

Diathese:

Beziehung zur harnsauren Diathese. Die Ursache ist eine schlechte Stoffwechsellage der Leber und damit eine Harnsäureüberbelastung der Niere bei deren Ausscheidungsversuch.

Leitsymptome:

Für Berberis typisch sind Reiz- und Entzündungserscheinungen der Harnwege, Nierenschmerzen, eventuell Harnblasentenesmen.
Typisch sind die schneidend-stechenden Schmerzen, die in alle Richtungen ausstrahlen. Man findet diese Zustände häufig bei Nierenkoliken und Harngrieß. Die Nierenkolik von Berberis tritt bevorzugt links auf (Harndrang mit Strangurie= Cantharis).
Typisch ist auch eine Steifigkeit in der Nierengegend oder entlang des ganzen Rückens; Taubheitsgefühl, verbunden mit großer Schwäche und Schweißausbrüchen. Es ist bekannt, daß bei einer Nierenstörung die Haut einen Teil der Ausscheidung übernehmen muß.

Verhaltenssymptome:

apathisch, weinerlich, gedrückt,
Schwindel beim Aufstehen.

Allgemeinsymptome:

wechselnde Symptome, Durst folgt Durstlosigkeit, Schmerzen wechseln den Ort und den Charakter.

Zunge:

Zungenspitze wie verbrüht. Manchmal findet man eine Blase auf der Zungenspitze.
Zahnfleischbluten.
Schlund trocken, Schmerzen beim Leerschlucken.
Gaumen und Tonsillen rot, schmerzhaft.

Augen:
trocken und brennend, Sandgefühl.

Nase:
trocken, Niesreiz. Besonders in der linken Nase.

Verdauungsorgane:
Leber-Gallesymptome:
Schmerzen und Druckempfindlichkeit im rechten Rippenbogen. Aufstoßen und Meteorismus.
Gallenkoliken gefolgt von Ikterus.

Harnorgane:
Berberis hat eine diuretische Wirkung und damit eine vermehrte Ausscheidung harnpflichtiger Substanzen. Typisch ist die Harnsäureüberladung.
Roter Satz im Urin. Harn ist von ständig wechselndem Aussehen, einmal dunkel, dann wieder hell. pH-Wert und Eiweiß sind erhöht. Es besteht Schmerz vor und nach dem Urinieren.
Berberis dient der Verhinderung von Steinbildung.

Haut:
Die Anhäufung von Schlackenstoffen belastet die Haut.
A. Stiegele empfiehlt Berberis aquifolium bei der Schuppenflechte, wo es über die Anregung des intermediären Stoffwechsels wirken soll. Er verwendet die Urtinktur.

Geschlechtsorgane:
Vaginismus, hohe Empfindlichkeit der Vagina.

Extremitäten:
Schulterlahmheiten.
Schwellung der Fingergelenke.
Fersenschmerz.

Körpertemperatur:
Krankheit ist im hochakuten Stadium, daher sehr hohe Temperatur. Wenn die Temperatur heruntergeht, sind andere Mittel indiziert.

Modalitäten:
Verschlimmerung:
Bewegung, Gehen,
plötzliche erschütternde Bewegung,
Aufstehen.

Dosierung:
D 3, D 4, D 6, D 30, D 200.

BORAX

Natrium boracicum
Natriumtetraborat
Farblose, durchsichtige, an der Oberfläche verwitternde Kristalle. Wird zur Herstellung von Glasuren und Email verwendet.
3%ige Borsäure wurde als Augenwasser verwendet.

Weihe-Punkt: N 26 re.

Vergleichsmittel:
Alumina, Berberis, Cantharis, Graphites, Hepar sulfuris, Hydrastis, Mercurius, Petroselinum, Sepia, Sulfur.

Antidot:
Chamomilla, Coffea.

Toxikologie:
Bor wird über die Haut gut resorbiert, aber schlecht eliminiert, sodaß eine Kumulationsgefahr besteht.
Anämie, Gastroenteritis.
Leberdegeneration.
In sehr hohen Dosen kommt es zu Kreislaufstörungen mit Kollapsneigung.
Die Nieren werden angegriffen mit Schäden bis zur Urämie.
Allergien können auftreten – Psoriasis borica.

Wirkungsrichtung:
Haut, Schleimhaut des Magen-Darmtraktes.

Leitsymptom:
Aphthen an Mundschleimhaut und Zunge mit reichlichem Speichelfluß.

Verhaltenssymptome:
Erschrickt beim geringsten Geräusch und bei plötzlichem knallendem Geräusch wie von Gewehrschüssen, Feuerwerk und Donner. Kennt man die Angst der Tiere, sollte man schon eine Woche vor dem Feuerwerk dreimal täglich die D 3 verabreichen.
Furcht vor der Abwärtsbewegung, Angst vor dem Abwärtsfahren, wird reisekrank beim Abwärtsfahren.
Hat Angst vor schaukelnden Bewegungen.

Augen:
Trockene klebrige Exsudation verklebt die Wimpern, Wimpern nach innen wachsend oder Ektropium. Blepharitis ciliaris mit Lidschwellung.
Entzündung der Meibomschen Drüsen.

Mund:
Entzündetes Zahnfleisch, Speichelfluß, Herpes-ähnliche Hautveränderungen der Mundschleimhaut und der Zunge nach Virusinfektionen. Die Tiere können trotz Hungers nicht fressen, nicht einmal trinken.
Heiserkeit (Erbsengroßes Stück Borax im Mund zergehen lassen, Boerike).

Ohr:
Otitis externa.

Nase:
trockene Schleimhäute, Krusten um die Nasenlöcher.
Nasenspitze ulzeriert.

Harnorgane:
Harn hat einen auffallend intensiven Geruch.

Haut:

ungesund, trocken, schuppig, Verletzungen eitern.
Aphthen an der Schleimhaut, Nasengrenze.

Modalitäten:

Verschlimmerung:
Abwärtsbewegung,
Geräusche,
feuchtes, kaltes Wetter,
vor dem Wasserlassen.

Besserung:
Druck,
Halten der schmerzhaften Stelle.

Dosierung:

D 1, D 3, D 6.

BRYONIA

Bryonia alba, Weiße Zaunrübe, Beerenfrüchte schwarz
Bryonia dioica, Rote Zaunrübe, Beerenfrüchte rot
Bryonia alba wurde von Hahnemann geprüft, heute fast immer durch die gleichwertige Rote Zaunrübe ersetzt.

Familie: Cucurbitaceae, Kürbisgewächse

Weihe-Punkt: M 23 re.

Vergleichsmittel:

Aconitum, Colocynthis, Ferrum phosphoricum, Kalium carbonicum, Nux vomica, Phosphorus Rhus toxicodendron, Sulfur.

Antidot:

Acidum muriaticum, Aconitum, Alumina, Camphora, Chamomilla, Chelidonium, Clematis, Coffea, Ignatia, Nux vomica, Pulsatilla, Rhus toxicodendron, Senega.
War schon in der hippokratischen Medizin ein sehr geschätztes Arzneimittel.
In der Volksmedizin erhielt es den Namen Gichtrübe.

Botanik:

Bis zu 4 Meter hohe, rankende, kletternde Staude mit einer bis zu mehreren Kilogramm schweren Wurzel, welche einen trüben, weißen, giftigen Saft enthält. Die rübenförmige Wurzel wird vor der Blüte verwendet.
Blüten getrennt geschlechtlich.
Blätter fünfeckig.
Wächst auf nährstoffreichen Lehmböden an feuchten Stellen,
wuchert an Zäunen und Hecken .
Die Pflanze hat für ihre Beweglichkeit eigene Organe, umgewandelte Blätter entwickelt. Diese nadelfeinen Ranken wachsen von den Blattachseln gerade in die Höhe und beginnen sich im Uhrzeigersinn zu drehen, sobald sie auf ein Hindernis stoßen. Es dauert nicht lange, haben sie einen Ast umwunden. Die Botschaft vom eingetretenen Kontakt wird über die Ranke rückgemeldet und es bilden sich zwei weitere Spiralen, wobei die mittlere Spirale in die entgegengesetzte Richtung des Uhrzeigersinnes wächst und die basale Spirale wieder im Uhrzeigersinn. Zwischen den drei Spiralen bleiben zwei nicht

gewundene Umschaltstrecken bestehen. Damit bildet Bryonia einen idealen Halteapparat mit elastischen Federn aus. Wenn fester Kontakt hergestellt ist, wird die oberste Spirale hart und hält das umwundene Objekt fest umklammert.

Vorkommen:
Mittel-Ost-Südosteuropa.

Inhaltsstoffe:

Bryonin, Abführmittel, löst choleraartige Durchfälle aus.
Bryonidin,
Cucurbitacine, sehr bitter,
Bryoamarid,
Bryodulcosid,
Bryononsäure,
Harz, Spinasterol, mit purgierender Wirkung.
Triterpen,
Anthrachinon.
Chrysophansäure, Ameisensäure, Buttersäure, Essigsäure,
pyrogene Polysaccharide.

Toxikologie:

Der Saft von Bryonia macht Blasen auf der Haut als Ausdruck einer exsudativen Entzündung, das deutet auf eine Schädigung der Kapillaren hin, sodaß Serum austritt.
Diese Wirkung ist auf die Schleimhäute noch viel intensiver. Magen und Schleimhäute reagieren mit schneidenden kolikartigen Schmerzen, denen Durchfälle folgen.
Die Entzündungen von Bryonia sind serofibrinöser Art. Einer Schädigung der Epitheloberfläche folgt eine Exsudation von Serum aus den Kapillaren. Tote Zellen erleichtern die Koagulation von Serumfibrin. Nur in sehr schweren Fällen durchwandern die roten Blutkörperchen die Kapillarwand.
An der Oberfläche findet man oft eine Lage von Fibrin, welche austrocknen kann.
Den milderen Formen des serofibrinösen Prozesses folgt sehr bald Trockenheit der Schleimhäute. Die unwillkürlichen Bewegungen werden behindert. Die Trockenheit des Mundes kann zu großem Durst führen. Der Speichel wird zähe, die Zunge weiß belegt.
Die Trockenheit und mangelnde Bewegung der Därme führt zu einer Verstopfung, bei welcher der ausgedörrte, trockene Stuhl mühsam entleert wird.

Wirkungsrichtung:

ZNS, Schleimhäute.
Sekretionsstörungen der Schleimhäute haben die Folge, daß sämtliche Sekrete und Exkrete schlecht abfließen, weil ihre Beschaffenheit verändert wird. Entzündungen mit fibrinösen und serösen Exsudaten führen zu Trockenheit der betroffenen Region und zu Ergüssen in die Gelenkshöhlen.

Davon sind betroffen:
Systeme, welche Beweglichkeit der Organe ermöglichen, wie seröse Häute im Körperinneren (Pleura, Perikard),
Synovialmembranen aller Gelenke, Schleimbeutel, Sehnenscheiden,
Bronchien, Magen, Darm, Leber, Gallenblase.
Fibrinöse Entzündungen führen zu Verklebungen, welche die Beweglichkeit der Serosa behindern.

Allgemeinsymptome:

Krankheiten, die Bryonia als Simile verlangen, entwickeln sich langsam, aber immer unaufhaltsam weiter, dehnen ihre Lokalisation allmählich aus. Es ist ein Mittel für fortgeschrittene Fälle.
Bryonia wirkt entzündungshemmend im exsudativen, akuten Stadium.
Bryonia verhindert das Auftreten von Infiltrationen.
Bryonia hat einen deutlichen Bezug zur rechten Seite.
Bryonia hat ein sehr breites Wirkungsspektrum. Beide Extreme des Mittels, Feuchtigkeit und Trockenheit, können innerhalb eines Krankheitsfalles auftreten, oft sogar gleichzeitig an verschiedenen Organsystemen.
Es treten immer korrespondierende Formen auf, niemals ein Arzneibild alleine, z.B. Lunge, Brustfell, Nieren, Blase, Uterus, Eierstock.
Trockene Schleimhäute.
Großer Durst bei trockenen Schleimhäuten. Kuhdurst, könnte einen Eimer Wasser austrinken. Es wird in großen Mengen, aber mit langen Pausen getrunken (Curare hat ähnlichen Durst). Der größte Durst tritt nach 21 Uhr, während der abendlichen Fieberanfälle auf.
Bryonia-Patienten trifft man meistens liegend an, manchmal mit gestrecktem Hals und aufgestütztem Kopf. Auch im Stehen sind sie nur mühsam hin- und herzubewegen. Manchmal lehnen sie an der Wand.

Konstitution:

lithämische Diathese.

Verhaltenssymptome:

Will alleine sein, Verschlimmerung durch Ärger und Aufregung.
Kräftige, reizbare, immer auf Abwehr bedachte Tiere. Will seine Ruhe haben. Reagiert bösartig auf Störungen, ist fast nicht zu untersuchen. Robuste ruhige Tiere reagieren sehr heftig und unberechenbar, wenn man ihnen bei der Untersuchung weh tut.

Ätiologie:

Folge von:
Ärger,
Erkältung im Sommer auf der Weide.
Erkältung nach Schwitzen und Überanstrengung.
Folge von ausbleibender Sekretion (Milchsekretion).
Zurückgedrängte Sekretionen und Exantheme.

Kopf:

Schwindel, Übelkeit, Schwäche beim Aufstehen.
Hinterhauptkopfschmerz.

Mund:

Schleimhäute extrem trocken, Lippen trocken, Lefzen trocken, rissig.

Nase:

Nasenbluten im Zusammenhang mit dem Zyklus.

Auge:

Iritis rheumatica, Gichtmetastasen am Auge,
Glaskörpertrübung, Exsudat in der Vorderkammer.

Rötung und Schwellung der Augenschleimhaut, starker Tränenfluß. Sekret ist aber nicht wundmachend, man kann die Haare in der Sekretrinne nicht auszupfen.

Ohren:

Labyrinthschwindel.

Hals:

Halsschmerzen, hat Beziehung zu Kehlkopf und Luftröhre, Heiserkeit, Ansammlung von zähem Schleim, Hustenreiz, trockener Husten, besonders bei Eintritt in ein warmes Zimmer. Auswurf löst sich schwer. Tonsillen sind wie bei Belladonna gerötet, verträgt festes Futter, tut sich aber bei Flüssigkeiten schwer.

Verdauungsorgane:

Schmerzen im Kieferwinkel,
Durst und trockene Schleimhäute,
Übelkeit, schlechter morgens und beim Aufrichten. Ekel vor jeder Nahrung, aber Durst. Erbricht am Morgen Galle.
Leib ist aufgetrieben, Stühle hart, trocken, schwarz, wie verbrannt, große Knollen. Bryonia vor allem dann, wenn Patient die Bewegung meidet.
Aber auch Durchfälle im Sommer, nach der ersten Bewegung auftretend.
Durchfälle als Folge des kalten Trinkens.

Atemorgane:

Hat Affinität zum Atemtrakt.
Die Trockenheit der Schleimhäute führt zu einem heftigen Husten.
Muß sich aufsetzen. Im Stehen scheint der Husten erträglicher zu sein. Tiere versuchen, den Husten wegen der Schmerzen zu unterdrücken. Feuchter Husten mit viel Exsudat, kann nicht ausgehustet werden.
Tiere liegen am liebsten in Brustlage, da der Druck auf das Sternum erleichternd wirkt. Schmerzen in den Interkostalräumen.
Die Atmung ist schnell, oberflächlich, da schmerzhaft.
Über der entzündeten Pleura lassen sich Reibegeräusche auskultieren.

Geschlechtsorgane:

Mastitis:

Mastitis mit sehr harten Vierteln, welche stark berührungsempfindlich sind, aber drückt man fest, dann empfinden sie das wieder als angenehm (Bryonia liegt immer auf der erkrankten Seite). Die Mastitis entwickelt sich langsam.
Das Sekret ist serös und sehr gering, flockig und klebrig.
Bewegung in irgendeiner Form wird peinlichst vermieden.

Fieber:

Entwickelt sich langsam.
Nicht so hoch wie bei Aconitum und Belladonna, häufig findet sich eine wechselnde Körpertemperatur.

Extremitäten:

Typischer Bryoniaschmerz ist stechend, diese Schmerzen treten nur bei Bewegung auf (Colocynthis hat Stiche ohne besonderen Anlaß).
Entzündungen mit serösen und fibrinösen Exsudaten.
Schwellung und seröse Exsudation, geht dann in eine fibrinöse Arthritis über.
Bursitis, im Anfangsstadium.
Ergüsse in die Gelenkshöhlen.

Gelenke schmerzhaft, heiß, geschwollen, hart gespannt, manchmal auch leicht gerötet. Die Tiere bewegen sich nicht, weil der Schmerz so groß ist. Hingegen fester Druck schafft Erleichterung. Deshalb liegen sie auf den erkrankten Stellen.
Tendovaginitis, wenn sie serofibrinöser Art ist. Bei einer eitrigen Tendovaginitis wird es nicht wirken.

Hund:
Wenn bei einer Hüftgelenksdysplasie des Hundes die Schmerzen auf Grund einer Verschlimmerung durch trockene Kälte unerträglich werden, kann Bryonia lindernd wirken. Steife Glieder, harte Muskulatur.

Dackellähme:
Hund liegt reglos, schreit bei der geringsten Bewegung auf. Diskopathien vor allem im Halsbereich. Einsetzen, wenn Nux vomica nicht gut wirkt. Bryonia gibt man, wenn die Mm. longissimi dorsi deutliche Schwellung zeigen, aber in ihrer Konsistenz nicht hart sind. Sie ertragen einen festen Druck.
Wärme wird gut ertragen.
Rheumatische Schmerzen des Ellbogens, des Handgelenks. Eines der wichtigsten Mittel bei Polyarthritis.

Pferd:
Typisch ist die brettharte Rückenmuskulatur, nach Durchnässung.
Kreuzschlag, steife empfindliche Muskeln.
Hufrollenentzündung, frühes Stadium.

Harnorgane:

Schmerz in der Nierengegend nach einer Erkältung.
Harndrang mit Inkontinenz.

Euter:

Am Euter und Gesäuge entwickeln sich langsam die Erscheinungen einer subakuten bis akuten Mastitis (Es dauert 2–3 Tage, bis sich eine Bryonia-Mastitis entwickelt). Bryonia ist dann angezeigt, wenn das Fieber schon sinkt. Die Schleimhäute beginnen fibrinös auszuschwitzen. Das Euter zeigt sich, auch nach dem Abklingen der Symptome, an manchen Stellen verhärtet. Es ist berührungsempfindlich, drückt man aber fester, empfinden es die Tiere als angenehm, da Druck bessert; sie liegen daher oft auf dem erkrankten Euter. Sie vermeiden aber jede mögliche Bewegung, denn Bewegung verursacht stechende Schmerzen.
Diese Mastitis tritt häufig in der Trockenstehperiode oder bei frischmelkenden Kühen auf.
Haut: glänzend, blaß-rosa.
Die Milch fließt nicht, da die Schmerzen so stark sind.
Die Milch wird hochgezogen, das Sekret ist wäßrig, flockig, klebrig. Es sollte öfters ausgemolken werden, um die Sekretfetzen herauszubekommen.
Bei der Mastitis bewährt sich die D 4.

Schwein:
MMA-Komplex (Mastitis, Metritis, Agalaktie).
MMA entspricht dem Arzneimittelbild vollkommen.
Wolter: Schwerfällig, fiebrig, fröstelnd, mit kaltem Rücken, heißem Gesäuge, verstopft, nörgelig mit ihrer Schar hungrig aufsässiger Ferkel, will in Ruhe gelassen werden, wirft sich zornig auf das schmerzhafte Gesäuge und ist höchstens durch Durst in Bewegung zu bringen.

Temperaturregulation:
Bryonia hat zu allen Fieberarten Beziehung und dieser Arzneityp ist nicht selten bei Pneumonien anzutreffen. Das Bryonia-Fieber hängt von der Art des Entzündungsprozesses ab. Das Fieber braucht immer etwas Zeit, um sich zu entwickeln. Das Frösteln ist sehr ausgeprägt, aber es ist nie ein plötzlich einsetzender Schüttelfrost wie bei septischem Fieber.

Klinik:
Pharyngitis, Laryngitis,
Grippehusten,
trockene Bronchitis,
Bronchopneumonie mit Pleurabeteiligung. Tiere bewegen sich nicht.
Akute Fremdkörperperitonitis der Wiederkäuer,
Metastasierende Arthritis, ein versteckter infektiöser Prozeß, innere Abszesse, Nephritis, Metritis führen zu einer hämatogenen Keimausbreitung und zu einer Ansiedlung in den Gelenken. Wenn die Synovialis alteriert ist, nimmt man Bryonia als das Mittel der Wahl (Niere, Acidum benzoicum).
Tendovaginitis, Bursitis nicht eitrig.

Modalitäten:
Verschlimmerung:
in der Früh,
nach dem Essen,
heißes Wetter,
Anstrengung,
Berührung, aber nicht Druck.
Besserung:
Ruhe,
Druck,
Liegen auf der schmerzhaften Seite,
Trinken von kaltem Wasser.

Dosierung:
Das Ende der Schmerzen beendet die Indikation, wenn auch noch klinische Erscheinungen vorhanden sind.
Nicht zu tief, gut wirksam hat sich die D 30 erwiesen.

BUFO RANA
Erdkröte

Familie: Amphibiae

Verwendet wird das Gift der Rückenhautdrüsen, welches durch elektrische Reizung gewonnen wird.

Vergleichsmittel:
Cuprum, Hyoscyamus, Hepar sulfuris, Zincum.

Antidot: Lachesis

Inhaltsstoffe:
Steroidderivate:
Bufogenine:

Zu den Bufadienoliden = Krötengiften gehörende digitalisähnliche, herzwirksame Inhaltsstoffe.
Diese Inhaltsstoffe sind den Digitalisglykosiden ähnlich, haben aber wegen unterschiedlicher Substituenten eine geringere Wirkung auf das Herz als die Digitalisglykoside.
Durch die strukturelle Verwandtschaft mit Mineralokortikoiden kommt es zu einer Stimulierung von Proteinen, welche am aktiven Natriumtransport beteiligt sind. Bufogenine scheinen auf die Nierentubuli einzuwirken und eine erhöhte Wasserausscheidung zu bewirken. Die entlastende Flüssigkeitsausschleusung scheint das Herz zu entlasten.
Bufogenine haben auch eine Ähnlichkeit zu den Sexualhormonen.

Biogene Amine:
Indoalkylamine,
Bufotenin, neurotrop,
Adrenalin.
Diese haben Einfluß auf die motorischen Bahnen des Rückenmarkes und der Medulla oblongata. Es hat eine krampfauslösende Wirkung (Strychnin ist auch ein Indolabkömmling).
Eine *unbekannte Stoffgruppe*, welche die Haut reizt.

Wirkungsrichtung:
ZNS, Nervensystem.

Leitsymptom:
übelriechende Absonderungen.

Verhaltenssymptome:
Erregungszustände, die von der Sexualsphäre ausgehen.
Reizbar, andrerseits aufdringlich, zornig, ungeduldig, Verhalten kann in Bösartigkeit ausarten.
Neigung zur Masturbation.

Konstitution:
Leichtere Typen und Rassen, eher zartgliedrig, feiner Knochenbau.

Extremitäten:
Schwäche und Versagen der Extremitäten.
Krämpfe, die aus dem Schlaf wecken (4–5 Uhr).

Geschlechtsorgane:
Ovarialzysten.
Dauerbrunst, unruhige, permanent erregte Tiere mit ödemisierter Scheide.
Verlängerte Läufigkeit.
Die Hündinnen werden mit dem Einsetzen der Läufigkeit plötzlich total verändert, sie sondern sich ab und werden aggressiv.
Mammatumor wird durch die geschlechtshormonähnlichen Inhaltsstoffe günstig beeinflußt.

Haut:
schuppig, glanzlos.
Sehr oft eitrige Entzündungen bei geringem Anlaß.
Schwellung der Lymphknoten bei einer Lymphangitis mit Neigung zu Sepsis.
Pemphigus.

Klinik:
epileptiforme Zustände mit Brechwürgen,
Epilepsie beim Koitus oder als Folge davon.
Behandlung zur Verhinderung von Nervenschäden.
Rückenmarksdegeneration,
Lymphgefäßentzündungen, Furunkel, Ulzera, Pemphigus.

Modalitäten:
Verschlimmerung:
im warmen Raum,
beim Aufwachen.
Besserung:
Baden,
in kalter Luft.

Dosierung:
D 8, D 10,
Hochpotenzen.

CACTUS GRANDIFLORUS

Königin der Nacht

Familie: Cactaceae, Kaktusgewächse, Kakteen.

Weihe-Punkt: Lu 1 li.

Vergleichsmittel:

Aconitum, Arnica, Arsenicum, Aurum, Convalaria, Glonoinum, Lachesis, Lilium trigrinum, Naja, Kalmia, Phosphorus.

Antidot: Aconitum, Camphora, China.

Botanik:

Stammsukkulente Pflanze (Säulenkaktus) mit schlangenförmig kriechendem oder kletterndem Stamm. Blüht nur in der Nacht und verströmt einen intensiven Vanilleduft. Verwendet werden die jüngsten, im Juli gesammelten Stengel und Blüten.
Vorkommen: wild wachsend in Mexiko und Zentralamerika.

Inhaltsstoffe:
Cactin,
einige Harze, jedoch kein Alkaloid oder Glykosid.
Die Königin der Nacht gilt als nicht toxisch und kumuliert nicht. Die Wirkung ist langsam.

Wirkungsrichtung:

Querschnittserweiterung der endarteriellen Strombahn des Herzens.
Hämorrhagien aus Nase, Lunge, Rektum und Blase.

Leitsymptom:
Gefühl des Zusammenkrampfens.
Dieses Gefühl gilt nicht nur für das Herz, sondern auch für andere Organe wie:
Schlund,
Zwerchfell,

Blasenhals,
Uterus,
Mastdarm.

Verhaltenssymptome:
Todesangst und Trostlosigkeit.

Nase:
Schnupfen mit Nasenbluten.

Atemorgane:
Husten mit Schleim, Nasenbluten, Atembewegung wie von einem auf dem Brustkorb liegenden Gewicht behindert.
Emphysem mit Brustbeklemmung und erschwertem Atmen, als ob die Brust sich nicht ausdehnen könne.
Periodische Erstickungsanfälle bis zur Pulslosigkeit und Ohnmachtsanfällen.

Verdauungsorgane:
Blähungsbeschwerden, Trägheit des Stuhlganges.

Herz, Kreislaufsystem:
Herzklopfen.
Herzbeschwerden durch Rheuma, durch Entzündungen wie Myokarditis, Endokarditis und Toxinbelastungen von Infektionskrankheiten und fokalen Intoxikationen ausgelöst. Cactus kann nicht mehr bei bestehenden Dekompensationen des Herzens eingesetzt werden.

Extremitäten:
Schmerzen und Ödeme der linken Extremitäten.

Modalitäten:
Verschlimmerung:
beim Liegen auf der linken Seite,
beim Gehen.
Besserung:
im Freien.

Klinik:
Herztonikum nach Intoxikationen.
Prä- und postpartale Euterödeme.
Ödem der linken Extremität.

Dosierung:
Urtinktur, D 2, D 3.

CALCIUM CARBONICUM
Calcera carbonica Hahnemanni
Calciumcarbonat.
Kohlensaurer Kalk.

Vorkommen:
Mittlere Schicht der Austernschale.

Weihe-Punkt: Di 17 re, KS 6.

Vergleichsmittel:

Arsenicum, Antimonium crudum, Belladonna, Carbo vegetabilis, Causticum, Conium, Dulcamara, Graphites, Hepar sulfuris, Natrium chloratum, Nux vomica, Psorinum, Silicea, Sulfur, Thuja, Tuberculinum.
Wichtiges Mineral, welches der Organismus zum Aufbau verschiedener Gewebe dringend braucht. Das Knochensystem braucht sehr viel Kalk und speichert diesen auch.
Kalk hat eine besondere Beziehung zum Drüsensystem, besonders zu den **Glandulae parathyreoideae,** welche seine Verteilung im Organismus steuern.

Verwandtschaft:

Belladonna ist das Akutmittel zu Calcium carbonicum.
Wirkt gut vor Lycopodium, Nux vomica, Phosphorus, Silicea;
es soll nicht vor Acidum nitricum und Sulfur gegeben werden.

Wirkungsrichtung:

ZNS, Lymphdrüsen, Gonaden, Verdauungstrakt, Haut, Schleimhaut, Knochen.

Allgemeinsymptome:

Drüsenschwellungen, Erkrankungen der Haut, der Schleimhäute, Neigung zu Ekzemen, Hyperhidrosis mit kalten feuchten Extremitäten und Nachtschweiß. Schwitzen bei jeder Anstrengung; wenn er rastet, um das Schwitzen einzustellen, bekommt er ein Frösteln oder eine Verkühlung.
Innerliches und äußerliches Frösteln; empfindet jeden kalten Luftzug als unerträglich (Silicea). Patient meidet daher auch Frischluft.
Erkrankungen des Skelettsystems, besonders am Rückgrat sowie an den langen Röhrenknochen (Coxitis).
Unfähigkeit der Muskeln, eine längere Anstrengung auszuhalten. Das gleiche gilt für eine geistige Anstrengung.
Steinbildungen sowohl der Nieren als auch der Galle.
Störungen des lymphatischen Systems, Lymphdrüsen werden hart, entzündet und schmerzhaft.
Neigung zu Rückfällen bei Krankheiten.
Erkältungen bei jedem Wetterwechsel.

Konstitution:

Wichtiges Antipsorikum.
Sehr wichtiges Konstitutionsmittel und Stoffwechselmittel.
Grobknochige Patienten, großer Kopf, aufgeblähter Bauch.
Skrofulöser Typ, Spätentwickler, die sehr leicht erschöpft sind.
Gedunsen, pastös, wasserreich, exsudative Diathese.
Neigung zum Dickwerden, Korpulenz, Fettsucht besonders junger Patienten. Schlaffe Muskeln, mehr Fell als Muskeln.
Später Zahnwechsel.

Verhaltenssymptome:

Schwerfälligkeit, Langsamkeit aller Bewegungen, ungeschlachte große Rassen.
Schüchtern, gewinnen erst langsam Zutrauen.
Lernen spät gehen.

Sollte bei älteren Patienten, vor allem wenn es wirkt, nicht zu früh wiederholt werden.
Wehrt sich nicht, wenn er angegriffen wird, obwohl körperlich überlegen.
Ist sehr nachtragend.
Starrköpfigkeit, schwer abzurichtende Hunde, können sich nicht lange konzentrieren.
Abneigung gegen Fleisch und Fett.

Kopf:

kalter Kopf, besonders rechts.

Augen:

Flecken und Ulzera auf der Hornhaut.
Hornhautmacula, Blepharoconjunctivitis, Hornhautulzera, rote, geschwollene, verhärtete Lider, Ausfallen der Wimpern.
Dickliche weiße Sekrete.
Hordeolum.

Mund:

Zahnfleischbluten.
Zahnungsprobleme großer Hunderassen.

Hals:

Chronisch geschwollene Tonsillen, Schwellungen der Unterzungendrüsen.
Chronische schmerzlose Heiserkeit.

Nase:

Neigung zu Polypenbildung.
Schnupfen mit verstopfter Nase, wunden Nasenlöchern.
Konstitutionelle Schwäche der Lunge, besonders des mittleren und oberen Teiles.
Kurzatmigkeit beim Gehen und geringen Anstrengungen.

Verdauungstrakt:

Bauch ist berührungsempfindlich, schneidender Schmerz im Bauch.
Inguinal-und Mesenterialdrüsen sind geschwollen. Der Bauch ist aufgetrieben.
Säuerung entlang des Verdauungstraktes, saures Aufstoßen, saures Erbrechen, saure Diarrhö, ganzer Patient riecht sauer. Die Diarrhö tritt meist nachmittags auf; der Patient versucht sich so, seiner Toxine zu entledigen. Stuhl enthält unverdaute Bestandteile und ist oft großkalibrig; zuerst hart, dann pastenartig, am Ende flüssig. Fühlt sich besser, wenn er verstopft ist.

Urogenitaltrakt:

Dunkler, brauner, saurer, stinkender Urin. Sehr häufiger Harndrang, nächtliches Bettnässen.
Sterilitäten bei zu frühem oder zu langem Östrus.
Ovarien sind groß, aber schwammig.
Uterus schlaff, ödematös.

Extremitäten:

Extremitäten erscheinen als zu dick.
Nasse, kalte Pfoten.

Langsames Schließen der Fontanellen, großer Kopf.
Entwicklungsstörungen des Skelettsystems; Rachitis, Osteomalazie.

Bandscheibenprobleme im Nackenbereich, wenn Silicea verschlimmert, dann muß man an Calcium carbonicum denken.
Arthritis mit Gelenksveränderungen. Knochen sind krumm, Exostosen.

Haut:

Brüchige Krallen.
Alle Verletzungen haben eine schlechte Heiltendenz.
Neigung zu **Atheromen,** das sind Talgansammlungen auf Grund von verlegten Talgdrüsen (Silicea, Sulfur, Thuja, Graphites).

Dosierung:

D 6, D 12.
Als Konstitutionsmittel: D 30, D 200.

CALCIUM FLUORATUM

Fein vermahlener Fluorit (Flußspat)
Flußspatkristalle findet man in den Haversschen Kanälen der Knochen, sie ermöglichen die Härte der Knochen, wobei ein Überfluß wiederum zur Brüchigkeit der Knochen führt. Man findet Flußspat auch im Zahnschmelz und in der Epidermis.
Ein langsam wirkendes Mittel, welches aber über lange Zeiträume gegeben werden muß.

Vergleichsmittel:

Acidum fluoricum, Asa foetida, Arnica, Aurum, Graphites, Hamamelis, Hekla-Lava, Kreosotum, Pulsatilla, Rhus toxicodendron, Secale cornutum, Silicea, Staphysagria.

Wirkungsrichtung:

Hauptrichtung auf bindegewebige Strukturen, elastische Fasern und Periost.
Es ist ein Nutritionsmittel für alle Organe, in denen sich Calcium fluoratum befindet (Zähne, Knochen, Bänder, Faszien, Auge). Auf Grund der Nutritionsstörungen kommt es zu einer Minderwertigkeit der Gewebe.
Wenn es dem Typ entspricht, ist es ein gutes Mittel für eine vorbeugende Kräftigung der Gelenke und Knochen.

Leitsymptom:

Tremor und Muskelzuckungen.
Abmagerung trotz Fressens.
Blau durchscheinende Venen mit Blutstauungen.
Erschlaffung elastischer Strukturen.
Neigung zu Hypertrophie und Verhärtungen.
Exostosen der Knochen (kompakte Zubildung).
Entzündung des ganzen Lymphsystems.

Verhaltenssymptome:

Antriebslosigkeit.

Auge:

Neigung zu Gerstenkörnern.

Mund:
Zähne werden locker,
Schmelzdefekte, schlechte Zahnung, dunkle, kariöse Zähne.
Harte Schwellungen der Kieferknochen.
Verhärtung der Zunge, rissiges Aussehen.

Ohren:
Kalkablagerungen am Trommelfell und an den Gehörknöchelchen.
Chronische Mittelohrentzündung.

Nase:
trockener Stockschnupfen,
Retronasalkatarrh mit Ozaena.
Nekrosen des Nasenbeins.

Hals:
wunder, follikulärer Rachen.
Schleimpfropfen in den Mandelkrypten.

Atemorgane:
Elastizitätsverlust der Lunge.

Verdauungsorgane:
Absenkung der Verdauungsorgane.
Harter Stuhl, wie Schafskot.

Geschlechtsorgane:
Brustknoten, Tumoren der Brustdrüsen, hart und reaktionslos.
Verhärtung der Hoden, Tumor.

Extremitäten:
Bänder verhärtet und unelastisch, schmerzhaft.
Osteoporose,
Schwäche des Schultergelenks,
Kniegelenksschwäche,
Spiel in den Hüftgelenken, verursacht durch eine Lockerung der elastischen Bänder (Silicea).
Lumbago mit Verschlimmerung zu Beginn der Bewegung.
Knochen sind durch Stoffwechselstörungen schlecht ernährt. Das hat zur Folge:
Verdickungen, Exostosen, Rachitis, Arthritis;
Eiterung, Zerfall, Nekrose, Abszesse, Fistelbildung.
Wirkt wie Hekla lava bei Knochenwucherungen (Symphytum, Ruta).
Gichtartige Veränderungen der Gelenke.

Herz, Kreislaufsystem:
Venen erweitert, blau durchscheinend mit Erschlaffung der Wände. Neigung zu Aneurysma.
Klappenfehler in Venen und im Herz.

Haut:
Akneknötchen, Pusteln, kleine Abszesse. Meistens in der Gegend der Körperöffnungen.
Drüsen steinhart, reaktions- und schmerzlos.

Narben neigen immer wieder zu Entzündungen und Jucken.
Neigung zu Nagelfalzeiterungen.

Klinik:
Persistierende Milchzähne.
Neigung zu Blutschwamm, Hämorrhoiden.
Lumbago,
Knochennekrosen.

Modalitäten:
Verschlimmerung
Wetterwechsel, Kälte.
Besserung:
Wärme.

Dosierung:
D 8, D 10, Hochpotenzen
C 3–C 12.

CALENDULA OFFICINALIS
Ringelblume

Familie: Asteraceae.

Weihe-Punkt: Di 17.

Vergleichsmittel:
Arnica, Bellis perennis, Chamomilla, Millefolium, Hamamelis, Hypericum, Staphisagria, Symphytum.

Antidot: Chelidonium, Arnica.

Geschichte:
Vermutlich war die Ringelblume bereits in der Antike als Arzneimittel bekannt. Es wurden bei Theophrast, Dioskurides und Plinius Pflanzen beschrieben, wo nahe liegt, daß es sich um die Ringelblume handelt. Der erste sichere Hinweis auf die medizinische Verwendung der Ringelblume geht auf die Hl. Hildegard von Bingen (1098–1179) zurück.

Botanik:
Stammt aus dem Mittelmeergebiet.
Einjährige Pflanze, 30 cm hoch. Die Pflanze ist drüsig behaart. Sie ist ein Strahlenblütler; die Blüten sind während der Nacht geschlossen.
Verwendet wird das zur Blütezeit gesammelte Kraut der Pflanze.

Inhaltsstoffe:
Carotinoide:
Diese bedingen die Farbe der Ringelblume. Die intensiv gefärbten Zungenblüten haben den höchsten Carotingehalt.
β-Carotin,
Lycopin,
Salicylsäure.
Flavonoide und Cumarine:
Die Blüten enthalten Flavonolglykoside mit Isorhamnetin oder Quercetin als Aglykon.

Sesquiterpenlaktone:
Calendin
Ätherisches Öl
Geben das typische Calendula – Aroma. Von den ätherischen Ölen konnten bisher 66 Substanzen identifiziert werden. Die meisten sind Sesquiterpenalkohole mit α-Cadinol als Hauptbestandteil.
Triterpensaponine: Oleanolsäureglykoside.
Polysaccharide:
Heteroglykane.

Pharmakologie, Toxikologie:
Den Calendula-Polysacchariden werden immunstimulierende Wirkungen nachgewiesen.
Flavonoide:
antiphlogistische und antiödematöse Wirkung.
Saponine:
antiödematöse Wirkung.
Carotinoide:
granulationsfördernde Wirkung und zusätzlicher Schutz vor Neuinfektionen.
Ätherische Öle (Calendula-Öl):
antimikrobielle Wirkung, mäßige fungizide Aktivität.

Wirkungsrichtung:
Haut: entzündungshemmend, granulationsfördernd, blutstillend, schmerzstillend.
Ringelblume bewirkt eine Steigerung der Phagozytoseaktivität.
Sie regt die Zellneubildung an, verbessert die Blutzirkulation in der Haut und erhöht den Tonus der Haut.
Beugt der Bildung von wildem Fleisch vor, es kommt zu relativ kleinen Narben. Narben lassen sich teilweise noch durch Calendula korrigieren.

Verhaltenssymptome:
nervös, unruhig,
Empfindlichkeit gegen frische Luft.
Findet in der Nacht in keiner Lage Ruhe.

Kopf:
Drüsenschwellungen der Mandeln und Speicheldrüsen.

Augen:
Trockenheit der Lidränder.
Verletzungen im Bereich des Auges.
Hornhautgeschwüre.

Mund:
auffallender Speichelfluß.

Haut:
gelbe Haut, macht die Haut geschmeidiger und daher auch widerstandsfähiger.
Stich-, Hieb- und Quetschwunden der Haut.
Bei stinkenden Hautwunden nimmt Calendula den Gestank (Calendula extern).
Frösteln am Rücken.
Trockene Dermatosen;
beginnende Phlegmonen.

Geschlechtsorgane:
Warzen auf der Portio.

Klinik:
Wundmittel, schlecht heilende Wunden, besonders Rißwunden, Wunden, die offen sind, roter zerrissener Rand;
Quetschwunden mit Substanzverlust.
Empfindliche Haut an Amputationsstümpfen.
Nach Zahnextraktionen.
Dekubitus nach langem Liegen.
Frostbeulen,
Bienen und Wespenstiche, vermindert Schmerz und Schwellung.
Venenentzündungen, Krampfadern, Krampfaderngeschwüre (Ulcus cruris).

Essenz:
Ein Teelöffel (10g Tinktur) auf einen halben Liter Wasser;
zur Behandlung die getränkten Kompressen auf die Wunde legen.

Teeaufguß:
Etwa 1–2 Teelöffel Ringelblumenblüten mit ca. 150 ml heißem Wasser übergießen und nach 10 Minuten durch ein Teesieb seihen. Mit diesem Aufguß können die Wunden gespült werden oder es werden getränkte Leinenkompressen aufgelegt. Die Umschläge werden täglich gewechselt.

Salben:
Enthalten 2–5 g, hochwertige Salben bis zu 10 g Blütendroge auf 100 g Salbe.

Modalitäten:
Verschlimmerung:
feuchtes, drückendes, wolkiges Wetter.

Dosierung:
D 3, D 4.

CAMPHORA
Kampfer

Familie: Lauraceae

Botanik:
Wasserdampfdestillation von zerkleinerten Holzstückchen vom Kampferbaum, Cinnamomum camphorae, einem in Ostindien wachsenden Baum.

Vergleichsmittel:
Aconitum, Carbo vegetabilis, Cuprum, Nux vomica, Secale cornutum, Veratrum album.

Antidot: Opium, Phosphorus.

Kampfer antidotiert fast jede pflanzliche Medizin.

Ergänzungsmittel: Cantharis.

Allgemeinsymptome:
Hauptangriffspunkt, ZNS, besonders das Vasomotorenzentrum.
Reizbarkeitserhöhung im autonomen Reizbildungs- und Reizleitungssystem.

Spasmen der peripheren Muskeln.
Spasmen der glatten Muskulatur der Bronchien, des Darmes, der Gallenblase können über Kolik bis zur Lähmung gehen.
Einwirkung auf das Wärmezentrum senkt Körpertemperatur.

Verhaltenssymptome:
Ruhelosigkeit, Angst.

Leitsymptom:
Versagen der Lebenskraft, rapider Kräfteverfall, wichtiges Kollapsmittel.
Außerordentlich empfindlich gegen kalte Luft (Hepar sulfuris, Psorinum, Kalium muriaticum).
Krampfneigung,
Vasomotorenkollaps mit eisiger Haut.
Kann nicht zugedeckt sein, auch wenn es kalt ist.
Völlige Erschöpfung.

Kopf:
Zieht die Lippen hoch, sodaß die Zähne sichtbar werden.

Augen:
starr oder verdreht.

Hals:
Kratzen und Rauheit im Kehlkopf und Hals.

Nase:
fließend oder verstopft.

Haut:
kalt, livide.

Extremitäten:
Steifheit der Bewegungen.
Schmerzen zwischen den Schultern.

Modalitäten
Verschlimmerung:
in der Nacht,
in kalter Luft.
Besserung:
Wärme.

Klinik:
Fruchtwasseraspiration und Asphyxie der Neugeborenen in die Nase oder auf die Zunge tropfen.

Dosierung:
Urtinktur, D 1, D 2, D 3, im 15-Minutenabstand mit Zucker eingeben.

CANTHARIS

Spanische Fliege, Blasenzieher

Familie: Meloidae oder Vesicantiae – Ölkäfer.

Ordnung: Coleoptera

Weihe-Punkt: B 45, Ni 11.

Vergleichsmittel:

Apis mellifica, Arsenicum, Belladonna, Berberis, Camphora, Colchicum, Echinacea, Lycopodium, Sabal serulatum, Lycopodium, Mercurius, Urtica urens, Veratrum album.

Antidot:

Camphora, Essig, Alkohol.
Länglich zylindrische Käfer, 1,5–3 cm lang, goldgrün glänzend.
Unangenehm, gelbes übelriechendes Sekret.
Käfer gibt sein Stoffwechselprodukt Cantharidin ab, wenn er angegriffen wird.
Cantharis war schon ein Hippokrates bekanntes Mittel. Man verwendete es als blasenziehendes Mittel zur Ableitung einer Entzündung nach außen.

Vorkommen:
Mittel-und Südeuropa, vorwiegend auf Ölivenbäumen und Geißblattgewächsen.
Verwendet wird der ganze, getrocknete, pulverisierte Käfer.

Inhaltsstoffe:

Cantharidin:

Ist ein β-Lakton einer Ketonsäure. Es bildet einen stark lichtbrechenden Kristall. Cantharidin durchdringt auf Grund seiner Fettlöslichkeit die Zellmembranen. Es reagiert mit den Kolloiden des Zytoplasmas, indem es die Stelle von Ascorbinsäure einnimmt. Dadurch werden die Kapillaren für Proteine und Blutzellen durchgängig, wie bei einem Vitamin-C-Mangel.
Leeser vertritt die Hypothese, daß Cantharidin eine ähnliche Struktur hat wie Ascorbinsäure. Es kann durch seine Lipoidlöslichkeit die Zellmembranen durchdringen und die Ascorbinsäure außer Gefecht setzen. Die Ascorbinsäure schützt die Zelle auf Grund ihrer Redoxfunktion vor Entzündungen. Sie spielt auch eine wichtige Rolle bei der Bindung von Komplement und Antikörpern. Die so ausgeschaltete Ascorbinsäure macht Entzündungen möglich.
Für Insekten ist es ein Nervengift. Es wirkt bei verschiedenen Tierarten verschieden. Hund und Katze vertragen den Käfer nicht, Enten und Igel vertragen den Käfer ohne Probleme. Feinhäutige Tiere, wie Hund und Pferd sind empfindlicher als das Rind.
Ätherisches Öl,
Phosphorsäure,
Essigsäure,
Harnsäure,
phosphorsaurer Kalk,
phosphorsaures Magnesium.

Pharmakologie, Toxikologie:

Auf die Haut oder Schleimhaut gebracht, ruft es eine starke Entzündung hervor, die bis zur Blasenbildung führt. Es wird auch bei perkutaner Aufnahme über die Nieren ausgeschieden.
Innerlich führt es zu Entzündungen des Magen-Darmtraktes mit starken Koliken, zu einer Nephritis und Zystitis mit brennender Harnentleerung.
Die dem Cantharidin nachgesagte aphrodisierende Wirkung scheint auf der Hyperämie zu beruhen.
In der Schulmedizin wird es wegen seiner Toxizität nicht verwendet.

Wirkungsrichtung:

Bevorzugte Wirkung auf die Harnorgane,
Haut,
Magen-Darmtrakt,
Atmungsorgane,
Cantharis ist ein gutes Resorptionsmittel.

Leitsymptome:

Alle Organe im Zustand intensiver Reizung; hochgradige Überempfindlichkeit aller Organe. Brennen aller Organe innerlich und äußerlich.
Die Tiere lassen sich untersuchen, reagieren aber mit heftiger Abwehr, sobald man sie am Bauch berührt.
Ständiger Harndrang mit Oligurie, es kommen nur ein paar Tropfen.
Durst mit Abneigung gegen Trinken. Schluckbeschwerden.
Blutiger Harn und Kot.
Neigung zu Exsudatbildung, Pleuritis, Peritonitis,
Alle Absonderungen riechen scharf.

Verhaltenssymptome:

Nervös reizbar, ängstlich, berührungsempfindlich, Zittern und Unruhe.
Wütende Delirien mit Bellen und Beißen.
Hochgradige sexuelle Erregung.

Kopf:

Symptome wie bei Meningitis, Blutandrang, Schüttelkrämpfe bis zu Bewußtlosigkeit.

Zunge:

Bläschen an der Zunge. Rot an den Seiten.
Wie zusammengeschnürt. Verschlimmert sich beim Kontakt mit Wasser.
Rote Schleimhaut vom Mund bis zum Magen.
Kitzel im Hals löst Husten aus.

Atmungsorgane:

Kehlkopf brennt, Heiserkeit.

Harnorgane:

Typisch ist das Brennen und Schneiden in der Harnröhre, in der Blase und in der Nierengegend. Sobald sich auch nur wenig Harn in der Blase sammelt, stellt sich ein Drang zum Urinieren ein.
Urin spärlich, trübe, blutig, eiweißhaltig.
Sandiges Sediment, Grieß oder schleimiger Urin, aber immer brennende Schmerzen.
Die Tiere schreien plötzlich auf und werden vor lauter Schmerzen in der Nacht unsauber.
Tenesmen am Blasenhals.
Steinkoliken, Grießschmerzen führen zu einem Hochziehen der Hoden, die Tiere schachten nicht aus und bei jedem Kolikanfall gehen ein paar Tropfen Urin ab.

Verdauungsorgane:

Kolik: kahnartig aufgezogener Bauch, die Tiere laufen vor Schmerzen umher. Durchfall aus Schleim und Blut bestehend. Brennen und Jucken im After.

Haut:

Die Tiere fühlen sich am ganzen Körper kalt an (Carbo vegetabilis hat auch eine herabgesetzte Hauttemperatur, aber bei diesem Mittel ist sogar die ausgeatmete Luft schon kalt; es handelt sich sehr oft um einen Endzustand).

Bei Verbrennungen, bevor sich noch eine Blase bildet, sofort einen Umschlag mit einer homöopathischen Cantharislösung machen. Cantharis lindert den Schmerz bei einer Verbrennung und fördert die Heilung der Brandwunde.

Voegeli empfiehlt, den Umschlag ständig mit warmem Alkohol feucht zu halten.

Stauffer:
2–3 Tropfen Tinktur in ein Glas Wasser und mit einem Löffel Weingeist mischen. Damit die Kompressen befeuchten.

Mezger empfiehlt eine Hautsalbe mit D 3 nicht nur zur Schmerzstillung, sondern auch zur Heilung.

Klinik:

akute oder subakute Zystitis.

Modalitäten:

Verschlimmerung:
beim Urinieren.

Besserung:
Wärme,
Ruhe.

Dosierung:

nicht unter D 4.

CAPSICUM

Spanischer Pfeffer, Paprika

Familie: Solanaceae

Vergleichsmittel:

Aesculus, Antimonium crudum, Asa foetida, Belladonna, Calcium carbonicum, Carbo vegetabilis, Hepar sulfuris, Graphites, Iris versiculor, Phellandrium, Rhus toxicodendron, Robinia pseudacacia, Sulfur, Silicea.

Antidot:

Acidum sulfuricum, Camphora, China, Cina.

Botanik:

einjährige, krautige Pflanze, Blätter dunkelgrün, elliptisch oder eiförmig gestielt.

Inhaltsstoffe:

Capsaicin,
Flavone,
Carotinoide,
Vitamin C,
Carotin.

Pharmakologie, Toxikologie:

In geringen Dosen steigert Capsaicin die Salzsäureproduktion im Magen, größere Dosen hemmen die Sekretionstätigkeit.

Toxische Dosen verursachen letale Hypothermie und dem anaphylaktischen Schock ähnliche Symptome.

Auf der Haut und an der Schleimhaut verursacht es schon in kleinen Mengen Brennen, Hitzegefühl, pustulöse Dermatitis, Geschwürbildung.

Wirkungsrichtung:

Haut, Schleimhäute, Magen-Darmkanal, Innenohr.
Wirkt gut bei lithämischer Diathese, harnsaurer Diathese,
bei schlaffen Typen, die zum Fettansatz neigen.

Leitsymptome:

Frostigkeit, Kälteempfindlichkeit an allen Körperteilen, Zugempfindlichkeit, Neigung zur Erkältung, stinkender Atem bei Husten und aus dem Hals.

Mund:

Stomatitis, Brennen der Zungenspitze, Zungenbrennen mit Speichelfluß, Mundgestank, dickschleimige Sekretion.

Hals:

Hitze und Enge im Rachen, dickschleimige Sekretion.

Atemwege:

Husten, den ganzen Körper erschütternd, Zusammenschnüren der Brust, alte Nebenhöhlenentzündung.

Magen:

Hyperazidität, saures Aufstoßen, Brennen bis in den Mund (Hyperazidität Robinia). Magensaftsekretion wird gesteigert (Stomachika), viel Durst, Trinken macht Schaudern, Durst nach Stuhlgang.

Darm:

Koliken, Tenesmen, Durchfall mit mukoidem schleimigem, bisweilen Blut enthaltendem Kot.

Harnorgane:

Reizung, Drang, Strangurie, zuerst in Tropfen, später Harngüsse, Urin brennend, Blasenkoliken. Die Tiere stöhnen vor dem Harnablassen mit verspannter Bauchdecke.
Der Harn ist beim Pferd schleimig und hat oft feine Blutspuren.
Das Präputium ist oft dermaßen entzunden und ödematisiert, daß Hengste nicht ausschachten.
Bei der Stute sind die Labien gerötet, ödematisiert und entzunden. Dieser entzündliche Prozeß bewirkt häufiges „Blinken" der Stute.

Bewegungsapparat:

rheumatische Gelenksschmerzen, Knarren, Knacken, Krachen der Gelenke, Gelenkssteifigkeit (besonders Knie), Ischiasschmerzen.
Muskelverspannungen mit wechselnden Lahmheiten auf Grund der Schmerzen im Harnapparat. Lahmheiten werden oft nicht richtig eingeschätzt, wenn man übersieht, daß ein Blasenproblem vorliegt.

Klinik:

Glossitis ulcerosa,
Aphthen,
Angina tonsillaris,
Otitis media acuta,
Präputial-, Vaginalschleimhäute entzunden.
Bei Herpes labialis 1 Tropfen Urtinktur.

Modalitäten:

Verschlimmerung:
Bewegung,
nach Tränkeaufnahme.

Dosierung

Potenzen: D 3, D 4, D 6, D 30, D 200.

CARBO VEGETABILIS

Holzkohle
Wird aus verkohltem Buchen- oder Birkenholz gewonnen.
Besteht zu 99% aus Kohlenstoff; Kohlenstoff ist der wichtigste Baustein aller organischen Verbindungen.
Kohlenstoff und Sauerstoff verbinden sich zu Kohlensäure. Deren Mangel oder Überschuß führt zu Störungen im Gasaustausch.

Vergleichsmittel:

Alumina, Arsenicum, Camphora, China, Cuprum, Kreosotum, Lycopodium, Secale cornutum.

Antidot: Ambra, Arsenicum, Camphora,.

Holzkohle ist ein Absorbens und Entgiftungsmittel. In homöopathischer Zubereitung wirkt sie aber nicht durch die Bindung der Gifte, sondern über die Anregung des Systems der großen Abwehr. Das retikuloendotheliale System mit seiner Speicherwirkung wird angeregt.
Es ist daher bei Erschöpfungszuständen in Folge von Giftüberbelastung angezeigt.
Carbo vegetabilis ist kein Mittel des Anfangs, sondern ein Mittel bei Folgen länger zurückliegender Krankheiten.

Verhaltenssymptome:

Angst vor der Dunkelheit.
Müdigkeit und Schwäche schon nach geringster Anstrengung.

Ätiologie:

Folge einer nicht ausgeheilten Krankheit.

Leitsymptom:

durch Kollaps bedingte Eiseskälte der Haut,
beginnende Atemlähmung,
Atem ist kalt,
Puls fadenförmig, schwach.
Schwimmt in seinen Exkreten.
Prämortale Zyanose bedingt durch:
Kreislaufschwäche,

Sympathikuserschöpfung,
arterielle Stagnation des Blutes,
Unfähigkeit, den Sauerstoffbedarf durch Atmung zu befriedigen. Gefühl inneren Erstickens.
Kollaps post operationem,
Kollaps nach Infusionen zusammen mit Veratrum album,
Kollaps nach einem Schock,
Verlust von Flüssigkeit durch Krankheiten.
Kann sich von einer vorangehenden Krankheit nicht erholen.

Die wichtigsten Kollapsmittel sind:
Carbo vegetabilis,
Veratrum album,
Camphora.

Mund:
Schwammiges Zahnfleisch, welches bei Berührung sofort blutet.
Zahnfleisch zieht sich zurück.

Augen:
eingefallen, stumpf, glanzlos;
Skleren zyanotisch.

Ohren:
eiskalt.
Abschilferndes Epithel des Gehörganges, Ohren durch Pfropf verstopft.

Atemorgane:
Laryngitis mit Heiserkeit.
Tiere liegen mit weit geöffnetem Maul, ringen durch Bauchatmung nach Luft.

Nase:
Nasenöffnung mit dickem, gelbem, zähem Sekret verstopft.

Lunge:
Atmung beschleunigt, aber flach.
Durch die Durchblutungsstörungen und den herabgesetzten Gasaustausch kommt es zu einer Schädigung der Schleimhäute. Folgen davon sind Bronchitis, Bronchiektasie, Emphyseme, Atemnot mit Rasseln und Giemen und Pfeifen. Die Patienten verlangen nach Luft.
Nasenbluten nach Anstrengung.

Verdauungstrakt:
aufgetriebener Magen, Blähungen mit kolikartigen Schmerzen, Darmgase treiben den Leib auf. Kot und Flatulenzen übelriechend. Der Kot ist wäßrig, übelriechend, brennend; rinnt passiv aus dem After. Der Anus ist entzunden.

Herz, Kreislaufsystem:
Vasomotorenzentrum läßt das venöse und arterielle System zusammenbrechen. Es kommt zu Stauung und Kohlensäureüberladung. Zyanose und Sickerblutungen sind die Folge. Die Blutzirkulation wird immer stärker eingeschränkt.
Desolater Kreislaufzustand.
Der Puls ist schwach und weich.

Extremitäten:
Die Tiere liegen fest oder können sehr schwer aufstehen.
Eiskalte Knie,
Glieder schlafen dauernd ein.

Wärmeregulation:
Durch die mangelnde Blutzirkulation ist die Temperaturregulation gestört.

Dosierung:
D 12, D 30, D 200.

CARDUUS MARIANUS

Mariendistel

Familie: Asteraceae, Asterngewächse

Botanik:
Distelartige Pflanze, 1,5 m hoch, überwinternd.
Wächst an sonnigen trockenen Stellen.
Es werden die getrockneten Samen verwendet.

Weihe-Punkt: M 21.

Vergleichsmittel:
Aloe, Bryonia, Chelidonium, China, Mandragora, Mercurius, Nux vomica, Sulfur, Taraxacum.

Inhaltsstoffe:
Wirkstoffkomplex Silymarin,
Silybin,
Silydianin,
Silychristin,
ätherische Öle,
Bitterstoffe.

Pharmakologie, Toxikologie:
Diese Inhaltsstoffe antagonisieren die Wirkungen von hepatotoxischen Substanzen. Sie haben eine membranstabilisierende Wirkung und greifen die RNA-Polymerase in den Leberzellkernen an.
Im ersten Fall wird durch die Bindung von Silybin an die Membranproteine das Eindringen von toxischen Verbindungen über die so geänderte Membran in die Hepatozyten verhindert. Gifte können die Membran nicht mehr durchdringen.
Im zweiten Fall hat es einen metabolischen Angriffspunkt, weil es die Aktivität der nukleären Polymerase A erhöht. Das wiederum führt zu einer schnelleren und vermehrten Bildung von ribosomaler RNA und steigert die Eiweißsyntheserate. Damit erreicht es eine erhöhte Regenerationsfähigkeit der noch gesunden Leberzellen. Man sieht das an der raschen Normalisierung der Serumenzymwerte (GOT, GPT, Gamma-GT, werden signifikant gebessert).

Wirkungsrichtung:
Leber, Gallenblase, Pfortaderkreislauf, Gefäße, Entstauung bei Steindiathese,
Läßt sich gut mit Flor de piedra kombinieren.

Konstitution:

lymphatische Diathese.

Verhaltenssymptome:

Mattigkeit, Müdigkeit.

Kopf:

Schmerzen an der Stirne und an den Schläfen.
Zunge weiß belegt, mit Zahneindrücken.

Hals:

trockener Hals, großer Durst.

Atmungsorgane:

trockener Husten. Schmerzen vom rechten Schulterblattwinkel ausstrahlend. Fibrilläre Zuckungen der Muskel unter dem rechten Schulterblatt.

Verdauungsorgane:

Leberzirrhose mit Vergrößerung des linken Lappens. Schmerzen in der Lebergegend. Milzstiche.
Störung der Gallenbildung- und -sekretion. Galle tritt in das Blut über mit den Folgen von Hautjucken, Müdigkeit, Kopfschmerzen.
Zirrhose mit Wassersucht, Aszites.
Zwerchfellhochstand.
Stuhl knollig, lehmartig, muß stark pressen, es kommt zu Blutungen und Vorwölbungen, Wundsein am After.
Durchfall wechselt mit Verstopfung.
Zusammenkrümmen bessert.

Extremitäten:

Zerschlagenheitsgefühl in den Extremitäten. Die Venen schwellen sichtbar an. Schmerzen vom rechten Schulterblattwinkel ausstrahlend. Fibrilläre Zuckungen der Muskeln in diesem Bereich.
Schmerzen vom Hüftgelenk zum Gesäß und in den Oberschenkel.

Klinik:

Leberschutz bei Stauungsleber (Aszites).
Tiefenthaler verwendet es als Drainagemittel von verschleppten Hepatopathien,
Diabetes,
Gicht,
Rekonvaleszenzmittel nach schweren fieberhaften Krankheiten.
Muskelrheuma rechte Schulter.

Modalitäten:

Verschlimmerung:
Bewegung,
Druck,
Liegen auf der rechten Seite.
Besserung:
Liegen auf der schmerzlosen Seite.

Dosierung:
D 2, D 30.
Wenn organotrop verordnet wird, sind niedere Potenzen zu wählen.

CAULOPHYLLUM THALICTROIDES

Blauer Cohosch, Frauenwurzel,

Familie: Berberidaceae

Weihe-Punkt: KG 5.

Verwandtschaft:
Belladonna, Cimicifuga, Lilium tigrinum, Pulsatilla, Secale.

Antidot:
Coffea.

Botanik:
Wurzelstock etwa 8 cm lang und bis zu 1 cm dick, reich bewurzelt, hin und her gewunden, runzelig, geringelt, verästelt.

Inhaltsstoffe:
N-Methylcytisin,
Baptifolin,
Saponine.

Pharmakologie, Toxikologie:
Östrogener und spasmolytischer Effekt. Bei bestehender Gravidität besteht Abortusgefahr.

Verhaltenssymptome:
Kann während der Geburt ziemlich aggressiv gegen Fremde werden.

Wirkungsrichtung:
Beschwerden in der Schwangerschaft, Geburts- und Laktationsphase.
Rheumatismus der kleinen Gelenke.
Wandernde Schmerzen wechseln alle paar Minuten die Stelle.
Periodische Schmerzen.

Weibliche Geschlechtsorgane:
Schmerzen in der Lumbosakralgegend, besonders über dem linken Ovar.
Wirkt bei mangelnder Elastizität der Gebärmutter; es ist ein Krampfmittel der glatten Muskulatur. Der Uterustonus wird in Richtung Spasmolyse normalisiert.
Die Wehen gehen in alle Richtungen, nur nicht in die richtige.
Starke, kurze, unregelmäßige Wehen.
Es wirkt auch wehenauslösend, aber nicht so stark wie Oxitocin, mit dem Vorteil, daß es nach der Geburt nicht zu Störungen der Laktation und zu psychischen Störungen kommt. Die Wehen setzen langsam und sanft ein und steigen allmählich bis zur Fruchtaustreibung an. Wolter empfiehlt die D 30, zuerst eine Gabe p.o. dann nach 20 Minuten eine Injektion.
Es wirkt auch gut bei Hundegeburten, vor allem bei Zwergrassen, in der Phase des Temperaturabfalls.

Man kann es zur *Geburtsvorbereitung* in den letzten 2–3 Wochen vor der Geburt in Kombination mit Pulsatilla einsetzen, aber nicht früher, da es Berichte über einen vorzeitigen Blasensprung gibt.

Geburtsvorbereitungsmittel:
- Pulsatilla,
- Cimicifuga,
- Aristolochia.

Nachwehen nach langdauernder, erschöpfender Geburt.
Falsche Wehen in den letzten Graviditätswochen, Vorbeugung eines habituellen Aborts.
In Kombination mit Sabina bewirkt es einen raschen, restlosen Abgang von Fruchtwasser und Nachgeburt, daher ist es ein gutes **Metritisvorbeugemittel.**

Uterusprolaps:
Caulophyllum D 4, in lauwarmem Wasser aufgelöst, kann auf einem schlaffen, vorgefallenen Uterus aufgebracht, eine deutlich kontrahierende Wirkung auslösen, der Tragsack ist dann ohne Probleme zu reponieren (Dr. Müllauer).
Nachgeburtsverhaltung nach einer Frühgeburt.
Uterusleiden zusammen mit Gelenksbeschwerden.
Gelenksrheuma in den Wechseljahren.
Wirkt auf den *rigiden, starren Muttermund* erweichend.

Dosierung:

Geburtsvorbereitung: D 3 mit Pulsatilla D 4.
Weheneinleitung: D 3–D 6, Schwein D 30.
Übertragene Frucht: C 200.
Nervös rheumatische Beschwerden: D 30.

CAUSTICUM HAHNEMANNI

Hahnemanns Ätzstoff
Gehört zu den Ammoniumverbindungen.
Frisch gebrannter Kalk aus Marmor und Kaliumhydrogensulfat. Frisch gebrannter Kalk wird 1 Minute in destilliertes Wasser und dann in einen trockenen Napf gelegt, wo er zu Pulver zerfällt. Dieses Pulver wird dann zusammen mit schwefelsaurem Kalium destilliert.

Weihe-Punkt: M 18 re.

Vergleichsmittel:

Apis, Arsenicum, Bryonia, Carbo vegetabilis, Cuprum, Drosera, Dulcamara, Graphites, Hepar sulfuris, Iodum, Magnesium carbonicum, Natrium chloratum, Nux vomica, Rhus toxicodendron, Silicea, Sulfur, Thuja.

Konstitution:

lithämisches, antisykotisches Mittel.
Eher kräftige, dunkelhäutige Tiere.
Tiere, die gut fressen, und Hunde, die nach einer Ovariohysterektomie dick werden.

Allgemeinsymptome:

Hat eine Hauptwirkung auf den Bewegungsapparat mit reißenden Schmerzen bis zur lähmenden Schwäche.
Affinität zu Haut und Schleimhaut, besonders der Atemwege, der Blase und des Mastdarms, so wie eine Affinität zu Körperöffnungen.

Wirkt hauptsächlich bei lang anhaltenden, chronischen Krankheiten, seltener bei akuten Krankheiten. Die Leiden entwickeln sich langsam, schreiten aber immer mehr fort, bis die Schmerzen zu einer Lähmung führen.
Causticum hat eine Vorliebe zur rechten Seite.

Verhaltenssymptome:

Causticum-Patienten verlangen Zuneigung und sind sehr eifersüchtig auf jede Konkurrenz. Bellen immer zur selben Zeit ohne ersichtlichen Grund.
Werden aggressiv, wenn man sie zu etwas zwingen will.
Ein auffallendes Symptom ist das Fressen menschlicher Exkremente, während sie tierische Exkremente nicht beachten.
Matte, träge, aber nicht hinfällige Tiere. Trotzdem sind sie in ständiger Bewegung, sie können nicht still liegen.
Auffallend ist das ständige Gähnen.
Plötzliche kurze Bewußtseinsausfälle lassen die Tiere stürzen; sie richten sich aber gleich wieder auf.
Sie sind sehr reizbar und schlecht zu untersuchen. Sie reagieren auf Untersuchungsversuche sehr gereizt und wenden sich sogar gegen den Besitzer.
Hohe Kälteempfindlichkeit.
Große Angst vor der Dunkelheit.
Angst vor dem Alleinsein.

Leitsymptome:

Trockenheit von Haut und Schleimhaut.
Knacken in den Gelenken, wechselnde rheumatische und arthritische Beschwerden.
Katarrhe der oberen Luftwege bis zur Stimmlosigkeit, (besonders beim Hund).
Ein gutes Mittel bei Heiserkeit mit Stimmlosigkeit. Phosphorus ist auch ein Mittel bei Heiserkeit, er ist aber gegenüber Causticum „feindlich". Phosphorus hat Verschlimmerung am Abend und Wundheit im Kehlkopf, während Causticum Verschlimmerung am Morgen hat. Die Beschwerden liegen eher in der Trachea und hinter dem Sternum.
Mastdarmspasmus mit vergeblichen Kotabsatzversuchen.

Mund:

Entzündete Mundwinkel.
Geschwüre an der Mundschleimhaut mit Bläschen und Aphthen.
Fisteln, von den Zähnen ausgehend.
Kann den Mund nicht öffnen, Steifheit des Kiefers.
Rachen ist rot. Gaumensegel und Pharynx können gelähmt sein,
sodaß Futter zurückfließt.
Zäher Schleim im Rachen, kann nicht aufgehustet werden.
Ösophagusspasmen, Halsschmerzen machen das Schlucken unmöglich.
Widerwille gegen Fleisch und Süßigkeiten.

Augen:

Schwere obere Augenlider, kann sie kaum offenhalten (Caulophyllum, Gelsemium, Graphites, Conium, beide Augenlider findet man bei Sepia).
Augenlider verquollen, entzündet, Brennen der Augen.
Konjunktivitis mit spärlichem Tränenfluß, trocken, Lichtscheue.
Verhindert Fortschreiten von Katarakt.

Ohren:

Gehörgang entzündet, zugeschwollen. Es entwickelt sich eine chronische Otitis mit klebrigen, übelriechenden Sekreten. Darunter stark höckrige rote Haut. Der Knorpel im Gehörgang ist verdickt, die Schwellungen engen das Lumen des Gehörganges stark ein. Im Gehörgang findet man verhornende Warzen.

Nase:

Trockener, rissiger Nasenspiegel des älteren Hundes, welcher leicht blutet (Antimonium crudum, Graphites).
Chronische Rhinitis mit zähem gelb bis gelbgrünem Sekret.
Harter, trockener, krampfartiger, schmerzhafter Husten, bis zum Verlust der Stimme. Heiseres Bellen. Trinken von kaltem Wasser bessert die Hustenanfälle. Während des Bellens oder Hustens kann unwillkürlich Harn abgehen.

Verdauungsorgane:

viel Durst auf kaltes Wasser.
Afterfissuren, brennender, nässender After. Der After ist oft geschwollen, rissig und weist ein schmieriges Sekret auf.
Bei Hunden sind oft die Analdrüsen mit beteiligt, entzündet und schmerzhaft. Alles kann mit einer chronischen Entzündung der Analbeuteldrüsen bis zur Fistelung enden.
Anfangs harter Kot, wird gegen Ende weich. Der Kot kann mit Schleim bedeckt sein. Durch die Spasmen ist der Kot bleistiftartig dünn, er weist einen geringeren Durchmesser auf als normal.
Kot wird im Stehen leichter abgesetzt als im Hocken.

Harnorgane:

Causticum ist oft bei Blasenentzündungen des alten Hundes angebracht. Der Harn ist mit harnsauren Salzen und Harnsäure überladen.
Paresen der Blasenwand und des Blasenhalses führen zu Inkontinenz. Die Inkontinenz tritt während des Hustens oder auch während des Schlafes auf. Bei nicht vollständiger Entleerung bleibt ständig etwas Harn zurück, was später zu Entzündungen führen kann. Der Harnabsatz ist durch die geschädigte Blasenwandmuskulatur nur schwierig möglich. Nach wiederholtem Drängen kommt es zum Harnabsatz, die Tiere stehen aber zu früh auf, sodaß es zu Nachträufeln kommt.
Die Blasenmuskulatur kann auch bei Vorliegen eines Bandscheibenvorfalles geschädigt werden. Eine ständige Überdehnung kann zu einer Lähmung der Blasenwand führen. Hier ist Causticum D 12 kombiniert mit Petroselinum D 2 gut einzusetzen. Petroselinum wirkt kontrahierend auf die glatte Blasenmuskulatur.
Hündinnen haben eine entzündete Vulva, welche sie ständig belecken.

Geschlechtsorgane:

rezidivierender Präputialkatarrh,
mangelnde Erektion.
Bei weiblichen Tieren treten zum Zeitpunkt der Ovulation gehäuft Koliken auf.

Extremitäten:

Steif, schlotternd, knackend. Die Anfangssteifigkeit bessert sich in der Bewegung, wird aber nach längerem Gehen ganz schlimm. Die Tiere strecken und dehnen sich auffallend oft. Trockene Kälte verschlimmert das Geschehen (Feuchte Kälte verschlimmert: ist Dulcamara oder Rhus toxicodendron).
Die betroffenen Gelenke fühlen sich warm an und sind geschwollen.
Die Schleimbeutel des Knies sind geschwollen.

Die Muskulatur ist anfangs verspannt, in fortgeschrittenen Stadien kommt es zu Muskelatrophien und Sehnenkontrakturen.

Bei hauptsächlich übergewichtigen Rassen sowie bei Rassen mit angeborenen Fehlstellungen besteht an den Knochen im Gelenksbereich eine Neigung zu Zubildungen und Deformationen mit allen Konsequenzen. An den großen Gelenken finden sich Ankylosen, Exostosen und Arthrosen.

Das gleiche gilt für die sehr oft betroffene Wirbelsäule mit Spondylarthrosen, Spondylitiden und Diskopathien.

Causticum ist ein wichtiges Arthrosemittel des alten Hundes (Hekla lava).

In späteren Stadien treten Spasmen und Lähmungen nebeneinander auf.

Haut:

Haut trocken und heiß, kann daher nachts nicht schlafen. Trockene Kälte verschlimmert alle Beschwerden, während sie bei nassem Wetter besser werden.

Vesikuläre und pustuläre Ekzeme mit dickem, zähem Sekret. Prädilektionsstellen sind die rechte Bauchwand, zwischen den Schultern sowie in den Gelenksbeugen. Sehr oft an der inneren Achsel und am inneren Hinterschenkel.

Causticum wirkt gut bei Eiterungen der Haut, wenn Silicea und Hepar sulfuris nicht wirken.

Schwielen an den Beinen und harte Warzen. Die Warzen neigen zur Verhornung. Die Warzen haben verschiedene Formen von klein, hart und glatt bis zu groß, rissig verhornt, leicht blutend. Sie sind oft entzündet, nässend oder vereitert.

Warzenmittel:
Thuja, Acidum nitricum, Antimonium crudum, wenn alle anderen Mittel versagen.

Wärmeregulation:

kalte Gliedmaßen, Zittern und Schaudern an frischer Luft.
Schwitzen in der Nacht.

Modalitäten:

Verschlimmerung:
morgens zwischen 3 und 5 Uhr.
Bei klarem, schönem Wetter,
Bei Betreten eines warmen Raumes aus der frischen Luft.
Durchnässung, Baden.

Besserung:
im feuchten, warmen Wetter,
in warmer Luft.

Klinik:

Behandlung von Kniegelenksarthrosen.
Sommerdermatitis der Pferde.
Fazialislähmung, neben Hypericum, Conium.
Harnsaure Diathese, Gicht.
Neugeborene mit gestörtem Schluckreflex.

Dosierung:

D 2, D 4, D 12,
In akuten Fällen nicht unter D 8.
Ende der Indikation ist bei Umschaltung von der trockenen in die feuchte Phase gegeben. Dann, wenn die Schleimhäute wieder mit Sekretion beginnen.
Warzen D 12.

CHAMOMILLA

Matricaria chamomilla
Echte Kamille

Familie: Asteraceae.

Weihe-Punkt: rechts neben KG 13.

Vergleichsmittel:

Belladonna, Borax, Caulophyllum, Coffea, Colocynthis, Ferrum, Gelsemium, Ignatia, Magnesium carbonicum, Magnesium phosphoricum, Nux vomica, Platinum.

Antidot:

Aconitum, Alumina, Borax, Camphora, China, Cocculus, Coffea, Colocynthis, Conium, Ignatia, Nux vomica, Pulsatilla.
Eines der ältesten Mittel der Menschheit; wurde schon in Ägypten als fiebersenkendes Mittel verwendet. Sein Name leitet sich aus dem Griechischen ab, wo es auf Grund seines aromatischen Geruchs, welcher an Äpfel erinnert, niederer Apfel genannt wurde, Chamaimelon (chamai = niedrig, melon = Apfel).

Botanik:

Korbblütler mit randständigen weißen Zungenblüten, gelben Röhrenblüten auf gewölbtem hohlem Korbboden.
Blüte: Mai–Juli, einjährige Pflanze.

Inhaltsstoffe:

drei Wirkungsrichtungen:

Ätherische Öle:
Diese wirken im Gegensatz zu allen anderen ätherischen Ölen nicht irritierend oder hyperämisierend.
Ätherische Öle haben die Hauptbestandteile:
Chamazulen: wirkt vasokonstriktorisch, setzt damit die Freisetzung von Histaminen herab. Es hat auch eine „Kortison-ähnliche" Senkung der Hyaluronidaseaktivität.
α-Bisabolol: Spasmolyse, Wirkung auf die Nervenenden in der glatten Muskulatur.
Es fördert durch seine spasmolytische Wirkung den Abgang von Blähungen.
Anregende Wirkung auf den Hautstoffwechsel.
Fördert Diurese und Gallenfluß.
Beide wirken antiphlogistisch wahrscheinlich über eine ACTH-Aktivierung und eine Hemmung der Serotonin-Histamin-Freisetzung.

Flavonoide:
Apigenin: schmerzstillend, spasmolytisch,
Luteolin.
Haben ebenfalls eine antiphlogistische und spasmolytische Wirkung, wahrscheinlich über eine Hemmung der Prostaglandinsynthese.

Schleimstoffe:
Saure Polysaccharide, wirken auf die Schleimhäute reizmildernd, entzündungshemmend, in dem sie die Rezeptoren einhüllen und damit die Reizwirkung der Schleimstoffe herabsetzen.
Immunsystem-stimulierend.
Azulen: entzündungshemmend, granulationsfördernd.

Chamomilla

Wirkungsrichtung:

ZNS, vegetatives Nervensystem, periphere Nerven, Bronchien, Magen, Uterus.

Konstitution:

lithämische Diathese.
Feinnervige Tiere, empfindliche Tiere, sehr wehleidige Tiere. Spastische Bereitschaft aller Organe.
Weibliches Mittel und Jungtiermittel.

Verhaltenssymptome:

ärgerlich, übel gelaunt, boshaft.
Schmerzen stehen oft in keinem Verhältnis zum tatsächlichen Leiden.
Unduldsamkeit gegen Schmerzen.
Benommenheit bei Schmerzen.
In ungewohnten Situationen ängstlich und unterwürfig.

Hund:
Herumtragen von Jungtieren beruhigt. Fordert Zuwendung, will immer noch mehr gestreichelt werden. Verlangt alle Aufmerksamkeit für sich, versucht sich ständig in den Vordergrund zu drängen. Quengelnde Ruhelosigkeit. Gelingt ihm das nicht, kann er sogar aggressiv werden.
Macht gerne Dinge, von denen er genau weiß, daß er sie nicht machen darf.

Leitsymptome:

Bereitschaft zu Spasmen.
Koliken mit Blähbauch.
Wärme verschlimmert die Schmerzen, Kälte bessert sie aber nicht. Extreme Schmerzäußerung bis zur Apathie.
Kalte Luft löst die Beschwerden aus. Abneigung gegen Wind, besonders bei Ohrenschmerzen.
Heftige rheumatische Schmerzen treiben in der Nacht aus dem Bett, muß herumlaufen, Schlaflosigkeit durch Schmerzen. Hahnemann: „In der Nacht sind die Schmerzen am wütendsten".
Im Schlaf konvulsive Zuckungen.
Eine Seite heiß, die andere Seite kalt.
Große Erkältlichkeit.

Augen:

Pupillen verengt.
Morgens sind die Augenlider mit eitrigem Schleim zusammengeklebt.

Mund:

Parotis und Mandibulardrüsen geschwollen.
Zahnwechsel mit grünem Durchfall, welcher nach faulen Eiern riecht.
Zahnwechsel mit Entzündung der Mundschleimhaut.
Zahnschmerzen, wenn etwas Warmes in den Mund kommt.
Lippen wund und trocken.

Augen:

Zucken der Lider.

Ohren:

reißender Ohrenschmerz.

Atmungsorgane:

harter, trockener Husten.
Giemen und Pfeifen in der Trachea.

Verdauungsorgane:

Zunge gerötet mit Bläschen.
Bauch wie eine Trommel aufgetrieben. Winde gehen in kleinen Mengen ab, ohne zu erleichtern.
Heftige, schmerzhafte Koliken. Besonders Pferde werfen sich rücksichtslos vor Schmerz hin, springen wieder auf und schlagen gegen die Box. Pferde haben einen großen Bewegungsdrang, der die Symptome bessern würde. Chamomilla setzt den Tonus der Muskulatur herab.
Anhaltende Schmerzen in der Lebergegend.
Exkremente grün und wäßrig.

Chamomilla-Kolik:
hochgradige Schmerzempfindlichkeit.
Kolik mit Blähung,
Kolik in der Nacht,
Besserung durch lokale Wärmeanwendung.

Geschlechtsorgane:

Hat über die glatte Muskulatur Einfluß auf den Tonus des Uterus.
Kolikartige Schmerzen in der Gebärmutter mit Abgang von dunklem Blut.
Drängen und Pressen der Gebärmutter wie bei Geburtswehen.
Arrhythmische Wehen in die falsche Richtung.
Unerträgliche Nachwehen,
Rigidität des Muttermundes.
Unerträgliche Schmerzen.

Euter:
Milchrückgang nach Abortus.
Verhärtetes, schmerzhaftes Euter.
Hochziehen der Milch (Obwohl die Milch aus dem Euter tropft, wird sie, will man melken, sofort hochgezogen). Hier bewährt sich Chamomilla D 6 eine Stunde vor dem Melken.
Oder die Tiere sind ungeduldig und können die Milch nicht behalten, weil sie das Melken nicht erwarten können.

Geburt:
Bauchschmerzen schon während der Geburt und der Wehen, äußerst schmerzhafte Nachwehen. Die Schmerzen erscheinen unerträglich.

Hund:
Gereizte Hündin hält die Milch zurück, wenn die Welpen saugen wollen.

Extremitäten:

Steifheit und Schwäche, Muskelrheumatismus.

Haut:

schlechte Heiltendenz, überschießende Granulation.
Seltsame Hauttemperaturverteilung. Manche Stellen sind kalt mit gesträubten Haaren, manche Stellen brennend heiß.

Klinik:
Durchfall wie Spinat.
Otitis media, sehr schmerzhaft, Tiere klagen.
Krampfwehen, rigider Muttermund.

Modalitäten:
Verschlimmerung:
durch Aufregung und Zorn.
Durch Wind, Angst vor Wind.
21–4 Uhr.
Besserung:
durch Fasten,
feuchtwarmes Wetter.

Dosierung:
D 3–D 30 und höher.

CHELIDONIUM MAJUS
Schöllkraut

Familie: Papaveraceae = Mohngewächse.

Weihe-Punkt: – G 23.

Vergleichsmittel:
Berberis, Bryonia, Carduus marianus, China, Hedera helix, Ignatia, Lycopodium, Mandragora.

Antidot:
Acidum sulfuricum, Aconitum, Chamomilla, Coffea.

Botanik:
Das Schöllkraut findet man in ganz Europa, es wurde aber aus Nordamerika eingeschleppt.
Die Pflanze enthält einen orangegelben Milchsaft, welcher in der Volksheilkunde als Warzenmittel und Sommersprossenmittel gilt. Auf Grund seiner Farbe wurde ihm auch die Funktion als Leber-Gallemittel zugesprochen. Die Blüten stehen in Dolden, aber auch einzeln blattachselständig. Chelidonium blüht vom Frühling bis in den Herbst. Der Stengel ist verästelt, dünn, behaart. Die Blätter sind fiederspaltig, buchtig gekerbt oder gezähnt. An der Unterseite sind sie blaugrün. Der Wurzelstock ist ausdauernd, nur die oberirdischen Teile sterben im Winter ab.
Vorkommen auf Schutthalden, an Mauern und Waldrändern. Es ist ein Stickstoffanzeiger.
Verwendet wird die vor der Blüte geerntete Wurzel.

Inhaltsstoffe:
Enthält eine Gruppe von Alkaloiden, welche dem Opium verwandt sind.
Chelidonin: Hat spasmolytische Eigenschaften, es lähmt die sensiblen Nervenenden und wirkt anästhesierend. Es folgt eine absteigende Lähmung des Rückenmarks und der Skelettmuskulatur. Die glatte Muskulatur von Bronchien, Magen, Darm erschlaffen, was man sich bei der Kolikbehandlung zunutzemacht.
Es scheint auch, wie im Tierexperiment nachgewiesen, die Gallensekretion anzuregen.

Es kommt zu einer Lähmung der motorischen Herzganglien sowie zu einer Erregung der Vagusendigungen am Herz.
Protopin,
Chelidoxanthin.

Wirkungsrichtung:
Leber und Gallenblase, rechts wirksam.

Leitsymptom:
Dumpfer, festsitzender Schmerz am unteren, inneren rechten Schulterwinkel, welcher bis zum Rippenbogen ausstrahlt.
Drückender Schmerz im rechten Oberbauch.
Rechter Fuß ist eiskalt, der linke Fuß ist normal.

Verhaltenssymptome:
ängstlicher Gesichtsausdruck, Niedergeschlagenheit,
Mißlaunigkeit, Schlafsucht am Tage, unruhiger Schlaf vor Mitternacht.

Augen:
Skleren gelblich gefärbt.

Nase:
Nasenflügelatmung.

Mund:
Herpes um den Mund.
Mundschleimhaut ist trocken, der Atem übelriechend.
Zunge weiß oder gelb belegt, der Rand ist rot und zeigt Zahneindrücke.

Hals und Brust:
Wie zusammengeschnürt, Beklemmungsgefühl. Kitzeln im Kehlkopf, Heiserkeit und Krampfhusten.

Verdauungsorgane:
Abneigung gegen Fleisch, Verlangen nach Milch und saurem Fressen.
Aufstoßen, Übelkeit, Erbrechen galliger Massen, warme Getränke werden aber behalten.
Schneidender Schmerz in den Gedärmen.
Stuhl hellgelb, schleimig oder wie Schafskot.
Koliken meistens mit Fieber, sie verlaufen periodisch, die Pferde fressen den Hafer nicht.
Warmes Futter bessert die Kolik.

Harnorgane:
Brauner oder dunkelgelber, durch Gallenfarbstoffe trüber Urin mit Sediment.

Extremitäten:
Glieder steif, spannende umherziehende Schmerzen in Muskeln und Gelenken.
Rechter Fuß ist eiskalt, der linke Fuß ist normal.

Haut:
Unreine, trockene Haut, Juckreiz, juckende Pickel, Leberflecken, Ferkelruß und sonstige Manifestationen der Gallenfarbstoffe. Mein Onkel, Dr. Rieder, ließ die schmieri-

gen Beläge der Ferkel mit einer flüssigen Schmierseife und warmem Wasser abbürsten, die Tiere erholen sich schneller.

Klinik:

Gallenkoliken.
Rechtsseitige Lungenentzündung als Folge einer Leberstörung.
Rheumatische Beschwerden, besonders rechts, die von der Hüfte in die Oberschenkel abstrahlen.
Wolter empfiehlt Chelidonium bei Mastrindern, weil bei diesen durch die Stressituationen häufig Hämoglobinurien auftreten. Er behandelt mit Chelidonium und Laseptal mit der Begründung, daß Lachesis die hämorrhagische Diathese beeinflußt und Chelidonium als Cholagogum den Prozeß schnell zu Ende führt. Die Nachbehandlung erfolgt durch Flor de piedra wegen seiner antidegenerativen Wirkung auf die Leber.
Bei FIP-Katzen mit einem Ikterus kann Chelidonium D 3 sehr hilfreich sein.
Ferkelruß.

Dosierung:

D 1, D 2, D 3, D 4,
bei Ernährungsstörungen D 30.
Gut kombinierbar mit Lycopodium.

CHINA

Chinchona succirubra
Chinarindenbaum

Familie: Rubiaceae, Labkrautgewächse (Coffea, Ipecacuanha sind auch Rubiaceae).

Weihe-Punkt: Le 13 li. (Nux vomica re.).

Vergleichsmittel:

Arsenicum, Bryonia, Calcium phosphoricum, Hamamelis, Lycopodium, Natrium chloratum.

Antidot:

Arsenicum, Ipecacuanha, Carbo vegetabilis, Lachesis.

Botanik:

Immergrüner Baum, welcher bis zu 24 Meter hoch wird. Rinde bitter schmeckend. Der bei Verletzungen austretende Saft färbt sich rasch rötlich (heißen auch Rötegewächse). Verwendet wird die Rinde der Zweige.
Heimat: Ecuador, Peru. In den Anden bei einer Seehöhe von 1600–2400 Meter.
Stammt aus dem Arzneischatz der Indianer, wo es bei Unterleibsbeschwerden eingesetzt wurde. 1632 haben es die Jesuiten in Spanien eingeführt. Im Orden wurde es als fiebersenkendes Mittel derart häufig eingesetzt, daß es den Beinamen „Jesuitenpulver" erhielt.
Wegen seiner Uteruskontraktionen-auslösenden Wirkung hat man es früher als Abortivum gebraucht, aber mehr Schaden als Nutzen angerichtet.
In der Homöopathie wird es weniger als Fiebermittel, als viel mehr bei Schwächezuständen, Anämien und nach Säfteverlusten eingesetzt. Die Säfteverluste bedingen eine Dystonie.

Inhaltsstoffe:
Chinin:
Ist ein Protoplasmagift und wirkt als Desinfektionsmittel für Protozoen. Mezger meint, daß es eine Reizwirkung auf den Organismus hat, indem der Organismus für die Malariabekämpfung zu einer aktiven Mithilfe angeregt wird, denn das Chinin kann nie solche Konzentrationen im Blut erreichen, wie sie zur Bekämpfung des Malariaerregers notwendig wären.
Die Malariaplasmodien verlieren die Fortpflanzungsfähigkeit; das reicht dem Organismus aus, um mit ihnen fertig zu werden. Die Wirkung beruht auf einer Hemmung der Nukleinsäuresynthese durch Koplexbildung mit der DNA und einer Hemmung des Kohlen- hydratstoffwechsels.
Schon kleine Mengen lösen das Chinafieber aus.
Chinidin,
Chinoin,
Chinagerbsäure,
Chinasäure,
Chinarot,
Succirubin.

Toxikologie:
Chinin wirkt lähmend auf alle Gewebsfermente und setzt alle Stoffwechselprozesse im Körper herab.
Es hat eine eigenartige Auswirkung auf die Wärmeregulierung, denn es ändert die Körpertemperatur bei Gesunden nicht, setzt sie aber bei Kranken herab.
Das Vasomotorenzentrum wird gelähmt, mit den typischen

Allgemeinsymptome:
Kälte der Haut,
Zyanose,
Herabsetzung der Pulsfrequenz bis zum Kollaps.
Die Wirkung auf das Vasomotorenzentrum dürfte auch die Ursache für die Blutungen sein. Es kommt zu Veränderungen des Blutes selbst und zu Veränderungen in den Gefäßen.
Sehnervengefäße werden verengt, Chinablindheit. Es sind vor allem die Zentral- und Uvealgefäße verengt.
Bei hohen Dosen wird die Leukozytenzahl herabgesetzt.
Es zerstört die Erythrozyten: Chininhämolyse, welche oft bei trächtigen Tieren auftritt.
Eventuell ist es Ursache des Schwarzwasserfiebers. Dieses ist begleitet von Blässe, Frösteln, kaltem Schweiß, Erbrechen, Fieber, Durchfall, Hämolyse, Hämaturie, Blutungen und Ikterus.
Wirkt auf die peripheren Nerven mit Neuralgie und Neuritis, was zu einer erhöhten Schmerzhaftigkeit der Haut führt, „als lägen die Nerven bloß."
Hat eine stark kontrahierende Wirkung auf den Uterus und wurde früher als Abortivum eingesetzt.

Wirkungsrichtung:
ZNS, Blut, Milz, periphere Nerven, Herz, Magen, Leber, Lunge, Uterus.

Leitsymptome:
Auffallend ist die Periodizität der Beschwerden, sie kehren täglich zur gleichen Zeit oder in größeren Abständen wieder.
Große Schwäche.

Neigung zum Schwitzen.
Nervensystem überreizt.
Neigung zu dunklen Blutungen an den Schleimhäuten.
Verminderte Bildung weißer Blutkörperchen.
Neigung zu schwächenden Schweißen.

Verhaltenssymptome:
reizbar, nervös,
empfindlich beim geringsten Luftzug.
Geräusch- und geruchsempfindlich,
berührungsempfindlich.
Verlangen nach kaltem Wasser.
Große Empfindlichkeit gegen Kälte und Zugluft.
Fühlt sich schwach nach Krankheiten oder größeren Säfteverlusten.

Konstitution:
lithämische Diathese, harnsaure Diathese.
Links wirksam.

Ätiologie:
Folge von Krankheiten,
Folge von Flüssigkeitsverlusten jeder Art (Durchfälle, chronische Eiterungen, Stillen, usw.).
Harnsaure Diathese als Folge einer Leberstoffwechselstörung.

Augen:
Skleren mit gelblichem Farbstich, hohle Augen.

Ohren:
rot und berührungsempfindlich.

Verdauungsorgane:
Blähsucht mit Druckgefühl. Die Beschwerden verschlechtern sich nach dem Fressen.

Geschlechtsorgane:
Gebärmutterblutungen durch Änderungen des Tonus in der Gebärmutter.
Wenn Blutleere, dann Atonie des Uterus.
Starke dunkle Blutungen, mitunter klumpig.

Extremitäten:
Gelenke heiß und geschwollen.
Ödeme an den Beinen.

Klinik:
Stomachikum bei Verdauungsstörungen der Kleintiere.
Es ist ein Styptikum bei Durchfällen.
Symptomatisch wirkendes Fiebermittel, wo es gilt den Eiweißzerfall nach längerer Krankheit aufzuhalten und den Patienten aus der Krisis zu bringen.
Rind:
Ältere Hochleistungskühe nach zahlreichen Geburten mit hoher Milchleistung, periodischen Schweißausbrüchen und häufigen Durchfällen mit unverdautem Futter.
Ferkel nach überstandener Ödemkrankheit. Die Tiere sind anämisch und liegen in einer Ecke übereinander um sich zu wärmen.

20 Tropfen D 12 für 10 Ferkel einmal täglich.
Zottige schwitzende *Kälber*.

Dosierung:
Zur Tonisierung nach Blutverlusten D 1–D 3,
D 6.

CIMICIFUGA RACEMOSA
Wanzenkraut

Familie: Ranunculaceae, Hahnenfußgewächse.

Weihe-Punkt: N 26 li.

Verwandtschaft: Caulophyllum, Pulsatilla.

Vergleichsmittel:
Aristolochia, Coffea, Ignatia, Kalium carbonicum, Lilium tigrinum, Platinum, Sabina, Secale, Sepia, Zincum valerianum.

Antidot:
Aconitum, Baptisia.

Botanik:
Ausdauernde Pflanze, aufrechte Stengel mit spitzen weißen Blütentrauben.
Pflanze wird von Blattwanzen gemieden.
Verwendet wird der Wurzelteil.

Inhaltsstoffe:
Actein,
Cimicigenol,
Cytisin,
Phenolsäuren.

Pharmakologie, Toxikologie:
Vergiftungserscheinungen: Kopfschmerz, Steifheit und Zittern der Glieder und starker Priapismus.

Wirkungsrichtung:
Ovarien, Uterus, Hypophyse, Gelenke, Muskeln.

Konstitution:
weibliches Mittel (Pulsatilla, Sepia, Aristolochia), eher ältere Tiere.
Lithämische Diathese, harnsaure Diathese.
Rheumatisch, neuropathisch.

Leitsymptome:
innersekretorische Dysharmonien,
Gefäßspasmen.
Muskelspasmen über ZNS, besonders am Uterus,
rigider Muttermund D 1000,
Herzschmerzen, ausstrahlend in den linken Arm.
Schmerzen schießen wie elektrisch, blitzartig ein.

Ätiologie:
Folge einer Unterfunktion der Uterusluteinisierung.

Verhaltenssymptome:
Niedergeschlagenheit, Kummer mit Seufzen, manchmal aber aggressiv.

Atemorgane:
Erkältungsneigung.
Trockener Husten.
Empfindlichkeit der Dornfortsätze der ersten drei Brustwirbel.

Herz:
Herzklopfen, Kollapsneigung.
Arrhythmie, 3. und 4. Schlag aussetzend.

Geschlechtsorgane:
Weiblich:
Wirkt nicht in den Zykluspausen.
Verspätete Läufigkeit. Die Läufigkeit dauert zu lange, da Störungen der Eierstöcke vorliegen.
Damit es ins gynäkologische Geschehen eingreifen kann, muß ein bestimmtes Stadium der Follikelreife vorliegen. Es folgt gut auf Pulsatilla, wenn man damit eine Läufigkeit erzielt hat, oder wenn man mit Pulsatilla keine Läufigkeit erzielt hat, aber der Übergang ist fließend. Es wirkt wahrscheinlich über die Hypophysenhormone, die eine Eizelle zu einer Ovulation bringen.
Cimicifuga kann die Follikelreifung und den Eisprung beeinflussen. Es begünstigt auch die Bildung des Gelbkörpers.
Neigung zu Frühabortus in der ersten Trächtigkeitshälfte.
Geburt:
Unkoordinierte Wehen bei noch geschlossener Zervix.
Am Anfang der Wehen Frösteln.
Neigung zu Gebärmuttervorfall.
Wirkt unterstützend beim Abgang der Lochien.
Jede Erkältung schlägt sich auf den Unterleib und macht rheumatische Reflexsymptome im ganzen Körper.

Klinik:
Dysfunktion des Endokriniums.
Hypophysenunterfunktion.
Neuralgien des Ovars.
Endokrine Magersucht.

Modalitäten:
Verschlimmerung:
Kälte und Nässe.
Besserung:
Wärme,
Essen.

Dosierung:
D 2, D 3, D 4, D 12, D 30, D 200.

COFFEA ARABICA (CRUDA)

Kaffeebaum (Rohkaffee)

Familie: Rubiaceae, Labkrautgewächse, Rötelgewächse

Vergleichsmittel:

Agaricus, Belladonna, Conium, Cuprum, Hyoscyamus, Hypericum, Stramonium, Zincum.

Andidot:

Aconitum, Chamomilla, China, Mercurius, Nux vomica, Opium, Pulsatilla, Sulfur.

Weihe-Punkt: G 3 re.

Botanik:

Drei Meter hoher Strauch, der zu einem Baum werden kann mit lederartigen, immergrünen Blättern (ähnlich einem Lorbeerblatt). In den Blattwinkeln befinden sich Knäuel kurzgestielter Röhrenblüten, aus denen die anfangs grünen, später roten oder violetten Früchte hervorgehen. An einem Strauch sind gleichzeitig Blüten und Früchte vorhanden. Man spricht von Kaffeekirschen, da sie diesen ähnlich sehen und auch Steinfrüchte sind. Die Fruchthülle ist außen fleischig und innen pergamentartig. Darunter befindet sich die Samenschale, welche an den handelsüblichen Kaffeebohnen manchmal noch als silberglänzendes Häutchen zu erkennen ist. Grüne Früchte enthalten zwei gewölbte eingekerbte Samen, wie man sie als Kaffeebohnen kennt.
Die Heimat ist wahrscheinlich Ostafrika und der Kaffeestrauch gelangte von hier über Java nach Süd- und Mittelamerika.
In der Homöopathie werden die getrockneten, ungerösteten Samen verwendet.

Inhaltsstoffe:
Coffein,
Chinasäure,
Chlorogensäure, bedingt den Säuregehalt des Kaffees und damit seine Magenverträglichkeit.
Trigonellin (Coffearin).

Pharmakologie:
Wirkt wie Chamomilla stark auf das Nervensystem, am meisten auf den N. vagus, zuerst erregend, dann erschlaffend.
Steigerung des Blutdrucks durch eine Stimulierung des Vasomotorenzentrums, des Erregungsleitungssystems, durch eine verbesserte Koronardurchblutung und Anregung der Herzmuskulatur.
Steigerung der Reflexbereitschaft.

Wirkungsrichtung:
ZNS, Vasomotorenzentrum, Herz, Nieren.
Kaffee regt die funktionelle Aktivität der Organe an.

Leitsymptom:
Eine generalisierte Hypersensibilität für Sinnes- und Schmerzempfindungen. Die Schmerzen sind fast unerträglich.
Schmerzen werden durch Lärm verschärft.
Extreme Kälteempfindlichkeit, Windempfindlichkeit, schaudert vor frischer Luft.
Große Unruhe.

Coffea gibt in der D 200 einen beruhigenden Schlaf. Das gilt als Beweis für die Similewirkung, denn in niederen Dosen verursacht Coffea das glatte Gegenteil.

Lebhafte Herztätigkeit mit Herzklopfen. Die verbesserte Herztätigkeit führt zu einer Anregung der Diurese. Diese ist aber auch durch eine direkte Wirkung auf die Niere ebenfalls erhöht.

Verhaltenssymptome:
körperlich und geistig scheinbar unermüdbare Tiere, die ständig etwas Neues anfangen.

Mund:
Zahnschmerzen werden durch kaltes Wasser besser.
Gesichtsschmerz als Folge schlechter Zähne.

Verdauungsorgane:
Blähsucht zum Platzen; Kolik der Pferde (Urtinktur).

Harnorgane:
viel dünner, farbloser Urin. Harnzwang mit unerträglichem Reiz.

Dosierung:
D 4, D 12, D 30, D 200.
Je höher die Nervenerregung, um so höher die Potenz.

COLCHICUM AUTUMNALE
Herbstzeitlose

Familie: Liliaceae

Vergleichsmittel:
Aconitum, Arsenicum, Bryonia, Camphora, Kalmia, Lycopodium, Rhus toxicodendron, Thuja.

Antidot:
Belladonna, Camphora, Causticum, Cocculus, Ledum, Nux vomica, Pulsatilla, Spigelia.
Honig.
In der altgriechischen Medizin wurden Colchikumarten bei Gicht verwendet.
Sein Name erinnert an Colchis, die Heimat Medeas, der klassischen Giftmischerin der griechischen Sage.

Botanik:
Blüten erscheinen im Herbst, sie stehen auf weißlichem Stiel ohne Blätter. Sie bestehen aus sechs Staubblättern und drei Griffeln. Die Blätter erscheinen erst im nächsten Frühjahr; sie sind fleischig, saftig ledrig, tulpenartig und umhüllen die große Kapselfrucht. Die Fruchtknoten der Herbstzeitlose befinden sich tief unter der Erde.
Es werden die frischen, im Frühjahr gesammelten Zwiebelknoten der Herbstzeitlose verwendet.
Die Herbstzeitlose wird auf Grund ihres Giftgehaltes instinktiv vom Weidevieh nicht angenommen. Ziegen fressen Colchicum ohne Probleme. Ihr Fleisch und ihre Milch führen aber beim Menschen zu Vergiftungen.

Inhaltsstoffe:
Alkaloid Colchicin,
Inulin,
Asparagin.

Pharmakologie, Toxikologie:

Das Alkaloid Colchicin wird bei der Heuzubereitung nicht zerstört. So kann es zu Vergiftungen bei Wiederkäuern, Pferden und Schweinen kommen. Rinder sterben nach Aufnahme von
1,5–2 kg der frischen Blätter. Dabei ist zu bedenken, daß Cholchicin eine kumulative Wirkung hat. Es wird nur sehr langsam resorbiert, daher besteht eine stunden- bis tagelange Latenzzeit, bis die ersten Vergiftungssymptome auftreten.
Cholchicin ist ein Kapillargift, welches zu einer Steigerung der transkapillären Plasmaausscheidung führt. Diese Ausscheidung kann so weit gehen, daß auch Blut austritt. So kann diese Situation mit einem Volumenmangelkollaps enden.

Vergiftungsbild:
Vergiftungen gehen mit heftigen Magen-Darmentzündungen einher, mit dem Absinken der Lebenskräfte bei vollem Bewußtsein bis zum Eintritt des Todes. Bei der Sektion werden an den serösen Häuten Blutergüsse gefunden.
Streck- und Beugekrämpfe.

Wirkungsrichtung:

ZNS,
Gefäßnerven,
seröse Häute (Brustfell, Bauchfell, Herzbeutel),
fibröse Gewebe (Gelenkbänder und Sehnen, besonders kleine Gelenke).
Muskelfasern, besonders der Thorax- und Zwerchfellmuskulatur,
Magen-Darmkanal.
Zellen: Colchicin ist ein Mitosegift, welches die Zellteilung in der Anaphase hemmt.

Konstitution:

lithämische Diathese, rheumatisch-gichtige Diathese.

Allgemeinsymptome:

Ödeme bei Herz- und Nierenleiden.

Leitsymptome:

Schmerzhafte, geschwollene Gelenke mit rheumatisch-gichtischen Entzündungen.
Ausgesprochene Verschlimmerung von abends bis morgens.
Berührungsempfindlichkeit.

Verhaltenssymptome:

Überempfindlichkeit gegen Geräusche, Gerüche.
Furcht vor Bewegung.

Kopf:

Zuckungen der Gesichtsmuskeln.

Mund:

Brennen der Schleimhäute, mit großer Trockenheit, Schmerzen am Zahnfleisch und an den Zähnen.
Die Zunge ist schwer und steif.

Verdauungsorgane:

Appetitlosigkeit, Ekel vor gekochten Speisen.
Abdomen ist stark aufgetrieben mit Gasansammlung, als würde es platzen.
Stuhldrang mit Obstipation oder mit reichlichen galligen Durchfällen.

Tritt Durchfall auf, findet man häufig Fetzen von kruppösen Membranen. Wirkt gut bei den häufig auftretenden Herbstdurchfällen, die blutig und schleimig sind.
Koliken, die zum Zusammenkrümmen zwingen.

Harnorgane:

Tenesmen und schmerzende Urethra. Der Harn ist zuerst vermindert, dunkel- bis feuerrot. Später entsteht durch eine Kapillarlähmung der Niere Polyurie, Hämaturie.

Herz, Kreislaufsystem:

Endo-, Perikarditis von einer Gicht auf das Herz überspringend.
Herzschwäche mit Kollapsneigung.
Puls fadenförmig.

Bewegungsapparat:

Rheuma und Gicht, besonders an den kleinen Gelenken. Es wird von Schulz die Ansicht vertreten, daß die Harnsäurekristalle durch die gesteigerte Durchblutung besser resorbiert werden.
Rheumatische Schmerzen in den Gelenken, Knochen und Sehnen.
Schmerzen am Periost.
Kalte Glieder.

Haut:

kalte Hautoberfläche, klebriger Schweiß.

Temperaturregulation:

Mangel an Wärme, selbst wenn zugedeckt.

Klinik:

Gicht der großen Zehe und der Ferse.
Durchfall und Darmgrippe besonders im Herbst (Darmgeräusche, Schmerzen).

Modalitäten:

Verschlimmerung:
in der Nacht,
Bewegung,
naßkaltes Wetter.

Besserung:
Wärme,
Ruhe.

Dosierung:

D 3, D 6.

COLOCYNTHIS, CITRULLUS COLOCYNTHIS

Koloquinte, Purgiergurke

Familie: Cucurbitaceae, Kürbisgewächse.

Vergleichsmittel:

Aconitum, Belladonna, Berberis, Bryonia, Chamomilla, Causticum, Colchicum, Magnesium phosphoricum, Plumbum, Rhus toxicodendron.

Antidot: Camphora, Causticum, Chamomilla, Coffea, Opium, Staphisagria.

Botanik:

Ausdauernde Pflanze mit krautigen, niederliegenden Stengeln und langen herzförmigen Blättern und Blattranken. Sie hat eine schwammige, bitter schmeckende Beerenfrucht mit der Größe einer Zitrone.
Heimat ist Westafrika, Mittelmeergebiet und Westasien.
Verwendet werden die geschälten, entkernten Früchte.

Inhaltsstoffe:

Citrullol,
α-Elaterin.

Pharmakologie, Toxikologie:

Bewirkt eine starke Flüssigkeitsabsonderung im Darm sowie eine heftige Reizung der Darmschleimhaut. Es stellt sich eine schleimige Stuhlentleerung ein mit Schmerzen im Epigastrium. Die Darmbewegungen sind hochgradig beschleunigt, wobei die Ganglienzellen gelähmt sind. In hohen Dosen eingenommen, kann es zu Wanddurchbrüchen mit Peritonitis und Verwachsungen kommen. Koloquinten sind zu den Drastika zu rechnen, ihre Einnahme in der Trächtigkeit ist daher abzulehnen.
Die Niere ist stark hyperämisiert und zeigt stellenweise Blutungen.

Wirkungsrichtung:

periphere Nerven, N. trigeminus, N. ischiadicus, glatte Intestinalmuskulatur, Hüftgelenk, Ovarien.
Eines der besten Mittel gegen Koliken.
Oft angezeigt in der Übergangszeit, wenn die Luft kalt ist, die Sonne aber noch kräftig.
Leitsymptom:
krampfartige Zustände im Magen-Darmbereich.
Koliken bessern sich durch Zusammenkrümmen oder durch Drücken mit harten Gegenständen gegen den Bauch.
Die Schmerzen treten periodisch auf.
Heilmittel gegen stechende Schmerzen (Neuralgien), stechende Schmerzen schießen wie der Blitz ein, wie ein Messerstich.
Der Schweiß stinkt nach Urin.

Verhaltenssymptome:

cholerisches Temperament, große Reizbarkeit.
Zorn löst oft die Beschwerden aus.

Kopf:

Schwindel beim Kopfdrehen nach links.

Verdauungsorgane:

Koliken mit heftigen Schmerzen nach Grünfutteraufnahme. Bauchschmerz zwingt zum Niederwerfen, Druck auf das Abdomen bessert, man findet die Pferde meist liegend vor. Die Koliken sind oft Folge von kaltem Trinken, Folge von Demütigungen.
Flüssiger Durchfall, Gasabgang.
Dysenterie der Kälber mit typischer Rückenkrümmung. Die Hinterbeine werden unter dem Abdomen vorgezogen. Die Tiere springen auf und legen sich wieder nieder und drehen den Kopf zum Leib. Sie vermeiden jede Streckung des Leibes.

Im gußweise abgegebenen Stuhl findet sich mitunter etwas Blut. Die Entleerungen folgen unmittelbar nach der Tränke oder Futteraufnahme.

Geschlechtsorgane:
viele kleine Zysten am Ovar,
kleine zystische Tumore am Ovar, muß sich vor Schmerz krümmen.

Harnorgane:
Harndrang mit Brennen in der Harnröhre.

Modalitäten:
Verschlimmerung:
Ärger, Zorn.
Besserung:
sich krümmen.

Dosierung:
D 4, D 6, D 12, D 30, D 200.
Durchfälle: nicht unter D 4.
Neuralgien: ab D 10.

CONIUM MACULATUM

Gefleckter Schierling

Weihe-Punkt: M 9 li.

Familie: Apiaceae, Doldenblütler, Selleriegewächse, Schirmblütler
Conium war in Griechenland der Mondgöttin Hekate, der Schutzgöttin der Hexen geweiht. Als Extrakt im „Schierlingsbecher" diente es als staatliches Hinrichtungsmittel. In die Geschichte ging es durch die Vergiftung von Sokrates durch den Schierlingsbecher ein.
Früher wurde es als schmerzstillendes Mittel verwendet.
Im Mittelalter war Conium als Keuschheitsmittel gegen die Fleischeslust bei Nonnen und Mönchen sehr beliebt.
Es galt auch als Gegenmittel gegen das „Antoniusfeuer" (Mutterkornvergiftung durch verpilztes Getreide).

Botanik:
Pflanze zweijährig, 80–120 cm hoch, Stengel rund und bereift, besonders unten deutlich rotbraun fleckig (aber nicht immer deutlich ausgebildet), riecht nach Mäusen (Coniin); Krone weiß;
Frucht: eiförmig bis kugelig mit schwach welligen Rippen.

Vergleichsmittel:
Arnica, Aurum, Calcium carbonicum, Calcium fluoratum, Cocculus, Phytolacca.

Antidot:
Dulcamara, Hepar sulfuris, Ipecacuanha, Mercurius, Nux vomica, Pulsatilla, Veratrum.

Inhaltsstoffe:
Die ganze Pflanze ist giftig, das Hauptalkaloid Coniin kommt in besonders hohen Konzentrationen in den unreifen Früchten vor.

Coniin (Alkaloid):
sehr giftig, es lähmt die Endapparate der Rückenmarksnerven. Tod tritt durch Lähmung der Atemmuskeln ein.
Conicein (Alkaloid),
Diosmin,
Chlorogensäure, beides sind Flavone.

Pharmakologie, Toxikologie:
Coniin wird durch die Schleimhäute, aber auch durch die unverletzte Haut aufgenommen. Es verursacht zunächst Erregung, dann ein Brennen im Mund, Speichelfluß, Schwindel, Muskelzittern, Taumeln, Lähmung der Atemmuskeln.
Conium im Heu scheint seine Wirkung durch Verdunstung zu verlieren. Frischpflanzen werden von den Tieren gemieden.

Wirkungsrichtung:
ZNS, Rückenmark, Bronchien, Prostata, Lymphdrüsen, Schleimhäute.

Konstitution:
Psorische Patienten mit Abmagerung und hartnäckigen Geschwüren.
Dyskrasische Patienten mit langsam fortschreitenden Degenerationsprozessen.

Allgemeinsymptome:
Krankheiten älterer Tiere, welche sich nach einem Stoß oder Sturz verschlimmern.
Empfindlichkeit gegen jede Erschütterung.
Fortschreitende Kachexie.
Schwindel bei geringster Kopfbewegung, muß den Kopf ruhig halten.
Schwindel beim Umdrehen sowie bei jeder Lageänderung.
Alters- und Rückenmarkmittel;
Neigung zu Erkältungen;
Schwellung der Drüsen mit nachfolgender Atrophie.

Leitsymptom:
von unten nach oben aufsteigende Lähmung.
Druckempfindliche Drüsenverhärtungen oder Düsenverhärtungen als Folge von Quetschungen.
Prostatahypertrophie.

Verhaltenssymptome:
vollkommene Interesselosigkeit an allen Dingen in seiner Umgebung;
verdrießlich, tyrannisch, streitsüchtig.
Verträgt keinen Widerstand.
Fürchtet das Alleinsein.
Tagesschläfrigkeit, erwacht aber in der Nacht dauernd.

Mund:
Zunge wie gelähmt.

Augen:
Bindehautentzündung mit starker Lichtempfindlichkeit. Besser bei geschlossenen Augen.

Ohren:
Geräuschüberempfindlichkeit.

Atemorgane:
Kitzelhusten, besonders nachts beim Liegen.

Verdauungsorgane:
Häufiger Stuhldrang mit Tenesmus.

Geschlechtsorgane:
Männlich:
Vorzeitiger Samenerguß.
Weiblich:
Mammaknoten, steinharte Drüseninduration.
Folgen von unterdrückter Sexualität, Läufigkeitsunterdrückung, Kastration.
Scheinträchtigkeit, vor deren Auftreten die Mammae hart werden.
Präöstrische Blutungen durch eine zunehmende Östrogenproduktion. An sich handelt es sich bei der Scheinträchtigkeit um ein physiologisches Geschehen, welches sich auf das Verhalten im Wolfsrudel zurückführen läßt. Eine Leitwölfin säugt ihre Jungen höchstens zwei Tage, dann müssen das die Tanten übernehmen.

Harnorgane:
Miktionsstörungen, Harnstrahl ist immer wieder unterbrochen (Clematis); Zystitis.

Extremitäten:
Muskelschwäche, Koordinationsstörungen.
Muskelzuckungen, Muskelfibrillieren.

Modalitäten:
Verschlimmerung:
beim Liegen, Umdrehen, Aufrichten.
Besserung:
Bewegung, Druck.

Dosierung:
nervöse Störung: D 6–D 12.
Organische Beschwerden D 3–D 6.
Tumor D 2.

CONVALLARIA MAJALIS
Maiglöckchen

Familie: Liliaceae, Liliengewächse

Vergleichsmittel:
Aurum, Cactus, Crataegus, Gelsemium, Kalmia, Lilium tigrinum, Naja.
Gehört zu den ältesten Volksheilpflanzen. Blütenansätze wurden gegen Nervenschwäche, Wassersucht und bei Herzkrankheiten eingesetzt.

Botanik:
Durchzieht den Boden der Laubwälder mit einem Rhizom, das zahlreiche schuppige Niederblätter trägt. Seine Zweigenden gehen in oberirdische Sprosse über. Diese werden tütenförmig, von zwei bis drei ovalen Laubblättern umhüllt.
Die Blüten bestehen aus sechs verwachsenen, weißen Blättern, sodaß sie das typische Glöckchen bilden.
Aus den Blütentrauben entwickeln sich rote Beeren.

Inhaltsstoffe:

herzwirksame Glykoside:
Convallatoxin,
Convallamarin.

Pharmakologie, Toxikologie:

Bei Berührung Haut- und Augenreizung. Bei Aufnahme über den Mund Übelkeit, Durchfall, Herzrhythmusstörungen, Schwindel, Brustbeklemmung. Zuerst hoher Blutdruck, rascher Puls, später verminderter Blutdruck, sehr langsame, tiefe Atmung; schließlich Herzstillstand.

Wirkungsrichtung:

Herz und Herzsteuerungssystem; Herzunruhe, unregelmäßige Pulstätigkeit, funktionelle Herzbeschwerden, peripherer Kreislauf, infektiöse und toxische Herzneurosen.
Es macht das Herz kräftiger.
Convallaria setzt die Schlagzahl des Herzens erst bei starken Gaben herunter.

Leitsymptome:

Herzklopfen, Arrhythmie.

Herz, Kreislauf:

Präinsuffizienz des Herzens mit den typischen Symptomen:
Müdigkeit und Tagesschläfrigkeit und Ruhelosigkeit mit häufigem Miktionszwang in der Nacht.
Herzklopfen und Atemnot bei geringster Anstrengung.
Aszites vom Herzen ausgehend, es hat eine gute diuretische Wirkung.
Puls: klein, weich, aussetzend, leicht unterdrückbar.

Modalitäten:

Verschlechterung:
Gehen und Stehen.

Verbesserung:
im Liegen,
nach der Nahrungsaufnahme.

Klinik:

Herzinsuffizienz mit Ödem.
Nervöse Herzprobleme, z.B. Transportfolgen beim Schwein.
Prä- und postpartale Herzanfälle, Schwein.
Überanstrengung von Sporttieren.

Dosierung:

D 2, D 3.

CRATAEGUS OXYACANTHA

Crataegus monogyna
Stumpfgelappter Weißdorn
Eingriffeliger Weißdorn
Der Name stammt aus dem Griechischen: „krateigos", der Krafterzeuger.

Crataegus oxyacantha

Familie: Rosaceae

Vergleichsmittel:

Apocynum, Arnica, Aurum, Cactus, Convallaria, Laurocerasus, Kalmia, Lycopodium, Naja, Spigelia.

Botanik:

Es handelt sich um einen Strauch mit hartem Holz.
Die Blüten unterscheiden sich durch die Blütengriffel, der stumpfgelappte Weißdorn hat 2–3 Griffel, der eingriffelige, wie der Name schon sagt, nur einen Blütengriffel.
Kahle Blütenstiele, dornige Zweige und schwach gelappte Blätter.
Die Blüten sind aufrechte Doldenrispen und haben einen starken Blütenduft, welcher vom Trimethylamin stammt.
Die Früchte sind dreisamig, rot, eßbar, aber nicht wohlschmeckend. Sie werden gerne von Drosseln und anderen Vögeln gefressen.
Sie kommen in Laubwäldern, Mischwäldern, an Wegrändern, auf eher steinigem Boden vor, liebt kalkhältige Böden.
Verwendet werden Blätter, Früchte, Blüten.

Inhaltsstoffe:

Flavone, (z.B. Hyperosid = Quercetin-Glykosid)
Cholin,
Amine,
Aminopurine,
Triterpensäure,
Sorbit,
Chlorogensäure,
Crataegolsäure,
hoher Gehalt an Kaliumsalzen.

Pharmakologie, Toxikologie:

Weißdorn ist ein herz- und kreislaufwirksames Mittel, das selbst bei Überdosierung und Dauergebrauch keine toxischen Nebenwirkungen hat. Crataegus ist nicht nur ein Herztonikum, sondern wirkt auch gut bei postinfektiöser Herzschwäche. Während Digitalis mehr für manifeste Herzinsuffizienzen ist, eignet sich Crataegus mehr für degenerative Prozesse, besonders für das Altersherz.
Crataegus hat eine von Digitalis abweichende Wirkung, die auf den Flavonoiden beruht. Die Wirkung setzt erst nach längerer Verabreichung ein. Wahrscheinlich wirkt Crataegus als ein allgemeines Zellstimulans. Man kann bei Crataegus eine allgemein tonisierende Kreislaufwirkung feststellen, es scheint auch eine durch Gefäßerweiterung bedingte verbesserte Koronardurchblutung stattzufinden. Die verbesserte Koronardurchblutung bedeutet eine gesteigerte Energiezulieferung für die Fibrillen und das Erregungsleitungssystem verbessert sich durch Freisetzung intrazellulärer Substanzen. Die Erweiterung der Koronargefäße bedeutet auch einen verbesserten Abtransport der Stoffwechselschlacken.
Der Haupteinsatz von Crataegus liegt nicht im akuten schweren Fall, sondern es entfaltet auf lange Sicht eine regulative Wirkung auf den Kreislauf.

Wirkungsrichtung:

Herz, Herzkranzgefäße, Zerebralgefäße.

Allgemeinsymptome:
Schwäche, Müdigkeit, Antriebslosigkeit.

Leitsymptome:
Anfälle von Krampfschmerz, Schwindel,
unregelmäßige Herzaktionen.
Schwindel, Verlangen nach frischer Luft.
Auffallend ist die wesentlich angestrengtere Herzaktion, als sie der jeweiligen tatsächlichen körperlichen Situation entspräche.

Konstitution:
lymphatische Diathese.

Verhaltenssymptome:
große Mattigkeit, Müdigkeit, Zerschlagenheit, Atemnot bei der geringsten Anstrengung. Die Veränderungen an den Tieren beginnen schleichend, die Tiere werden immer langsamer, laufen wenig, werden ruhiger, schlafen viel und fressen wenig.

Atemwege:
trockener Husten, besonders nachts, nach dem Niederlegen, Atemnot, Dyspnoe, bekommt zu wenig Luft, rauhe Lungengeräusche.

Verdauungsorgane:
Freßunlust, Brechreiz, Luftaufstoßen.

Herz, Kreislauf:
Herzgeräusche verschiedenen Grades, welche sich nach Bewegung verschlimmern. Crataegus zeigt keine Wirkung am hochgradig dekompensierten Herzen.
Trockener Herzhusten, ist aber eine gute Vorbereitung für Digitalis.
Fettige Degeneration; Herzmuskel erscheinen schlaff, abgenutzt. Myokardnekrosen und Infarzierungen.
Neigung zu Blutdruckkrisen.
Erhöht das Fördervolumen des Herzens, senkt die Pulszahl.
Herzspitzenstoß sichtbar.
Sehr häufig treten Extrasystolen auf, welche sich auch in einem unregelmäßigen Puls fühlen lassen.
Herzschmerzen strahlen in das linke Schlüsselbein aus.

Haut:
außerordentliches Schwitzen mit Hautausschlägen.
Kälte der Haut.

Extremitäten:
beginnende Ödembildung, welche besonders links sichtbar wird.

Klinik:
Trainingsüberlastung und zu früh belastete Tiere.
Toxisch infektiöse Beschwerden.
Praeinsuffizienz des Herzens alter Tiere.

Modalitäten:
Verschlimmerung:
Verschlimmerung bei jeder Bewegung,
im warmen Zimmer.

Besserung:
an der frischen Luft,
in Ruhe, nach dem Ausruhen.

Dosierung:

D 1, D 2, D 4.

CUPRUM

Metallisches Kupfer

Weihe-Punkt: M 27

Vergleichsmittel:

Argentum nitricum, Arsenicum, Belladonna, Calcium carbonicum, Carbo vegetabilis, Cocculus, Colocynthis, Chamomilla, Drosera, Ipecacuanha, Magnesium phosphoricum, Opium, Phosphorus, Plumbum, Sulfur, Veratrum album, Zincum.

Antidot:

Aurum, Belladonna, Camphora, Chamomilla, China, Cocculus, Conium, Dulcamara, Hepar sulfuris.

Verwendet wird die durch Reduktion von gepulvertem, reinem Kupferoxid erhaltene Ursubstanz – metallisches Kupfer.

Kupfer kommt in der Natur gediegen, meist aber in Verbindungen vor. Es wird in technischen Geräten, in Farben und in Pestiziden und Fungiziden in Form von Kupferhydroxichlorid verwendet. In den entsprechenden Verarbeitungsgebieten kommt es im Industriestaub vor.

Manche Pflanzen, wie Conium, enthalten viel Kupfer.

Im tierischen Organismus hat es als essentielles Element Bedeutung bei Fermentsystemen und Redoxprozessen. Es ist ein Katalysator für die Enzyme des Zell- und Pigmentstoffwechsels und für die Oxidationsfermente. Besonders wichtig ist es für die Hämoglobinbildung. Mangel tritt häufiger auf als Vergiftung.

Man findet es besonders reichlich im embryonalen Gewebe.

Der Kupferspiegel des Blutes ist bei Fieber erhöht, man nimmt an durch Zustrom aus den Geweben.

Metallisches Kupfer ist ungiftig. Die Kupfersalze wirken lokal auf die Magen-Darmschleimhaut und führen zu einem reflektorisch ausgelösten Erbrechen. Die Kupfersalze werden langsam aus dem Verdauungstrakt resorbiert. Im Blutplasma werden sie an das Bluteiweiß gebunden. Die Ausscheidung erfolgt über Galle und Harn.

Das Schaf hat einen sehr geringen Kupferbedarf, sodaß es beim Schaf leicht zu Kupfervergiftungen kommt. Auch Wiederkäuer und Kaninchen sind sehr empfindlich.

Toxikologie:

Kupfer und Kupferverbindungen verursachen, in größeren Mengen eingenommen, Gastroenteritis und Koliken. Akute Vergiftungen äußern sich auch in Hämaturie und Krämpfen. Später treten Nierenkoliken dazu und bei fortschreitender Vergiftung kommt es zu Nekrosen in den Nieren, welche dann die Todesursache darstellen.

Kupfer wirkt auch als Herz- und Gefäßgift, ähnlich dem Arsen. Es kommt zu Kreislaufschwäche und hämolytischer Anämie.

Bei chronischen Vergiftungen findet man ekzematöse Erscheinungen, Parakeratose und Störungen im Haarkleid.

Leitsymptom:
Kupfer hat ein eng umrissenes Wirkungsgebiet:
Krämpfe, Krampfdiathese der glatten und quergestreiften Muskulatur, Krampfhusten bis zum Ersticken, oft mit Erbrechen, Zyanose bis zur Bewußtlosigkeit mit Schaum vor dem Mund.
Die Krämpfe beginnen in den Zehen und Fingern, Wadenkrämpfen, gehen bis zu Magen-Darmkoliken, Nierenkoliken links. Die Krampfanfälle zeigen ein periodisches, auffallend nächtliches Auftreten.
Schweißausbrüche im Bereich des Nackens und der Schultern.
Gierige Aufnahme von Wasser.

Verhaltenssymptome:
Die Zunge wird wie bei einer Schlange dauernd vor und zurück gezogen.
Bei Cuprum werden die Krämpfe durch Erschöpfung ausgelöst.
Schwindel beim Blicken nach oben.

Ätiologie:
Folge von nervlicher und psychische Überanstrengung sowie Schlafmangel.
Folge von unterdrückten Hautausschlägen.
Folge von Schreck und Ärger.

Mund:
metallischer Mundgeruch, Speichelfluß.
Lähmung der Zunge.

Augen:
Augen eingesunken, starr, Rollen der Augäpfel bei geschlossenen Augen.

Atmungsorgane:
Husten mit Gurgelgeräuschen. Nach dem Husten Abgang von zähem, klarem, süßlich riechendem Schleim (Selten mit geringen Blutspuren).
Es ist bei Keuchhusten nach stundenlangen Hustenattacken indiziert. Typisch für Cuprum ist, daß der Husten durch einen Schluck kalten Wassers gebessert wird.
Der Hustenreiz kann durch eine Reizung der Bronchialschleimhaut entstehen.
Unreifes Atemzentrum Neugeborener.

Verdauungsorgane:
Flüssigkeit gurgelt im Schlund beim Trinken.

Kolik:
kontrahierte Bauchdecke, schmerzhafte Neuralgie der Eingeweide.
Heftige, schneidende anfallsartige Krämpfe. Die Tiere stürzen vor Schmerz.
Pferde strecken den Hals weit nach vor und unten. Vor einem Kolikanfall bemerkt man oft ein Zittern in den Gliedmaßen. Bei jedem Husten spritzt der Kot weg. Durchfall morgens, nach der ersten Bewegung.

Ätiologie:
Magenüberladung,
Folge von unterdrückenden Behandlungen bei Hautausschlägen.

Harnorgane:
linksseitige Nierenkoliken.
Dunkler, spärlich fließender Urin.

Herz, Kreislauf:

Gefäßkrämpfe, Präkordialangst, rascher Verfall.
Anämie, Chlorose.

Extremitäten:

Sohlen- und Wadenkrämpfe, klonische Spasmen, ruckartige Bewegungen, Sehnenhüpfen.
Verspannungen der Halswirbelsäule und des Rückens nach einer Hustenattacke, die Tiere gehen sogar lahm.

Haut:

Husten wechselt mit Mauke ab.
Blau marmoriert.
Hartnäckige Eiterungen.
Hautjucken.

Klinik:

Epilepsie.
Zwingerhusten, gut mit Drosera zu kombinieren.

Modalitäten:

Verschlimmerung:
in der Nacht,
Nässe,
Einatmung kalter Luft,
tiefe Atemzüge,
Sommerhitze,
Staub.

Besserung:
durch kaltes Trinken,
Harn- und Kotabgang,
heftiger Schweiß.

Dosierung:

D 4, D 6, D 12.
Hochpotenzen, besonders bei Epilepsie.

CURARE

Strychnos toxifera

Familie: Loganiaceae, Brechnußgewächse, Loganiengewächse
Pfeilgift der Indianer Südamerikas. Verwendet wird die Rinde.

Vergleichsmittel:

Causticum, Gelsemium, Nux vomica, Strychninum nitricum, Zincum.

Inhaltsstoff:

Curanin.

Toxikologie

Curare und Curanin lähmen die Endungen der motorischen Nerven in den willkürlichen Muskeln.
Tod durch Atemlähmung.
Reflexe sind im Gegensatz zu Nux vomica aufgehoben.

Wirkungsrichtung:
Lähmungen und Schwächezustände der Muskulatur.

Verhaltenssymptome:
Unentschlossenheit, Niedergeschlagenheit.

Kopf:
Nach hinten gezogen.

Nase:
stinkende Eiterungen.
Schwere fast vollständige Atemlähmung.
Dyspnoe bei Emphysem.
Trockener Husten ruft Erbrechen hervor, später Ohnmacht.

Verdauungsorgane:
Backen- und Gesichtslähmung.
Zunge nach der Seite gezogen, meist rechts.
Übelkeit, weißer Durchfall.
Galleerbrechen bei Leberzirrhose.

Harnorgane:
Urin stark vermehrt,
Zucker im Harn, Diabetes mellitus, von der Leber oder der Medulla ausgehend (D 4).

Bewegungsorgane:
Parese der Muskeln mit vorhergehendem Zittern, Paresen der motorischen Nerven, besonders der Streckmuskeln, sie folgen schwer dem Impuls.

Dosierung : D 6.

DROSERA ROTUNDIFOLIA

Rundblättriger Sonnentau

Familie: Droseraceae, Sonnentaugewächse

Weihe-Punkt: M 16

Vergleichsmittel:
Ammonium bromatum, Belladonna, Bryonia, Cuprum, Ipecacuanha, Spongia.

Antidot: Camphora.

Botanik:
Drosera gehört zu den fleischfressenden Pflanzen.
Auf Moorböden findet man die zierlichen Blattrosetten des Sonnentaus. Im Sommer erheben sich aus ihrer Mitte 10–20 cm lange Blütenschäfte, deren kleine, weiße Blüten sich nur im Sonnenschein auf einige Stunden entfalten.
Die kreisrunden, schwach muldenförmigen Blattspreiten sind auf der Oberseite mit zahlreichen roten, haarähnlichen Gebilden versehen, die vom Rand nach der Mitte zu beständig an Länge abnehmen und von je einem roten Köpfchen gekrönt werden. Da diese eine farblose Flüssigkeit ausscheiden, glitzern sie in der Morgensonne. Fliegt ein Insekt auf diese durch ihr Glitzern anlockenden Drüsenhaare, bleibt es kleben. Die um

das gefangene Insekt stehenden Drüsenhaare bewegen sich reflektorisch auf die Beute zu. Das Insekt wird durch ein pepsinähnliches Enzym verdaut.

Verwendet wird die frische, blühende Pflanze. Man darf sie nicht bei über 40° C trocknen.

Inhaltsstoffe:
Droseron, ein krampflösender Stoff.
Chinone,
Plumbagin.
Daneben sind noch Mineralstoffe, ätherische Öle, organische Säuren enthalten.

Pharmakologie, Toxikologie:
spasmolytische und expektorierende Wirkung.

Wirkungsrichtung:
Bronchien, Schleimhäute der oberen Luftwege.

Leitsymptom:
Krampfartiger, salvenartiger, würgender Husten mit Erschütterungsschmerz im Thoraxbereich.
Rauhe, trockene Kehle.

Verhaltenssymptome:
unkonzentriert, Widerwillen gegen körperliche Arbeit.
Reizbar durch Kleinigkeiten.

Atemorgane:
Schleimhäute rot, anfallsweiser Husten (pertussiform), krampfartig, bellend mit Schleimauswurf endend, erschwerte Atmung mit Zyanoseneigung.
Krampfartiger, würgender Husten, der bei Rind und Kleintier bis zum Erbrechen gehen kann, Schnellfeuerhusten, tiefklingender heiserer Bellhusten, meist in der Nacht. Nach dem Husten löst sich zäher gelber Schleim. Beim Pferd bis zum Zusammenknicken in den Vordergliedmaßen. Der Sitz des Hustenreizes ist in der Kehle.
Grobblasiges Rasseln, vermehrt an der rechten Lungenseite.
Der Hals wird in der Körperachse gestreckt gehalten.
Der anhaltende Husten erzeugt Schmerzen im Brust- und Halsbereich, weshalb die Tiere schlecht zu untersuchen sind.

Extremitäten:
Die Gelenke schmerzen bei Beugung, daher liegen die Tiere nur kurz. Nach dem Husten treten Verspannungen in Hals- und Rückenmuskulatur auf, Kopf wird abwärts gehalten und der Schwanz eingeklemmt.

Temperatur:
Fieberanfälle vormittags, Besserung am Nachmittag.

Modalitäten:
Verschlimmerung:
nach einem tiefen Atemzug,
in der Nacht,
in sauerstoffarmen Räumen.

Besserung:
trockene Wärme,
tagsüber,
tiefes Einatmen.

Klinik:
Zwingerhusten.
Chronische Heiserkeit.
Bronchitis von einer morgendlichen Diarrhö begleitet, Kot fließt beim Husten passiv aus dem After.

Dosierung:
D 2, D 4, D 6, D 12, D 30.
In der Regel nimmt man tiefe Potenzen, das Verschwinden des Würgereizes beendet die Indikation.

DULCAMARA

Solanum dulcamara
Bittersüß, Bittersüßer Nachtschatten

Familie: Solanaceae, Nachtschattengewächse

Weihe-Punkt: Mitte zwischen Nabel und Ende des Rippenknorpels der letzen Rippe.

Vergleichsmittel:
Apis, Antimonium crudum, Aristolochia, Pulsatilla, Rhus toxicodendron, Thuja.

Antidot:
Camphora, Cuprum, Ipecacuanha, Mercurius.
Der Bittersüße Nachtschatten galt wegen seiner zuerst süß und dann bitter schmeckenden Beeren als Sinnbild der Heimtücke.

Botanik:
Halbstrauch mit kletterndem Stengel, Laubblätter gestielt, hat an Johannisbeeren erinnernde giftige Früchte.
Blüten, lang gestielt, hängend, Blütenkrone violett.
Dulcamara wächst in wasserüberfluteten Auwäldern in ganz Europa.

Inhaltsstoffe:
Solamarine (Alkaloidglykoside): haben einen Cholesterinantagonismus. Cholesterin hat eine wichtige Zellschutzfunktion und wird von Solamarinen verdrängt, daher entfalten sie ihre Giftwirkung an den Zellgrenzflächen.
Yamogenin,
Cholin,
Sapogenin.
Asche enthält viel Kalium und Kieselsäure.

Pharmakologie, Toxikologie:
Der Giftgehalt der Beeren nimmt mit zunehmender Reife ab.
Durchfall, Koliken, Erbrechen, Schweiße, Exantheme, Konvulsionen.
Angriff auf das ZNS: Lähmungen, Spasmen, Bewußtlosigkeit.

Wirkungsrichtung:
ZNS, Muskeln und Gelenke, Harnblase, Niere, Bronchien, Haut, Auge.
Katarrh der Schleimhäute in Augen, Nase, Trachea, Bronchien, Verdauungskanal, Blase.

Chronische Intoxikation: Hauteruptionen, Rheuma, Asthma. Hautstörungen wechseln mit Durchfall oder mit Muskelschmerzen.
Paresen, Paralysen: Affektionen des Nervensystems.

Leitsymptome:
sykotisches Mittel, geeignet für hydrogenoide Konstitution. Lithämische Diathese; Fieber mit Kälteschauder, bessert sich nicht in der Wärme.
Erkältungsgefühl, alle Beschwerden hängen mit Erkältungsgefühl zusammen, durchnässende Kälte.
Empfindlichkeit gegenüber Nässe und Kälte.
Folgen von Kälte und Nässe, naßkalter Witterung, plötzlicher Wechsel von Wärme zu Kälte, nasse Stallungen, Durchnässung mit kaltem Wasser, Sitzen auf kaltem Boden; das sind die Rüden die während der Läufigkeit tagelang im Regen sitzen. Kalter Gewitterregen auf der Weide, Wechsel von warmen Räumen in kalte.
Schmerzen sind schießend und reißend.
Lymphknoten geschwollen.

Verhaltenssymptome:
Kann sich nicht konzentrieren, Reizbarkeit, übellaunig. Vithoulkas: „Wollen andere dominieren," Erregung, aber gleichzeitig abgeschlagener, fröstelnder Eindruck.
Durst auf kaltes Wasser.

Kopf:
Grindkopf mit dicken braunen Krusten, die leicht bluten; sie verschlimmern sich bei Einsetzen nassen kalten Wetters, bessern sich im Sommer.

Augen:
Jede Erkältung geht auf die Augen; sie sind rot. Konjunktivitis mit schleimig-eitriger Sekretion, Liderzucken.

Ohren:
katarrhalische Entzündung, Schwerhörigkeit durch Verkühlung. Schwellung der Parotiden.

Nase:
trockener Schnupfen.
Verstopft bei kaltem und feuchtem Wetter, bessert sich im warmen Raum, verschlechtert sich in frischer Luft,

Mund:
Speichel zäh, trockene rauhe Zunge, rauhes Kratzen im Hals nach Erkältung.
Wunde Stellen auf den Lippen, durch Kälte.

Atemwege:
Husten bei kaltem, nassem Wetter; Husten spastisch, muß lange husten, um Schleim auszuwerfen, manchmal ist Blut im Schleim, später wird der Husten eher feucht. Kann zu Lungenkomplikationen führen, es kann auch Asthma bronchiale bei naßkaltem Wetter auftreten. Laryngitis, Pharyngitis, Tracheitis, Tonsillitis acuta und chronica, Tonsillarpfröpfe mit Muskelschmerzen;

Verdauungsorgane:
Magen,
Erbrechen von weißem zähem Schleim; fröstelt beim Erbrechen; Magenkollern, Übelkeit dabei Stuhldrang, Verlangen nach kalten Getränken, Widerwille gegen Nahrung.

Kolik:
durch Kälte, schneidender Schmerz um den Nabel, Schwellung der Leistendrüsen, Durchfälle mit gelbgrüner Farbe, oft Blutbeimengungen.
Durchfälle treten oft im Wechsel mit Hautstörungen auf oder sie sind eine Folge von Ausscheidungsunterdrückung. Grüner oder gelblich-schleimiger Durchfall, besonders nach Unterkühlung.

Harnorgane:
Muß bei Abkühlung Wasser lassen. Zystitis mit Blasenschwäche, schmerzhafte Miktion, Urin trüb, weißlich, weiß-gelbes Sediment, Blasenkatarrh durch Erkältung.

Bewegungsorgane:
Schmerzen im Genick, in den Schulterblättern, im Rücken, besonders im Kreuz- und Hüftbereich nach Kälteeinwirkung; Bewegung bessert, die Tiere laufen sich ein; in Ruhe und in der Nacht werden die Beschwerden besser, Füße sind eiskalt; Lumbagomittel, wenn die Causa stimmt.

Haut:
Wiederholte Furunkulose, struppiges Fell, juckende Ekzeme, Pusteln, Neigung zu Eiterungen; diffuse juckende Urticaria; Ameisenlaufen, Tiere beißen sich wie verrückt an allen möglichen Stellen, Wärme verschlimmert; die Haut versagt als Ausscheidungsorgan, sie bildet daher Warzen. Die Warzen sind groß, flach, selten gezackt, besonders am Kopf lokalisiert.

Dosierung:
D 4, D 6.

ECHINACEA ANGUSTIFOLIA

Schmalblättrige Kegelblume, schmalblättriger Sonnenhut.

Familie: Asteraceae, Asterngewächse.

Vergleichsmittel:
Apis, Arsenicum, Baptisia, Belladonna, Lachesis, Calendula, Pyrogenium, Rhus toxicodendron.

Botanik:
Ausdauernde Pflanze der amerikanischen Prärie, wo sie von Indianern zur Behandlung von Wunden verwendet und von diesen übernommen wurde. Sie hat fleischfarbene Randblüten und Innenblüten auf aufgewölbtem Boden wie ein Igel (Echinos: Igel).

Inhaltsstoffe:
Echinacosid,
Echinacin,
ätherische Öle,
Inulin,
Harze.

Allgemeinsymptome:
allgemeines Wehtun, Stiche in den Gelenken, umherziehende Schmerzen in den Extremitäten.
Beschleunigter Puls, Herzschmerzen, Kollapsneigung.
Kneifende Schmerzen in den Gedärmen, übelriechende Winde.

Wirkungsrichtung:
Steigert die Abwehr des Organismus gegen bakterielle Erregerinvasionen. Es wird als das **antibakterielle Antibiotikum** bezeichnet. Echinacea ist ein „internes Antiseptikum" mit einer Wirkung auf das lymphatische System. Bei intravenöser Anwendung kommt es zu einem Anstieg der Körpertemperatur und einer vermehrten Leukozytenausscheidung.

Es hat eine auf das Gefäßsystem zuerst erweiternde und anschließend eine gute vasokonstriktorische Wirkung. Diese Wirkung scheint auf die ätherischen Öle zurückzuführen zu sein, da man sie auch bei anderen Asteraceae findet (Arnica, Bellis perennis, Chamomilla).

Die Anwendung beruht auf empirischer Grundlage, meistens als Begleittherapie zu einem für die Krankheit typischen Simile:
bei septischen Prozessen,
Karbunkel, Furunkulose,
Gangrän,
Mastitis,
Puerperalfieber,
Phlegmonen,
Bauchfellentzündungen,
Panaritium,
Ulcera cruris, Röntgenulzera.

Dosierung:
D 2, D 30.
Tinktur: bei Sepsis 5–10 Tropfen.
Umschläge: 1 : 3 verdünnte Tinktur, hat eine schmerzstillende Wirkung.
Salbe: bei Geschwüren, Panaritium.

EUPHRASIA OFFICINALIS (PRATENSIS)

Augentrost

Familie: Scrophulariaceae, Rachenblütler

Vergleichsmittel:
Allium cepa, Belladonna, Dulcamara, Rhus toxicodendron, Ruta.

Antidot:
Camphora, Causticum, Pulsatilla.

Weihe-Punkt: Lu 2

Botanik:
Wurzelschmarotzer der Herbstweiden. Wurde von den Bauern oft, aber zu Unrecht als Milchdieb bezeichnet. Sie treten durch ihre Saugwurzeln mit den Wurzeln der Gräser in Verbindung.
Es ist eine zierliche einjährige Pflanze mit weißen Blüten, die einen violetten bis rötlichen Anflug in den Blüten haben. Auf der Unterlippe findet sich ein gelber Fleck. Die Blüten stehen einzeln oder in den Achseln der oberen Blätter.

Inhaltsstoffe:
Rhinantin = Aucubin,
ätherische Öle,
Bitterstoffe.

Wirkungsrichtung:
Erkrankungen des äußeren Auges, Schleimhäute der oberen Luftwege, Lymphdrüsen, Arthrosen.

Leitsymptom:
Die Augen tränen fortwährend und sind morgens verklebt. Die Lidränder sind geschwollen und gerötet.

Verhaltenssymptome:
Das Lager erscheint zu hart, zittrige Schwäche.
Schwindel mit der Tendenz, seitwärts zu fallen.
Gähnen während des Laufens.
Tagesschläfrigkeit.

Augen:
Blepharitis, Konjunktivitis.
Morgens am inneren Augenwinkel eingedickte Augenbutter.
Krampfhafte Lichtscheu, schneidende Schmerzen in den Augen, akute Konjunktivitis, die Augen schwimmen dauernd.
Ulcus corneae.

Nase:
Fließschnupfen mit Tränenfluß.
Fließschnupfen mit reichlicher Schleimabsonderung.
Modalitäten:
Verschlimmerung:
abends,
Südwindeinwirkung,
Berührung.
Besserung:
Augenwischen beim Blinzeln,
in frischer Luft.

Dosierung:
D 3–D 6.
Augenspülungen: 1 Liter Wasser kochen, einen Teelöffel Salz einrühren, auskühlen lassen und dann 10 Tropfen Euphrasia-Urtinktur hinzugeben.

FERRUM METALLICUM

Reduziertes Eisen
Erdkern besteht zu 90% aus Eisen, Erdrinde zu 5%, es ist das zweithäufigste Metall nach Aluminium.

Weihe-Punkt: B 39

Vergleichsmittel:
Alumina, Antimonium crudum, Calcium carbonicum, China, Natrium chloratum, Nux vomica, Pulsatilla, Rhus toxicodendron, Sulfur.

Antidot:
Arsen, Hepar sulfuris.

Wird durch Reduktion von erhitztem Eisenoxid im Wasserstoffstrom hergestellt. Ferrum ist ein essentieller Baustein des Organismus, speziell für die roten Blutkörperchen. Ein Mensch hat ca. 4–5 Gramm, wovon 65% im Hämoglobin gebunden sind.

Pharmakologie, Toxikologie:

Chronischer Eisenmangel führt zu einer Herabsetzung der Erythrozytenzahlen. Die Erythrozyten haben bei geringerer Dicke den gleichen Durchmesser. Im Knochenmark häufen sich die unreifen Vorstufen.
Die Folgen eines Eisenmangels sind:
stumpfes Körperhaar, trockene Haut, Störungen an den Nägeln.
Minderwuchs, die Tiere bleiben klein.
Resorptionsstörungen von Depoteisen liegen oft bei Störungen des Magen-Darmtraktes vor. Schädigungen der Darmschleimhaut oder der Bauchspeicheldrüse können zu solchen Anämien führen. Es gibt eine Fülle von Ursachen für diese Resorptionsstörungen, z.B. Wurmbefall.
Der Eisenspiegel des Plasmas liegt ziemlich konstant bei 105 mg, fällt aber bei Auftreten infektiösen Fiebers stark ab.
Hohe Eisenwerte findet man in der Milz und in den Lymphknoten, was mit einer Katalysatorwirkung im Abwehrgeschehen zusammenhängt. Bei schweren Infektionen greift der Organismus auf das Eisen im Hämoglobin zurück.
Eisengehalt von Serum und Hämoglobin sind ebenfalls korreliert. Sie haben beide eine wichtige Aufgabe im Redoxsystem der Zelle.
Um das Eisen aus der Nahrung zu lösen, ist eine ausreichende Menge an Magensäure erforderlich. Die Galle kann bei Störungen der Magensäureproduktion helfend zur Seite stehen.
Ein Tumor bindet Eisen, dieses Eisen steht dem Plasma nicht zur Verfügung.

Ätiologie:

Folge von Säfteverlusten (China).

Wirkungsrichtung:

Hat eine besondere Beziehung zum Blut und Gefäßsystem und hat einen großen Einfluß auf das Allgemeinbefinden.
Beziehung zu den Geschlechtsorganen, Ovarien, Muskulatur und Gelenken.
Blutstörungen, Blutungsneigung.

Leitsymptome:

Große Blässe der Schleimhäute, die aber bei der geringsten Anstrengung plötzlich rot werden.
Heißhunger wechselt mit völligem Appetitmangel.
Schwallartiges Hochkommen der Nahrung ohne Übelkeit.
Alle Beschwerden bessern sich durch langsames Herumgehen.
Schwindel, asthenisches (kraftloses) Fieber.
Klopfen, Pulsieren, besonders am Kopf, an den Schläfen und Karotiden.
Verträgt keine Hitze, mag aber Kälte auch nicht.
Mißverhältnis zwischen Aussehen und tatsächlichem Befinden.

Konstitution:

schwächliche Tiere mit blasser, durchscheinender Haut.
Die Venen treten stark hervor.
Rheumatisch, oxygenoid.

Verhaltenssymptome:
körperliche und geistige Gereiztheit, gedrücktes ängstliches Wesen.
Ist ganz gerne alleine.
Eigensinnig, starrköpfig.
Leiseste Geräusche treiben ihn zur Verzweiflung (Taraxacum)
Wird bei Anblick von fließendem Wasser schwindlig.
Abneigung gegen Fleisch und Eier, süchtig auf Butter.

Kopf:
Der Kopf ist heiß, die Extremitäten sind kalt.

Augen:
tränenreicher Bindehautkatarrh.

Nase:
Neigung zu Nasenbluten in der Jugend.

Atemorgane:
trockener Husten mit Atemnot, Kurzatmigkeit, Stauungskatarrhe.
Nasenbluten; trockener Husten nach dem Niederlegen.

Verdauungsorgane:
Diarrhö mit unverdautem Kot, verschlimmert sich nach dem Essen.
Der Durchfall ist schmerzlos.

Harnorgane:
Niere druckempfindlich.
Vermehrter Harndrang, Harn alkalisch, eiweißreich, oft bluthaltig.
Neigt immer wieder zu Harnwegsinfektionen.

Herz, Kreislauf:
Herzschlag pulsiert durch den ganzen Körper.
Voller Puls, weich, leicht unterdrückbar, ist aber in der Konsistenz wechselnd.
Venöse Stauungen am Kopf.
Blutfülle an bestimmten Körperstellen.

Geschlechtsorgane:
Männlich:
Hoden geschwollen, schmerzhaft.
Weiblich:
milchiger, wundmachender Fluor.

Extremitäten:
kalte Extremitäten, Ödeme an den Extremitäten (Mensch Knöchel),
Rheumatismus der linken Schulter, schmerzhafter Deltamuskel (rechts Ferrum phosphoricum, Chelidonium, Sanguinaria).
Schmerzen in den Hüftgelenken, die zur Bewegung zwingen.
Die Schwäche führt zu Gliederzittern, die Tiere liegen viel, stehen auf, gehen langsam umher, legen sich wieder hin. Diese Bewegung scheint die Durchblutung anzuregen.

Haut:
Hypochrome Anämie mit Blässe der Haut und Schleimhaut, rote Stellen werden weiß und umgekehrt.

Pruritus, Hautbrennen.
Rhagaden an Mundwinkel und After.
Gestörtes Hornwachstum, brüchiges Horn, Rillen.

Klinik:
Otitis media, Tubenkatarrh.

Modalitäten:
Verschlimmerung:
Ruhe,
äußere Reize.
Besserung:
leichte Bewegung.

Dosierung:
D 12, D 30.

FERRUM PHOSPHORICUM
Ferriphosphat

Wirkungsrichtung:
Eines der besten Fiebermittel am Beginn einer Infektion der oberen Atemwege und der Ohren. Es steht in seiner Wirkung zwischen Aconitum und Belladonna, vor Beginn der Exsudation.
Es ist das wichtigste Fiebermittel der Schüsslerschen Salze. Das Fieber ist hervorgerufen durch Erkältung, Gelenksrheumatismus, Sepsis und Grippe.
Hat einen Bezug zu den Schleimhäuten der oberen Luftwege, der serösen Häute, Bauchfell, Brustfell, Gelenksauskleidungen, Hirnhaut.

Leitsymptome:
Erschöpfung nach Anstrengung.
Ständige Temperaturerhöhung, morgens höher als am Tag, den ganzen Tag gleichbleibend.
Pulsation der Arterien.

Verhaltenssymptome:
Benommenheit, unsicherer Gang.

Atemorgane:
Viel Niesen, Blutandrang in der Lunge führt zu Beklemmungsgefühl, welches sich durch eine Verbesserung der Durchblutung bei Bewegung bessert, dauernder Reizhusten.

Verdauungsorgane:
Neigung zu gastrischen Störungen, Übelkeit und Erbrechen.

Extremitäten:
Vermeidung von Bewegung, da große Schmerzen. Diese scheinen von Gelenk zu Gelenk zu ziehen. Hier unterscheiden sich die Ferrum-Verbindungen. Ferrum phosphoricum hat Schmerzen in der rechten Schulter und Ferrum metallicum Schmerzen in der linken Schulter.

Klinik:
Prophylaxe bei Ansteckungsgefahr und bei akuter Bronchopneumonie der Kälber. Mittel in Frühstadien von Infektionen.

Modalitäten:
Verschlimmerung:
in der Nacht.
durch Bewegung.
Besserung:
durch Ruhe.

Dosierung:
D 3, D 6, D 12.

FLOR DE PIEDRA
Lophophytum leandri
Steinblüte

Familie: Balanophoraceae, Kolbenträgergewächse

Herkunft:
Schmarotzer auf Wurzeln und Stämmen in Südamerika (Brasilien, Paraguay, Argentinien).

Vergleichsmittel:
Chelidonium, Ignatia, Ginkgo biloba, Lycopodium, Nux vomica.

Botanik:
Steinharte, chlorophyllfreie, rötlich braune Pflanze. Lebt als Schmarotzer in den Tropen Südamerikas.
Schuppige, narbige Oberfläche.
Hat keine Stengel und Blätter.
Da die Blütenzapfen so unauffällig sind, nennt sie die Bevölkerung Steinblüte.

Inhaltsstoffe:
Farbstoffe, Procyanidine mit einem hohen Redoxpotential. Diese findet man auch im Hypericum, das in seiner Inhaltszusammensetzung sehr verwandt ist.
Leucoanthocyanidine,
Katechin-Gerbstoffe bilden Verbindungen mit biogenen Aminen,
organisch gebundenes Eisen,
anorganisches Eisen,
Iod,
Brom,
adstringierende Substanzen,
Bitterstoffe.
Wird von den Indianern bei schweren Verdauungsstörungen und Leberkrankheiten verwendet.

Pharmakologie, Toxikologie:
Cyanidine bewirken durch ihr hohes Redoxpotential Störungen des Sauerstoffhaushalts. Die Katechin-Gerbstoffe verbinden sich mit biogenen Aminen und führen zu schweren Zell- und damit Stoffwechselstörungen, besonders an den großen Parenchymen.

Organotropie:
zu Leber und Schilddrüse.

Leitsymptome:
Hat in homöopathischer Verdünnung einen guten Einfluß auf die Anregung des Leberstoffwechsels. Es hat den Anschein, daß alle toxischen Einwirkungen auf den Organismus eliminiert werden. Dies gilt besonders für schädliche Nahrung.
Durch eine regulierende Wirkung auf den Leberstoffwechsel hat es einen günstigen Einfluß auf den gesamten Stoffwechsel.
Eine funktionelle Wirkung ist kombiniert mit einer regenerativen Wirkung auf die Leberzellen.
Flor de Piedra hat daher einen organotropen und funktionellen Wirkungsbereich und verhindert so metabolische Entgleisungen.
Laut Wolter kommt es zuerst zu einer klinischen Besserung und 24–28 Stunden später kommt es zu einer Besserung der Laborwerte.

Rind:
Alles ist verlangsamt, in die Länge gezogen, träge, sogar das Aufstehen.
Bei der Auskultation sind fast keine Pansenbewegungen zu hören.
Die Futteraufnahme ist in der Menge reduziert.
Das Sensorium ist träge und reaktionsarm.
Die Tiere lassen sich ungern auftreiben.
Man muß sehr lange anrüsten, damit die Milch endlich einschießt, dann aber ist sogar auch die Melkzeit verlängert.
Die Tiere verlangen nach kaltem Wasser.

Hund:
vermehrter Durst mit zeitweiligem Erbrechen.
Verlangsamung der Lebensvorgänge, Mattigkeit.
Unruhe, Ängstlichkeit. Sie zittern, was auf innere Schmerzen deutet.
Die Leber ist als deutlich vergrößert palpierbar.
Apathie, Hinfälligkeit, Inappetenz.
Nach dem Fressen trinken die Tiere lange mit langsamen Zungenschlägen.
Merkwürdig steifer Gang.

Katze:
Unruhe,
chronisch verlaufende FIP.

Pferd:
Hypersensibilität, Unruhe.
Schleimhäute sind subikterisch verfärbt.
Durchfall wechselt mit Verstopfung, kurze Koliken.
Großer Durst wird nur langsam gestillt.
Gestreckter Gang;
die Hinterextremitäten werden ruckartig angehoben.

Schwein:
nervöse Ängstlichkeit, überschießende Reaktionen.

Verhaltenssymptome:
Alle Tiere außer der Katze, beruhigen sich durch Zuspruch.

Rind:
störrisch.

Pferd:
plötzliche, unerwartete Abwehr.

Verdauung:

Hier stimmen die einzelnen Tierarten wieder überein. Es wechselt Durchfall mit Verstopfung.
Nach einer Flor de Piedra-Gabe kommt es zu einer steigenden Munterkeit der Tiere; alle Werte, die mit der Leber in Zusammenhang stehen, bessern sich 24–28 Stunden nach der klinischen Anwendung.

Klinik:

Hepatopathien,
Leberdystrophie,
fettige Leberdegeneration,
Trächtigkeitstoxikose,
Gebärparese,
Azetonämie,
Indigestionen post partem,
Zusatzmittel bei Fertilitätsstörungen,
Geburtsrehe,
schwere Allgemeinstörungen bei Mastitis.

Modalitäten:

Verschlimmerung:
Wetterumschlag von trocken-warm in naß-kalt.

Dosierung:

D 3, D 4, D 30.
D 3 dreimal täglich 10–20 Tropfen.

FORMICA RUFA

Rote Waldameise

Familie: Formicaria (Insecta)

Vergleichsmittel:

Apis, Bryonia, Causticum, Calcium phosphoricum, Colchicum, Dulcamara, Ferrum, Lycopodium, Rhus toxicodendron.
Ameisen gibt es in Europa, im gemäßigten Sibirien und Nordamerika. Sie leben in Sozialstaaten in Ameisenhaufen. Bei diesen fällt auf, daß sie nur dort errichtet werden, wo die Sonne bis zur Erde gelangen kann. Sieht man eine lange Reihe von Ameisenhaufen sich durch einen Wald ziehen, kann man mit der Wünschelrute nachweisen, daß sie nur entlang einer Wasserader bauen.
In der Homöopathie wird eine Tinktur aus zerquetschten Ameisen und Alkohol hergestellt. Die Giftdrüse einer Ameise enthält 3–4 mg einer 60%igen Ameisensäure.

Inhaltsstoffe: Ameisensäure.

Wirkungsrichtung:

Arthritismittel, Gicht, Gichtknoten, Gelenkssteifheit,
Allergien,
Erkrankungen der Schleimhäute,
Polypenbildung.
Neigung zu Erkältungen.

Leitsymptome:

allgemeine Schwäche, Umstimmungsmittel.
Rheumatische Schmerzen, plötzlich auftretend, hexenschußähnlich, beginnen zuerst links, gehen nach rechts und wieder zurück.
Empfindlichkeit gegenüber Kälte, kaltem Wasser.

Verhaltenssymptome:

Wechselnde Stimmung, heiter bis mürrisch, nachtragend.
Schläfrigkeit mit häufigem Gähnen und Gliederstrecken.

Mund:

Neigung zu Parodontose.

Hals:

Neigung zu Tonsillitis, Drüsenschwellungen.
Rachen, Gaumen rot.

Nase:

Verstopfungsgefühl, Nasenpolypen.

Ohren:

Teile des Ohres erscheinen geschwollen, Polypen.

Verdauungsorgane:

reichliche Blähungen, Hyperazidität. Schmerzen vor Abgang des Stuhls.
Morgens anfangs harter Stuhl, dann Abgang von Durchfällen.

Harnorgane:

Diuretische Wirkung, dadurch vermehrte Ausscheidung von Stoffwechselprodukten, insbesonders von Harnstoff.
Hämaturie mit drückenden Schmerzen,
eiweißhaltiger stinkender Harn.

Extremitäten:

Akute und chronische Gelenkserkrankungen mit einem plötzlich auftretenden Schmerz, welcher sich bei Bewegung verschlimmert.
Gelenke sind steif und machen einen kontrahierten Eindruck.
Arthritis, besonders der Fußwurzelknochen.
Die Muskelansätze sind schmerzhaft, wie abgerissen. Krampfhaftes Zusammenziehen einzelner Muskelgruppen.
Lumbago, Ischias.

Haut:

gerötet, juckend, brennend;
Ekzeme, Milchschorf, Urticaria (Nesselsucht), Psoriasis.

Klinik:

Arthritis, Gicht.
Chronische Nephritis.

Modalitäten:

Verschlimmerung:
Kälte, kaltes Wasser.

Besserung:
Druck,
Wärme.

Dosierung:
D 5, D 30.
In chronischen Fällen D 200.

GAULTHERIA PROCUMBENS

Wintergrün

Familie: Ericaceae, Heidekrautgewächse

Inhaltsstoffe:
Gaultherin, gehört zu den salicylhaltigen Drogen und wirkt hemmend auf die Prostaglandinsynthese.

Vorkommen: Nordamerika.

Leitsymptome:
entzündlicher Rheumatismus.
Ischias und andere Neuralgien.
Blasen und Prostatareizung.

Magen:
zügelloser Appetit, trotz empfindlichen Magens. Erbrechen wird durch die kleinste Nahrungsaufnahme ausgelöst.

Dosierung:
D 4, D 10, D 30, D 200.

GELSEMIUM

Gelsemium sempervirens
Wilder Jasmin, Dufttrichter

Familie: Loganiaceae, Loganiengewächse.

Weihe-Punkt: B 15

Vergleichsmittel:
Apis, Belladonna, Causticum, Eupatorium, Zincum.

Antidot:
Atropinum, China, Coffea.

Botanik:
Immergrüner Schlingstrauch mit duftenden trichterförmigen Blüten.

Vorkommen:
südöstliches Nordamerika, Mexiko. In Mexiko wird ein Gelsemiumtrank als „Gläserner Sarg" bezeichnet, weil er Körperstarre bei vollem Bewußtsein erzeugt.

Inhaltsstoffe:

Gelsemin: Indolalkaloide, wirken zentral analgetisch;
Sempervirin: verwandt mit Yohimbin;
Gelsemicin,
Cumarin.

Toxikologie:

Sempervirin erzeugt strychninartige Krämpfe. Die lähmende Wirkung setzt aber viel schneller ein als beim Strychnin.
Gelsemicin wirkt auf das Atemzentrum, den Darm, den Uterus in niederen Dosen anregend, in hohen Dosen lähmend.
Es erweitert die Bronchien und setzt den Blutdruck herab.
Ruft Mydriasis (Pupillenerweiterung durch Okulomotorenhemmung) hervor.
Auf ein kurzes Stadium der Erregung folgt bald ein Zustand der Lähmung, vor allem der Ringmuskulatur (Schließmuskel von After und Blase), es folgt die Atmung, dann das Herz.
Gelsemicin lähmt nach anfänglicher Erregung das ZNS, die motorischen Nervenendigungen, einschließlich des N. vagus.

Vergiftung:

Muskelschwäche, ataktischer Gang, Temperatursenkung, Doppeltsehen, Nebelsehen, Kopfschmerz, Schwindel.
Tod durch Atemlähmung.

Leitsymptome:

Folgen von Infektionskrankheiten (besonders durch neurotrope Viren verursachte).
Funktionelle Störungen der neurovegetativen Regulation.
Wichtiges Mittel bei Magnesiummangel im Blut.
Vollständige Erschlaffung und Erschöpfung des gesamten Muskelsystems, mit teilweiser oder völliger Lähmung der motorischen Nerven, als ob die Nerven dem Willen nicht mehr gehorchen wollen.
Apathie, Muskelschwäche,
starke seröse Sekretion,
wie gelähmt, bei vollem Bewußtsein, Schwindel.
Durchfall nach Aufregung,
Berührungsempfindlichkeit, Angst.
Abgeschlagenheit in Sonnen- und Sommerhitze.

Verhaltenssymptome:

Erwartung einer Belastung löst Durchfall aus,
Turnierpferde reagieren oft nach dem Gelsemiumbild, da sie spüren, daß eine Belastung auf sie zukommt.
Verlangen nach Ruhe und Alleingelassensein.

Grippemittel:

Erkältungs- und Grippeschnupfen im zweiten Stadium. Niesen und Nasenbluten.
Grippetoxine verursachen Somnolenz, die Patienten versinken immer wieder in Schlaf.
Der Unterschied zu Belladonna liegt in einer intensiveren Rötung und im somnolenten Verhalten im Gegensatz zu Belladonna, wo eine Reizüberempfindlichkeit vorliegt.
Meist handelt es sich um eine Grippe in der heißen Jahreszeit. Typisch ist auch ein Gefühl des Fröstelns, wobei der Frost am Rücken auf- und niederläuft (Natrium chloratum).
Grippe mit rheumatoiden Schmerzen mit körperlicher Unruhe: Rhus toxicodendron.
Tiefsitzende, katarrhalische Pneumonie mit vollem weichen Puls: Ferrum phosphoricum.

Kopf:

berührungsempfindlich, will den Kopf hochlagern.
Seröser Nasen-und Augenausfluß,
Blutfülle der Gefäße.

Augen:

Externusschwäche, Ptosis, Augenlider hängen durch Lähmung des M. levator palpebrae superioris herab, kann Augen schwer offen halten (Caust., Graph., Sep.).
Augapfel gerötet und entzündet.
Eine Pupille weit, eine Pupille eng.
Zuckungen der Muskeln, Prellschmerz,
seröse Entzündungen,
sieht besser nach Harnlassen.
Kammerwassertrübung,
Glaukom durch vermehrte Sekretion.

Nase:

dünne, scharfe Absonderungen, Fließschnupfen mit Kopfschmerzen und Fieber, Trokkenheit der Nasengruben.

Atemorgane:

Husten durch Trockenheit und Rauheit im Hals.

Mund:

fauliger Geschmack,
Zunge belegt, gelblich, oft Taubheitsgefühl;
Mandelentzündung, Mandeln geschwollen. Schluckbeschwerden beim Schlucken warmer Speisen, Beschwerden als Folge der Lähmung von Schlingmuskeln und schlaffer Zunge. Jucken, Kitzeln am weichen Gaumen.

Verdauungsorgane:

Schmerzen im Magen, Koliken im Bauch mit viel Rumpeln nach Abgang.
Schluckbeschwerden beim Schlucken warmer Speisen,
Beschwerden als Folge der Lähmung von Schlingmuskeln und schlaffer Zunge.
Jucken, Kitzeln am weichen Gaumen.
Schmerzen im Magen, Koliken im Bauch mit viel Rumpeln nach Abgang.
Bei nervösen Pferden kann es zu Durchfall nach Aufregung kommen. (Argentum nitricum, Durchfall vor der Belastung).
fauliger Geschmack,
Zunge belegt, gelblich.

Geschlechtsorgane:

Gebärmutter verkrampft, Rigidität des Muttermundes, geschlossen oder teilweise offen.
Übertragene Frucht, wenn Wehentätigkeit nicht in Gang kommen will, oder bei Aussetzen schon begonnener Wehen, da die Tiere Angst haben. Vorzeitiger Blasensprung.
Milchversiegen nach Aufregung.
Spermienproduktion ohne Erektion, Penis schlaff, kalt, Skrotum dauernd schwitzend.

Herz:

Auffahren beim Einschlafen, mit Tachykardie.

Haut:
papulöser Ausschlag wie bei Masern.

Bewegungsorgane:
Zittern, Schwäche, Lähmigkeit, Prellungsgefühl in den Muskeln, jede kleinste Anstrengung verursacht Ermüdung; tiefsitzende Schmerzen in Knochen und Gelenken entlang einzelner Nervenbahnen; Lähmungen der Muskeln, schießende Schmerzen bei erhaltenem Bewußtsein. Muskeln gehorchen nicht mehr dem Willen, Muskelkoordinationsstörungen.

Rückenmark:
Parese und Paralyse der motorischen Bahnen (Verlangen hohe Potenzen), bei erhaltenem Sensorium.

Herz, Kreislaufsystem:
langsam (Dig., Kalm., Apoc.,) weich, schwach, voll.

Klinik:
Gelsemium ist kein akutes Mittel, ist eher bei subakuten Entzündungen angebracht, wenn die Störungen sich hinziehen. Benommenheit und Lähmigkeit, ganzer Körper wie zerschlagen; wenig Durst, Ausbruch von kaltem Schweiß über den ganzen Körper, kalte Extremitäten bei heißem Kopf, Schläfrigkeit, Apathie.
Gelsemium ist ein ausgesprochenes Nervenmittel.
Weidetetanie bei Magnesiummangel.

Modalitäten :
Verschlimmerung:
feuchtes Wetter,
vor einem Gewitter,
Aufregung.

Besserung:
frische Luft,
Bücken,
Wasserlassen.

Dosierung:
D 3, D 6.

GINKGO BILOBA

Ginkgo-Baum

Familie: Ginkgoaceae, welche entwicklungsgeschichtlich den Nadelbäumen nahestehen. Ginkgo ist der bis zu 15 Meter hohe Tempelbaum Asiens und wird als solcher verehrt. Er scheint in ganz Europa verbreitet gewesen zu sein, wurde aber in der Eiszeit vertrieben. Der älteste europäische Ginkgobaum steht seit 250 Jahren im botanischen Garten von Utrecht. Der Ginkgobaum scheint ungeheuer robust zu sein, da er auch in schadstoffbelasteten Alleen gedeiht. Der Ginkgobaum war der erste Baum, welcher nach der Atombombenkatastrophe von Hiroshima und Nagasaki aus der verseuchten Erde wiedererstand.
An einem langen Stiel stehen fächerförmig geteilte Blätter, deren Nerven sich bis zu den Blatträndern verzweigen. Sie sind die Ausgangssubstanz für die homöopathische Verwendung.

Es besteht ein Unterschied in der Wirksamkeit der Blätter. Die Sommerblätter haben eine aktivierende Wirkung, während die Herbstblätter eine stabilisierende Wirkung haben.

Der Ginkgobaum zeichnet sich durch eine hohe Resistenz gegen Schädlinge und Abgase aus.

Er hat kugelige gelbe Früchte (Goldfruchtbaum), Ginkgonüsse mit einer fleischigen Außenschale. Diese Nuß hat auf Grund ihres hohen Buttersäuregehaltes einen unangenehmen Geruch.

In der chinesischen Kräutermedizin werden die Samen als Expektorans und Sedativum verwendet. Man spricht ihnen auch eine vermifuge und Alkohol-antagonisierende Wirkung zu.

Inhaltsstoffe:

Proanthrocyanidine, die in ähnlicher Form auch in Flor de piedra und in den roten Beten vorkommen.
Ginkgoheteroside.
Ginkgoflavonglykoside,
Ginkgolide,
Bilobalid.

Pharmakologie, Toxikologie:

hat mehrere Angriffspunkte:
Hypoxietoleranz ist erhöht.
Antiischämische Wirkung. Verbessert die Fließeigenschaften des Blutes, besonders in der terminalen Endstrombahn. Dies wird durch eine Verminderung der Thrombozytenaggregation- und -adhäsivität erreicht.
Schützt die Erythrozyten durch Membranprotektion vor Hämolyse.
Vermindert den Gefäßtonus und stabilisiert zusätzlich die Kapillarpermeabilität.
Im Gewebe fördert Ginkgo die Aufnahme von Sauerstoff und Glukose.

Radikal-Fänger:
Im Organismus entstehen dauernd freie Radikale, die unter Normalbedingungen enzymatisch abgefangen werden. Bilden sich Radikale im Überfluß, entstehen Kettenreaktionen vor allem an den Zellmembranen, welche mehrfach ungesättigte Fettsäuren enthalten. Durch diese Reaktionen verlieren die Membranen ihre Semipermeabilität, was zu einer Funktionsverminderung führt. Als Radikal-Fänger wirkt Ginkgo der Entstehung freier Radikale entgegen.

Verhaltenssymptome:

reizbar, leicht aus der Ruhe zu bringen.
Ruhiges Verhalten wegen der Schmerzen.

Kopf:

deutlich erhöhte Ohrschmalzbildung.

Auge:

altersbedingte Linsentrübung als Folge einer Durchblutungstörung.

Atmungstrakt:

Beeinflußt die Schleimhäute bei trockenen Katarrhen.

Verdauungstrakt:

Reguliert das Fettsäuregleichgewicht und das Verhältnis Fettabbau zu Fetteinbau. Das ist bei kastrierten Tieren ein sehr interessanter Aspekt.

Extremitäten:

Durchblutungsstörungen auf Grund einer Reaktion des perineuralen Gefäßsystems infolge einer Einwirkung auf die Großhirnfelder, die dieser Gliedmaßenregion zuzuordnen sind.
Deutliche Verschlimmerung der Beschwerden bei einer Erregung.
Muskel- und Gelenksrheumatismus;
Lumbago.

Modalitäten:

Verschlimmerung:
Kälteeinwirkung.

Dosierung:

D 2.

GRAPHITES

Reißblei
Fein gepulverter Graphit, hat eine Verwandtschaft zu Carbo vegetabilis, aber auch zu Sulfur. Es ist wie alle Kohlenstoffe ein großes Antipsorikum.

Weihe-Punkt: N 22

Vergleichsmittel:

Alumina, Antimonium crudum, Borax, Causticum, China, Hepar sulfuris, Chelidonium, Kreosotum, Lycopodium, Petroleum, Psorinum, Sulfur.

Antidot:

Aconitum, Arsenicum, Nux vomica.

Allgemeinsymptome:

Graphites wirkt langsam, aber nachhaltig.
Allgemeine Erkältlichkeit, Kälteempfindlichkeit.
Graphites erweicht Narben mit harten Rändern (Ulcus cruris).

Leitsymptom:

Dick, frostig, verstopft, hartleibig.
Hauterkrankungen mit einer Neigung zu Rhagadenbildung, krustigen Absonderungen, mit einem klebrigen honigartigen Sekret, welches zu Borken erstarrt.
Blähungen,
Heißhunger,
verspätete Brunst.
Übler Geruch von Haut, Mund und Stuhl.

Organotropie:

Wirkung auf die Schleimhäute des Magen-Darmtraktes, insbesonders Magen und Dickdarm.
Haut,
Schilddrüse,
endokrine Keimdrüsen.

Verhaltenssymptome:
Ängstlichkeit, furchtsam, Entscheidungsschwäche, traurige Stimmung.
Widerwillen gegen Deckakt.
Mangel an Lebenswärme durch schlechte Oxidation und Zirkulation.

Konstitution:
psorische Konstitution, Antipsorikum für chronisch obstipierte, hormonell gestörte, aufgeblähte Patienten.

Kopf:
Tonsillen und Mandibularlymphknoten geschwollen und schmerzhaft.

Augen:
Künstliches Licht ist unerträglich.
Augenlider und Lidränder geschwollen und rissig.
Trockene Bindehäute, welche brennen.
Neigung zu Gerstenkörnern.

Ohren:
Hörstörungen verbunden mit einem chronischen Ohrenausfluß, der nach Heringslake riecht.
Entzündung des äußeren Gehörganges und am Ohrgrund.

Mund:
übler Mundgeruch wie Urin.

Nase:
Nasenlöcher wund und aufgesprungen. Nasensekret übelriechend, obwohl die Nase trocken ist.
Chronischer Schnupfen.

Verdauungsorgane:
Trinkt, um sich innere Kühlung zu verschaffen.
Abneigung gegen Fleisch, Süßigkeiten.
Kolikartige Magenschmerzen, welche durch Essen besser werden.
Magendruck, Aufstoßen schwierig.
Magen bretthart.
Saures Aufstoßen mit vermehrtem Speichelfluß, Geruch nach faulen Eiern. Bessert sich nach dem Fressen.
Knolliger, harter Stuhl.
Kolik:
Eher bei schweren Pferderassen mit fast schon vorprogrammierter Obstipation. Diese fressen noch weiter, auch wenn kein Kotabsatz mehr möglich ist.
Koliken oft direkt nach dem Fressen, besonders nach Kraftfuttergaben.
Brennende Hämorrhoiden; Prolaps.

Herz, Kreislaufsystem:
Heftiges Pulsieren des Herzens ohne Kreislaufschwäche wie bei Carbo vegetabilis.

Haut:
Haut ist ungesund, neigt zu Eiterungen; sie ist trocken und ohne Schweißneigung.
Jucken, besonders in der Wärme.

Hauterkrankungen meistens an der Beugeseite, hinter den Ohren, an den Körperöffnungen. Risse zwischen den Zehen. Zwischenzehenekzem, vor allem beim Boxer.
Maukeähnliche Veränderungen an den Gliedmaßen.
Juckende Ausschläge rund um den Anus.
Allgemeiner Haarausfall bei dicken brüchigen Haaren.
Narben an den Rändern verhärtet, brechen immer wieder auf.
Spröde Nägel, verformt.

Modalitäten:

Verschlimmerung:
Wärme.

Besserung:
in der Nacht.

Klinik:
chronische Gastritis mit Hyperazidität.
Otitis media purulenta.

Dosierung:
D 4, D 6, D 2.
Hautsymptome: D 30.

HAMAMELIS

Hamamelis virginica
Virginischer Zauberstrauch, Zaubernuß, Hexenhasel.

Familie: Hamamelidaceae, Hamamelisgewächse

Weihe-Punkt: KG 7

Vergleichsmittel:
Acidum fluoricum, Aesculus, Aristolochia, Arnica, Bellis perennis, Calcium fluoratum, Pulsatilla.

Antidot: Arnica.

Ergänzung: Ferrum.

Botanik:
Die zitronengelben Blüten entfalten sich im Spätherbst im vergilbenden Laub. Die Blätter sind ähnlich der Haselnuß.
Samen reifen erst im folgenden Sommer.
Die Ähnlichkeit mit der Haselnuß hat die Folge, daß man Hamamelis auch als Wünschelrute verwendet.
Für die Homöopathie werden die frische Rinde und frische, blühende Zweige verwendet.
Heimat sind die Wälder Nordamerikas.

Inhaltsstoffe:
Hamamelitannin,
Gerbsäuren,
Chinasäure,
ätherische Öle,
Bitterstoffe.

Wirkungsrichtung:
Hämostyptikum, venöses System, Stauungen. Es gilt als das Aconit des venösen Systems.

Allgemeinwirkung:
Ausgesprochenes Venenmittel, wirkt auf die Gefäßwände erschlaffend, mit nachfolgendem Blutandrang.
Hämorrhagien aus jeder Körperöffnung.

Leitsymptom:
offene, schmerzende Wunden, mit Schwäche nach dem Blutverlust.
Zerschlagenheitsgefühl, wie bei Arnica. Schmerzhaftigkeit in den betroffenen Teilen.
Venenschmerzen, gestaute Venen, venöse Blutungen. Die Blutungen sind schwächend, aber größer als es dem Blutverlust entspricht.

Augen:
Blutunterlaufene, schmerzende Augen, die Gefäße sind verstärkt injiziert.
Extravasate in der Augenkammer nach einem starken Husten.

Nase:
Epistaxis mit passivem Fließen; Blut gerinnt nicht; schlechter Geruch aus der Nase.

Hals:
ausgebuchtete, variköse Adern.

Atmungsorgane:
Kitzelhusten, blutiger Husten.

Verdauungsapparat:
Erbrechen von dunklem Blut; dunkle, klumpige Blutungen nach Darmgeschwüren.

Harnorgane:
Hämaturie mit dumpfem Schmerz in der Nierengegend.
Blasenentzündung mit Blutungen (Eventuell mit Millefolium kombinieren).

Geschlechtsorgane:
Gebärmutterblutungen (Hamamelis mit Millefolium).

Extremitäten:
Quetschwunden.

Haut:
variköse Adern.
Frostbeulen, schmerzhafte Verbrennungen.

Modalitäten:
Verschlimmerung:
in warmer, feuchter Luft.

Klinik:
Verbrennungen, äußerliche Anwendung bringt eine rasche, narbenlose Heilung.
Ulcus cruris.

Venöse Blutungen, dunkel und gleichmäßig fließend.
Epistaxis.
Hämorrhoiden, brennend, schmerzend, blutend.

Dosierung:
Urtinktur, D 1, D 2.
Extractum Hamamelidis fluidum: 2–3 Kaffeelöffel Hamamelisextrakt auf eine Tasse Wasser werden, laut Mezger, auf infizierte Wunden gegeben.

HARPAGOPHYTUM PROCUMBENS
Teufelskralle

Familie: Pedaliaceae

Leitsymptome:
Hat eine große Affinität zu den großen Gelenken. Es entstehen degenerative und entzündliche Gelenkserkrankungen, Bandscheiben-leiden, Diskusverkalkungen, rheumatische Gelenksbeschwerden.
Arthrosen mit starken Exostosen; speziell bei älteren Tieren.
Spondylosen der Brust-und Lendenwirbel. Wenn mit diesen zusammen eine Hinterhandschwäche auftritt, dann kombiniert man
Harpagophytum D 6, Plumbum D 12, Strychninum nitricum D 12.
Schwere Mißbildungen der Hüfte bei Hüftgelenksdysplasie.
Harpagophytum sollte nach der akuten Schmerzphase eingesetzt werden. Es führt zu keiner Heilung, aber es hat eine palliative Wirkung und kann älteren Tieren das Leben noch erträglich machen. Nach dem Absetzen von Harpagophytum können die Schmerzen wieder auftreten.

Modalitäten:
Verschlimmerung
beim Aufstehen,
bei feuchter Witterung.
Besserung:
Ruhe, Liegen.

Dosierung:
D 2, D 6 bis zu 4 Wochen und länger.

HEDERA HELIX
Gemeiner Efeu

Familie: Araliaceae, Araliengewächse, Efeugewächse

Vergleichsmittel:
Acidum fluoricum, Calcium fluoratum, Iodum, Silicea, Spongia.

Botanik:
Pflanze klettert mit Haftwurzeln, welche immer an der licht-abgewendeten Seite liegen (Wurzelkletterer). Die Aufnahme von Nährstoffen erfolgt durch Saugwurzeln aus der Erde; der Efeu ist daher kein Schmarotzer.

Blüte in halbkugeligen Doldentrauben. Der Efeu blüht von August bis November und hat sehr viel Nektar. Dieser hat jedoch einen unangenehmen Geruch, der hauptsächlich die Fliegen anlockt. Die Samen sind kleine Perlen, die hauptsächlich durch Vögel verbreitet werden. Blätter junger Pflanzen sind 3–5lappig, immergrün, lederartig (Jugendform); hat die Pflanze ein gewisses Alter erreicht, entstehen die aufrechtstehenden, blütentragenden Sprosse (Altersformen), welche keine Kletterwurzeln haben. In diesen Zweigen sind kurzgestielte eiförmige Blätter. Aus den Altersformen lassen sich Stecklinge heranziehen. Efeu gedeiht auch im Schatten.

Efeu kann 400–500 Jahre, möglicherweise bis 1000 Jahre alt werden. Einer der ältesten in Deutschland erhaltenen Efeugewächse ist der Wittenberger Efeu, der aus der Zeit Luthers stammen soll.

Die Pflanze galt bei den Ägyptern und Griechen als Ausdruck der Sinnenfreude und war dem Dionysos geweiht. Mit Weinranken und Efeu war der Thyrosstab umrankt und galt als Symbol der bacchantischen Ausgelassenheit.

Efeukränze kündigen am Rhein die Ausschank des Weines an.

In der Homöopathie werden die Blattsprossen der blühenden Pflanze verwendet (Altersform).

Pharmakologie, Toxikologie:

Das Fruchtfleisch der Beeren gilt als besonders toxisch. Durch den bitteren Geschmack reizt es aber nicht zum Verzehr in größeren Mengen. Bei Vergiftungen kommt es zumindest zu Durchfall und Erbrechen. Den Blättern wird eine hautreizende Wirkung nachgesagt, die aber nicht bei allen Tieren gleich wirksam ist.

Inhaltsstoffe:

In allen Organen sind die Saponine Hederacosid, α-Hederin, enthalten, besonders findet man sie in den Samen.
Ameisensäure,
Hederagerbsäure,
Apfelsäure,
Zn, As, Cu, Mn, Li, Al, I (Iodgehalt 1,9 mg auf 100 g Tinktur);
Bei den Arzneimittelprüfungen ergaben sich Erscheinungen einer Hyperthyreose. Die Überprüfung hat auch einen überraschend hohen Iodgehalt ergeben. Es erstaunt daher nicht, daß Efeu sich sehr mit dem Azneimittelbild von Iodum deckt. Das trifft besonders auf die Modalitäten, wie Verschlimmerung durch Wärme, zu. Auch die Abmagerung trotz reichlichen Fressen ist bei Hedera so wie bei Iodum.

Mezger meint, daß die Bildung von Schilddrüsenhormonen jahreszeitlichen Schwankungen unterworfen ist.

Im Arzneimittelbild Iodum tritt der Gipfel der Beschwerden mit dem Einsetzen der warmen Jahreszeit ein. Das Wirkungsmaximum für Iodum und die abfallende Hormonrückbildung fällt in den Herbst. Es ergibt sich daraus die Vermutung, daß es das Iodum ist, welches den Efeu im Herbst noch blühen läßt, und daß die ersten Fröste der Pflanze nichts anhaben können.

Wirkungsrichtung:

Schilddrüse, Haut, Schleimhaut, Gelenke.

Allgemeinsymptome:

Beschwerden beginnen links und wandern nach rechts.

Leitsymptom:

Frühjahrs- und Herbstgipfel der Beschwerden.

Verhaltenssymptome:
bleierne Müdigkeit.

Kopf:
Schwindel beim Niederbeugen des Kopfes.

Augen:
trocken, Sandgefühl.

Mund:
Herpes labialis.

Hals:
Anschwellen der Schilddrüse mit Herzklopfen und Globusgefühl (bange Angst).

Nase:
Reizhusten mit Fließschnupfen bei Betreten eines warmen Raumes.
Laryngitis, Heiserkeit.

Verdauungsorgane:
Krampfschmerzen, wenn der Magen leer ist.
Gallenblasengegend druckschmerzhaft. Rezidivierende kolikartige Schmerzen; langjährige Steinanamnese, Besserung durch Essen.

Extremitäten:
Schmerzen im Rücken und in den Gliedern.
Erwacht gegen 3 Uhr mit eingeschlafenen Gliedern, zuerst an der linken Seite.

Haut:
Juckreiz, kleine rote Pusteln.

Dosierung:
katarrhalische Erkrankungen: D 3, D 6,
Struma: D 1.

HEKLA-LAVA

Lavagestein des Hekla-Kraters
Am Heklakrater, einem Vulkan in Island, kam es bei dort weidenden Schafen zu Exostosen am Kiefer und an den sonstigen Knochen. Es bilden sich auch Kavernen, welche bis an das Knochenmark reichen. Die Knochen werden brüchig.
Exostosen scheinen bevorzugt an jenen Stellen der Knochen aufzutreten, wo Bänder und Muskeln ansetzen und wo die Gelenke einer hohen Dauerbelastung ausgesetzt sind. Hekla-Lava D 3 kann gut mit Symphytum D 2 kombiniert werden (Calcium fluoratum). Wenn diese Kombinationen nicht helfen, dann nehme man Harpagophytum.
Hekla-Lava ist noch nicht sehr genau geprüft, aber es scheint besonders dann zu wirken, wenn nutritive oder infektiöse Knochenstörungen vorliegen. Es wirkt auf den Knochen und auf das Periost regulierend. Bei traumatischen Ereignissen scheint seine Wirkung nicht so gut zu sein.
Es kommt auch zu einer Vergrößerung der Drüsen am Hals.

Klinik:
Exostosen,
Knochennekrosen,

Knochenkaries,
Osteitis, Periostitis.

Dosierung:
D 2, D 12.

HEPAR SULFURIS

Calcium sulfuratum Hahnemanni
Kalkschwefelleber
Zu gleichen Teilen aus dem fein gepulverten Inneren der Austernschale und aus Schwefelblumen.

Weihe-Punkt: Lu 1

Vergleichsmittel:
Acidum nitricum, Aconitum, Calcium carbonicum, Chamomilla, Carbo vegetabilis, China, Coffea, Dulcamara, Hydrastis, Iodum, Kalium bichromicum, Mercurius, Psorinum, Pulsatilla, Spongia, Tuberculinum.

Verwandtschaft:
Calendula bei Verletzungen der Weichteile.

Antidot:
Mercurius, Belladonna, Chamomilla, Silicea.

Wirkung:
genau zwischen Calcium carbonicum und Sulfur.
Kein Mittel des Anfangs; ist bei verschleppten Krankheiten angezeigt, wenn Eiterungen drohen.
Durch seinen Calciumanteil wirkt es auch selektiv auf das lymphatische Drüsengewebe.

Organotropie:
besondere Beziehung zu Haut und Schleimhäuten.

Konstitution:
träge, lymphatisch, weiche schlaffe Muskulatur mit einer Neigung zu Ausschlägen und Eiterungen.

Ätiologie:
Folge ständig unterdrückter Hautausschläge.
Folge von Erkältungen, die Luftwege befallen.
Folge von Iod- oder Quecksilbermißbrauch und allen Metallvergiftungen.

Verhaltenssymptome:
traurig, niedergeschlagen, ärgerlich, voll innerer Wut.
Verlangt nach einem warmen Raum.
Witterungsneurosen mit Gemütsdepression.

Leitsymptom:
überempfindlich gegen Berührung und gegenüber Schmerz, gegenüber kalter Luft, erträgt nicht einmal einen kalten Luftzug über der erkrankten Stelle. Neigung zu Eiterungen; die geringste Verletzung eitert (Graphites, Mercurius); während D 4 eine Eiterung beschleunigt, bringen höhere Potenzen die Eiterung zur Rückbildung.

Bei unvermeidlicher Eiterung öffnet Hepar sulfuris den Abszeß und beschleunigt die Heilung.
Unheilsame Haut; Wunden sind flach, die Ränder oft von Herpes und Pickeln umgeben, welche sich durch Verschmelzung ausbreiten.

Auge:
Lider geschwollen, ödematös, krustig, lichtscheu.
Schleimig eitriges Sekret; eitrige Konjunktivitis; besonders empfindlich gegen jeden Luftzug.
Bohrende Schmerzen in den Orbitalknochen.

Ohr:
Ohrenschmerzen, durch Kälte ausgelöst (eines der kälteempfindlichsten Mittel überhaupt). Wärme bessert die Ohrenschmerzen.
Eiterungen im inneren und äußeren Ohr. Borken hinter der Ohrmuschel.
Otitis externa, meistens an der linken Seite.

Nase:
Muß bei kaltem Wind dauernd niesen, zuerst mit dünnem Sekret, später mit dicker stinkender Absonderung mit einem Geruch nach altem Käse. Schlecht heilende Katarrhe der Nase und der Lunge, bei denen sich das Sekret nicht lösen will.

Hals:
Tonsillitis chronisch oder akut; Angina mit drohender Eiterung;
Splittergefühl im Hals.

Haut:
Unheilbar, jede Verletzung eitert, Pyodermie am ganzen Körper. Furunkel, Karbunkel, Phlegmonen.
Pusteln zwischen den Zehen.
Ekzeme am Kopf.

Verdauungsorgane:
Magenatonie, Dyspepsia acida flatulenta.
Neigung zur Obstipation in Folge von Darmatonie;
Durchfälle als Folge unterdrückter Hautausschläge.

Harnorgane:
Blasenschwäche, Harn rinnt ohne Strahl ab.
Zystitis mit einem Tropfen Blut am Ende der Miktion.
Mastitis:
Euter ist fast immer geschwollen, immer sehr schmerzhaft, berührungsempfindlich, mehr als man vom Aussehen erwarten würde.
Mastitis mit einer Neigung zu Einschmelzungen. Fördert die Eiterabsonderung und die Entleerung des Euters, besonders bei der Sommermastitis, welche durch Coryne-Pyogenes-Bakterium verursacht wird. Hepar sulfuris ist oft bei rezidivierenden Mastitiden indiziert.
Sekret:
gelb-eitrig, flockig.

Modalitäten:
Verschlimmerung:
Liegen auf der kranken Seite,

kalte Luft,
Berührung.

Besserung:
Wärme, Einhüllen.

Klinik:

Alle eitrigen Prozesse von Abszeß, Mastitis, Endometritis bis zur Pododermatitis.
Angina mit Ohrenschmerzen.
Lefzenekzem des Hundes.
Hufknorpelfistel, Klauenabszesse, Krallenbettentzündungen.
Scheideneiterungen nach Schwergeburten.

Dosierung:

D 1–D 30 und höher,
tiefere Potenzen, wenn man Reifung der Eiterung erreichen will, will man eine Resorption über Blut- und Lymphwege erreichen, nimmt man höhere Potenzen D 30, D 200, D 1000.

HYDRASTIS CANADENSIS

Kanadische Gelbwurz

Familie: Ranunculaceae, Hahnenfußgewächse

Weihe-Punkt: KG 4

Vergleichsmittel:

Abrotanum, Acidum nitricum, Alumina, Berberis, China, Cinnabaris, Graphites, Kalium bichromicum, Kreosotum, Nux vomica, Phytolacca, Secale, Silicea.

Botanik:

Krautige Pflanze mit unterirdisch kriechendem Wurzelstock. Gelappte und gefurchte Blätter. Die Frucht gleicht einer unreifen Brombeere.
Endständige weiße Blüte.
Verwendet werden die Wurzeln.

Vorkommen: Kanada, USA.

Inhaltsstoffe:

Hydrastin,
Beberin,
Canadin,
Meconin,
Phytosterin.

Wirkungsrichtung:

ZNS, Gefäßsystem, glatte Muskulatur der Gallenblase, des Uterus, des Magen-Darmkanals, Schleimhäute, Drüsen, Tonikum bei Kräfteverfall, Styptikum bei Blutungen.
Krankheiten mit Abmagerung, katarrhalischen Störungen und malignen Ulzerationen im Vordergrund.
Die Katarrhalsymptome sind dick, zäh, klebrig, mukös, mit oder ohne Ulzeration.

Allgemeinsymptome:
Ein langsam, aber tief wirkendes Mittel. Wenn die Schwäche und Abmagerung sich über Monate oder Jahre hinwegziehen und es zu Kraftlosigkeit kommt, kann Hydrastis gute Dienste erweisen.

Leitsymptome:
Geschwächte Patienten mit zähschleimigen Absonderungen.
Wirkt auf die Muskulatur der Gefäße blutstillend.

Verhaltenssymptome:
Deprimiert.

Zunge:
Fühlt sich wie verbrannt an.
Zahneindrücke, zäher gelber Schleim.

Nase:
Verstopft mit gelbem oder weißem, klebrigem Schleim. Die Schleimhaut ist rauh und ulzeriert. Das dicke Sekret rinnt retronasal zum Rachen.

Auge:
Dickweißer Schleim, schleimig eitrige Entzündungen der äußeren Augenteile mit Blutbeimengungen, geschwollene Lider.
Pupille weit.

Ohren:
Entzündung mit dickem, viskösem, eitrigem Ausfluß, Katarrh geht bis in die Eustachische Röhre.
Ohren geschwollen, rot, mit Schuppen überzogen, Fissuren am Kopfansatz der Ohren.

Hals:
follikuläre Halsentzündung, zäher gelber Schleim.

Verdauungsorgane:
Kein Appetit, kein Durst, Abneigung gegen fast jedes Futter, da die verschiedenen Futterarten den Magen durcheinander bringen.
Erbricht sofort das ganze Futter, kann aber Milch und Wasser behalten.
Saures Aufstoßen.
Stuhl ist hell, große Erschöpfung.
Krampfschmerzen, Kolik mit aufgetriebenem Abdomen, Flatulenz.
Rektumprolaps.
Oder der Stuhl ist knollig, hart, mit Schleim überzogen.

Harnorgane:
Dumpfer Schmerz in der Nierengegend, dickes zähes Schleimsediment im Harn.

Geschlechtsorgane:
Blutungen von Schleimhautentzündungen, zäher, eitriger Ausfluß einer chronischen Gebärmutterentzündung.
Verlagerungen und Schwäche bis Prolaps.

Haut:
unheilsame Haut.
Überschießende Granulation, welche bei der kleinsten Berührung blutet.

Maligne Geschwüre. Das Brennen, das diese Ulzera begleitet, ist ein wichtiges Symptom für Hydrastis.
Ein wichtiges Schleimhautmittel, schleimige, aggressive Schleimhautprozesse, dicke gelbe fadenziehende Sekrete,
eingezogene Brustwarzen.
Wenn es auch zu keiner Heilung kommt, so ist es doch eine große Erleichterung, weil es die Aggressivität der Ulzera mindert, den Schmerz mildert und eventuell zu einer Restrukturierung führt.
Afterfissuren, Entzündungen des Anus.

Extremitäten:
Kann vor Rückenschmerzen nicht aufstehen.

Klinik:
Septische Zustände mit langwierigen Katarrhen.
Grippe mit starker Schleimsekretion.
Pocken.
Colitis mucosa.
Obstipation nach Abführmittelmißbrauch.

Dosierung:
D 1, D 12.

HYOSCYAMUS

Hyoscyamus niger
Bilsenkraut

Familie: Solanaceae

Weihe-Punkt: M 12 li.

Verwandt: Belladonna, Stramonium, Veratrum album.

Vergleichsmittel:
Agaricus, Apis, Belladonna, Lachesis, Stramonium, Tarantula.

Antidot:
Belladonna, China, Stramonium.

Botanik:
War ursprünglich in gemäßigten Breiten des südlichen und östlichen Europa, sowie Asien heimisch, heute ist es weltweit verschleppt. Man findet es gerne in Weingärten, Schutthalden und nährstoffreichen Böden.
Ein- bis zweijährige Pflanze, 20–150 cm hoch, klebrig zottig, unangenehm schweißig süßlich riechend; Blütenstand gestaucht, zur Fruchtzeit jedoch verlängert, Kelch ist zur Fruchtzeit vergrößert, eine kugelförmige Frucht einschließend; Krone gelblich, innen auffallend violett geädert.
Hyoscyamus wird schon in der Antike von Plinius erwähnt. In Delphi war es Bestandteil bei rituellen Räucherungen (Orakelbefragung). Die Germanen verwendeten es als Regenzaubermittel und gaben es in den Met. Im Mittelalter galt es als Heil- und Zauberpflanze und war Bestandteil der Flugsalben, da es halluzinogene Wirkung hat, welche einem Flugerlebnisse suggerierte.
Auch in China wird es unter dem Namen Lang-tang als Arzneimittel geschätzt.

Inhaltsstoffe:

Tropan-Alkaloide-l-Hyoscyamin,
d-Hyoscyamin,
d/l-Hyoscyamin = Atropin,
l-Scopolamin,
Atroscin.
Hyoscyamus hat einen höheren Anteil an Scopolaminen als Belladonna, daher treten die Lähmungserscheinungen in den Vordergrund.

Pharmakologie, Toxikologie:

Die Wirkung ist eine zentral erregende, andererseits eine peripher lähmende (Scopolamin).

Wirkungsrichtung:

starke Erregung des ZNS,
Tonuserhöhung glatter Muskulatur,
Ösophagus,
Kehlkopf,
Bronchien.
Alle Symptome bei Hyoscyamus kommen langsamer als bei Belladonna, verschwinden aber auch langsamer. Wirkung setzt erst beim Abklingen der akuten Krankheit ein, beziehungsweise erst bei einer Nachkrankheit. Diese wird durch Hyoscyamus schnell kupiert.

Leitsymptome:

zentrale Erregung, Ruhelosigkeit und Verwirrung.
Krämpfe der willkürlichen und unwillkürlichen Muskeln.
Unwillkürlicher Stuhl-und Harnabgang.
Motorische Unruhe.
Zucken der Sehnen und Muskeln.
Krampfhusten, schlimmer in der Nacht.
Unterstützt die Resorption bei Infektionskrankheiten mit Exsudation.

Verhaltenssymptome:

Sehr argwöhnisch, streitsüchtig, mißtrauisch, will Arznei nicht nehmen.
Eine diabolische Macht erscheint das Gehirn zu ergreifen, schlägt um sich, kratzt, beißt; Eifersucht;
Angst, alleine zu sein.
Fällt plötzlich mit Schrei zu Boden. Zustände wie bei Tetanus oder Epilepsie;
Auffahren aus dem Schlaf mit Schreck, Schreien im Schlaf.
Fliegenschnappen (Phosphorus).
Bösartigkeit der Muttersau:
Erkennt Verwandte nicht,
Lust am Töten,
Folge von Schmerz.
(Dr. Müllauer, D 200 Dilut. p.o.: in 15 Minuten war das Tier vollkommen ruhig).
Hund:
Angst vor dem Verlust der vertrauten Person und der vertrauten Umgebung.
Anspannung durch Unsicherheit. Läuft ständig hin und her.
Unterwürfig, aber nicht in der freundlichen Art von Pulsatilla.

Springt hysterisch kläffend Eindringling entgegen, zieht sich aber gleich zurück. In Bedrängnis beißt er aber.
In kritischen Situationen verliert er Harn und Kot.
Bei Behandlung schreit er, bevor man ihn berührt.
Hysterisches Bellen ohne Grund.

Ätiologie:

Folge von:
erlittenem Unrecht,
Eifersucht, Heimweh,
Erregungen,
Unfall,
Narkose,
Zerebralsklerose,
unterdrückten Exanthemen,
Irritationen nach Wurmbefall.

Kopf:

Kiefer hängt herab,
Blutandrang, Klopfen der Karotiden,
Gehirnentzündung mit Bewußtlosigkeit,
Kopf wird hin- und hergeschüttelt.
Kopfschmerzen durch Wärme gebessert.

Augen:

funkelnde Augen, wilder Blick, der Blick stiert ins Leere,
optische Täuschungen, Lähmungen der Augenmuskeln.

Mund:

Zunge trocken, rissig und steif, unbeweglich,
Zähne mit schmutzigem Belag bedeckt.
Knirschen mit den Zähnen in der Nacht.

Atmungsorgane:

Heiserkeit, rauher, trockener Hals, Engegefühl;
akute Angina tonsillaris, reagiert nicht nur auf Belladonna, sondern auch auf Hyoscyamus. Besonders, wenn Trockenheit, Kratzen im Hals, Schlingbeschwerden wegen geschwollener Mandeln vorliegen;
trockener Husten, schlimmer in der Nacht, schlimmer beim Liegen, besser beim Aufrichten, kann kaum Atem holen, Stimmlosigkeit,
rasselnde Atmung, viel Schleim in den Atemwegen.

Verdauungsorgane:

Zusammenschnürungsgefühl im Schlund, erschwertes Schlucken durch die Trockenheit, Singultus, Würgen, Erbrechen mit Schreien.
Uvula verlängert.

Magen:

Übelkeit mit Erbrechen, Schwindel, Konvulsionen.
Oberbauch empfindlich.
Toxische Gastritis.

Abdomen:
Kolik, als ob der Bauch bersten wolle, aufgetriebener Bauch, häufige kleine unwillkürliche Stühle, unfreiwillige Defäkation durch Erregung oder im Schlaf.
Rote Flecken am Bauch.
Zeigt Erektion während der Kolik.
Kann fließendes Wasser nicht ertragen; schaltet sich der Tränker ein, reagiert Patient mit Panik und Toben (noch ausgeprägter bei Stramonium). Hyoscyamus-Tiere sind schlechte Trinker.

Harnorgane:
erschwertes Harnlassen. Urin trüb mit rotem Satz, häufiger Harndrang, schmerzhaft mit geringem Harnabgang.

Geschlechtsorgane:
Weiblich:
erregtes Sexualverlangen, Entzündungen der Scheidenschleimhäute.
Männlich:
erhöhte Erregung mit Erektionen, später Impotenz.

Extremitäten:
schwankender Gang, Zucken und Zittern der Glieder, Steifheit mit Schmerzen im Nacken, in den Schultern; rheumatoide Schmerzen in den Gliedern. Krampfmittel bei zentralen und peripheren Krämpfen mehr klonischer Art.

Haut:
Jucken, verbreitete Rötungen, Pusteln, Neigung zu Abszessen,
Wärmeregulation:
Frösteln, Frieren,
Hitze am ganzen Körper,

Modalitäten:
Verschlimmerung:
in der Nacht,
im Liegen,
nach Trinken,
Kälte.
Besserung:
Wärme.

Dosierung:
D 2–D 200.
C 6–C 200.

HYPERICUM PERFORATUM

Johanniskraut, Hartheu

Weihe-Punkt: KG 3

Familie: Hypericaceae, Johanniskrautgewächse

Vergleichsmittel:
Arnica, Bellis perennis, Chamomilla, Ledum, Ruta, Staphisagria.

Antidot:
Arsenicum, Chamomilla, Sulfur.

Botanik:
Krautige Pflanze mit reich verzweigter Wurzel. Zweikantiger, sich stark verästelnder Stengel. Gelbe Blüten mit auffallend langen Staubblättern. Die Laubblätter sind gegenständig, eiförmig, lanzettlich. Bei den Laubblättern fällt im Gegenlicht eine durchscheinende Perforierung auf. Es handelt sich dabei um Drüsenzellen, die mit einem ätherischen Öl gefüllt sind.

Vorkommen:
auf trockenen, sonnigen Böden;
in der Homöopathie wird die frische blühende Pflanze verwendet.

Geschichte:
Johanniskraut galt als Heilkraut, aber auch als Zauberkraut. Man war der Meinung, daß es als „Mutter-Gottes-Kraut" auch den Teufel verjagen könne. Wenn man das Kraut bei sich habe, kann sich der Teufel nichts holen, daher hat er vor lauter Wut die Blätter mit einer Nadel perforiert.
Den roten Saft, welcher beim Zerreiben der Blüte entsteht, hat man für das Blut von Johannes dem Täufer gehalten. Es blüht auch zu seinem Geburtstag am 24. Juni.

Inhaltsstoffe:
Hypericine: haben eine fotosensibilisierende Wirkung. Man hat daher angenommen, daß sie über die Bildung von „endogenen Porphyrinen" eine antidepressive, stimmungsaufhellende Wirkung erzielen. Spätere Untersuchungen ergaben ein schwache Wirkung des Hypericins in dieser Hinsicht, aber andere Inhaltsstoffe der Droge wie:
1,3,6,7-Tetrahydroxyanthron,
Quercetin,
Quercitrin,
Luteolin,
ätherische Öle,
haben eine antidepressive Wirkung.
Gerbstoffe;
in den Früchten finden sich antibiotische Wirkstoffe.
Die antidepressive Wirkung ergibt sich möglicherweise aus einer Interaktion zwischen Immunsystem und dem Nervensystem über eine Interleukinfreisetzung aus Monozyten.
In Arzneiversuchen wurde eine deutliche Verbesserung der Symptome wie:
Ängstlichkeit, Gleichgültigkeit, fehlende Motivation, Müdigkeit, festgestellt.

Toxikologie:
Bei Verfütterung von Johanniskraut an Wiederkäuer treten Vergiftungserscheinungen auf, wenn diese gleichzeitig dem Sonnenlicht ausgesetzt sind. Dunkel pigmentierte Tiere sind besser geschützt. Neben Erythemen und Geschwüren treten psychomtorische Erregungszustände auf, welche sehr dramatische Verläufe nehmen können.

Wirkungsrichtung:
ZNS, besonders psychische Zentren und Rückenmark, peripheres Nervensystem, Haut.
Hypericum hat eine hohe Affinität zu den Nervenendigungen, besonders bei traumatischen Ereignissen, sodaß es als „Arnica der Nerven" bezeichnet wird. Es lindert nicht nur den Schmerz, sondern hilft auch bei der Wiederherstellung der Nerven.
Gehirn-, Rückenmarkserschütterung, Folgen einer Gehirnerschütterung.

Leitsymptome:

Nervenschmerzen nach Verletzungen und Operationen (gestochen, zerrissen, gequetscht). Wenn man Hypericum (Ledum) rasch nach einer Verletzung einsetzt, wird die Toxinausbreitung verhindert.
Es verhindert den Gewebetod, wenn nur mehr geringe Verbindung zum ursprünglichen Gewebe besteht.
Die Schmerzen ziehen sich entlang der Nervenbahnen qualvoll bis in entfernte Stellen.

Verhaltenssymptome:

gedrückt, schwermütig.
Schläfrig, abgespannt, kälteempfindlich.
Überempfindlichkeit der Gehör- und Geruchsorgane.
Nervöse Depression nach Verletzungen.

Kopf:

heiße Ohren,
Zunge weiß-gelb belegt.
Heiserkeit, Rauheit im Kehlkopf.

Geschlechtsorgane:

Quetschungen nach gewaltsamen Auszugsversuchen zu großer Frucht.

Haut:

trockener, heißer Körper.
Hautausschläge, besonders an unpigmentierten Stellen. Frieselartige Ausschläge, Papeln und Pickel.
Toxische Schäden bei Sonnenbrand.
Brandwunden behandelt man äußerlich mit **Oleum Hyperici** (Johanniskrautöl, mit Olivenöl hergestellt).

Bewegungsapparat:

Quetschungen durch zufallende Türen.
Schwäche, Lahmheit und Steifigkeit.
Schmerzen in den Extremitäten, Stichempfindungen, plötzliche kurze Schmerzäußerung beim Aufstehen, beim Um-die-Ecke-Gehen, Taubheitsgefühl.
Druckempfindliche Wirbelsäule, besonders der Halswirbelsäule; das Zurücklegen des Kopfes scheint Erleichterung zu bringen.
Lahmes Kreuz.
Prellungen von Steißbein, Kreuz- und Lumbalregion.
Spinaltrauma, ausstrahlend in die Extremitäten. Unsicherer Gang, leichtes Schwanken.
Die geringste Bewegung zwingt zum Schreien.
Ziehen entlang der Ischiasnerven.
Aufwärts fahrende Schmerzen in den Nerven.
Am Beginn eines Bandscheibenvorfalls zusammen mit Arnica (D 6 alle zwei Stunden).
Zu heftiges Ziehen am nervenreichen Schwanz.
Stumpfneuralgien.

Modalitäten:

Verschlimmerung:
Berührung,
Kälteeinwirkung, Wetterwechsel.
Besserung:
Zurückbiegen.

Dosierung:
D 1–D 6.

IGNATIA

Strychnos ignatii, Ignazbohne

Weihe-Punkt: M 26

Familie: Loganiaceae, Loganiengewächse (Nux vom., Gels., Spig., Curare).

Verwandtschaft: Natrium chloratum.

Vergleichsmittel:
Acidum phosphoricum, Ambra, Chamomilla, Lachesis, Platinum.

Antidot:
Acidum aceticum, Arnica, Camphora, Chamomilla, Cocculus, Coffea, Nux vomica, Pulsatilla.

Botanik:
Ein zirka einen Meter hoher, rankender, immergrüner Kletterstrauch, mit zitronengelben Beerenfrüchten.
Diese haben einen harten, kantigen Samen. Die Samen sind ca. 3 x 2 cm lang, eiförmig, braungrau bis schwarz.

Vorkommen: Philippinen.

Inhaltsstoffe:
Strychnin (Strychnin zu Brucin = 2 : 1, Nux vomica 1 : 1),
Brucin,
Kaffeesäure (fehlt Nux vomica).

Pharmakologie, Toxikologie:
Die Reizschwelle vom ZNS wird herabgesetzt; dadurch entsteht eine Überempfindlichkeit auf äußere Reize.
Alkaloide beseitigen die postsynaptischen Hemmungen.
Kaffeesäure wirkt auch auf das ZNS.

Wirkungsrichtung:
Strychnin wird bei allgemeinen Schwächezuständen und Kreislaufstörungen sowie bei Lähmungen als Gegengift verwendet.
Hauptsächlich weibliches Mittel.
ZNS.

Konstitution:
lymphatische Diathese.

Leitsymptome:
Paradoxe Symptome: alle Symptome sind sehr widersprüchlich.
Zahnweh besser beim Kauen.
Halsweh besser durch Schlucken fester Speisen.
Schmerzen besser durch Druck, schlimmer durch leichte Berührung.
Magenschmerzen besser durch Essen. Brechreiz vergeht durch Essen;

Leichtverdauliches liegt schwer im Magen, Schwerverdauliches wird gut vertragen.
Schlucken fester Nahrung geht besser als das Trinken.
Überempfindlichkeit aller Sinne, Tonussteigerung willkürlicher und unwillkürlicher Muskulatur, Neigung zu klonischen Spasmen, ZNS: Zusammenbruch mit Krämpfen, Nervenleitungsstörungen, Muskelzuckungen.
Schmerzüberempfindlichkeit.
Friert, sehr kälteempfindlich, durch äußere Wärme wird Ignatia-Typ aber sofort warm.

Verhaltenssymptome:

Ignatia ist ein gutes Mittel, wenn psychische Symptome im Vordergrund stehen.
Wechsel der Stimmung zwischen Extremen. Verlust einer Bezugsperson, unerwiderte Gefühle, Neigung zu stillem Kummer, kommt über Kränkung nicht hinweg.
Wechsel in eine andere Umgebung,
Fohlen nach dem Absetzen.
Hysteriemittel, seufzt dauernd.
Dauerndes Gähnen.
Verträgt keinen Trost, er zieht sich zurück, wird aber nicht aggressiv.
Ist gerne alleine; Tiere verkriechen sich, sondern sich ab.
Widerspruch macht böse.
Typisch ist, daß Symptome immer zur selben Zeit auftreten (Jeden Tag, und zur selben Zeit).
Schläft die ganze Nacht unruhig, hat böse Träume, ist nach Schlaf mürrisch.
Hund:
Meistens Hündin, freundlich, schüchtern, introvertiert, will gerne alleine sein.
Seele von einem Hund kann plötzlich aggressiv werden. Beginnt ohne erkennbaren Grund zu jaulen, alle Symptome treten plötzlich und unerwartet auf.
Ursachen sind verdrängter Kummer, Ärger, Heimweh, Strafe, Krämpfe nach Strafe.

Kopf:

Kopfschmerz, als ob Nagel von innen nach außen getrieben würde; Hunde kneifen oft ein Auge der betroffenen Seite zu oder sie ziehen eine Lefze hoch.

Augen:

Lichtempfindlichkeit, Sandgefühl, scharfe Tränen, nächtliches Zukleben der Lider, Spasmen der Lider.

Atmungsorgane:

Trockener spastischer Husten, Husten scheint mehr Husten hervorzurufen; hohler spastischer Husten; fast kein Schleim, schlimmer abends, im Liegen, Seufzen, Singultus.
Heiserkeit, Glottiskrämpfe, Angina tonsillaris, besser bei Schlucken.

Verdauungsorgane:

Die Tiere fressen unverdauliche Dinge wie Plastiktüten.
Beißt sich oft in den Seitenrand der Zunge oder in die Backe.
Krämpfe der Ösophagusmuskulatur, Schlingbeschwerden. Zur Erleichterung wird der Hals gestreckt gehalten.
Schwächegefühl im Magen, als ob der Magen schlaff herabhängen würde (Sepia).
Rumpeln in den Gedärmen, kolikartiges Kneifen an beiden Bauchseiten. Nervöser Durchfall. Bei Griff an den Solarplexus heftige Abwehr.
Gähnt andauernd.
Speichelfluß, Geschmack sauer, bitter.

Globusgefühl im Hals, Tiere strecken den Hals lang und scheinen ständig etwas abschlucken zu wollen.
Bitteres Aufstoßen, Singultus, Patient lehnt Süßigkeiten ab, die er sonst liebt.
Nagende Schmerzen im Magen, zugleich Hunger und Übelkeit.
Afterjucken, schmerzhafte Einschnürung des Anus nach Stuhl.
Prolaps ani mit nach oben schießenden Schmerzen.
Analprolaps der Ferkel.

Geschlechtsorgane:

Männlich:
Geschlechtstrieb, aber Schwäche der Geschlechtsorgane. Männliche Tiere hinterlassen einen femininen Eindruck.

Weiblich:
Wird manchmal gar nicht, oder nur einmal im Jahr läufig.
Regel zu früh, Ausfluß dunkel, schwarz, stinkend.
Besonders kritisch zur Regelzeit.
Milchversiegen nach Aufregung.

Hund:
Scheinträchtigkeit, Ignatia hat eine Wirkung auf die Geschlechtsorgane. Weibliche Tiere reagieren auf Erkrankungen der Ovarien oder des Uterus mit psychischer Abartigkeit. Eine belastende Enttäuschung spiegelt sich in der Scheinträchtigkeit wieder. Ignatia ist das ideale Mittel für die psychische Komponente der Scheinträchtigkeit. Es wird gut von Secale cornutum unterstützt. Dieses wirkt gut auf den Uterus und die Gefäßnerven. Die bei der Scheinträchtigkeit auftretenden Erscheinungen werden zur Norm gebracht. Es greift in die bei der Scheinträchtigkeit auftretenden erfolglosen, weil fruchtlosen Wehen ein. Diese können schmerzhaft sein.
Tritt gleichzeitig ein pralles, schmerzhaftes Gesäuge auf, muß man an Asa foetida D 4 denken. Man soll aber nicht mehr als zwei Mittel einsetzen.
Beginnt ohne ersichtlichen Grund zu jaulen; der sonst liebe Hund wird aggressiv, reizbar, ungehorsam. Er greift plötzlich an, was er sonst nie machen würde. Die Symptome treten aus heiterem Himmel auf; Läufigkeit tritt früher als erwartet auf.
Typisch sind die Hautbeschwerden, welche eine Reaktion auf innere Spannungen sind. Aus psychischen Gründen beginnt die Hündin zu lecken und zu kratzen. Sie knabbert an verschiedenen Stellen bis zur Selbstverstümmelung; es treten an verschiedenen Stellen Leckgranulome auf.
Was noch auffällt, ist die geringe Schwellung des Gesäuges. Die Hündin wird nur einmal im Jahr läufig.

Haut:
Hypersensibilität, Jucken, Nesselfieber, Wundheit der Vagina. Juckreiz am After, Hunde zeigen das „Schlittenfahren".
Psychogene Leckdermatitis.

Bewegungsorgane:
Schmerzen, die wandern, schlimmer bei Bewegung, Zucken der Glieder vor dem Einschlafen, Schmerzen in der Achillessehne; in den Waden und an der Sohle klonische Krämpfe durch Tonussteigerung der willkürlichen und unwillkürlichen Muskulatur.
Krämpfe durch Schreck ausgelöst.

Modalitäten:
Verschlimmerung:
Bewegung,

starke Gerüche,
Gemütsbewegung, Kummer, morgens.

Besserung:
Wärme,
starker Druck,
Schlucken,
Bewegung,
Harnabgang.

Dosierung:
D 4, D 12, D 30, D 200.

IPECACUANHA

Cephaelis ipecacuanha, Brechwurz.

Familie: Rubiaceae, Labkrautgewächse

Vergleichsmittel:
Aconitum, Antimonium crudum, Belladonna, Drosera, Millefolium, Sabina, Tabacum, Tartarus emeticus, Veratrum.

Antidot:
Arnica, Arsenicum, China, Nux vomica, Tabacum.

Botanik:
50 cm hoher Strauch mit kurz gestielten elliptischen, gegenständigen Blättern und weißen erbsengroßen Steinfrüchten.
Verwendet werden die unterirdischen Teile.

Herkunft: Mittel- und Südamerika, an feuchten Stellen des brasilianischen Urwaldes.

Inhaltsstoffe:
Emetin,
Cephaelin, beide wirken reizend auf die Schleimhäute und auf den N. vagus (Brechmittel).
Cholin,
Psychotrin,
Ipecosid.

Wirkungsrichtung:
Hauptwirkung auf den N. vagus, dadurch Wirkung auf Brust und Magen, Medulla oblongata, Verdauungs- und Atmungswege sowie deren Schleimhäute. Ipecacuanha ist ein Mittel für Krämpfe der glatten und quergestreiften Muskulatur von Magen-Darmtrakt und der Bronchien.
Ipecacuanha ist ein Mittel für den akuten Fall. Eine Familienverwandtschaft zu China zeigt sich in den ebenfalls periodisch auftretenden Symptomen.

Organotropie:
Betroffen sind alle Schleimhäute.

Leitsymptome:
ständige Übelkeit mit Krämpfen.

Brechdurchfälle mit Krämpfen. Erbrechen trotz leerem Magen, obwohl Erbrechen nicht erleichtert.
Hellrote, gußweise Blutungen.

Verhaltenssymptome:
Weiß nicht, was er will, übelgelaunt und reizbar.

Augen:
entzündet, schmerzhafter Augapfel.

Nase:
Nüstern-, Nasenflügel- und Maulatmung.
Nasenflügel sind immer verschmutzt.

Atmungsorgane:
Wäßriger Schnupfen, muß dauernd niesen. Verlust des Geruchsinns.
Trockener krampfhafter Husten, hohl und anfallsartig; Schleimrasseln; nach dem Husten sehr erschöpft.
Grobblasige Rasselgeräusche in der Lunge. Keine Besserung nach dem Auswurf.
Schweratmig nach geringster Anstrengung.

Verdauungsorgane:
Die Zunge ist trotz der Verdauungsstörungen nicht belegt.
Erbrechen unmittelbar nach der Nahrungsaufnahme. Erbrechen von eiweißhaltigem Schleim in großen Quantitäten.
Magen ist schlaff. Kolikartige Schmerzen.
Magenprobleme nach eiskalter Nahrung oder Flüssigkeit.
Wiederkäuer und Pferde können nicht erbrechen; bei ihnen kommt es zu Durchfällen.
Krampfartige Durchfälle, grünlich, gegoren, schaumig, manchmal blutig. Körper wird ausgestreckt, steif gehalten.

Geschlechtsorgane:
Uterusblutungen unmittelbar nach der Geburt.
Blutmelken.

Klinik:
Erbrechen, das auch nach Entleerung nicht aufhört.
Erstes Stadium einer Enteritis.
Akute Bronchitis mit leicht erhöhter Temperatur.

Modalitäten:
Verschlimmerung:
Wärme,
Temperaturextreme,
feuchtes Wetter,
warmes Wetter.

Besserung:
Kälte,
gleichbleibende Temperatur,
Luft,
Bewegung,
Essen.

Dosierung:
D 4, D 6.

IOD
Iodum

Gruppe: Halogene

Weihe-Punkt: KG 1.

Verwandtschaft: Lycopodium

Vergleichsmittel:
Aconitum, Abrotanum, Acidum nitricum, Apis, Arsenicum, Aurum, Belladonna, Calcium carbonicum, Ferrum, Hepar sulfuris, Kalium iodatum, Lachesis, Lycopodium, Natrium chloratum, Mercurius, Nux vomica, Phosphorus, Pulsatilla, Sepia, Spongia, Tartarus emeticus.

Antidot:
Camphora, Coffea, Hepar sulfuris, Opium, Phosphorus, Sulfur.

Geologisches Vorkommen:
Als Begleiter von Chlor und Brom. Gebirgsböden sind oft ausgewaschen, daher sehr arm an Iod.
In Form von Natriumiodid und in organischen Verbindungen findet man Iod im Meerwasser. Seepflanzen, Korallen, Schwämme nehmen es im Meerwasser auf und speichern es.

In Pflanzen:
Hedera helix – Efeu,
Nasturium officinale – Brunnenkresse,
Fucus vesiculosus – Blasentang.

Iod wird von den Verdauungsorganen aufgenommen. Gelangt in Iodid-Form in das Blut und in den Extrazellularraum, wird in der Schilddrüse zum großen Teil gespeichert. Das im Blutkreislauf zirkulierende Iod und das komplexgebundene Iod sind ungiftig. Die Schilddrüse kann es aus dem Plasma entnehmen.
In der Schilddrüse kommt es in Form des Thyroxins und des Triodthyronins vor.

Wirkung der Schilddrüsenhormone:
Grundumsatz:
Grundumsatz ist der Energieumsatz in Kalorien während 24 Stunden bei völliger Ruhe und im nüchternen Zustand.
Bei Überfunktion findet man Erhöhung von 70–100%, dies äußert sich durch:
gesteigerten Sauerstoffbedarf,
vermehrte Wärmeproduktion.

Eiweißstoffwechsel:
Für die Proteinsynthese ist ein gewisser Thyroxinspiegel notwendig. Das Wachstumshormon kann seine Wirkung nur bei Anwesenheit von Thyroxin entfalten.
Ein Überangebot an Thyroxin führt zu negativer Stickstoffbilanz (Katabolie) und Gewichtsverlusten.

Kohlenhydratstoffwechsel:
Höhere Thyroxindosen führen zu vermehrter Glykogenolyse in der Leber und in der Muskulatur sowie zu beschleunigter Glukoseaufnahme aus dem Darm.

Beides ist notwendig zur Deckung des Glukosebedarfs bei erhöhter Energieproduktion.

Fettstoffwechsel:
Mobilisation der Fettdepots, wodurch es zu einem Anstieg der freien Fettsäuren im Blut kommt. Diese werden zum Energiegewinn verwendet.
Der Cholesterinspiegel des Blutes wird gesenkt.

Wasser- und Mineralstoffwechsel:
Thyroxin wirkt diuretisch. Die Wasserausscheidung kann zu einer vermehrten Ausscheidung von Kalium und Natrium führen.
Bei einem Überangebot an Thyroxin kommt es zu einer vermehrten Calciumausscheidung.

Atmung und Kreislauf:
Atem- und Herzfrequenz sind erhöht.

Nervensystem:
Übererregbarkeit des ZNS.
Konzentrationsschwäche, Erregungszustände.
Schilddrüsenhormone sind für ein normales Wachstum unerläßlich.

Fortpflanzung:
Mangel an Schilddrüsenhormonen führt zu verzögerter sexueller Entwicklung und zu einer Herabsetzung der Fruchtbarkeit.
Hypoplasie der Ovarien.

Iod hat die Funktion eines „**oxygenen Katalysators.**"
Die Fähigkeit zur Iodakkumulation haben in weit geringerem Ausmaß:
Speicheldrüsen,
Milchdrüsen,
Plazenta.
Die physiologische Bedeutung ist nicht erforscht.

Toxikologie:
Es kommt selten zu akuten Vergiftungen, da die Tiere sofort brechen.
Häufiger kommt es zu chronischen Vergiftungen, welche iatrogen ausgelöst werden. Es kommt zum Iodismus. Das Iod kann akkumulieren.
Röntgenkontrastmittel mit Iod können zu einem Schock führen, Iodschock:
Zyanose, Lungenödem, Blutdruckabfall, Exitus.
Hunde sind Iod-empfindlicher als Katzen.
Die Ausscheidung erfolgt über die:
Nieren,
Magensaft,
Schweiß,
Speichel.
An den Ausscheidungsorganen können daher Ausscheidungstoxikosen entstehen (Nephritis, Akne).
Es kommt zu proliferativen Entzündungen im Bindegewebe und in den Lymphdrüsen und zu einer Anschwellung des Unterhautzellgewebes.

Organbeziehung:
Verdauungstrakt, Atemtrakt, ZNS, vegetatives Nervensystem, Thyroidea, Gonaden.

Wirkungsrichtung:
Iod fördert den Stoffwechsel, da es Baustein des Thyroxins ist.

Magert ab, obwohl viel gefressen wird. Iod-Typ ist äußerst mager, meistens dunkel oder dick, weil die Schilddrüse nicht arbeitet.
Große Schwäche, Schweißausbruch bei geringster Anstrengung.
Ständiges Frösteln bei kalter Haut.
Kalte Extremitätenenden, Mensch: Froschhand (kalt, schweißnaß).
Vergrößerte Lymphdrüsen.
Trinkt gierig (Phosphorus, viel).
Steigert anfangs Drüsentätigkeit, später geht alles in Atrophie und Induration über.
Wenn bei Schnupfen alle Mittel versagen, hilft Iod. Es handelt sich um den im Freien fließenden Schnupfen, im Zimmer stockt er wieder.
Resorptionsmittel bei Ergüssen.

Konstitution:

Hydrogenoide Konstitution. Die Tiere erscheinen übergewichtig, obwohl sie nicht fressen.

Verhaltenssymptome::

Iodpatienten sind reizbar, aggressiv, unverträglich, leicht beleidigt.
Die Tiere sind nervös, hektisch, sie haben einen enormen Bewegungsdrang. Vor lauter Herumschnüffeln vergessen sie auf den Harn- und Kotabsatz. Durch den Bewegungsdrang schlafen die Patienten sehr wenig.
Hunde lernen unwillig und sind unkonzentriert.
Geraten in engen Räumen in Panik. Sie schnappen, ohne zu zielen.
Ängstlich, schreckhaft, aber keine Gewitterangst.
Die Tiere wollen nicht im warmen Zimmer bleiben, da der Stoffwechsel intensiver ist.
Kann vor Hitze nicht schlafen. Sie haben auch Frischluftverlangen, da der Sauerstoffbedarf erhöht ist.
Kent: will einen Mord ohne Grund begehen.

Augen:

Tränenfluß, Augapfel in dauernder Bewegung, Exophthalmus.

Nase:

akute Hyperämie der Nasenschleimhaut durch hohen Blutdruck,
trockener Schnupfen fließt im Freien. Nase mit scharfen, salzigen, wundmachenden Sekreten,
Neigung zu Blutungen.
Stirnhöhlenkartarrh mit Schmerz an der Nasenwurzel.
Ozaena.

Mund:

Speichelfluß, stinkender Mundgeruch.
Geschwollene Unterkieferdrüsen,
Glottisödem.

Ohren:

Eustachische Röhre geschwollen, daher Taubheit.

Hals:

Heiserkeit, Schleimrasseln.
Vergrößerte Schilddrüse, Kropf.
Kopf wird nach hinten gebogen, um Luft zu bekommen.

Atmungsorgane:
Dämpfung und Rasseln.
Auswurf zäh, blutig, schwerlöslich.
Kruppöse Pneumonie.

Verdauungsorgane:
Magenschmerz, Krampf mit Erbrechen;
Abmagerung trotz Hunger und viel Fressen (Abrotanum).
Lindert Schmerz bei Ulkus.
Leber, Milz schmerzhaft geschwollen, Lymphknoten vergrößert,
Pankreaserkrankung mit schneidendem Schmerz.

Herz:
Herzklopfen, auch bei geringer Anstrengung.

Harnorgane:
Häufiger, reichlicher Urin, dunkel, gelbgrün, mit Häutchen.

Geschlechtsorgane:
Männlich:
Hodenatrophie, chronische Vergrößerung der Prostata.
Weiblich:
Eierstöcke geschwollen, hart, Zysten.
Ovarien atrophisch.
Mammatumoren im Klimakterium.

Bewegungsorgane:
Knocheneiterungen,
Gelenksentzündungen mit Hydrops, besonders am Knie.
Extremitätenschmerz in der Nacht.
Arthritis deformans.
Rheuma vom Nacken in den Oberarm.

Haut:
schlaffe Haut, Haarausfall, schütteres Haar, Jucken, Furunkulose, Akne.
Eiterungen in der Unterhaut, diese ist wie Sieb zersetzt.

Modalitäten:
Besserung:
Kälte,
frische Luft,
Bewegung,
Essen.
Verschlechterung:
am Morgen,
Wärme, Sonnenbestrahlung.

Dosierung:
D 4, D 6, D 30.
C 3, C 30.

KALIUM ARSENICOSUM

Kaliumarsenit.

Wirkungsrichtung:
Herzschwäche mit Atembeschwerden.

Haut:
kleieartige Schuppungen; Juckreiz, verschlimmert sich in der Wärme.
Alte Hautleiden entarten maligen.

KALIUM BICHROMICUM

Kaliumdichromat, ist ein orangeroter Kristall; löslich in Wasser, unlöslich in Äthanol.

Wirkungsrichtung:
Schleimhäute der Luftwege, Tonsillen, des Magen-Darmtraktes, Knochen, Periost, Bindegewebe, Niere, Herz und Leber.

Vergleichsmittel:
Acidum nitricum, Argentum nitricum, Aurum, Calcium carbonicum, Graphites, Hydrastis, Hepar sulfuris, Kalium iodatum, Mercurius, Pulsatilla, Spongia, Thuja.

Leitsymptome:
rasches Auftreten aber auch rasches Verschwinden vieler Beschwerden.
Zähe, faserige, teils gelbliche Absonderungen, Pseudomembranen, manchmal mit Blutstreifen.
Zäher fadenziehender Schleim, der kaum herausgebracht wird; hängt eventuell in Strähnen aus dem Maul.
Haut- und Schleimhautgeschwüre wie ausgestanzt.
Mangel an Lebenswärme, Kälteempfindlichkeit.
Wandernde Schmerzen.
Lymphknoten am Hals geschwollen und schmerzhaft.
Mangel an Eigenwärme, Fieberlosigkeit.
Wandernde Schmerzen.

Verhaltenssymptome:
Angst, menschenscheu, sehr reizbar.
Ist erschöpft und will nur liegen.

Kopf:
Schwindel beim Aufstehen.

Augen:
Entzündung der Augenlider, Konjunktivitis.
Sondern zähen Schleim ab.
Korneageschwüre; Ulcera corneae wie mit einem Locheisen ausgestanzt.

Mund:
Schleimhaut sehr trocken.
Geschwüre am Zahnfleisch, an der Zunge.
Dickschleimiger Zungenbelag.

Nase:
Dauerndes Schniefen, Niesen, dick-gelbe Absonderungen.
Verlust des Geruchsinnes. Schleimig-eitriger Schnupfen mit Geruchsinnverlust. Der Rotz hängt bis auf den Boden.
Perforation des Nasenseptums.

Ohr:
Otitis externa, dicke, gelbe, übelriechende Absonderungen.

Hals:
Heiserkeit, gereizt als würde ein Haar im Hals stecken. Schlund rot, Uvula hängt schlaff wie ein Wassersack herunter, pseudomembranöse Auflagerungen an den Tonsillen. Chronische Tonsillitis.

Atmungsorgane:
Schleimhautkatarrh der Luftwege, Husten mit erschwertem Auswurf, hart, bellend und rauh. Schleimiger, fadenziehender Auswurf, übelriechend, gelb-grün, der Rotz hängt bis an den Boden.

Verdauungsorgane:
Schleimhautkatarrh des Verdauungstraktes.
Schneidende Schmerzen nach dem Fressen.
Akute Gastroenteritis, verbunden mit Erbrechen von klarer, heller Flüssigkeit. Mangel an Magensaft, Geschwürneigung.
Blähungskoliken mit ruhrartigen Entleerungen mit Tenesmen.
Durchfälle am Morgen.

Harnorgane:
subakute Nephritis mit Harnverhaltung. Im Harn zäher Schleim, Eiweiß. Brennen beim Wasserlassen.

Geschlechtsorgane:
Pruritus der Vulva.

Extremitäten:
Muskel- und Gelenksrheumatismus mit wandernden Schmerzen, oft im Wechsel mit Verdauungsstörungen. Ischias an der linken Seite.
Die Schmerzen kommen plötzlich und gehen langsam.
Deutlich hörbares Gelenksknacken.
Sehnen- und Sehnenscheidenentzündungen.

Haut:
Papeln, Bläschen.
Tiefe, wie ausgestanzte Geschwüre, reichen oft bis an den Knochen.

Modalitäten:
Verschlimmerung
Kälte,
am Morgen.
Besserung:
Bewegung,
am Tag, bei feucht-kaltem Wetter.

Klinik:
Konjunktivitis, Keratitis mit zähem, fadenziehendem Schleim.
Kuhpocken,
Furunkulose,
Akne,
chronisch Tonsillitis,
Nasopharyngitis sicca,
chronische Bronchitis und Bronchiektasien.

Dosierung:
D 4, D 12.

KALIUM CARBONICUM

Kaliumcarbonat, Pottasche

Vergleichsmittel:
Acidum nitricum, Acidum phosphoricum, Bryonia, Calcium carbonicum, Carbo vegetabilis, Causticum, China, Graphites, Natrium chloratum, Nux vomica, Phosphorus, Pulsatilla, Sepia, Silicea, Tartarus emeticus.

Antidot: Camphora, Coffea

Wirkungsrichtung:
N. vagus, ZNS, Herz, Kreislauf, Atemwege, Magen-Darmkanal.

Leitsymptom:
Übermäßige Reizung der Schleimhäute der Atmungs- und Verdauungswege, sowie der weiblichen Geschlechtsorgane.
Trockene Schleimhäute mit stechenden Schmerzen,
Schmerzen unabhängig von der Bewegung.
Ist ein wichtiges Mittel bei Erschöpfungszuständen nach Infektionen.

Verhaltenssymptome:
Depressiv, ängstlich, niedergeschlagen.
Verträgt nicht, berührt zu werden, kann aber nicht allein sein.
Verlangen nach Süßigkeiten.
Muß dauernd gähnen, kann aber nicht zu Ende gähnen.

Augen:
säckchenartige Ödeme an den oberen Augenlidern.

Ohren:
Jucken, Knacken.

Nase:
Verstopft im warmen Raum.
Dicke, gelbe Absonderungen, borkiger Nasenflügel.

Mund:
zurückweichendes Zahnfleisch.

Verdauungsorgane:
Empfindlichkeit in der Magengegend. Gasbildung, saures Erbrechen.
Stuhlprobleme mit großen, schwer abzusetzenden Kotmengen, stechender Schmerz bei der Defäkation.

Geschlechtsorgane:
Euterödem.

Kolik:
Empfindlichkeit der Extremitätenspitzen.
Oft liegt eine rezidivierende Hufrehe mit einer gleichzeitigen Kolik vor.

Herz, Kreislaufsystem:
Herzmuskelschäden, Aussetzen jedes dritten Schlages.
Schwacher Puls.

Extremitäten:
stechende Schmerzen in Lenden-und Hüftgebiet.
Schmerzen zwischen Schulterblättern.
Reißender Schmerz, Druckempfindlichkeit.
Extremitäten schlafen leicht ein.

Atemorgane:
Pleuritis besonders rechts.

Harnorgane:
Wegspritzen des Harns während des Hustens als Folge einer Blasenschwäche.

Haut:
trockenes, ausfallendes Haar.

Modalitäten:
Verschlimmerung:
Kälte, Liegen auf der kranken Seite.
Besserung:
Wärme.

Dosierung:
D 3, D 4, D 6.

KALIUM CHLORATUM

Kalium chloratum ist wie in Kapitel Vakzinose beschrieben, ein wichtiges Mittel bei Impfschäden. Es wirkt gut bei einer Geschwürbildung nach einem Impfschaden.

Dosierung:
D 3, D 4, D 6.
Impfschaden D 200, C 200.

KALIUM IODATUM

Kaliumiodid

Vergleichsmittel:
Aconitum, Abrotanum, Acidum nitricum, Apis, Arsenicum, Aurum, Belladonna, Calcium carbonicum, Ferrum, Hepar sulfuris, Kalium iodatum, Lachesis, Lycopodium, Natrium chloratum, Mercurius, Nux vomica, Phosphorus, Pulsatilla, Sepia, Spongia, Tartarus emeticus.

Antidot: Hepar sulfuris

Kalium iodatum

Toxikologie:

kann Knochen zerstören. Knochen werden bis zu der D 3 angegriffen.

Wirkungsrichtung:

Eine wichtige syphilinische Arznei, vor allem bei Knochenproblemen (Hekla lava), ZNS, Schleimhäute der oberen Luftwege, Gefäße (Iodkomponente des Salzes, Iod läßt Kapillaren sprießen), Knochen, Gelenke, Bindegewebsapparat, Lymph-, Schild-, Brustdrüsen,
Prostata.

Leitsymptome:

schleichend verlaufende Infektionen mit Infiltration und Verhärtung der Gewebe. Ein gutes Resorptionsmittel.
Gewebe schwellen durch Infiltration.
Vergrößerte Drüsen.
Gichtknoten, Knochenauswüchse.

Verhaltenssymptome:

Ruhelos, ohne zu ermüden.

Mund:

Auswurf wie Seifenschaum mit einem grünlichen Stich.

Hals:

Tonsillitis als Folge einer Erkältung.
Kehlkopfödem, Erstickungsangst.

Atemwege:

akute Laryngitis, Entzündung der Schleimhäute, mit einem reichlichen, wäßrigen Schnupfen. In warmen Räumen kommt es zu einer Verschlimmerung, welche sich im Freien sehr rasch bessert.
Festsitzender Husten verschiedener Genese.
Profuser Auswurf von tief unten. Der Auswurf sieht aus wie Seifenwasser mit einem leichten grünen Stich.
Pneumonie, bei welcher die Hepatisation begonnen hat.

Verdauungsorgane:

Die Tiere fressen zwar nach einer Infektion, nehmen aber kaum zu.

Extremitäten:

nächtliche Knochenschmerzen.
Einseitiger Kniegelenkshydrops.
Rheumatoide Beschwerden an Muskeln und Sehnen.
Schmerzen am Periost.

Geschlechtsorgane:

Entzündung der Gebärmutterschleimhaut als Sterilitätsursache. Sehr gut bewährt hat sich eine Kombination mit Echinacea.

Haut:

struppiges Haarkleid. Vergrößerte Drüsen, guter Einfluß auf tuberkulöse Hautdrüsen (Iod läßt Kapillaren sprießen).

Klinik:
Gesäugeaktinomykose des Schweines,
chronische Bronchitis,
Asthma bronchiale,
Pharyngo-Laryngitis.

Modalitäten:
Verschlimmerung:
Nässe und Kälte.

Dosierung:
D 6, D 12.

KALIUM NITRICUM

Kaliumnitrat, Kalisalpeter.

Vergleichsmittel:
Arnica, China, Ipecacuanha, Nux vomica, Rhododenron, Zincum.

Wirkungsrichtung:
Bronchien, Lunge, Herz, ZNS, Gefäße, Nieren, Magen-Darm, Blut, Wasserhaushalt.

Leitsymptome:
allgemeine Muskelschwäche.
Herzklopfen, schlimmer noch im Liegen.
Neigung zu Herzschwäche.
Tendenz zu Parenchym- und Schleimhautblutungen. Blutungen aus Nase, Darm, Niere.
Neigung zu Hydrops und Ödemen, besonders bei chronischen Nierenstörungen.

Konstitution:
hydrogenoide Konstitution nach Grauvogel.

Atemwege:
große Kurzatmigkeit.
Asthma bronchiale.
Sputum oft mit Blut.

Harnorgane:
entzündliche Veränderungen mit Hämaturie.

Haut:
ödematöse Durchtränkung, ausgehend vom Herz oder von der Niere.

Dosierung:
D 3.

KALMIA

Kalmia latifolia
Berglorbbeer

Familie: Ericaceae

Verwandtschaft:
Ledum, Rhododendron, Spigelia.

Vergleichsmittel:
Acidum benzoicum, Aconitum, Apocynum, Arsenicum, Bryonia, Cactus, Colchicum, Digitalis, Rhus-t., Gelsemium, Veratrum.

Antidot:
Aconitum, Belladonna, Spigelia.
Folgt gut Spigelia bei Herzbeschwerden.

Botanik:
Ein Meter hoher Strauch, mit ledrigen Blättern, rötlichen Blüten, wächst auf nährstoffarmen, sauren Böden.
Verwendete Teile: frische Blätter.
Gilt als giftig bei Rindern und Schafen, während andere Tiere keine Vergiftung zeigen.
Heimat: USA.

Inhaltsstoffe:
Arbutin, ein Phenylglykosid, welches unter Freisetzung von Hydrochinon eine harn-desinfizierende Wirkung zeigt.
Andromedotoxin (Acetylandromedol).
Phlorizin.

Wirkungsrichtung:
ZNS, Herz; Gelenke, Muskeln, periphere Nerven.

Konstitution:
lithämische Diathese.

Toxikologie:
Benommenheit, Erbrechen, Durchfall mit Kollaps.

Verhaltenssymptome:
reizbar, ärgerlich.
Schwindel beim Abwärtsschauen. Schwindel beim Bücken.

Allgemeinsymptome:
Akute Neuralgien, Rheuma, gichtische Beschwerden mit Einbeziehung des Herzens.
Folge von Rheuma und Gicht.
Ausgesprochene Herzwirkung, in höheren Dosen Verlangsamung der Diastole, bis zum diastolischen Herzstillstand. Wirkt in schwächeren Dosen tonisierend auf den Herzmuskel.
Wirkt auf das ZNS, ähnlich wie Strychnin, aber schwächer. Nur durch starke äußere Reize wirkt es wie Strychnin, mit der Strychnin-typischen Stellung, mit Krämpfen und Muskelzittern.
Wirkt auf das Gehirn stark beruhigend.
Rheumatische Beschwerden wechseln dauernd die Stelle und wandern von oben nach unten. Blitzartige Schmerzen bei motorischer Ataxie.

Kopf:
Leidender Gesichtausdruck. Schwindel mit Sehstörungen und Übelkeit. Schmerzen vom Kopf bis zum Nacken.
Schmerzen und Stiche im Gesicht, vor allem rechts. Schmerzen in den Kieferknochen.

Augen:
Schmerzen bei Augenbewegung.
Rheumatische Skleritis.

Verdauungsapparat:
Stiche in der Zunge, Zunge weiß belegt, trocken.
Trockenheit im Schlund.
Kratzen im Hals.

Magen:
aufgetrieben, Blähungen, druckschmerzhaft, besser durch Aufrechtsitzen und Aufstoßen.
Übelkeit, Erbrechen.

Harnorgane:
häufiges Wasserlassen mit Schmerzen im Lendenbereich.

Haut:
Gutes Mittel bei äußerlicher Anwendung gegen Läuse von Schweinen und Rindern.

Herz:
Herztätigkeit tumultös, rasch und sichtbar.
Herz durch aufgetriebenen Bauch eingeengt.
Schmerzen einschießend, strahlen bis in die Schulter aus, Schmerzen nehmen den Atem, Scmerzen strahlen in die Vorderextremität aus, bevorzugt rechts. Schmerzen schlimmer beim Liegen auf der linken Seite. Plötzlich hören sie auf und springen auf das Herz über.
Oganfehler als Folge von Rheuma und Gicht.
Schwacher, langsamer, aussetzender Puls.

Extremitäten:
Schmerz entlang des Rückens.
Lendenschmerzen.
Schmerz vom Hals in die Vorderextremität strahlend.
Schmerz in den ersten drei Halswirbeln.
Schmerzen entlang des N. ulnaris bis in den Zeigefinger.
Gelenke krachen, sind rot, heiß und geschwollen.
Sehnenrheuma, besonders an der Achillessehne (Kalium iodatum).

Modalitäten:
Verschlimmerung:
Bewegung,
Liegen auf der linken Seite.
Abwärtssehen.

Besserung:
fortgesetzte Bewegung,
Essen.

Klinik:
ausgezeichnetes Herzmittel,
chronisch-rheumatische Schmerzen.
Arthritis, Arthritis deformans.

Kopf- und Gesichtsneuralgien.
Diuresesteigerung.

Dosierung:
D 3, D 12, D 30.

KREOSOTUM

Buchenholzteerkreosot
Verwendet wird die durch Destillation aus Buchenholzteer gewonnene Ursubstanz.

Vergleichsmittel:
Abrotanum, Acidum nitricum, Argentum nitricum, Arsenicum, Carbo vegetabilis, Hydrastis, Kalium bichromicum, Lachesis, Mercurius, Nux vomica, Psorinum, Sabina, Sulfur.

Inhaltsstoffe:
Guajakol,
Kresol,

Pharmakologie, Toxikologie:
Kreosotum wurde früher als Antituberkulosum verwendet. Es wirkt wie Phenol karzinogen.
Wird heute noch als Zusatz zur Arsenikpaste in der Zahnheilkunde zur Devitalisierung der Zahnpulpa verwendet.
Kreosotum wirkt auf die Haut ätzend und erzeugt auf der Mundschleimhaut und der Zunge weiße Flecken. Es folgt dann eine tiefe Zerstörung der Gewebe. Die Heileffekte dürften auf einem Umkehreffekt beruhen.

Allgemeinsymptome:
Neigung zu Hautausschlägen an den Streckseiten.
Trigeminusneuralgien, welche von kariösen Zähnen ausgehen.

Leitsymptom:
Durch das Arzneimittelbild zieht sich das Befallensein der Schleimhäute mit Geschwürbildungen und stinkenden, brennenden Absonderungen.
Blutungsneigung bei kleinsten Verletzungen.
Zahnkaries.
Kann liegend besser urinieren.

Verhaltenssymptome:
Nach Aufregung pulsierendes Klopfen am ganzen Körper.

Mund:
kariöse, schwarzfleckige Zähne, schwammiges Zahnfleisch.
Schwere Geschwürbildung im Mund. Wirkt oft, wenn Mercurius corrosivus nicht mehr wirkt.

Augen:
Augenlider entzündet mit Konjunktivitis; heftige Rötung und Schwellung.
Keratitis mit scharfem, schmerzhaftem Tränenfluß.
Wunde Lidränder.

Ohren:
juckende, nässende Ekzeme der Ohren.
Chronische Otitis media.

Verdauungsorgane:
häufiges Erbrechen unverdauter Speisen.

Geschlechtsorgane:
Juckreiz der Vulva.
Blutungen nach dem Deckakt durch Geschwüre auf der Portio.
Blaurote Mammatumore.
Schwarze, übelriechende Lochien von zurückgebliebenen Nachgeburtsresten; Puerperalfieber.

Haut:
Juckende Effloreszenzen mit dauerndem Zwang zum Kratzen. Das Kratzen verschlimmert, ebenso wie Wärme.
Kleine Wunden bluten leicht.
Neuralgien, besonders diabetischer Genese.
Übler Geruch betroffener Körperstellen.

Modalitäten:
Verschlimmerung:
Durch Kälte,
in der Ruhe.
Besserung:
in Wärme,
durch Bewegung.

Dosierung:
D 2, D 4, D 6.

LAC CANINUM

Hundemilch

Wirkungsrichtung:
Vermutlich wirkt Lac caninum als Immunstimulans.
Es hat einen Organbezug zu Rachen, Uterus, Ovarien, Mamma.

Leitsymptom:
Beschwerden wechseln dauernd die Seite.

Verhaltenssymptome::
Angst vor dem Alleinsein, später auftretende Störungen resultieren aus dem vorzeitigen Verlust der Mutter; eine zu frühe Entwöhnung von der Milch kann zu späteren Verhaltensproblemen wie Triebdurchbrüchen führen. Die Tiere werden mürrisch, reizbar, geräuschempfindlich.
Beginnt vieles und macht nichts fertig, fehlende Ausdauer.

Mund:
Kieferknacken.

Ohren:
Ohrenschmerzen, durch kalten Wind ausgelöst.
Typisch ist der ständige Wechsel von einer zur anderen Seite und wieder zurück. Das Ohr ist sehr empfindlich auf jeden Druck; kann nicht auf dem Ohr liegen.

Nase:
Nasenlöcher abwechselnd verstopft.

Hals:
Tonsillitis, wechselt dauernd die Seite. Weißer Belag auf den Mandeln, wie Firnis.

Harnorgane:
Harndrang sehr häufig.

Geschlechtsorgane:
Mastitis, sehr schmerzempfindlich, mit großer Berührungsangst.
Versiegen der Milchproduktion ohne ersichtlichen Grund.
Typisch ist der Seitenwechsel der Mastitiserscheinungen.

Extremitäten:
Rückenschmerzen in der Sakralregion, die besonders zu Beginn der Bewegung auftreten.

Klinik:
Angina mit drohender Eiterung,
Tonsillitis,
Mastitis.

LACHESIS
Lachesis muta
Buschmeister Schlange, Surucucu

Weihe-Punkt: M 12.

Familie: Crotalidae (Klapperschlangen, Grubenottern), Länge bis 3,60 Meter.
Verwendet wird das Gift aus den Giftdrüsen.
Die Buschmeisterschlange ist ein sehr stolzes Tier, sie frißt in Gefangenschaft mehrere Monate nicht, ehe sie zugrunde geht. In Freiheit lebt sie in kühlen, schattigen Wäldern und haßt die Sonne.
Dieses Arzneimittelbild von Lachesis findet man bei jenen Patienten wieder, welche unter Qualen langsam zugrunde gehen, sie mögen keine Sonne, sondern kühle wolkenreiche Regentage.

Vergleichsmittel:
Acidum nitricum, Apis, Argentum nitricum, Arsenicum, Baptisia, Carbo vegetabilis, Echinacea, Lilium trigrinum, Lycopodium, Natrium chloratum, Phosphorus, Psorinum, Pulsatilla, Pyrogenium, Rhus toxicodendron, Schlangengifte, Stramonium.

Antidot:
Acidum nitricum, Acidum phosphoricum, Alumina, Arsenicum, Belladonna, Carbo vegetabilis, Chamomilla, Coffea, Hepar sulfuris, Ledum, Mercurius, Nux vomica.
Lachesis ist, wie die meisten Schlangengifte, ein Blutgift.
Es zersetzt das Blut, um es flüssiger zu machen.
Lachesis wurde von Constantin Hering 1837 eingeführt.

Organotropie:

Herz, Blut, Rückenmark, Atmungsorgane, Harnorgane, linkes Ovar, Schilddrüse, Haut.

Inhaltsstoffe:

Hämagglutinine,
Hämolysine,
Koaguline, Antikoaguline,
Hämorrhagin,
Neurotoxin,
Phospholipasen, Proteinasen.

Pharmakologie, Toxikologie:

Schlangengifte sind modifizierte Speichel, die vor allem Protein enthalten; daher wirken die meisten als Antigene. Sie wirken auf das Enzymsystem des Gebissenen. Das Gift enthält proteolytische Fermente, thrombokinaseartige und thrombinhaltige Fermente: Katalasen wie Hämolysine, Hämagglutinine, Koaguline, Antikoaguline, Neurotoxine, Zytolysin.
Eine dem Trypsin ähnliche Proteinase sorgt für eine Gewebsschädigung an der Bißstelle (Blutaustritt, Schwellung, Nekrose).
Phospholipasen spalten von Lecithin und Cephalin die ungesättigten Fettsäuren ab, es entsteht das Lysolecithin und Lysocephalin mit einem stark lytischen Effekt an den Zellmembranen. Davon sind besonders die roten Blutkörperchen, aber auch die Leukozyten betroffen. Cephaline sind wichtige Bestandteile der Blutplättchen.
Proteinasen spalten auch Bradykinin von Globulin ab; dadurch kommt es zu totaler Erschöpfung, Kollaps, kaltem Schweißausbruch.

Neurotoxische Wirkung:
Achsenzylinder und Medullarscheiden haben auch einen hohen Cephalinanteil, welcher durch Phospholipasen angegriffen wird; die Nerven werden zersetzt.

Ein Schlangenbiß von Lachesis verursacht:

schwere hämolytische Prozesse, die sich über den gesamten Organismus ausbreiten. Es entstehen septische, gangränöse, blau-rote Wunden, Thrombosen und Embolien im Wundgebiet mit nachfolgender Nekrose. Durch mangelnde Leukozytenreaktion bleibt eine Eiterung aus.
Ausbleibende Blutgerinnung, Blutzersetzung, örtliche Stase mit Zyanose, hämolytischer Ikterus.
Charakteristisch ist septisches Fieber, Schüttelfrost, Schweißausbruch, rascher Puls, deutliche Apathie, Kapillarschaden.

Leitsymptome:

Linksseitiges Mittel, alle Erkrankungen beginnen links und breiten sich dann nach rechts aus (Ausnahme, rechtsseitige Ischialgie).
Störung physiologischer Funktionen setzt bereits ein, bevor noch ein anderes Symptom auftritt. Kühe geben plötzlich keine Milch, ehe noch ein anderes Symptom zu bemerken ist. Die Krankheit kommt kurz danach, aber dafür heftig. Die Beschwerden bessern sich, wenn Sekretion in Gang kommt. Neigung zu Blutungen.
Ganz typisch ist die Verschlimmerung im Schlaf, der Patient schläft in die Verschlimmerung hinein. Die Patienten sind nach dem Schlaf müde und unansprechbar, im Lauf des Tages wird alles besser und am Abend fühlen sie sich am wohlsten.
Die Tiere suchen kühle Schlafplätze und meiden warme.

Empfindlichkeit gegen Zusammenschnüren, besonders am Hals, duldet keinen Kragen oder eine Halskette, Berührungsempfindlichkeit.
Typisch ist die bläuliche Verfärbung von Hautpartien, entzündeten Stellen oder Schleimhäuten.
Die Blutungen sind dunkel.
Empfindlichkeit gegen Sonne mit Erschöpfung (Glonoinum).
Fieber,
schneller Puls,
deutliche Apathie.

Allgemeinsymptome:

Viruserkrankungen:
Lachesis wirkt bei Infektionskrankheiten nicht auf den Erreger, sondern steigert die Abwehr durch eine Erhöhung der Leukozytenzahl im Blut und durch die Anregung der Antikörperbildung. Es hat eine starke T-Lymphozyten spezifische mitogene Wirkung, ein B-Lymphozyten-stimulierendes Prinzip.
Die Körpertemperatur ist erhöht, es treten Schüttelfrost, Schaudern und manchmal Schweißausbruch ein.
Die Tiere stehen mit weit geöffneten Augen da, wobei man annimmt, daß bei geschlossenen Augen Schwindel auftritt.
Taumeln und Schwanken vor allem in der Nachhand.
Schlecht heilende Wunden.
Verfärbtes schmerzhaftes Wundgebiet. Die weitere Umgebung ist ödematös. Durch die Embolien und Thrombosen entwickeln sich Nekrosen.
Alle Absonderungen sind dünnflüssig und stinkend.

Lachesis als Reaktionsmittel des Rindes:

Lachesis ist oft bei weiblichen Tieren zu finden, welche eine große Anzahl von Geburten hinter sich haben. Die enorme Milchleistung, die zahlreichen Geburten führen auch zu Abmagerung und durch die hohe Stoffwechselbelastung zu Störungen des Allgemeinbefindens. Man kann also davon ausgehen, daß Besserung durch Sekretfluß auch für den ungehemmten Milchfluß gilt, und daß dessen Rückgang ein Symptom für den Einsatz von Lachesis ist.
Durch die Lage des Pansens auf der linken Seite beginnt die Verdauung zwangsläufig links, daher beginnen auch die Verdauungs- und Stoffwechselstörungen links.
Lachesis hat bei Wiederkäuern eine größere therapeutische Breite als bei septischen Prozessen bei anderen Tieren.
Es gibt nach Wolter eine noch nicht geklärte Beziehung von Lachesis über das ZNS, wo in den Calcium-, Magnesium- und Glukosestoffwechsel eingegriffen wird. Es kommt dadurch zu einer schnelleren Überwindung der Rekonvaleszenz bei festliegenden Kühen und bei anderen schweren Erkrankungen.

Verhaltenssymptome:

Grundhaltung ist phlegmatisch, depressiv, aber immer wieder kommt es zu Aggressionen auf Grund einer endokrinen Hysterie. Ein gewisses Phlegma ist bei Rindern typisch, wenn sie nicht in ihrem Verhalten gestört werden.
Ausgesprochene Eifersucht des Hundes; er versucht nicht seinen vermeintlichen Rivalen wegzudrängen, sondern stürzt sich beißend und knurrend auf diesen.
Überempfindlichkeit (generalisierte Hyperästhesie) gegenüber:
Berührung, vor allem am Hals und Bauch.
Verträgt keine Einengung.

Empfindlich gegen Licht und Geräusche.
Trägheit bis zur Apathie.
Liegt ungern auf der linken Seite.
Ausdauer fehlend.

Ätiologie:
Folgen von unterdrückenden Behandlungen,
zu strenger Erziehung.
Folgen von Eifersucht und Kränkung,
Folge von Demütigung.

Kopf:
Kopf ist heiß, die Extremitäten sind kalt.

Ohren:
Ohrenschmerzen bevorzugt auf der linken Seite, aber auch auf der rechten Seite. Typisch ist, daß sich die Schmerzen durch das Liegen auf der betroffenen Seite bessern (vor allem, wenn die rechte Seite betroffen ist).
Mit Lachesis-Ohrenschmerzen sind in der Regel auch Halsschmerzen vergesellschaftet.
Ein Hinweis auf Lachesis kann sein, daß sich die Ohrenschmerzen beim Schlucken verschlechtern.

Mund:
Zahnfleisch entzündet, Parodontitis, Parodontose, Stomatitis ulcerosa.
Ulzera an Gaumen und Zunge. Ein gutes Mittel bei akutem Katzenschnupfen.
Zunge geschwollen, läßt sich nicht herausziehen.

Hals:
Lymphknoten an Kopf und Hals stark geschwollen.
Angina, blaurote Tonsillen. Die Tiere würgen ständig, sodaß der Eindruck entsteht, es würde etwas im Hals stecken.
Lymphknoten, Parotis geschwollen.
Auffallendes Symptom ist, daß die Tiere beim Schlucken fester Nahrung weniger Probleme haben, als beim Schlucken von Flüssigkeit.

Augen:
Tränen, Lider ödematös, blau-rot, zyanotische Verfärbung.

Atemorgane:
Rhinitis mit wäßrigem Ausfluß.
Ausgeprägte Atemnot. Es mangelt an Luft; der Patient versucht durch schnelles, forciertes Atmen einen Ausgleich zu schaffen. Die Ursache liegt in der ungenügenden Sauerstoffaufnahme durch das Blut. Der Sauerstoffmangel bedingt auch ein Beklemmungsgefühl.
Lungengeräusche, Hiemen und Giemen ohne Rasseln.

Herz, Kreislaufsystem:
Stauungen im venösen Kreislauf. Hämolyse, Kapillarschädigung. Lachesis wirkt besser auf die Venolen, während Arnica besser auf die Arteriolen wirkt.
Der Sauerstoffmangel läßt das Blut dunkel erscheinen; dunkle Blutungen.
Toxisch bedingte Myokarditis, Hypotonie mit Schwächeanfällen und Kollapsanfällen, Schwindel;

biphasischer Puls.
Thrombosen, Embolie. Lachesis eignet sich zur postoperativen Embolieprophylaxe Lachesis C 200.

Verdauungsorgane:
Tiere fressen im Fieberstadium Heu und Stroh, aber kein Kraftfutter und nehmen keine Flüssigkeit auf.
Wäßrige, wundmachende Durchfälle.
Lachesis hilft infarzierte Darmbereiche zu regenerieren.
Kolik:
Lachesiskolik entwickelt sich während der Nacht. Sie ist sehr häufig die Folge einer unterdrückten Sekretion, z.B. das Abspänen eines Fohlens, das Ende der Rosse.
Die Verschlimmerung in der Nacht hängt mit der in der Nacht auftretenden Stase in den Gefäßen zusammen.
Bauchfellentzündung: Lachesis mit Bryonia und mit Echinacea kombinieren.

Geschlechtsorgane:
Zysten am linken Ovar, schmerzhafte Palpation eines vergrößerten Ovars; endokrine Hysterie, endet oft in Aggression oder Angst.
Geburt:
Die Geburt ist abgeschlossen, die Mutter ist unruhig, aggressiv und ängstlich. Sie hält die Milch plötzlich während des Säugens zurück, wobei die Haut des Euters bläulich ist.
Mastitis
Akute, hochgradig schmerzhafte Mastitis, welche bevorzugt links beginnt mit blau-roter Färbung des Euters und der Zitzen, sowie mit glänzender Haut. Die Milchleistung sistiert schon vor Auftreten der klinischen Symptome oder plötzlich während des Melkaktes (Wenn man bei der Arzneimitteldiagnose sicher ist, Lachesis C1000). Auffallend ist die morgendliche Verschlimmerung.
Lachesis ist ein Mastitismittel, wenn bereits septische Tendenz oder Septikämie vorherrschen. Daher zeigen die Tiere auch ein sehr stark vermindertes Allgemeinbefinden, da die Toxine den Kreislauf sehr stark schädigen.
Das Ermolkene ist in der Menge sehr gering, serös, wäßrig und blutig, es sieht wäßrigem Bier ähnlich.
Die Temperatur schwankt von subfebril bis sehr hoch.

Pyogenes-Mastitis, Holsteinsche Euterseuche:
Tritt auf, wenn das Euter noch nicht laktiert hat. Jungrinder, trockenstehende Kühe im Stadium der ersten Schwellung, Lachesis D 12 s.c., an drei aufeinanderfolgenden Tagen, heilt ab.

Klinik:
Angewendet bei allen septischen Prozessen, Infektionskrankheiten mit septischen Tendenzen, Kapillarschädigungen;
Panaritium, Thrombophlebitis, Endo- und Myokarditis.
Rotlauf der Schweine.
Bananenkrankheit der Schweine in der D 30 zusammen mit Arnica D 30.

Modalitäten:
Verschlimmerung:
frühmorgens,
Berührung, Untersuchung,

Übergangszeiten, Frühjahr, Herbst,
Aufenthalt im warmen Stall,
Ruhe.
Besserung:
frische Luft,
Harn- und Kotabsatz,
Schweiße,
Beginn des Schleimauswurfes.

Dosierung:
Nicht unter der D 6, für Ziervögel wäre die D 6 tödlich.

LAUROCERASUS, PRUNUS LAUROCERASUS
Kirschlorbeer

Familie: Rosaceae

Vergleichsmittel:
Arsenicum, Camphora, Carbo vegetabilis, Cuprum, Tartarus emeticus, Veratrum, Zincum.

Antidot: Camphora, Coffea, Ipecacuanha.

Botanik:
Wächst als Baum oder Strauch. Verwendet werden die frischen Blätter, welche beim Zerreiben Geruch nach frischen Mandeln aufweisen. Sie sind 1 cm lang, gestielt, verkehrt eiförmig bis lanzettlich, oberseitig glänzend dunkelgrün, lederartig derb, kahl und 8–15 cm lang. Die Blätter sind ganzrandig fein gesägt und zeigen unterseitig eine stark hervortretende Mittelrippe sowie in den Achseln der unteren Nerven ein bis vier rundliche Nektarien.

Pharmakologie, Toxikologie:
Blausäurevergiftungen wirken über eine Fermentblockade. Speziell verschiedene, intrazelluläre, eisenhaltige Atmungsferment wie die Cytochromoxydase, werden gehemmt. Dadurch kann der vom Blut den Geweben angebotene Sauerstoff nicht genutzt werden. Es kommt zu einer histiotoxischen Anoxie und zur inneren Erstickung. Durch die Unterbrechung der Sauerstoffausnützung kommt es besonders schnell zur Schädigung der Nervenzellen im Atemzentrum und zur Asphyxie.

Inhaltsstoffe:
Die Mandelnitrilglukoside Prunasin, Sambunigrin. Daraus bildet sich Prulaurasin, welches unter Fermenteinwirkung in Glukose und DL-Mandelnitril gespalten wird. DL-Mandelnitril wird enzymatisch in Benzaldehyd und Blausäure zerlegt.
Ätherische Öle,
Phenolsäuren.

Wirkungsrichtung:
ZNS, Atemzentrum, Herz, glatte Muskulatur.

Leitsymptome:
Herzleiden mit Zyanose,
pulmonale Dyspnoe, Kitzelhusten mit Atemnot und Zyanose.
Untertemperatur, Kälteschauer, ohne äußere Wärme zu ertragen.

Spasmen der Hohlorgane.
Atemnot und Herzbeschwerden treten auch in Ruhe auf, sie bessern sich nach einigen Schritten. Bei forcierter Bewegung treten die Beschwerden aber wieder auf.

Verhaltenssymptome:

Nervöse Reizbarkeit, die Tiere erschrecken leicht.
Es gibt im Humanarzneimittelbild ein Symptom:
„Gegenstände erscheinen plötzlich groß". Vielleicht läßt das die Pferde jäh anhalten, weil sie vor einem vermeintlich großen Hindernis erschrecken.
Hohes Schlafbedürfnis, aber nächtliche Unruhe.
Temperamentlos.

Augen:

Pupillen weit.
Die Augen sind trocken.

Mund:

Zunge trocken, geschwollen, taub.

Hals:

Kehlkopf zusammengezogen, Heiserkeit.

Atemorgane:

Husten mit blutstreifigem Auswurf. Nächtlicher Reizhusten in der Zeit der organischen Umschaltphase zwischen 2 und 3 Uhr.
Dyspnoe, verschlimmert durch Anstrengung.
Asphyxie.

Verdauungsorgane:

Beim Schlucken gurgelt es hörbar.
Singultus bis zum Erbrechen.
Plötzlich auftretende unerklärliche Schmerzen, stammen von Spasmen der glatten Muskelfasern. Krampfartige Koliken im gesamten Verdauungssystem. Es kommt zu Aufstoßen, Durchfall, Blähungen. Die Spasmen verschwinden so schnell wie sie gekommen sind.

Extremitäten:

Steifigkeit der Gelenke. Die Pferde bleiben plötzlich einfach stehen.

Herz, Kreislauf:

Herzflattern, Kollapsneigung mit unregelmäßigem Puls. Ein plötzlicher Kollaps mit Zusammenstürzen an Ort und Stelle.
Herzmuskelschwäche, herabgesetzte Herzfrequenz.
Rechtsherzinsuffizienz mit Zyanose und Stauungshusten.
Pulmonalklappenfehler mit Stauungen im kleinen Kreislauf.
Erstickungsanfälle, vom Herz ausgehend.

Haut:

Die Haut ist immer feucht-kalt. Bei Pferd kommt es zu einem plötzlichen Schwitzen an den Flanken.
Gefühlstäuschungen: Haut wird bewegt, als säße eine Fliege drauf.
Nervenzucken, zucken der Gesichtsmuskeln.

Modalitäten:

Verschlimmerung:
äußere Wärme,
in der Nacht.

Besserung:
mäßige Bewegung,
im Freien.

Klinik:
Dämpfigkeit,
Bronchitis,
Lungenemphysem,
Lungenödem.

Dosierung:
D 2, D 4, D 6.

LEDUM

Ledum palustre
Sumpfporst, Moor-Rosmarin

Familie : Ericaceae

Vergleichsmittel:
Acidum benzoicum, Antimonium crudum, Arnica, Berberis, Caulophyllum, Colchicum, Hypericum, Lithium, Ruta, Zincum.

Antidot: Camphora

Botanik:
1,2 Meter hoher Strauch mit ledrigen, schlanken Blättern. Weiße Doldenblüten. Wächst an kalkfreien, feuchten Stellen im Halbschatten. Die Pflanze gilt als Relikt aus der Eiszeit.

Inhaltsstoffe:
Arbutin,
Ericolin,
Ledum-Kampfer,
ätherische Öle, Ledol-Porstkampfer. Ruft starke Reizung hervor, daher Erbrechen, Durchfall, Schädigung der Niere und der harnableitenden Organe.

Wirkungsrichtung:
Gelenke, Muskeln, Bindegewebe, Haut.

Konstitution:
lithämische Diathese.
Gichtig-rheumatische Diathese.

Verhaltenssymptome:
aufbrausend, zornig, mißmutig, mangelnde Lebenswärme, fürchtet sich vor der Nacht, sucht die Einsamkeit.

Allgemeinsymptome:

Rheumatismus oder Gicht beginnt an den unteren Extremitäten und steigt nach oben (Rhododendron von oben nach unten).
Lahmheiten können diagonal auftreten, z.B. rechts vorne, links hinten.
Fühlen sich immer kalt und fröstelig, befallene Körperteile sind kalt, aber der Patient fühlt es nicht so.
Brennen der befallenen Stelle, will daher nicht zugedeckt sein.
Punktuelle Verletzungen durch spitze Gegenstände wie Nadeln, Gabeln, Bisse, Insektenstiche.
Unterstützend haben sich Umschläge mit stark verdünnter Tinktur erwiesen.
Ledum heilt tiefer gelegene Gewebe und verhindert so die Bildung von wildem Fleisch.
Ablagerung fester, kalkiger Substanz in den Geweben.

Kopf:

Schwindel beim Gehen, fällt auf eine Seite.

Hals:

Drüsen neben dem Kieferwinkel geschwollen.

Augen:

erweiterte Pupillen, Sandgefühl, wundmachender Tränenfluß. In der Nacht kleben die Augenlider zu.
Blaues Auge, im Wechsel mit Arnica;
Augenwunden mit Bluterguß, Vorkammerblutungen, Stichverletzungen.
Entzündung der Bindehaut.

Atemorgane:

Brennen in der Nase,
Husten mit blutigem Auswurf, Schmerz entlang der Trachea,
Bronchitis mit Emphysem bei älteren Leuten.

Haut:

Hautjucken überall, besonders aber am Fußrücken.
Krustenartiger Ausschlag um Mund und Nase.
Flohbißreaktionen, Insektenstiche, infizierte Bißwunden, Kratzen bringt keine Erleichterung (Kratzen erleichtert: Hepar sulfuris).
Ledum wurde äußerlich zum Baden von Schweinen und Rindern gebraucht und hat antiparasitäre Wirkung entfaltet. Tiere die äußerst heftig auf Insektenbisse reagieren oder welche besonders von Zecken und Flöhen bevorzugt werden, sollten zweimal im Jahr mit Ledum C 1000 davor bewahrt werden.

Extremitäten:

Nackenschmerzen, Steifigkeit der Schulter.
Gichtische Schmerzen schießen reißend durch die Hinterextremität in die Gelenke hinein. Besonders sind die kleinen Gelenke betroffen. Gelenke geschwollen, heiß.
Gutes Mittel für Zehengelenke, auch noch bei Knochenauflagerungen.
Gutes Mittel bei Gelenksbehandlung für Kapseln und Bänder.
Zittern der Kniegelenke.
Gichtknoten.
Sehnenschmerzen.
Schmerzen an den Fußsohlen.

Harnorgane:
unterbrochener Harnstrahl, dünner Harnstrahl durch geschwollene Harnröhre; Stechen an Harnröhrenmündung, rotes Sediment.

Modalitäten:
Verschlimmerung:
Wärmebehandlungen, Rotlicht usw., Decken, Bewegung,
in der Nacht.
Besserung:
Kälte,
Baden,
in der Luft.

Dosierung:
D 3, D 6.
Äußerlich, ein Teelöffel Tinktur auf einen Viertelliter Wasser.

LILIUM TIGRINUM
Tigerlilie

Familie: Liliaceae

Vergleichsmittel:
Cactus, Cimicifuga, Platinum, Pulsatilla, Sepia.

Antidot: Nux vomica, Pulsatilla, Plumbum.

Botanik:
Ausdauernde Zwiebelstaude mit der Heimat China und Japan, wo die Zwiebel als Heilmittel für Husten in Verwendung ist. In der Homöopathie wird aber nicht die Zwiebel, sondern die frische Pflanze verwendet.
Die Pflanze ist etwa 1 Meter hoch. Sie besitzt einen dicken, aufrechten, oben behaarten Stengel und schmallanzettliche Blätter. Die oberen Blätter tragen in ihren Blattachseln kleine, rotbraune Brutzwiebeln. Die Blüten stehen in bis zu 15 lockeren, endständigen Trauben. Sie sind nickend mit dunkelpurpur gefleckten Perigonblättern.

Inhaltsstoffe:
Liliosterin.

Wirkungsrichtung:
Uterus, Ovarien, Herz, Gefäße, ZNS, vegetatives Nervensystem.

Verhaltenssymptome:
Trost verschlimmert, will allein gelassen werden, fühlt sich dabei aber auch nicht wohl.
Gleichgültigkeit gegenüber allem, was für den Patienten gemacht wird.
Ruhelos, mag aber nicht gehen.
Schnelle Erregbarkeit.
Tagesschläfrigkeit.

Verdauungsorgane:
Fleischverlangen, gieriges Fressen, der Hunger ist kaum zu stillen.

Sonst sehr ähnlich Nux vomica. Es hat eine spastische Obstipation mit vergeblichem Stuhldrang. Gefühl eines Klumpens im Rektum (Sepia),
Mastdarmvorfall.
Brennen und Wundheit am After.

Harnorgane:
immer wiederkehrende Harnwegsinfektionen,
Urin ist milchig.

Geschlechtsorgane:
Hypersexualität.
Prostatitis als Folge unterdrückter Sexualität.
Uterussenkung, Gebärmutterverlagerung, Beckenorgane drängen aus der Scheide.
Scheidenbodenabsenkung; es läßt sich viel Harn vermengt mit Uterussekret abhebern.
Prolaps mit anhaltendem Drang auf Blase und Darm. Die Tiere setzen ständig kleine Mengen von Harn und Kot ab.
Scheidenvorfall mit umgestülpter Blase, die sich immer mehr füllt und sehr schmerzhaft wird. Lilium tigrinum hilft nur bei kleineren, bis zu faustgroßen Scheidenvorfällen.
Ovaritis links mit stechenden Schmerzen.
Immer wiederkehrender Ausfluß.
Tiere reagieren mit heftigem Pressen bei gynäkologischen Untersuchungen.
Übertriebene Preßwehen nach der Geburt.

Herz, Kreislaufsystem:
nervöses Herzflattern.
Endo- und Perikarditis.

Extremitäten:
Rheumatisch-gichtische Beschwerden an Gelenken, Sehnen und Periost. Besonders die kleinen Gelenke sind betroffen. Das Beugen der Gelenke ist schmerzhaft.

Modalitäten:
Verschlimmerung:
im warmen Raum (Allium cepa),
Bewegung,
Nässe und Kälte.

Besserung:
Ablenkung verbessert.

Dosierung:
D 6, D 30.

LUFFA OPERCULATA

Esponjilla = Schwämmchen, kleinere Abart des Luffaschwammes.

Familie: Cucurbitaceae
Eine Pflanze aus Kolumbien, welche von den Einheimischen Kolumbiens zur Behandlung von Nasen- und Nebenhöhlenerkrankungen verwendet wurde. Es wird eine kleine Menge der Droge mit Wasser verdünnt und aufgeschnupft.

Botanik:

Eine einjährige, zarte Schlingpflanze mit herzförmigen Blättern und hellgelben, achselständigen Blüten. Das feste Gefäßbündelnetz der gurkenartigen Gewächse wird zum Herstellen von Luffaschwämmen oder leichten Schuhen gebraucht.
Für die Homöopathie werden die pflaumengroßen Früchte verwendet.
Herkunft: Mittelamerika.

Inhaltsstoffe:

Triterpensaponine,
Iod,
Cucurbitacine, mit Bryonia verwandt.

Pharmakologie, Toxikologie:

Die Einführung eines Stückchens Luffa in die Nase führt zu starke wäßriger bis schleimiger Sekretion.
Es kann aber auch, durch die Biphasigkeit von Iod, bei einer größeren Menge zu einer Schleimhautatrophie kommen; das kann bis zu einer Verkleinerung der Schilddrüse gehen.

Wirkungsrichtung:

Schleimhaut der Nase, des Rachens und der Nebenhöhlen,
Magen-Darmkanal.
Schilddrüsenfunktion.
Luffa greift regulierend in die Durchblutung der Nasenschleimhaut ein. Es ist bei allen Arten der Sinusitis angezeigt.

Leitsymptome:

Wäßriges oder zähschleimiges Nasensekret mit Schleimstraße in Rachen, Kopfschmerzen und druckschmerzhafte Nasennebenhöhlen. Reduziertes Allgemeinbefinden.

Verhaltenssymptome:

Müdigkeit, Ermattung.
Trotz Appetits Abmagerung.
Großer Durst.

Mund:

Neigung zu Gingivitis, Stomatitis, trockener Pharyngitis.
Brennen der Zungenspitze. Alle diese Erscheinungen führen auf Grund der Schluckbeschwerden zu einer verringerten Futteraufnahme.

Nase:

Trockenheitsempfindung, im Freien wird Erleichterung empfunden.
Häufiges Niesen, Juckreiz, Fließschnupfen.

Atemorgane:

Entzündung der Nasenschleimhaut in Zusammenhang mit einer Allergie, Heuschnupfen. (Galphimia glauca, gut kombinierbar).
Fließ- und Stockschnupfen.

Verdauungsorgane:

Magen-Darmspasmen, helle Stühle.

Haut:
Eiterpusteln im Kopfbereich.

Klinik:
Rhinitis atrophicans,
Herpes zoster.

Dosierung:
D 3, D 4, D 6.
Allergischer Nasenkatarrh D 12.

LYCOPODIUM CLAVATUM

Keulenbärlapp

Familie: Lycopodiaceae, Bärlappgewächse

Weihe-Punkt: N 25, Le 2.

Vergleichsmittel:
Berberis, Carduus marianus, Chelidonium, China, Nux vomica, Rhus toxicodendron, Sulfur.

Antidot:
Aconitum, Camphora, Causticum, Chamomilla, Coffea, Graphites, Pulsatilla.

Botanik:
Eine den Waldboden überziehende Moosart. Es handelt sich, wie bei den Farnen, um Pflanzen aus dem Erdaltertum. Bärlapp hat keine Fähigkeit zur Blütenbildung, sodaß die Vermehrung über Sporen erfolgt. In der Homöopathie werden die Sporen von Bärlapp verwendet. Sie spielen in der Pharmakologie keine besondere Rolle, außer für die Herstellung von Bestäubungspulver für Pillen. Erst durch die Potenzierung wird er zu einem wertvollen Mittel der Homöopathie.

Inhaltsstoffe:
fettes Öl mit:
Hexadecansäure,
Myristinsäure,
Lycopodiumsäure,
β-Sitosterol,
Dihydrokaffeesäure,
Aluminium, die Asche besteht zu mehr als 50% aus Aluminium.

Wirkungsrichtung:
Leber, ZNS, Larynx-Pharynxgebiet, Magen-Darmkanal, Niere.
Lycopodium hat eine besondere Beziehung zu den Schleimhäuten der Augen, der Ohren, des Darmes und der oberen Luftwege.

Allgemeinsymptome:
Rechts wirksames Mittel, die Beschwerden wandern von rechts nach links.
Meistens entstehen die Krankheiten langsam.
Große Erkältlichkeit, oft rezidivierende Anginen.
Mangel an Lebenswärme.

Tiere, die Lycopodium brauchen, trinken sehr wenig, dadurch sind Nieren und harnableitende Organe überfordert und die Haut muß einen Teil der Ausscheidungsaufgaben übernehmen.

Konstitution:

lithämische Diathese, carbonitrogene Konstitution nach Grauvogel.

Typ:

schmaler Oberkörper, halbkugeliger Bauch. Tiefliegende Augen.
Tiere schauen älter aus als sie sind.

Verhaltenssymptome:

Altert frühzeitig.
Hat kein Selbstvertrauen, kleiner Rückschlag wirft ihn weit zurück.
Sehr intelligent, aber auch sehr scheu. Kann nicht allein sein. Sehr oft deprimiert und traurig. Eigensinnigkeit und Reizbakeit läßt ihn keinen Widerspruch ertragen.
Lycopodiumhunde greifen nicht ohne Vorwarnung an, sie warnen schon vorher durch Geknurr und Drohen. Sehr nachtragende und rachsüchtige Typen.
Lycopodiumhunde rennen zu der Futterschüssel, fressen ein Paar Bissen, treten dann aber wieder angeekelt zurück.
Lycopodiumtypen sind Morgenmuffel; Lycopodium hat aber auch große Tagesschläfrigkeit (Phosphorus), kann in der Nacht nicht schlafen.
Angst vor Hunden.

Mund:

Zunge trocken, geschwollen

Augen:

Lidwinkel entzündet, rot. Gerstenkörner nahe Lidwinkel.
An der Haut um die Augen sind die Tiere auffallend gelb gefärbt.

Nase:

in der Nacht verstopft, atmet mit offenem Mund,
Rasseln in der Brust, Stiche beim Atmen.
Lauter Husten in der Nacht, gelb-grüner Auswurf.

Ohren:

dicke, übelriechende Absonderungen.
Ekzeme hinter den Ohren.
Ohrenschmerzen nach Kälte, in den meisten Fällen nur das rechte Ohr betroffen, oder der Schmerz beginnt rechts und wechselt dann auf die linke Seite. Schmerzen steigern sich ab 4 Uhr nachmittag.

Hals:

Tonsillen zeigen Stippchen, welche stinken. Chronische Tonsillitis. Meistens rechte Mandel betroffen.

Verdauungsorgane:

Verlangen nach Süßem, das aber nicht gut vertragen wird.
(Argentum nitricum, Calcium carbonicum). Widerwille gegen Fleisch. Tiere sind beim Futter wählerisch und lehnen bestimmte Nahrungsmittel ab. Sie vertragen kein Fett.
Der Lycopodiumpatient ist voll nach jedem Bissen, hat Heißhunger und zugleich Ekel.

Chronische Gastritis, die Magenmuskel sind erschlafft, daraus entwickelt sich eine Unterfunktion der Magendrüsen. Diese Unterfunktion führt zu Fehlgärungen und diese wieder zu auffallend starken Blähungen mit Durchfall nach einer zunächst normalen Entleerung. Blähungen bringen keine Erleichterung durch Aufstoßen.

Kolik:

Bei der Kolik fällt auf, wenn die Tiere sich mit dem Kopf bewegen, beginnen sie zu schwanken. Man nimmt an, daß sie Schwindel befällt.
Die Tiere gähnen sehr oft, aber sie unterbrechen das Gähnen vor dem Ende.
Man findet Kolik häufig bei einem Temperaturanstieg, wie er bei Föhnwetter auftritt.
Oft werden den Tieren aus Unverständnis zur Belohnung Süßigkeiten verabreicht.
Boericke: „Kuchen und Brot machen Bauchschmerzen." Die Tiere fahren plötzlich auf und schnappen Richtung Bauch.
Leberstauungen, Pfortaderstau, dieser Rückstau führt zu einer Stagnation im Venensystem und kann zu Krampfadern führen, diese zeigen sich an den Labien.
Reguliert die Dickdarm- und Leberfunktion und ist anregend auf die Nierenfunktion; sind diese Funktionen gestört, hat das sehr oft Auswirkungen auf die Haut.

Harnorgane:

druckloser Urinstrahl, Rückenschmerzen beim Urinieren, dunkler, konzentrierter, sedimentreicher Urin.

Haut:

Juckreiz bei unveränderter Haut, da die Haut Ausscheidungsaufgaben übernehmen muß. Die Haut hinterläßt einen unheilbaren Eindruck.
Haare wie abgebrochen, stumpf. Hautprobleme sind sehr häufig an der Schulter lokalisiert. Sie sind vom Kratzen abgebrochen. Manchmal findet man dort auch ein nässendes Ekzem.
Chronisches Ekzem, verbunden mit Magen-, Leber- oder Nierenstörungen.

Extremitäten:

Taubheit, Ziehen und Reißen. Die Glieder sind steif, in Ruhe ist alles schlimmer.
Ein Fuß ist heiß, der andere kalt.

Klinik:

Eines der besten Mittel bei Laryngitis sicca (D 4, D 6).
Chronische Cystitis des Katers.

Modalitäten:

Verschlimmerung:
von rechts nach links,
von oben nach unten,
warmer Raum.

Besserung:
Bewegung,
nach dem Harnlassen.
Nach Mitternacht.

Dosierung:

D 2, D 4, D 6 und höher.

MAGNESIUM CARBONICUM

Verwendet wird kristallwasserhaltiges, schweres, basisches Magnesiumcarbonat.
Magnesium gehört zur zweiten Gruppe im Periodensystem, den Erdalkalimetallen. Es erhielt seinen Namen nach der Landschaft Magnesia in Thessalien.
Magnesium wirkt in Form von Dolomit und Magnesit gebirgsbildend und ist am Aufbau der Erdkruste mit ca. 2% beteiligt. Magnesium ist in Form von löslichen Salzen im Meerwasser enthalten und verleiht diesem seinen bitteren Geschmack.
Magnesium ist vom Sauerstoff leicht angreifbar und stellt damit ein starkes Reduktionsmittel dar. Es nimmt eine zentrale Stelle bei der Photosynthese der Pflanzen ein. Magnesium lagert zu 50% in den Knochen und Zähnen und dient als Katalysator im intermediären Stoffwechsel. Durch eine Aktivierung von ATP bildet Magnesium eine der Grundlagen für die Muskelkontraktion. Das Calcium hat eine antagonistische Wirkung zum Magnesium, wobei das Verhältnis Ca : Mg immer 1 : 5 sein sollte.

Weihe-Punkt: B 2 li.

Vergleichsmittel:
Acidum phosphoricum, Alumina, Calcium carbonicum, Chamomilla, Coffea, Colocynthis, Ferrum phosphoricum, Ignatia, Lycopodium, Psorinum, Pulsatilla, Sulfur.

Antidot:
Arsenicum, Mercurius.

Wirkungsrichtung:
Magnesium ist ein Reduktionsmittel mit einer starken Affinität zu Sauerstoff.
Fermentaktivator, Enzymregulator, Katalysator für Fett- und Kohlenhydratstoffwechsel und Eiweißstoffwechsel.
Wirkt auf ZNS, vegetatives Nervensystem, glatte Muskulatur des Intestinums, besonders auf die ableitenden Gallenwege.
Auffallende Erkältungsneigung.

Leitsymptome:
Mittel der lymphatischen Diathese.
Vorwiegend weibliches Mittel bei schwachen Nerven.
Der ganze Patient riecht säuerlich.
Haut und Schleimhaut fast immer trocken.
Erhöhte neuromuskuläre Erregbarkeit und Spastik aller Hohlorgane.
Erschöpfung mit ständigem Frieren und Frösteln.
Periodisches Auftreten der Beschwerden.

Verhaltenssymptome:
Tagesschläfrigkeit,
immer gereizt, nervöses Auffahren bei leichter Berührung.

Mund:
Submandibulardrüsenschwellung.

Hals:
chronische Entzündung des Rachenringes.
Pfröpfchen aus den Tonsillen.

Atmungsorgane:
trockener Husten im warmen Raum.

Verdauungsorgane:

heftiger Durst, Ablehnung von Fleisch, Verlangen nach sauren Speisen. Übersäuerung, chronische Indigestionen, Diarrhö und Obstipation mit einem periodischen Auftreten. Darmkoliken mit starkem Kollern, Krampf in Magen und Darm. Durchfall, grün wie ein Froschlaich, schaumig.
Dyskinesie der Gallenwege mit grauem, durchfälligem Stuhl.

Geschlechtsorgane:

Prostatahypertrophie.

Extremitäten:

Schmerzen in der rechten Schulter, kann sie nicht heben. Dabei könnte es sich um einen Segmentschmerz der Leber handeln, der in die Schulter ausstrahlt.

Haut:

Juckreiz, Kribbeln, urtikarielle Ausschläge an Kopf und Hals.

Klinik:

hyperazide Gastritis.

Modalitäten:

Verschlimmerung:
Temperaturwechsel,
in der Nacht.
Besserung:
warme Luft.

Dosierung:

D 2, D 4, D 6, D 12.

MANDRAGORA

Alraune (Althochdeutsch Geheimnis), Erdmännchen.

Familie: Solanaceae.

Verwandte Mittel:

Belladonna, Hyoscyamus, Stramonium.

Vergleichsmittel:

Anacardium, Belladonna, Calcium phosphoricum, Chelidonium, China, Colocynthis, Gelsemium, Ignatia, Lycopodium.

Botanik:

Aus einem Samen wächst eine spinatähnliche Pflanze, welche sich einrollt und verwelkt, alles zieht sich zurück. Die Wurzel wird von Jahr zu Jahr dicker, sie nimmt manchmal eine menschliche Gestalt an.
Mandragora wurde zur Zeit des Plinius als Anästhetikum verwendet. Die Patienten mußten die Wurzel kauen, bis sie einschliefen. Der Saft der Wurzel machte den Körper unempfindlich beim Schneiden und Brennen. Die Gesellschaft der griechischen Anästhesisten trägt die Alraunen-Wurzel heute noch in ihrem Emblem.
Der bayerische Herzog Maximilian hat 1611 per Dekret verboten, eine Alraune auszugraben oder zu besitzen.

Die Wurzel hat oft ein menschenähnliches Aussehen, es handelt sich um ein altes Hexen- und Zaubermittel, welchem erotisierende und narkotisierende Wirkung zugebilligt wurde.

Sie war auch Bestandteil der berüchtigten Hexensalben, welche auch noch Stramonium, Aconitum, Hyoscyamus und Schlafmohn enthielten. Die Frauen wurden vor dem Verhör in heißes Wasser gesetzt bis die Haut rot war und nachher mit dieser Salbe eingerieben. Die Salbe hatte Halluzinationen erzeugt, mit denen die Angeklagten vor Gericht prahlten. Meistens hatten sie eingebildete Flugerlebnisse, was in einem Versuch mit amerikanischen Studenten wiederholt und bestätigt werden konnte.

Inhaltsstoffe:
Mandragorin, ein Gemenge aus:
Hyoscyamin,
Scopolamin,
Atropin im Verhältnis 18 : 2,5 : 1.

Wirkungsrichtung:
ZNS, N. vagus, Leber, Galle, Magen, Darm, rechte Seite.

Leitsymptome:
Hat eine Bipolarität, die sich in Gegensätzlichkeit äußert (siehe Verhaltenssymptome).
Überempfindlichkeit gegenüber Geräuschen, Gerüchen. Überempfindlicher Magen.
Wiederkehrende Harnflut, diese bessert alle Beschwerden.
Darmstörungen nach fettem Essen.
Rechts wirksames Mittel.

Verhaltenssymptome:
Unternehmungslust wechselt mit Depression und Entschlußunfähigkeit, erschwerte Konzentration, ruhelose Erregung. Übermütiges Spiel geht in ernste Aggressivität über.

Kopf:
Blutandrang, Kopf heiß, Extremitäten kalt.

Auge:
Erweiterung der Pupillen, undeutliches Sehen.

Mund:
Trockenheit der Schleimhäute, weiß belegte Zunge.

Nase:
Niesen mit glasigem Sekret, welches man auch in Rachen und Kehlkopf findet; Krusten um die Nase.

Hals:
trockener Kehlkopf, trockene Hals- und Mundschleimhäute, Heiserkeit, Kitzelhusten.

Atmungsorgane:
Katarrh der oberen Atemwege.

Verdauungsorgane:
Völlegefühl, Erwachen gegen 5 Uhr, gebessert durch Durchfall, heller gelber bis weißer Stuhl, Blähungen, Besserung durch Aufstoßen, Singultus mit Speichelfluß, entzündliche und spastische Symptome mit Beteiligung des Leber- und Gallesystems.

Darm:
nächtliche Kolikschmerzen zwischen 24 und 5 Uhr; Mandragora ist ein vagotropes Mittel, da die Beschwerden am Höhepunkt der Vagustätigkeit, eben zu dieser Zeit auftreten. Die Sympathikustätigkeit am Morgen kann sich nicht richtig entwickeln. Ständiger Drang zum Stuhl ohne Erfolg, knolliger Stuhl mit dem Gefühl, nie fertig zu werden, Ziegenkot, kleinknollig, Verstopfung oder im Sinne der Bipolarität auch Durchfall, plötzlich auftretend, grau bis gelb, plötzlich mit vorangehender Kolik auftretend. Hat das Gefühl, nicht fertig zu werden.

Harnorgane:
häufiger Harndrang, heller, bierbrauner Harn, häufig erschwertes Harnlassen, Nachträufeln durch schwachen Blasentonus. Nächtliches Urinieren ohne Blasenerkrankung. Übersteigerte Sexualität, Onanieren.

Herz:
Beklemmungsgefühl, Kollapsneigung, venöse Stase.

Bewegungsorgane:
Betroffen sind Muskeln, Gelenke, Wirbelsäule. Gliederschmerzen, durch Muskelschmerzen, Ischiasschmerzen, Neuralgien, kalte Gliedmaßen, rheumatische Schmerzen, Arthrosen. Den Schmerzen folgt eine Anästhesie der Haut. Die Extremitäten werden taub und werden als körperfremd empfunden.

Modalitäten:
Verschlimmerung:
Kälte,
Schwüle vor einem Gewitter,
Geräusch,
Aufregung.
Besserung:
Fressen bessert, 1–2 Stunden später wieder schlechter.
Wärme,
frische Luft,
ausgestrecktes Liegen,
nur Bewegungsorgane bessern sich durch fortgesetzte Bewegung.

Dosierung:
D 4, D 6, D 10, D 12, D 30.

MERCURIUS SOLUBILIS HAHNEMANNI
Quecksilber

Weihe-Punkt: KG 12.

Vergleichsmittel:

Acidum nitricum, Argentum nitricum, Arsenicum, Aurum, Bryonia, Calcium carbonicum, Cantharis, Carbo vegetabilis, Chelidonium, Conium, Hepar sulfuris, Kalium bichromicum, Kalium iodatum, Lycopodium, Nux vomica, Mezereum, Silicea, Thuja.
Wurde im Mittelalter als graue Salbe eingesetzt und hat mehr Schaden als Nutzen angerichtet.
Hahnemann brachte das metallische Quecksilber durch Verreibung in einen kolloidalen Zustand; er hielt es für eine echte Lösung und nannte es daher „Mercurius solubilis."

Von allen Quecksilberverbindungen wirkt Mercurius solubilis am mildesten und am breitesten.

Bis zur D 6 wird nur die Verreibung verwendet, ab der D 6 kann flüssig weiter potenziert werden. Flüssige Potenzen sind erst ab der D 8 haltbar.

Pharmakologie, Toxikologie:

Metallisches Quecksilber wird vom Darm nicht resorbiert. In der kolloidalen Form kommt es zu den bekannten Vergiftungserscheinungen. Diese treten am heftigsten dort auf, wo das Gift ausgeschieden wird, nämlich an den Mundschleimhäuten und am Enddarm. Es kann aber auch Komplexverbindungen mit den Basen der DNS eingehen. Quecksilber wird wie alle Schwermetalle im retikuloendothelialen System gespeichert. Auch in den Nieren wird es gespeichert, wo es auf die Mitochondrien der Nierenhauptstücke wirkt.

Es ist kein Mittel des Anfangs. Die Schädigungen werden meistens durch äußere Einflüsse ausgelöst, durch Infektion von Wunden oder Schädigungen der Darmschleimhaut. Mercurius wirkt bei akuten Krankheiten, wenn sich diese zwar in einem fortgeschrittenen, aber noch akuten Stadium befinden.

Quecksilber schädigt bei männlichen Tieren die Nebennierenrinde, bei weiblichen Tieren die Ovarien.

Alle Mercuriuspräparate haben eine gemeinsame Symptomengruppe:

Leitsymptome:

nächtliche Verschlimmerung,
fötider Mundgeruch,
Drüsenschwellungen, Lymphknoten und Drüsen neigen zu Eiterung, Schwellung. Das ganze lymphatische System hat eine Tendenz zur Überreaktion.
Empfindlichkeit gegen kalte Luft.
Zahneindrücke an der Zunge, Zungenbelag dick, weiß, geschwollen.

Allgemeinsymptome:

Die Absonderungen sind zuerst ätzend scharf, später schleimig, mild.
Die Tiere haben Fieber und frösteln trotzdem, dennoch lassen sie sich nicht zudecken.
Am Abend steigt das Fieber. Die nächtliche Verschlimmerung ist typisch für Quecksilber.

Verhaltenssymptome:

Kann keine Wärme, aber auch keine Kälte ertragen, Mercuriuspatienten sind lau.
Zeigen auch keine große Zuneigung zum Tierbesitzer.
Eher abgemagerte Tiere.
Tiere zeigen Zittern und Zwangsbewegung, Gereiztheit, Unruhe, Aggressivität.

Ätiologie:

Folge von Unterdrückung einer Eiterung.

Wirkungsrichtung:

Haut,
Schleimhaut,
intensive Wirkung auf die Mundhöhle,
Dickdarm,
Harnapparat,
Lymphsystem,
Gelenksflächen,

Periost,
Nervensystem.

Kopf:
Ohrspeicheldrüse und Sublingualdrüsen vergrößert.

Mund:
Gingiva entzündet, schwammig und leicht blutend.
Speichel fließt dauernd und tropft aus dem Mund. Schluckbeschwerden; fortgesetztes Schlingen wegen starker Speichelproduktion.
Zunge, dick, weiß, belegt, zeigt Zahnabdrücke.
Neigung zu Aphthen und Ulzera.
Verlangen nach kalter Nahrung.
Starker Durst.

Hals:
Tonsillen dunkelrot mit helleren rötlichen bis weißen Flecken.

Augen:
Extreme Lichtscheue.
Augenlider geschwollen,
schleimig-eitrige Hornhautentzündung.

Nase:
Entzündet und durch Schwellungen verstopft. Die Nasenlöcher sind am Rand gereizt. Nasensekret am Beginn dünn und wundmachend, später blutig schleimig. Das gelbgrüne Sekret verströmt einen üblen Geruch.

Ohren:
Entzündet, rote ulzerierte Ohrschleimhaut, mit grün-gelbem Sekret. Schmerzen verschlimmern sich in der Nacht. Schwerhörigkeit.

Verdauungsorgane:
Ruhrartiger, blutiger, schleimiger Kot. Starke Tenesmen mit vielen kleinen grünlichen Entleerungen.
Der Enddarm ist am stärksten betroffen.
Der After ist gereizt durch den scharfen Kot. Die Kotkonsistenz wechselt dauernd von wäßrig bis schleimig, manchmal geht nur dünner Schleim ab.
Besteht eine Verstopfung, stammt das Blut am Kot von den Ulzera des Dickdarmes ab.
Nach der Defäkation scheint das Tier zu frösteln.
Der Leib ist aufgetrieben und hart, auch hier wieder die typische Verschlimmerung in der Nacht.

Harnapparat:
Häufiger Urindrang mit trübem, brennendem Urin. Geht in der Nacht tropfenweise mit Schleim und Blutbeimengungen ab.
Die Harnröhrenmündung ist geschwollen und kann ein mechanisches Hindernis beim Urinieren werden.

Geschlechtsorgane:
Präputium rot, entzunden, manchmal Ulzera. Eitrig, schleimiger, weiß-gelber Ausfluß mit Blutbeimengungen.
Mastitis:

Ausschwitzungen und eitrige Prozesse. Die Tiere machen einen sehr kranken Eindruck, und man kann immer eine starke Umfangsvermehrung der regionalen Lymphknoten feststellen.
Mitunter sind auch die Gelenke geschwollen.
Es handelt sich um rezidivierende Mastitiden, die sehr oft mit Staphylokokken-Beteiligung ablaufen, und im Laufe der Zeit zu Knoten führen.
Das Viertel ist geschwollen, es scheint aber nicht schmerzhaft zu sein. Durch die Knoten und die sich oft dazu gesellenden, nicht entzündlichen Ödeme besteht eine permanente Spannung. Die Tiere schlagen daher mit den Hinterextremitäten nach dem Viertel.
Die Knoten brechen auf und entleeren sich. Mercurius kann nicht perforierte Knoten zur Rückbildung bringen.
Die Milch ist noch flüssig oder schon dicklich, eitrig, wäßrig, stinkt oder ist stark mit Blut vermischt.
Eine Mastitisbehandlung nach dem Mercurius-Bild erfordert große Geduld und kann sich länger als eine Woche hinziehen.

Haut:

Juckreiz, Entzündungen in allen Formen, Ekzeme mit übelriechenden Absonderungen, welche die Haare angreifen und zum Ausfall bringen. Diese Ekzeme entwickeln sich sehr schnell. Die befallenen Hautstellen sind schmerzhaft und werden deshalb vorsichtig beleckt.
Unter der Haut entstehen Eiterungen und Phlegmonen.

Extremitäten:

Schmerzen in den Knochen und Gliedern. Ausfahrende ataktische Beschwerden.
Wassersüchtige Schwellung der Beine.

Klinik:

Schleimhautentzündungen des Mundes und des Verdauungskanals.
Lefzenekzem,
Leckekzem,
Sommerräude der Pferde,
Otitis media mit Tubenkatarrh.

Modalitäten:

Verschlimmerung:
durch naßkaltes Wetter,
Wärme und Kälte.
In der Nacht und bei Stallwärme.
Starker Durst, obwohl die Schleimhaut feucht ist.
Tiere liegen nicht links, wegen der schmerzenden Gallenblase.

Besserung:
gleichbleibende Temperatur,
Ruhe,
Dämmerlicht.

Dosierung:

D 4–D 12.
Bei drohender Eiterung nicht unter die D 12, da sonst die Eiterung angefacht würde.

MERCURIUS SUBLIMATUS CORROSIVUS

Quecksilberchlorid

Die Wirkungen dieses Mittels sind wie die bei Mercurius, aber viel heftiger, mit besonderem Schwerpunkt bei folgenden Indikationen:

Klinik:
Ein bei der Angina tonsillaris passendes Mittel.
Stomatitis aphthosa et ulcerosa,
Ranula.
Unlöschbarer Durst,
Akute Glomerulonephritis,
Hämaturie.
Durchfälle mit Ulzerationen, Colitis.
After und Mastdarmvorfall, vergesellschaftet mit einer Entzündung des Enddarmes.
Keratitis.
Gliederzittern.

Dosierung:
D 4, D 6, D 12.

MEZEREUM (DAPHNE MEZEREUM)

Seidelbast

Familie: Thymelaeaceae, Seidelbastgewächse.

Vergleichsmittel:
Acidum nitricum, Camphora, Cantharis, Mercurius, Phytolacca, Rhus toxicodendron.

Antidot:
Acidum nitricum, Acidum sulfuricum, Aconitum, Bryonia, Calcium carbonicum, Kalium iodatum, Mercurius, Camphora.
Daphne war in der griechischen Mythologie eine Nymphe, die von Apoll geliebt und verfolgt, auf ihren Wunsch hin in einen Lorbeerstrauch verwandelt wurde.
Der Name Seidelbast stammt von dem seidigen Glanz des Bastgewebes. In das angefeuchtete Gewebe wurden früher Biergläser (Seidel) eingeflochten, damit sie durch die Verdunstungskälte schön kühl blieben. Eine andere Version ergibt sich aus der Botanik.

Botanik:
Ein kleiner Strauch der Gebirgswälder, dessen Namen sich von „Zeidler", dem alten Namen für Imker ableitet. Er wird stark von Bienen angeflogen.
Der Strauch entfaltet zeitig im Frühjahr seine rosenroten duftenden Blüten, welche früher als die lanzettlichen Blätter erscheinen. Sie fallen im Herbst ab. Die Früchte sind rote Beeren.
Verwendet werden die vor der Blüte gesammelten frischen Zweigrinden.
Das Innere der Rinde ist stark hautreizend und blasenziehend wie Cantharis.

Inhaltsstoffe:
Daphnin,
Daphnetoxin,
Mezerein,
Umbelliferon,

Apfelsäure,
Mezereumharz.

Pharmakologie, Toxikologie:

Alle Pflanzenteile sind giftig, besonders die Rinde, Beeren und Samen. Sie verursachen sehr heftige lokale Hautreizungen (Rötung, Blasenbildung) und können bei längerer Einwirkung einen geschwürigen Zerfall bewirken. Schon 4–5 Beeren verursachen eine Anschwellung der Mundschleimhaut und der Lippen, Erbrechen, Magenschmerzen und Durchfall. In höheren Dosen kommt es zu Atemnot und zu einer Schädigung der Nieren, weiters zu einer Schädigung des ZNS und schließlich zum Tod durch Kollaps.

Wirkungsrichtung:

Haut, periphere Nerven.

Konstitution:

Psorisch, rheumatisch mit einer Neigung zu juckenden Hautausschlägen und Flechten.

Leitsymptome:

Neuritis und Neuritiden.
Entzündungen der Haut mit starkem Juckreiz, Neuralgien mit zuckenden Schmerzen (Trigeminus). Hautjucken tritt nach dem Kratzen an anderen Stellen auf.
Bläschen und Geschwürbildung mit geringer Blutung und Sekret.
An den schmerzenden Stellen sind Verdickungen des Gewebes zu fühlen.
Lymphdrüsenschwellungen mit stechenden Schmerzen.

Verhaltenssymptome:

depressive Gemütslage, kann sich über nichts freuen.
Wütend über Kleinigkeiten.
Empfindlichkeit gegen kalte Luft.

Ätiologie:

Folge von Schreck.
Folge von unterdrückten Hautausschlägen.
Ausschläge nach Impfungen.

Mund:

Lippen geschwollen, Stomatitis ulcerosa bis hinab zur Speiseröhre. Speichelfluß.
Zunge weiß, belegt, geschwollen, mit roten erhabenen Papeln.

Auge:

Krampfhaftes Zucken des Oberlides; Lichtempfindlichkeit, Konjunktivitis.
Ekzeme der Augenlider mit Gesichts- und Kopfekzemen.

Nase:

Heftiger Fließschnupfen, dünnes Sekret, mitunter aber auch dick mit Blutstreifen.

Harnorgane:

Akute Zystitis mit Tenesmen, Abgang einiger Tropfen Blut nach der Harnentleerung.

Geschlechtsorgane:

trockene, brennende Scheide.

Extremitäten:

Entzündung der Synovialmembranen in den Gelenken.
Entzündungen der Muskelfaszien, Nervenscheiden, Gelenkbänder und am Periost an den ansatzfreien Stellen und wo es der Haut anliegt.
Knochenschmerzen am Schienbein, Ellbogen, Unterkiefer, Schädeldecke.
Ischialgien von der Hüfte zum Knie.

Haut:

An der Haut scheint einer der Hauptangriffspunkte des Mittels zu liegen. Es finden Entladungen des Körpers statt; die Hautbeschwerden verschwinden, sobald die inneren Beschwerden behoben sind (Graphites, Sulfur, Tellurium).
Typisch ist das periodische Auftreten der Hautbeschwerden, vor allem im Sommer.
Juckreiz mit heftigem Brennen und unerträglichem Jucken.
Trockene und nässende Hautausschläge auch am Kopf und hinter den Ohren.

Klinik:

ekzematische Ausschläge,
Augen- und Ohrenentzündungen.
Entzündungen der Schleimhäute.
Ranula.
Herpes zoster mit unerträglichem Jucken, Bläschen trocknen mit dicken Schorfen ein, unter diesen quillt scharfer Eiter hervor.
Pruritus senilis, Kratzen bessert.
Jugendakne der Hundewelpen mit kleinen Eiterpusteln am Bauch.
Lefzenekzem.

Modalitäten:

Verschlimmerung:
kalte Luft, kaltes Waschen,
Berührung,
Bewegung.
Besserung:
frische Luft.

Dosierung:

D 6.
Spätfolgen von Hautausschlägen: Hochpotenzen.

MILLEFOLIUM

Achillea millefolium
Schafgarbe

Familie: Asteraceae.

Weihe-Punkt: B 12.

Vergleichsmittel:

China, Hamamelis, Ipecacuanha, Sabina, Secale.

Antidot: Arum.

Vergleichsmittel:
Arnica, Hamamelis,

Botanik:
Ca. 20 cm hohe, aromatisch duftende Pflanze (besonders für Schafe), Blüte mit trugdoldig angeordneten Körbchen, außen weiße oder rosarote Zungenblüten, innen gelbweiße Röhrenblüten.
Blätter doppelt bis dreifach fiederteilig.
Man findet sie auf Trockenrasen, meist auf stickstoffhaltigen Böden.

Inhaltsstoffe:
Cineol,
ätherische Öle,
Bitterstoffe,
Aconitsäure,
Asparagin,
Cholin, Gerbstoffe.

Wirkungsrichtung:
Kapillaren,

Konstitution: hämorrhagische Diathese.

Ätiologie:
Folge von Verletzungen,
unterdrückter Sekretion,
Überanstrengungen.

Leitsymptome:
Hellrote, stetige Blutungen aus allen Organen (englischer Name „Nosebleed"), das Blut ist so hellrot wie bei Aconitum, aber es fehlt die Angst von Aconitum.

Verhaltenssymptome:
heftig auffahrend.

Kopf:
Kopfschmerzen so stark, daß mit dem Kopf an die Wand geschlagen wird.

Atemorgane:
Bluthusten, Lungenblutungen.

Harnorgane:
Blutharnen, eventuell mit Blasensteinen.

Geschlechtsorgane:
Versiegen der Milch.

Extremitäten:
Einschlafen der Glieder.

Klinik:
Hämorrhoiden mit Blutungen,
eingeklemmter Bruch.

Modalitäten:
Verschlimmerung:
abends,
in Ruhe.
Dosierung: D 1, D 3.

MYRISTICA SEBIFERA

Talgmuskatbaum

Familie: Myristicaceae, Muskatnußgewächse.

Ein in Westindien und in Guayana beheimateter Baum. Das Arzneimittel wird aus frischem, rotem Saft, welcher bei Verletzung der Rinde austritt, hergestellt.
Es ist kräftiger als Hepar sulfuris und Silicea und Lachesis nahestehend.

Leitsymptom:
Myristica gilt als das „homöopathische Messer". Myristica bringt eitrige Prozesse wie Abszesse und Phlegmonen zum Durchbruch oder zur Einschmelzung. Sehr gut wirkt es bei Panaritium und bei einem Tonsillarabszeß.
Die betroffenen Stellen auf der Haut sind hart, heiß, geschwollen und sehr schmerzhaft. Oft bildet sich ein blauroter Hof um die infizierte Stelle und in der Mitte sieht man einen eitergefüllten Krater. Der Patient erleidet mitunter einen Temperaturanstieg bis zum Schüttelfrost.
Myristica hat eine antiseptische Kraft und beschleunigt die Heildauer von Analbeutelentzündungen.
Man verwendet es auch bei Eiterungen des Mittelohres.

Dosierung:
D 3, D 4.

NAJA TRIPUDIANS

Brillenschlange, Kobra,

Familie: Elapidae
Zu dieser Art zählt auch die Speikobra und die Königskobra.

Vorkommen:
Indien, China.

Vergleichsmittel:

Schlangengifte, Arsenicum, Aurum, Echinacea, Nux vomica, Mercurius cyanatus, Pyrogenium, Spongia.
Kobras halten sich gerne in der Nähe der menschlichen Behausungen auf. Sie gehen in der Dunkelheit auf Beutefang, daher erfolgen die meisten Kobrabisse in der Nacht.
Naja ist noch nicht so gut geprüft wie Lachesis. Das ist ein enormer Nachteil, weil Lachesis dadurch in den Repetitorien wesentlich häufiger als Naja auftaucht.
Schlangengifte wurden von Hahnemann noch nicht eingesetzt, aber von Hering in die Homöopathie eingeführt, zu einer Zeit, als Hahnemann noch in Paris lebte (1837 – Lachesis).
Schlangengifte haben ein aggressives Element, denn es geht um Beutemachen und um Verteidigung.

Was sich noch durch das Arzneimittelbild der Schlangengifte zieht, ist die Angst vor jeder Einengung. Schlangen beißen auch meistens nur, wenn sie sich in die Enge getrieben fühlen.

Naja leitet sich aus dem Sanskrit ab, was soviel wie „Weiser" bedeutet, tripudians, „den Kampftanz tanzend."

Sie richtet sich bei der Paarung zu einem umschlungenen Paarungstanz auf, sie gilt daher auch als Symbol der Sinnlichkeit und Sexualität.

Schlangen kommen in allen Mythen vor. Sie werden teilweise kultisch verehrt, andrerseits schwer verfolgt und gelten als Verführer und Sündenböcke wie bei Adam und Eva. Vor allem in Indien erfreuen sie sich kultischer Verehrung. Es gibt zahlreiche Darstellungen mit Kobras. Schakti, die Göttin der Fruchtbarkeit ist die weibliche Kraft Schiwas, welche sich in Form einer Schlange um seinen Phallus schlingt. Sie wird in Indien von kinderlosen Ehepaaren angerufen.

In den indischen Mythen wird erzählt, daß die Brille der Naja der Fingerabdruck Buddhas sei. Sie hat ihm, während er schlief, Schatten gespendet. Dafür hat er sie zum Dank am Nacken berührt und seit dem trägt sie die Brille.

Inhaltsstoffe:

Gifte werden von den Schlangen gewonnen, indem man sie in einen kleinen Schwamm beißen läßt. Nach der Giftabnahme sind die Schlangen angeblich dermaßen erschöpft, daß sie einfach weggeworfen werden, da sie sich nicht mehr erholen können.

Neurotoxin,
Cardiotoxin.

Eine Naja hat ca. 2,5 g Gift. 1 g würde ausreichen, um 166.000 Mäuse oder 83 Hunde oder 154 Menschen zu töten.

Bißfolgen:

An den Bißstellen sieht man nur kleine Stichwunden mit einem kleinen Ödem und fühlt brennenden, scharfen Schmerz. Es kommt zu einer kleinen Blutung, welche immer dunkler wird, unter der Haut bilden sich kleine blaue Flecken. Später werden die Bißstellen nekrotisch.

Erbrechen, Kopfschmerzen, Benommenheit, Bewußtlosigkeit;
allmählich erfassen den ganzen Körper schwere motorische Lähmungen. Diese Lähmung tritt meistens innerhalb der ersten 10 Stunden auf und hält bis zu 4 Tagen an. Der Tod tritt durch Atemlähmung ein.

Durch die kardiotoxische Komponente kommt es noch zu Schwitzen, erhöhter Herzfrequenz und zu einem Blutdruckabfall.

Leitsymptome:

Neigung zu rezidivierendem Auftreten von Krankheiten, besonders im Sommer.
Verschlimmerung nach dem Schlaf.
Kann nicht links liegen.
Unterdrückenden Behandlungen haben schlimme Folgen.
Verlangen nach Wärme bei eiskalten Extremitäten.
Röchelnde Atmung im Schlaf.

Wirkungsrichtung:

Herz, Kreislauf,
Sexualbereich, Endokrinium,
Infekte,
zu septischen Zuständen.

Verhaltenssymptome:

Unerträglichkeit jeder Form der Einengung (bei allen Schlangengiften).
Versucht Aufmerksamkeit auf sich zu ziehen,
hat immer das Gefühl, vernachlässigt zu sein,
hat Angst vor dem Alleinsein,
glaubt alles falsch zu machen, Mangel an Selbstvertrauen.
Ehrgeizige Tiere.
Verzweifelt am Leben wie bei Aurum.
Furcht vor Regen.

Augen:

Lidödeme.

Ohren:

dunkler bis schwarzer Auswurf, welcher wie eine Heringslake stinkt.

Hals:

Halsschmerzen mit Einengungsgefühl, Erstickungsangst, Schluckkrämpfe, kann nicht schlucken.
Tonsillitis der linken Mandel.

Atemorgane:

trockenes Hüsteln, welches aber vom Herz kommt.
Asthmatische Anfälle abends.

Herz, Kreislaufsystem:

Schwacher Puls, sichtbares Herzklopfen,
Präkordialangst als Folge einer Koronarinsuffizienz,
Herzschmerzen strahlen in die linke Schulter.
Folgeschäden am Herz nach Infektionskrankheiten (Grippe, Tonsillitis).
Herzklappenentzündung,
akute und chronische Herzmuskelentzündung,
Kollapsneigung mit lividen Akren und Kälte als Folge einer Blutdruckschwankung.
Cor bovinum, den ganzen Raum ausfüllend mit drohender Dekompensation.

Geschlechtsorgane:

Schmerzen im linken Ovar.
Mittel des Klimakteriums, wo es zu einem Ausbleiben der hormonellen Steuerung kommt.

Extremitäten:

Giederschwäche, Mattigkeit.

Klinik:

Schlundkrampf,
Vorbeugemittel und Mittel bei Narkosezwischenfällen D 10,
Vorbeugemittel bei Kreislaufproblemen durch Infusionen (Calciuminfusionen festliegender Kühe).
Kreislaufmittel für Schweine, die offensichtlich am Ende sind und nach Luft schnappen und deren Haut schon blau-rot gefärbt ist.
Bananenkrankheit der Schweine, Kreislaufversagen (zusammen mit Propolis LM XVII).

Modalitäten:
Verschlimmerung:
Bewegung,
Schlaf.
Besserung:
im Freien.

Dosierung:
D 8–D 30
LM XVII–LM XXX.

NATRIUM CHLORATUM (NATRIUM MURIATICUM)
Potenziertes Kochsalz

Verwandtschaft:
Apis, Ignatia, Kalium carbonicum.

Vergleichsmittel:
Acidum nitricum, Acidum phosphoricum, Alumina, Antimonium crudum, Apis, Arsenicum, Bryonia, China, Graphites, Iodum, Kalium carbonicum, Pulsatilla, Sepia, Sulfur.

Antidot:
Arsenicum, Camphora, Carbo vegetabilis, Conium.

Vorkommen:
In den Salzlagerstätten und im Meer (2,7%), sowie in den Geweben und in den Blutflüssigkeiten in 0,9% Lösung. Natrium ist an der Aufrechterhaltung des osmotischen Druckes im Organismus beteiligt. Obwohl Natriumionen extrazellulär liegen, sind sie an der Aufrechterhaltung der physiologischen Funktionen der Zellen beteiligt. Sie ermöglichen in Zusammenarbeit mit den intrazellulär liegenden Kaliumionen die Entstehung des Membranpotentials.
Hypotone Lösungen lassen die Zellen quellen, hypertone lassen sie schrumpfen. Blut hält seinen Kochsalzanteil ziemlich konstant. Bei vermehrter Kochsalzzufuhr wird dem Blut Wasser in den Darm entzogen.
Polychrest und Konstitutionsmittel.

Allgemeine Wirkung:
Hält Körperwasser auf verschiedene Weise zurück. Diese Arzneimitteltypen schwitzen daher nicht leicht oder reagieren statt mit Schweiß mit Urtikaria, Nesselausschlag oder roten Flecken.
Die Wirkung von potenziertem Kochsalz beginnt schon an den Schleimhäuten.
Von den Halogenen stammt die Heftigkeit der Reaktionen von Kochsalz, es hat eine Katalysatorwirkung und löst dadurch Oxidation aus. Die Stoffwechselbeschleunigung endet mit einer Abmagerung durch den beschleunigten Eiweißabbau. Vom Natrium hat es den Hang zur Depression.
Natrium chloratum wirkt über die Achse Hypophyse, Schilddrüse, Nebennierenrinde.
Natrium chloratum heilt aus, was Apis beginnt.

Toxikologie:
Kochsalz wird enteral sehr rasch resorbiert und wieder über die Nieren ausgeschieden. Dabei wird sehr viel Wasser gebunden und ausgeschieden. 10 Gramm NaCl nehmen einen Liter Wasser aus dem Organismus mit.

Nach der Resorption führt Kochsalz zu einer Störung der Gewebsisotonie. Natrium bleibt extrazellulär liegen, was eine verstärkte Wasseransammlung bewirkt (Ödem).

Vergiftungen:

Steigerung des täglichen Kochsalz-Bedarfs auf das Zehnfache wirkt toxisch. 2–5 Gramm pro Kilogramm Körpergewicht sind tödlich. Schweine und Geflügel sind besonders empfindlich. Geflügel deshalb, weil sie nicht über einen so effektiven renalen Ausscheidungsapparat wie andere Tiere verfügen.
Es bestehen starker Durst, Schleimhautentzündung, Polyurie,
zentralnervöse Störungen mit Krämpfen, Ataxien.
Lähmung der Larynx- und Pharynxmuskulatur.
Fleischfresser reagieren mit zentralnervösen Erscheinungen wie Ataxien und **Hinterhandschwäche** (siehe Klinik).
Die Tiere sterben innerhalb von sechs Stunden bis spätestens in drei Tagen.

Ätiologie:

Folge von Kummer,
Folge von Liebesentzug, enttäuschte Liebe.
Folge von Verachtung durch andere.
Folge von Demütigung.
Aggression gegen Artgenossen.
Folge eines Verlustes von einem Freund, Verlust des Jungen, kommt über den Verlust nicht hinweg.
Lang zurückliegende psychische Traumata von denen das Tier nicht weg kommt.
Folge von Blut- und Säfteverlust nach schweren Krankheiten.
Ich füge hier ein Fallbeispiel ein, woran man erkennen kann, wie wichtig auch in der Tiermedizin die Gemütssymptome sind:

Gemütssymptom, Fallbeispiel:

Folge eines Verlustes von einem Freund, kommt über den Verlust nicht hinweg.
Ein zehnjähriger Schäferhund war auf seinen Besitzer, einen besonders großen, weißhaarigen Mann geprägt und liebte diesen abgöttisch. Leider erkrankte sein Herr schwer und als er längere Zeit im Spital lag, wurde der Hund aggressiv. Er biß einen Nachbarn, der seit Jahren mehrmals täglich problemlos an dem Zaun vorüberging, ohne jede Vorwarnung in den Hals. Als ich von der Polizei beauftragt wurde, den Hund zu untersuchen, riß sich dieser von der Kette los und ich konnte ihn nur mit Mühe mit einem gerade in der Nähe stehenden Mistkübel abwehren und mich schnell im Haus einsperren. Leider ist sein Besitzer bald darauf gestorben. Die Besitzerin ist mit dem Hund nach Wien gezogen. Sie erzählte mir, daß jedesmal, wenn ein großgewachsener, weißhaariger Mann auftauchte, der Hund wie angewurzelt und voller Hoffnung stehen blieb (Lots Frau in der Bibel erstarrte ebenfalls zu einer **Salz**säule), und wenn er merkte, daß seine Hoffnung nicht in Erfüllung ging, war er zutiefst verzweifelt. Frau Weißenböck, die Witwe, hatte das Gefühl, daß der Hund sie zwar akzeptierte, aber er hatte ein sehr distanziertes Verhältnis zu ihr. Auf Grund der Verhaltenssymptome war es für mich klar, daß der Hund Natrium chloratum braucht. Ich verabreichte eine Dosis C 200, aufgelöst in Wasser und gab der Besitzerin, da sie an die Wirksamkeit einer Gabe nicht glauben wollte, noch Natrium chloratum D 6 mit. Sie gab täglich 1 Tablette. Einen Monat später kam sie mit einem Hasen in meine Ordination und erzählte mir, daß sich der Hund völlig gewandelt habe. Er habe sie nun akzeptiert und achte nicht mehr auf große, weißhaarige Männer. Der Hund sei wie ein Lamm!

Konstitution:

Untergewichtig.
Oxygenoide Konstitution nach Grauvogel, ein frostiges Mittel mit einem Mangel an Lebenswärme, verträgt aber auch Sonne nicht. Es erträgt keine Sonnenbestrahlung und gilt daher als typisches Sommermittel. Chronische Leiden beginnen mit dem Ende des Frühjahrs und dauern bis zum Beginn des Herbstes.

Verhaltenssymptome:

Tagesschläfrigkeit, Schlaflosigkeit in der Nacht.
Reizbarkeit und Überempfindlichkeit gegenüber äußeren Eindrücken.
Gerät in Zorn über Kleinigkeiten. Impulsive Übellaunigkeit.
Ängstliche Hunde, die sich aber durch Knurren und Beißen Respekt verschaffen. Sie sind sehr mißtrauisch gegenüber Fremden. Können Zuneigung nicht zum Ausdruck bringen. Mag nicht gestreichelt werden.
Sind gerne allein. Verträgt keine Gesellschaft.
Mangel an Selbstvertrauen,
Trost macht wütend.
Tadel bewirkt extreme Reaktionen.
Vergißt keine Verletzung.

Leitsymptome:

Periodizität der Beschwerden, z.B. tritt immer am Ende der Rosse eine Kolik auf.
Schwindel aus Schwäche.
Anämie,
Abmagerung trotz guten Appetits, oft Heißhunger (Abrotanum, Iodum).
Magerer Nacken.
Trockenheitsgefühl in Mund und Rachen mit ständigem Durst.
Großes Verlangen nach Flüssigkeit und salzigen, würzigen Speisen. Mag keine schleimigen Speisen, mag kein Hühnerfleisch.
Abneigung gegen Brot und fette Speisen;
Schmerzen entlang der Wirbelsäule;
verträgt die Sonne nicht.

Kopf:

weiße Schuppen am Kopf.

Augen:

Tränen beim Husten.
Schleim in den äußeren Augenwinkeln, Augenbutter.
Bindehautkatarrh, wie Sand.
Lidkrämpfe.

Nase:

trockener Nasenspiegel, Nase oft verstopft, chronische Nasenkatarrhe.

Mund:

trockene, wunde, rissige Lippen (Acidum nitricum), Mundwinkel rissig, geschwürig.
Fieberblasen wie Perlen um den Mund, Herpes zoster.
Landkartenzunge mit roten Inseln.

Atemorgane:

Erkältlichkeit bei naßkaltem Wetter.
Trockener, krampfartiger Husten.

Verdauungsorgane:

Die Schleimhaut des Dickdarms ist ständig trocken. Schmerzen beim Stuhlgang, da Schleimhaut trocken ist. Der After erscheint oft krampfartig zugeschnürt. Der Stuhl ist hart, trocken, krümelig. Trägheit des Rektums (Alumina).
Morgendlicher Durchfall von Hunden, welcher mittags vorbei ist.

Harnorgane:

Verliert unfreiwillig Harn, oft beim Husten oder im Gehen.
Kann in Gegenwart anderer nicht urinieren.

Geschlechtsorgane:

Hypophysäre, ovarielle Insuffizienz.
Trockenheit der Scheide.
Männlich:
Geschlechtstrieb ohne dahinterstehende Kraft.

Herz, Kreislaufsystem:

Der Herzschlag erschüttert den ganzen Körper (Spigelia).

Fieber:

Frösteln zwischen 9 und 11 Uhr vormittags. Kälte des Körpers und Schweißausbrüche bei der geringsten Anstrengung.

Extremitäten:

Gelenkssteifigkeit, Kreuz- und Gliederschmerzen. Diese bessern sich bei Liegen auf harter Unterlage.
Rissige Haut zwischen den Zehen.

Haut:

Wird durch den Blutmangel schlecht ernährt, daher trocken, fettig, juckend. Fehlerhafte Ausscheidung von Stoffwechselprodukten durch die Haut.
Lokalisation oft im Rücken, Haarausfall mit kleinen, trockenen Krusten. Die Haare am Rücken werden schütter, man sieht die Haut durchschimmern.
Bläschen, Rhagaden, Quaddeln.
Ekzeme in den Gelenksbeugen (bei allen Ekzemen sollte man auf salzfreie Ernährung achten).
Gutes Mittel zur Ausscheidung von Ödemen.
Sprödes Horn, Nagelfalzeiterungen.

Klinik:

Pruritus sine materia,
Analfissuren.
Hinterhandschwäche der deutschen Schäferhunde, ohne röntgenologische Veränderung: D 30, 6–8 Wochen.
Eines der besten Anämiemittel.

Modalitäten:

Verschlechterung:
Geräusch,
Zimmerwärme,
Hitze.

Besserung:
Bad,
Liegen auf der rechten Seite,
Druck gegen den Rücken.

Dosierung:
D 30 und höher, wirkt sehr gut in Hochpotenzen.

NATRIUM SULFURICUM

Eine der höchst sykotischen Arzneien mit einer ganz starken Beziehung zur Leber. Hat einen starken Bezug zur Feuchtigkeit, sodaß Beschwerden immer in feuchter Umgebung sehr schlimm werden. Es kommt zu Reaktionen schon kurz bevor das Wetter Richtung Feuchtigkeit umschlägt. Diese Patienten zeigen sozusagen kommenden Regen an.

NUX VOMICA

Strychnos nux vomica, Brechnuß, Krähenauge.

Familie: Loganiaceae;
dazu gehören: Nux vomica, Ignatia, Gelsemium, Spigelia, Curare.

Weihe-Punkt: Le 13 re.

Verwandtschaft: Sulfur bei allen Beschwerden

Vergleichsmittel:
Aesculus, Aurum, Bryonia, Chamomilla, Cocculus, Hydrastis, Ignatia, Lachesis, Lilium trigrinum, Lycopodium, Phosphorus, Secale, Sepia, Staphisagria, Sulfur.

Feindschaft:
Zincum sollte weder davor noch danach gegeben werden.

Antidot: Cocculus, Coffea, Ignatia.

Es folgt gut: Arsenicum, Ipecacuanha, Phosphorusus, Sepia, Sulfur.

Botanik:
10–13 Meter hoher Baum, immergrün, mit doldenartigen Blüten, apfelsinengroßen Früchten, in welchen scheibenförmige Samen enthalten sind. Verwendet werden die Samen.
Herkunft: Indien, Westaustralien, Malayischer Archipel.

Inhaltsstoffe:

Alkaloide:
Strychnin,
Pseudostrychnin,
Brucin,
Colubrin,
Vomicin.

Konstitution:
lithämische Diathese,
spastische Anlage.

Toxikologie:
Die Hauptwirkung geht vom Strychnin aus. Angriffspunkt ist das ZNS, besonders im Rückenmark. Nux vomica ruft eine allgemeine Erregtheit durch die Aufhebung der Hemmung der Neurone hervor. Dadurch kommt es zu einer starken Steigerung der Reflexbereitschaft des Rückenmarks und zu einer verstärkten Impulsausbreitung. Besonders neurovaskuläre und neuromuskuläre Bereiche sind betroffen. Der synaptische Widerstand wird vermindert und bei einfachen sensiblen Reizen wird eine viel zu große Zahl motorischer Neuronen aktiviert. Damit kommt es zu überschießenden Reaktionen, die sich als tonische Muskelkrämpfe äußern.
Die erhöhte Irritabilität zeigt sich auch am vegetativen Nervensystem:
Spasmen der glatten Muskulatur.
Sinnesorgane: Steigerung und Schärfung der Sinnesfunktion.
Übelkeit, seltener Erbrechen.
Unruhe, Schreckhaftigkeit,
Zuckungen verschiedener Muskelgruppen, schließlich Tetanus, welcher sich auch auf das Zwerchfell ausdehnt;
Erregung der Gefäßnerven und des N. vagus, Steigerung des Blutdruckes, Pulsverlangsamung.

Nux vomica bei Tieren:
Hühner und Vögel zeigen eine erstaunliche Widerstandskraft bei peroraler Strychninaufnahme. Hunde und Katzen wiederum sind äußerst empfindlich. Es wirkt immer besonders stark bei jenen Tierarten, bei welchen die Psyche hoch entwickelt ist.

Rinder:
Die Tiere sind schlank bis mager. Sie sind nervös und reizbar, empfindlich gegen Licht und Geräusche. Die sonst bei Rindern hohe Reizschwelle ist erniedrigt, wenn etwas Unerwartetes in ihrer Umgebung vor sich geht, dabei reagieren sie zumindest mit spontanem Harn- und Kotabgang. Es kann auch zum Hochziehen der Milch kommen. Behandlungen sind dann nur mit Zwangsmaßnahmen möglich. Man würde diese Reaktion nicht erwarten, da das Rind phlegmatische Ruhe ausstrahlt.
Nux vomica gilt auch als Reaktionsmittel für Rinder, also als ein typisches Rindermittel. Wolter meint, das Rind ist von sich aus kein Nux vomica-Typ, aber es wird von Menschen durch die Haltungsform dazu gemacht. Er spricht von **Typwandlung.**
Dazu zählt:
Die ausschließliche Stallhaltung, welche die Tiere ihr Leben lang an einen Platz zwingt. Man vergleicht dies mit der sitzenden Lebensposition eines mürrisch werdenden Beamten.
Die willkürlichen Eingriffe in das Brunstgeschehen:
dabei wird die Brunst oft übergangen, um bestimmte Abkaltermine zu erzwingen.
Das Futter entspricht nicht immer dem Verlangen eines Wiederkäuers. Zu wenig Rauhfutter, zu viel Kraftfutter und Silage, um den Energiebedarf zu decken.
Nux vomica-Symptome der Rinder:
Futterneidische hastige Fresser, welche die Nachbartiere ständig wegstoßen. Nach dem Fressen machen sie einen somnolenten Eidruck.
Berührungsempfindlich, Besamung nur mit Zwang geduldet, schlagen oft das Melkzeug herunter.

Hund:
Der Rücken ist nach oben gewölbt; typisch ist der gekrümmte Rücken (Sei es vom Schmerz der Wirbelsäule durch eine Radikulitis, sei es von den Bandscheiben, sei es vom Magen).
Puls und Herzschlag sind erhöht;

tetanische Krämpfe, Zittern der Glieder.
Überempfindlich auf Sinnesreize.
Bekannten Menschen gegenüber ist er lieb und anhänglich, fremden Menschen gegenüber ängstlich, schreckhaft. Das zeigt sich in seiner Unsicherheit. Er bellt und wedelt gleichzeitig mit dem Schwanz, um Gäste vorsichtig zu beschnüffeln. Wenn die Gäste gehen, kann es sein, daß er von hinten nachschnappt. Seine Dominanz ist meistens Bluff. Der Bluff kann aber rasch in Aggression umschlagen.
Verliert vor Freude Harn.
Kann nicht allein sein, bellt, reagiert böse mit Zerstörungen.
Häufig haben die Tiere unangenehme Vorgeschichten, Mißhandlungen, Tierheime, Besitzerwechsel. Die Reaktion hängt davon ab, ob es Vertrauen zum Besitzer finden kann. Ist dies der Fall, so ist das Tier sehr anhänglich und folgt gut. Die Angst kann sich aber immer gegen bestimmte Personen richten, mit welchen schlechte Erfahrungen gemacht wurden, z.B. Männer.

Pferd:
lebhafte, unruhige, launische Tiere, welche auf unangenehme Arbeit mit Verweigerung reagieren. Werden sie nach längerer Stallarbeit bewegt, reagieren sie mit Kolik. Alle Sinneseindrücke werden übermäßig stark verarbeitet und auf die Hirnrinde projiziert. Dementsprechend sind auch die Antworten auf die Reize überproportional. Kann die Reizsituation nicht nach außen entladen werden, richtet sich die Aggression gegen sich selbst (Autoaggression, Magengeschwüre).

Wirkungsrichtung:

Nux vomica ist eines der größten Polychreste der Homöopathie. Nux vomica wirkt auf: Gehirn, Rückenmark, vegetatives Nervensystem, Gefäßnerven, Vasomotorensystem, Magen-Darmkanal, Leber, Blase, Uterus.

ZNS, Rückenmark:
Wichtig ist die zentral angreifende Wirkung, wodurch die Steuerung im Zwischenhirn und über Schaltneuronen das pathologische Geschehen funktionell geändert werden kann. Aus diesem Grunde umfaßt die Wirkung von Nux vomica die Dämpfung der Hypersensibilität sowie die Heilung der primären und sekundären Obstipationen und Verdauungsstörungen. Nux vomica wirkt auf das Rückenmark.
Hochempfindlich zeigen sich trächtige Kühe, aber auch trächtige Stuten. Es kann zu lumbagoähnlichem Festliegen kommen. Wolter stellte fest, daß mit der D 6 diese Tiere zum Festliegen kommen. In diesen Fällen ist die richtige Potenz die D 4. Wolter empfiehlt bei in der Trächtigkeit zum Liegen gekommenen Tieren eine einmalige Injektion in der D 3.
Beim Festliegen ante partum empfiehlt Wolter die D 6 als Zusatzmittel zur Substitutionstherapie.

Verhaltenssymptome:

Übersteigerter Ehrgeiz; statt sich für Sache angemessen einzusetzen, wird übertrieben. Pferde ruinieren im Wettstreit ihre Gesundheit.
Nervöse Reizbarkeit, ärgerlich, zornig, leicht beleidigt, mürrisch, autoritär, intolerant (Lachesis). Versucht, Gereiztheit zu verbergen; rastet aber bei Widerspruch aus (Lycopodium, Platinum). Wird ungeduldig, weil andere sein Problem nicht rasch genug durchschauen.
Bagatellbeschwerden sind unerträglich.
Berührungsempfindlich am ganzen Körper (Lycopdium an der Seite, Lachesis am Hals und Gesäuge). Nux vomica-Patienten lassen sich bei der Untersuchung eher umfallen als anfassen.

Berührungsempfindlichkeit am ganzen Körper (Lycopodium an der Seite, Lachesis am Hals und Gesäuge).
Überempfindlich gegen Licht, Geräusch, Gerüche.
Oder das Tier ist bei der Untersuchung erstaunlich tolerant, es steht zwar bei der Untersuchung vollkommen verspannt da, läßt aber alles über sich ergehen. Wenn man das Tier entläßt, entlädt es seine Aggression sofort auf Artgenossen oder auf Gegenstände; z.B. Pferd donnert gegen die Boxenwand.
Autoaggression:
Richtet sich gegen die eigenen Organe, z.B. Magengeschwür; wacht um ca. 3 Uhr auf (Säureflut), ist wach bis ca. 7 Uhr, könnte anschließend bis Mittag schlafen.

Ätiologie:

Folge von:
Überanstrengung,
Eifersucht,
Demütigung,
Mißachtung.

Kopf:

belegte Zunge, übler Mundgeruch.
Schwindel nach dem Essen; wie betrunken, Schwanken beim Gehen.
Kopfschmerz mit Übelkeit, teilweise Erbrechen, schlimmer beim Bücken.
Krampfartige Zuckungen im Gesicht und an den Kiefermuskeln.

Ohren:

Jucken im Ohr durch die Eustachische Röhre; Hyperästhesie der Ohrnerven.

Augen:

Lichtscheu, trockenes Gefühl in den Augenwinkeln, Infraorbitalneuralgie.
Neuritis der Sehnerven.
Schwäche der Augenmuskeln.
Augenleiden mit Leberleiden zugleich.
Conjunktivitis follicularis.

Nase:

Benommen machende Erkältungen. Schniefen nach Einwirkung trockener Kälte. Empfindlichkeit gegen kalte Luft. Schleimhaut trocken rauh, wund, kratzend.
Nase trocken, verstopft im warmen Zimmer. Dicke schleimige Sekrete. Schnupfen im ersten Stadium mit Rachen- und Tubenkatarrh.
Schnupfen bei Jungtieren.
Im Freien und nachts ist die Nase verstopft, während sie in geschlossenen Räumen sowie tagsüber läuft.
Verstärkte Atmung durch Reizung des Atemzentrums.

Hals:

Steifheit, Torticollis nach links gezogen, Gefühl der Enge, Rauheit, Kitzeln.
Uvula geschwollen, Stiche ins Ohr hinein.

Atemorgane:

Reizhusten trocken, rauher trockener Husten.

Verdauungsorgane:

Zunge in der Mitte weiß, übler Mundgeruch.
Hunger trotz vorhandener Übelkeit, Geschmack sauer, bitter.
Fressen macht Übelkeit. 1–2 Stunden Völlegefühl, das Fressen liegt wie Stein im Magen, der Oberbauch ist aufgetrieben, das Tier kann aber wegen der verkrampften Speiseröhre nicht aufstoßen. Ein bis zwei Stunden nach dem Fressen besteht ein aufgetriebener Leib, häufig kommt es zu Würgen und Erbrechen von Futter, Schleim oder Galle; trotz Erbrechen ist kein Durst vorhanden (Erbrechen mit Durst ist Bryonia, häufiges Trinken in kleinen Mengen Arsenicum album). Normalerweise entleert sich ein kranker Magen, außer beim Pferd, von selbst, nicht so bei Nux vomica; hier kommt es zu einer Anstrengung und vielem Drängen und Würgen, bis sich der Magen schließlich doch entleert.
Mag gerne Fettes, verträgt es auch (Pulsatilla entgegengesetzt), Bauchschmerzen, Koliken im Magen-Darmbereich nach Futterumstellungen, z.B. Graskoliken im Frühjahr mit Verstopfung.

Rind:
Große Futtermengen werden hastig gefressen, Blähungen, kolikartige Schmerzen. Der Fresser, der sich mit den Beinen gegen den Bauch schlägt, frisches Grünfutter nicht verträgt.
Der Ruktus ist behindert, Wiederkauakt ist zu langsam, zu schnell oder er sistiert.
Dysregulationen entwickeln sich häufig nach der Geburt, vor allem als Folge von der Gebärparese und dem Festliegen. Es kommt zu primärer und sekundärer Pansenparese, Pansenazidose, Pansenanschoppung und Überladung. Der Panseninhalt ist dann steinhart.
Bauchdecke gespannt, Spasmen durch sistierende Peristaltik.

Darm:
Auf Grund der Beeinflussung des Vasomotorenzentrums kommt es häufig zu Blutfülle und Stauungen in den großen Abdominalgefäßen, woraus Obstipationen resultieren. Dazu kommen die Spasmen der glatten Muskeln, welche zu spastischen oder atonischen Obstipationen führen. Bei der spastischen Obstipation treten übermäßig viele kräftige, aber kurze Kontraktionen auf, die aber doch nicht zum Austreiben von Kot führen. Sehr oft stülpt sich statt des Kotes der Mastdarnm aus. **Mastdarmvorfall** (auf den Mastdarm wirken außerdem noch Ignatia und Ruta). Die Kotmenge ist aber normal (Nux vomica D 6).
Bei der schlaffen Lähmung liegt eine Gesamtstörung der Nervenfunktion des Mastdarmes vor, in diesem Fall nimmt man eine Nux vomica D 3 (Opium). Das Röntgenbild zeigt eine viel zu große Kotmenge, ohne daß Stuhlgang besteht.

Koprostase:
Die Knochenkotobstipation braucht mindestens eine Woche, um zu entstehen. Sie kann auch Nux vomica verlangen (Opium), wenn sich das Tier der Behandlung heftig widersetzt. Nux vomica paßt in das Arzneimittelbild, weil es sich um unverträgliche Nahrung handelt, und Knochen sind eine unverträgliche Nahrung. Es kommt auch zu einer Inaktivität des Enddarms mit der Folge von starken Tenesmen. Ein Hund mit einer Koprostase, welche Opium verlangt, ist erstaunlich tolerant. Schmerzhafte Zustände sind bei Opium unerklärlich schmerzlos. Schwieriger Stuhlgang, gefolgt von neuem Drängen, unvollständig und nicht erleichternd; Gefühl als ob etwas zurückbleiben würde, kleine Stühle mit Schleim oder Durchfall mit Tenesmen.
Als Verstopfung im Wechsel mit Durchfall als Folge von Abführmittelmißbrauch.

Differentialdiagnosen:
Die Obstipation bei Nux vomica entsteht durch unregelmäßige Darmperistaltik.

Die Obstipation bei Bryonia durch Sekretionsmangel mit trockenem Kot und keinem Stuhldrang.
Mercurius zeigt nach Kotabsatz Schmerz und Tenesmen.
Opium totale Untätigkeit des Darmes.
Lycopodium vergeblicher Stuhldrang mit Zusammenschnüren des Afters.

Leber:
Nux vomica unterstützt den Leberstoffwechsel und damit die Entgiftung des Körpers. Leitmotiv von Nux vomica-Erkrankungen ist die Intoxikation. Es wird daher bei Störungen nach Überfütterung, Unverträglichkeit von Futterstoffen, bei Intoxikationen durch Giftpflanzen und Arzneien eingesetzt. Hierunter fällt auch die alimentäre Hufrehe sowie die zu häufige oder überdosierte Entwurmung.
Sehr oft werden auch verpilzte Pellets verfüttert. Diese können wie die vorgenannten Ursachen Auslöser einer Kolik sein. Aflatoxine sind oft die Ursache für sehr schlecht heilende Wunden.
Eine sehr gute Wirkung zeigt es bei der Vorbereitung auf die Narkose, welche wesentlich besser vertragen wird.

Kolik:
Cave: Nux vomica-Kolikpferde sind sehr widersetzlich und schlagen und beißen gezielt.
In die Nux vomica-Kolik paßt alles von der Obstipation bis zum Durchfall. Das Arzneimittelbild ergibt sich aus: der Überempfindlichkeit auf Sinnesreize.
Beginn oder Verschlimmerung am Morgen und 2–3 Stunden nach der Mahlzeit.
Für die Intoxikation typisch sind daher Koliken, die hervorgerufen werden durch:
Aufnahme von großen Futtermengen, nassem Futter, Silage, durch Zugluft.
verpilztes Stroh; Aflatoxine können dazu führen, daß Wunden einfach nicht verheilen.
Entwurmungsfolgen,
Behandlungsfolgen.
Meistens bei Tieren, welche überwiegend im Stall gehalten werden.
Sie tritt häufiger in der kalten Jahreszeit auf.

Für die Erkennung einer Nux vomica-Kolik gilt nach Ausschluß einer Ileusdiagnose die Trias:
1. Inappetenz.
2. Erbrechen von faulig oder sauer riechendem Mageninhalt.
3. Mangelnder Kotabsatz, Kot wie Schafskot oder in Ballen, wird auf Grund der Schmerzen nur unter Stöhnen abgesetzt. Typisch ist auch die Verspannung des gesamten Rückens und des Bauches, meistens gelingt der Kotabsatz trotz häufigen Pressens nicht.

Rektale Untersuchung: ist auf Grund des Anuskrampfes fast nicht möglich. Anus wölbt sich direkt vor.
Die Koliken treten 1–2 Stunden nach der Futteraufnahme auf. Es kommt zu einem akuten Abdomen. Die Tiere werfen sich nieder, strecken vor Schmerzen die Beine von sich. Es kommt zu Krämpfen.
Auskultation: Zuerst ist große Ruhe, dann kommt es wieder zu wäßrigem Rumpeln.

Harnorgane:

Nux vomica beeinflußt die Erregungsleitung im letzten Teil des Rückenmarks und damit auch die Blasen- und Darmfunktion.
(Petroselinum wirkt direkt auf die Blasenwand).
Qualvoller Harndrang, gereizte Harnröhre, häufiges Harnlassen, oft mit wenig Harn, obwohl die Blase voll ist. Schmerzen im Blasenhals beim Urinieren, Nierenkoliken, in die Genitalien ausstrahlend.

Die typischen Nux vomica-Tenesmen können sich auch an der Blase mit Dysurie, Strangurie, und Zystitis äußern.
Starker Geschlechtstrieb, vor allem durch Impulse geprägt.

Herz, Kreislaufsystem:
Steigerung des Blutdruckes und Pulsverlangsamung durch Vagusreizung. Hervortreten der Venen.

Bewegungsapparat:
Bandscheibenvorfall:
Bevor die Schmerzen im Rücken auftreten, ist schon ein trippelnder, steifer Gang zu bemerken, die Tiere zögern beim Treppensteigen, haben vor allem Probleme beim Aufstehen, beim Hinlegen und beim Versuch einer Drehung.
Schmerzhafte Muskeln, Bandscheibenschaden; verkrampfte berührungsempfindliche Rückenmuskeln, besonders im Lendenbereich, Lenden wie zerschlagen und zerbrochen, Gliedersteifheit, tetanusähnliche Muskelkrämpfe, Taubheitsgefühl durch Zirkulationsstörung; die Tiere schreien bei jeder Berührung auf, der Rücken ist aufgekrümmt, die Muskulatur sowohl im Rücken als auch am Bauch ist gespannt. Im akuten, plötzlich auftretenden Fall können die Tiere weder Urin noch Kot absetzen.
Glieder gehorchen nicht Willensimpulsen, unsicherer Gang, Lumbago der Nachhand, Sitzen ist besonders schmerzhaft. Ist der Hund einmal in Gang gekommen, kann er einigermaßen laufen.
Nux vomica ist besonders bei wechselhafter Lahmheit angezeigt. Hinterpfoten sind einmal steif, dann wieder schlaff.
Knacken in den Kniegelenken, Schleifen der Füße beim Gehen.
Altersrheumatismus.

Modalitäten:
Verschlimmerung:

morgens, beim Erwachen um 4 Uhr,
Geräusch, Ärger,
Berührung,
trockenes Wetter, in kalter Luft;
Kälte, Zugluft.

Besserung:
abends, Ruhe, beim Hinlegen,
feuchtes Wetter.

Dosierung:
Magenprobleme: D 4–D 12,
Stockschnupfen: D 4,
Koliken: D 3–D 6,
Hochpotenz bei Schluckauf der Hunde.
Diskopathien: D 6.

OKOUBAKA
Okoubaka aubrevillei Pelleg

Familie: Octoknemataceae.

Zu diesem Baum hatten nur die Medizinmänner Zutritt. Wurde man von anderen Stämmen zu Eßgelagen eingeladen, nahm man vorsichtshalber Okoubaka, um eventuellen Vergiftungsversuchen zu widerstehen.

Selbst habe ich Okoubaka bei Tropenreisen auf Empfehlung von Frau Kollegin Dr. Geres genommen und hatte keinen Tag ein Problem, obwohl ich für Touristen problematische Speisen zu mir genommen hatte.

Botanik:

Rinde des westafrikanischen Urwaldbaumes. Wurde von den Einheimischen gegen jede Form von Vergiftung verwendet.

Wirkungsrichtung:

Alimentäre Intoxikationen, Verzehr von nicht einwandfreiem Futter.
Insektizidintoxikationen.
Rest-toxische Zustände nach Infektionen.
Nach oder bei Tropenkrankheiten.

Dosierung: D 2, D 3, D 4.

OPIUM

Schlafmohn, Papaver somniferum

Familie: Papaveraceae

Kapselfunde gehen bis in mittlere bis späte Jungsteinzeit zurück.
Die Pflanze soll aus den Tränen der Aphrodite erwachsen sein.
Hypnos, dem Gott des Schlafes, wurden Rauchopfer aus Mohnsamen und Opium dargebracht.
Im Mittelalter war es Bestandteil des allesheilenden „Theriaks" sowie der Hexensalben.

Vergleichsmittel:

Alumina, Arnica, Cimicifuga, Coffea, Hyoscyamus, Lachesis, Laurocerasus, Lycopodium, Nux vomica, Plumbum, Psorinum, Stramonium.

Antidot:

Atropin, sehr starker Kaffee, Nux vomica.

Botanik:

Einjährige Pflanze, 30–150 cm hoch, stark blau-grün bereift, von zahlreichen Milchsaftröhren durchzogen, Laubblätter sitzend, scharf gezähnt, die oberen sind stengelumfassend geöhrt; Kronblätter 4, weiß bis hell-rosa; Frucht: Porenkapsel.

Inhaltsstoffe:

Die Pflanze, aber besonders die Kapseln sind giftig. Der Milchsaft enthält verschiedene Opium-Alkaloide. Verwendet wird getrockneter Milchsaft aus eingeschnittenen Fruchtkapseln des Schlafmohns.

Alkaloide:
Morphinum,
Papaverin,
Codein.

Toxikologie:

Opium macht den Darm so träge, daß Laxantien nicht mehr wirken (atonische Obstipation), während sehr hohe Dosen zu einer Diarrhö führen.
Opium wirkt auf das gesamte Nervensystem biphasisch.
Anfangs Euphorie, Lebhaftigkeit, Delirien, Schlaflosigkeit und Exzitation, später Depression, Somnolenz, Betäubung, Reflexlosigkeit, aufgehobene Schmerzlosigkeit.
Spasmen und Zucken der Gesichts- und Skelettmuskeln.
Anfangs Speichelfluß, später Trockenheit.
Unterkiefer hängt atonisch herab, Zunge fällt zurück.

Ätiologie:

Folgen von Schädeltraumen,
Folge von Schreck und Nervenschock.
Folgen von Altersschwäche.

Wirkungsrichtung:

ZNS, Sympathikus, Blutzirkulation, glatte Muskulatur.

Leitsymptom:

Wenn Opium wirken soll, muß vorher eine Lähmigkeit und Schwäche vorangegangen sein.
Alle Beschwerden gehen mit großer Schlafsucht, erstaunlicher Schmerzlosigkeit, welche in keinem Verhältnis zu den Beschwerden steht, einher.
Der Patient verlangt nichts und beklagt sich nicht.
Lähmungen der Schließmuskeln.
Nach Opiat-Narkose tritt häufig ein epileptischer Anfall auf. Dieser kann beim Pferd auch nach einem Schreck auftreten.

Verhaltenssymptome:

Schlaf mit röchelnder, schnarchender Atmung und halb geöffneten Augen.
Schläfrig, kann aber nicht schlafen (Belladonna, Chamomilla), das Gehör ist während der Nacht besonders empfindlich.
Nervös reizbar bis apathisch.
Reagiert auf Manipulationen wie Injektionen nicht.

Mund:

Zunge bläulich, Mund und Rachen trocken.
Kann wegen der Trockenheit der Speiseröhre nicht abschlucken.

Augen:

Enge Pupillen, reagieren fast nicht.
Bindehäute gerötet.
Embolie der Zentralaterie ohne Schmerz.

Atemwege:

Kitzelhusten am Tag und in der Nacht. Klingt trocken und hohl; hört nur beim Wassertrinken auf.

Herz, Kreislauf:

langsamer Puls, später schneller, harter Puls bei strotzender Fülle der Blutgefäße.

Verdauungsorgane:
Nach Schreck kann es zu unfreiwilligem Abgang von Stuhl auf Grund einer Sphinkterlähmung kommen.
Blähungen, welche durch mangelnde Peristaltik nicht abgehen.
Eine Lähmung (Darmparese) des Mastdarmes führt zu einer Stuhlanhäufung. Der Patient macht aber keine Anstalten zur Entleerung. Es kann zu einer umgekehrten Peristaltik kommen.
Der Stuhl wird knollig und hart.

Harnorgane:
Die Blase ist voll, aber der Patient merkt es nicht.

Extremitäten:
Erschlaffung der Muskeln führt zu taumelndem Gang.

Haut:
Pruritus sine materia.
An Stellen, wo Schweiß austrat, kommt es zu Ausschlägen.

Klinik:
Obstipation nach Operationen, Brucheinklemmungen, Ileus.
Nach Rückenmarksverletzungen und Schwergeburten.

Modalitäten:
Verschlimmerung:
im Schlaf,
beim Schwitzen,
Wärme.
Besserung:
Kälte,
Umherlaufen.

Dosierung:
Obstipationen: D 2, D 3, einige Tage.
Lähmungen: D 6–D 30 und höher.

PETROLEUM

Steinöl
Steinöl ist ein Naturprodukt, das durch die langsame Zersetzung von fossilen Pflanzen und Tieren entsteht. In der Homöopathie wird ein Steinöl verwendet, bei dem die niedrig siedenden Bestandteile wie Benzin, Petroläther, Paraffin, Vaselin entfernt sind.

Vergleichsmittel:
Acidum nitricum, Agaricus, Calcium carbonicum, Carbo vegetabilis, Causticum, Cocculus, Graphites, Hepar sulfuris, Ignatia, Kreosotum, Lycopodium, Rhus toxicodendron, Sulfur, Phosphorus, Psorinum, Silicea, Thuja,
Bei Übelkeit: Tabacum, Mandragora; beide besser durch Fressen.

Antidot: Aconitum, Cantharis, Nux vomica, Phosphorus.

Inhaltsstoffe:
Kohlenwasserstoffe der Methanreihe,
hydrierte aromatische Kohlenwasserstoffe.
Sauerstoffhaltige Erdharze.

Pharmakologie, Toxikologie:

Petroleum wirkt ähnlich wie die anderen Kohlenstoffabkömmlinge (Graphites, Carbo vegetabilis, Kreosotum).

Vergiftungen sind äußerst selten. Es treten Schlafstörungen, Müdigkeit, Zittern, Ekzeme, Hautgeschwüre (Paraffinkrebs) auf.

Allgemeinsymptome:

Ist eines der besten antipsorischen Mittel neben Sulfur, Graphites, Causticum und Lycopodium. Es entfaltet seine Hauptwirkung an der Haut mit einer besonderen Affinität zu den Haarbalgdrüsen.

Leichte Erkältlichkeit, Mattigkeit mit Frösteln.

Wirkungsrichtung:

Haut, Schleimhäute, Magen-Darmkanal, ZNS.

Leitsymptome:

Übler Geruch des ganzen Körpers und aller seiner Absonderungen.
Leichte Verletzungen eitern.
Knacken in den Gelenken (Causticum).
Schwankender Gang, Übelkeit und Schwindel beim Fahren, Reisekrankheit. Der Hund ist nervös, nicht apathisch wie bei Cocculus (Schwindel beim Aufwärtssehen, Heißhunger mit schneller Sättigung).

Verhaltenssymptome:

nervöse Irritabilität, aufbrausendes Wesen.
Tagesschläfrigkeit;
Unruhiger Schlaf mit Herumwerfen als Folge innerlicher Hitze. Ängstliches Stöhnen, nächtlicher Schweiß.

Mund:

Auffallend häufige Verrenkungen des Unterkiefers.
Stomatitis ulcerosa mit üblem Mundgeruch.
Weiß-schleimig belegte Zunge.

Augen:

Tränenfluß, Entzündung der Bindehäute.

Nase:

Nasenbluten auf Grund von Geschwüren der Nasenschleimhaut.
Wunde, rissige Nasenlöcher.

Ohren:

Otitis externa mit chronischer entzündlicher Sekretion. Schwerhörigkeit.

Hals:

Geschwulst der Unterkieferdrüsen.

Atmungsorgane:

Trockenheitsgefühl, in der Luftröhre festsitzender Schleim,
Rasseln in der Brust.

Verdauungsorgane:

Aufgetriebener Bauch, fürchterlich stinkender Durchfall, nach der Entleerung Schwächegefühl, Jucken am After, Stechen im Mastdarm. Am Ende des Durchfalls besteht Heißhunger. Es folgt eine Verschlechterung des Allgemeinbefindens.
Abmagerung trotz Heißhunger.

Harnorgane:

Brennen in der Harnröhre. Harnlassen schmerzhaft, stinkt säuerlich oder nach Ammoniak.

Geschlechtsorgane:

Pruritus an männlichen und weiblichen Geschlechtsorganen mit Neigung zu Ekzemen. Hoden und Samenstrangneuralgien.

Haut:

Ähnlich wie bei Graphites findet man schmerzhafte Ausschläge an Gelenksbeugen, an Hautfalten, am Kopf, an den Hoden, an den weiblichen Geschlechtsteilen, hinter den Ohren und an den Beinen sowie an den Übergängen von Haut zu Schleimhaut. Die Haut springt leicht auf und neigt zu Rhagaden und Schrunden. Jucken um den Anus bringt den Hund zum Schlittenfahren.
Fingerspitzen sind rauh, rissig und geplatzt, wobei diese Erscheinungen hauptsächlich im Winter auftreten (Gutes Mittel bei Frostbeulen). Bei Hunden findet man trockene schrundige Hautstellen – bei sonst unauffälliger Haut – zwischen den Zehen.

Extremitäten:

Steifigkeit in den Gelenken.
Verrenkungsschmerz in Schulter, Ellbogen und an den Phalangen.

Klinik:

chronische Ekzeme mit Neigung zu nässenden, rhagadisierenden Veränderungen vorwiegend im Nacken, Kopfhaut, Händen und Skrotum.
Chronischer Durchfall bei Rindern.
Eines der besten Antidote bei Bleivergiftung.

Modalitäten:

Verschlimmerung:
durch Fahren und Bewegung,
Verschlimmerung morgens und tagsüber.
Verschlimmerung in der kalten Jahreszeit.
Durch fette Speisen.
Verschlimmerung durch Ärger und Schreck.
Besserung:
nach Nahrungsaufnahme; daher sollte bei der Reisekrankheit der Petroleum-Hund nicht nüchtern ins Auto steigen.

Wärmeregulierung:

große Empfindlichkeit gegen Kälte, kalte Extremitäten.

Dosierung:

D 6, D 12, D 30.

PETROSELINUM SATIVUM
Gartenpetersilie.

Familie: Apiaceae, Selleriegewächse

Vergleichsmittel:
Berberis, Cantharis, Causticum, Chelidonium, Dulcamara, Kreosotum, Lycopodium, Mercurius, Sulfur. Sie haben alle plötzlichen Harndrang.
Petersilie ist durch Jahrhunderte als Heilpflanze verwendet worden. Sie galt als Aphrodisiakum für Männer und als Abortivum für Frauen. Ein alter Spruch lautet:
Petersilie hilft dem Mann auf das Pferd,
der Frau unter die Erde.
Gassen in alten deutschen Städten, in denen sich Freudenhäuser befanden, wurden oft Petersiliengassen genannt.

Botanik:
Zweijährige krautige Pflanze, die erst im zweiten Jahr blüht.
In der Homöopathie wird die ganze Pflanze zu Beginn der Blüte verwendet.

Inhaltsstoffe:
Flavon Apiin,
ätherisches Öl Apiol (Petersilienkampfer, dieser enthält Myristicin).
Iso-rhametin-diglukosid
Chrysoeriolapiosyl-glukosid.

Pharmakologie, Toxikologie:
Apiol bewirkt eine Kontraktion der glatten Muskulatur der Harnwege und des Uterus. In hohen Dosen ist Apiol toxisch und verursacht Gastroenteritis mit teilweise blutigen Abgängen, Leberverfettung.

Wirkungsrichtung:
Blase, Leber, Diuretikum.

Verhaltenssymptome::
Harnverhaltung durch Aufregung vor Turnieren, bei Transport.

Leitsymptom:
Plötzlich auftretender, unwiderstehlicher Harndrang mit schmerzhaftem Jucken, Stechen und Brennen an der Harnröhrenöffnung, der Harn wird intermittierend abgesetzt. Wenn der Harn zurückgehalten wird, kann es zu einem heftig schmerzenden Harnblasenkrampf kommen.
Ein Hinweis auf Probleme mit der Harnblase kann ein Schlagen mit dem Schwanz sein; dieser wird dauernd hin und her bewegt.
Viele Hunde sind durch die Nichtanwesenheit der Besitzer sehr oft gezwungen, den Harn sehr lange zurückzuhalten. Auf die Dauer kann dadurch ein Blasenwandkrampf entstehen.
Schwarzhaupt beschreibt im Mezger, daß es sich bei der Enuresis nocturna um eine Schließmuskelschwäche handelt. Der Patient kann in der Nacht den plötzlich anflutenden Harn nicht zurückhalten. Nur Petroselinum hat das im Arzneimittelbild. Er beschreibt gute Erfolge mit der D 3.

Verdauungsorgane:
Gallenstörungen, Duodenalkatarrhe.
Stühle weiß, lehmig, Durchfälle.

Harnorgane:

Zieht die Wandmuskulatur der Blase zusammen.
Pferde halten bei Transport und vor Aufregung bei Turnieren oft den Harn zurück.

Klinik:

Incontinentia urinae, Harninkontinenz als Folge von Uterusresektionen.
Lähmung der Blasenwand:
Bei Diskopathie kann es vorkommen, daß die Blasenwand ständig überdehnt wird. Das kann schließlich zu einer Lähmung der Blasenwand führen. In diesem Fall nimmt man Causticum in Kombination mit Petroselinum D 2.
Folge von Manipulationen in der Scheide.

Dosierung:

D 1, D 2, D 3.

PHELLANDRIUM AQUATICUM

Wasserfenchel

Familie: Apiaceae

Botanik:

wächst an Teichen, Tümpeln, feuchten Plätzen.
Zweijähriges Kraut.

Inhaltsstoffe:

ätherisches Öl mit *SYMBOL 98 \f „Symbol" \s 12-Phellandren.

Augen:

tränende Augen, brennend.

Geschlechtsorgane:

Mastitis:
Gutes Mastitismittel im Anfangsstadium vor der Verhärtung des Euters.
Ist ein Hilfsmittel bei der Mastitisbehandlung und ergänzt Phytolacca und Asa foetida gut.
Es hat im Arzneimittelbild:
die Milchkanäle nachziehenden Schmerz. Schmerzen zwischen den Saugakten.
Phellandrium ist ein gutes Ausschwemmittel für die durch Schleimmassen verstopften Milchdrüsen.
Es hilft auch bei Verschleimung im Hals, in der Lunge, die zum Räuspern und Husten zwingt.

Dosierung:

D 6.

PHOSPHORUS

Phosphor, gelber Phosphor.

Phosphor ist in Wasser unlöslich.

N-Gruppe im Periodensystem: Stickstoff, Arsen, Antimon, Wismut.

Weihe-Punkte: Le 3, 3E 16, G 21, KS 16.

Verwandt: Arsen.

Ergänzungsmittel:

Allium cepa, Arsenicum album, Lycopodium, Silicea.

Unverträglich:

Weder vorher oder nachher Causticum oder Iod oder Iodverbindungen geben.

Vergleichsmittel:

Agaricus, Alumina, Ammonium carbonicum, Arsenicum, Bryonia, Calcium carbonicum, Calcium phosphoricum, Carbo vegetabilis, Iodum, Lycopodium, Mercurius, Natrium chloratum, Nux vomica, Plumbum, Rhus toxicodendron, Sepia, Silicea, Sulfur.

Antidot:

Cuprum sulfuricum, Terpentin, Kaliumpermanganat.
Phosphorus ist eines der wichtigsten Bausteine des Organismus. Da er eine hohe Affinität zum Luftsauerstoff hat, kommt er nicht im freien Zustand vor, sondern in Form von Salzen der Phosphorsäure:
Calciumphosphat: Knochen,
Alkaliphosphate: Körpersäfte, Blut,
Phosphatide: Lipoidbausteine, besonders Lecithin,
Nukleoproteine: junge sich teilende Zellen.
Lipoide, Lecithin, Zellkerne haben den höchsten Gehalt an Phosphor, das spiegelt sich in der therapeutischen Affinität wieder.
Phosphor ist Bestand der Zellkerne. Besonders reichlich findet man ihn im ZNS.

Er kommt vor in:
Eiweiß, Blut, Eidotter, Muskelfasern, Hirnsubstanz, Haaren, Zähnen, Knochen, Exkrementen (Guano).
Phosphor der Milch wird von Jungtieren zu nahezu 100% resorbiert.
Die Böden sind allgemein phosphorarm. Der Phosphorgehalt hängt von Bodenart, Pflanzenart und Alter der Pflanzen ab.
Trockene Jahre bedingen phosphorarme Pflanzen.
Der Wiederkäuer kann Phosphor als Phytat bei Anwesenheit des Enzyms Phytase im Pansen verwerten.
Phosphor wird zum größten Teil aus den Knochen mobilisiert. Nach der Geburt tritt bei Wiederkäuern eine negative Phosphorbilanz auf. Die Kühe scheiden 1g Phosphor mit 1kg Milch aus.
Calcium wird von Phosphor aktiviert; das ist wichtig für alle Knochen und deren Aufbau sowie für alle Aufbaustörungen.
Weiters reguliert Calcium alle katharralischen Störungen an der Haut und an den Schleimhäuten.
Ein weites Ca : P-Verhältnis im Futter senkt die Phosphorverwertung, ein sehr enges führt zur Ausscheidung großer Mengen Phosphors über den Harn.
Phosphor greift in Prozesse ein, von denen wir gewohnt sind, sie unter dem Aspekt von Calcium zu sehen.
Die Ausscheidung über den Harn wird durch das Parathormon gefördert.
Phosphor hat Einfluß auf den Fett- und Eiweißstoffwechsel, sowie auf die Atmung.

Ausscheidung:
Mensch über die Niere,
Wiederkäuer über Darmkanal,
Schwein über beide Wege.

Toxikologie:

Phosphorvergiftungen:
Allgemein: Fast alle Organe werden im Sinne einer fettigen Degeneration befallen. Besonders ist die Leber betroffen, sowie die Sekretion von Galle mit der Folge: Ikterus. Durch die Leberschädigung kommt es zu Gerinnungsstörungen, Blutungen, der Prothrombinindex ist erniedrigt. Es kommt zu einer Anhäufung von Ketonkörpern und Milchsäure.
Es beginnt mit einer akuten Gastroentritis mit Nausea. Erbrochenes riecht nach Knoblauch, es fluoresziert im Dunkeln. Koliken und schleimig-blutige Diarrhö nach 6–8 Stunden.
Trügerisches Stadium: Besserung und Wohlbefinden dauert 1–10 Tage.
Es folgt: Stadium mit Erbrechen, hämorrhagischer Diathese, Gliederschmerzen, tubulärer Niereninsuffizienz, Oligurie, Insuffizienz von Herz, Lunge, Leberzellschäden, gelber Leberatrophie, hohem Fieber. Das Ende beeinflußt fast alle Organe:
ZNS, Schilddrüse, Nieren, Kapillaren, Gefäßnerven, Leber und damit die Blutgerinnung. Phosphor bewirkt eine extreme Steigerung der Parasympathikusaktivität. Organische Phosphorverbindungen blockieren die Cholinesterase; das laufend durch Nervenimpulse freigesetzte Acetylcholin kann nicht in Cholin und Essigsäure zerlegt werden.

Gesteigerte Parasympathikusaktivität bewirkt bei Schweinen, Rindern:
extremen Speichelfluß,
erhöhte Tränensekretion,
Erregung der glatten Muskulatur,
Erbrechen,
Hyperaktivität des Darmtraktes, Durchfall, manchmal hämorrhagisch mit Tenesmus, Kolik.
Miosis, enge Pupille,
Bradykardie, mit Blutdruckabfall bis zum Kreislaufkollaps.
Bronchospasmus, vermehrte Bronchialsekretion erschwert den Gasaustausch.
Hemmung und Lähmung des Atemzentrums,
zusätzlich Störung der Innervation des Zwerchfelles.
Durch die massiven Atembeschwerden nehmen die Tiere Sägebockstellung ein.
Wenn eine Parenchymvergiftung überstanden wird, bleibt eine Zirrhose.
Wenn es zu einer chronischen Erkrankung kommt, geht die Krankheit auf die Knochen über (Osteoporose, Osteomyelitis). Besonders betroffen sind die Kieferknochen, da Phosphor per os aufgenommen wird, die Kieferknochen sind also am unmittelbarsten betroffen.

Lokalsymptome:

Laryngitis,
chronische Bronchitis,
Stauungsbronchitis,
Emphysem.

Auffallende Symptome:

Kühle löst Husten aus.
Kurzer mühsamer Atem, betont abdominal.
Interkostalräume auf Druck schmerzhaft.
Atemnot bei geringster Anstrengung.
Will nicht zugedeckt sein, erträgt dies nur unwillig.
Schneller Gewichts- und Konditionsverlust.
Angst vor Untersuchung, ausgeprägte Spritzenangst.

Konstitution:

Das Tier ist hochaufgeschossen, schlank, feingliedrig, dünnhäutig, hat ein seidenhaariges Fell, meist helles oder rotes Haar, weiches glänzendes Fell, dünne Wimpern.
Rinder, helles spitzes Horn, haben eine rasche Auffassungsgabe und sind von empfindlicher Natur.
Haben oft einen Rundrücken.

Verhaltenssymptome:

Schlüsselsymptom Angst und deren Folgen.
Nervöse Betriebsamkeit, kommt nicht zur Ruhe. Es kommt manchmal zu Reaktionen, welche als Aggression gedeutet werden, sie entspringen aber der Angst der Tiere.
Angst vor dem Alleinsein, er verträgt Alleinsein am schlechtesten von allen Arzneimittelteltypen. Phosphorpferde nie allein in einer Box lassen.
Hunde zerlegen die Wohnung, bellen und jaulen.
Gewitterangst, Angst vor Knall, Donner, so stark, daß Hund sogar beißt.
Übererregbarkeit gegen Geräusche, Licht,
Gerüche ekeln das Tier sichtbar.
Kann keine Sekunde ruhig sitzen, springt dauernd auf, manchmal dauernd gegen Türe, vollkommen sinnlos, ohne sie öffnen zu wollen.

Pferd:
aufgeregtes Rennpferd, das immer Startprobleme hat.
Frißt nachts das Futter auf.

Rind:
unduldsame Leitkuh.

Schwein:
rauft ständig.

Die Tiere bringen gerne geforderte Leistung, haben aber keine Ausdauer. Sie sind temperamentvolle Tiere. Sie werfen sich wie gelähmt hin und machen eine Pause. Danach sind sie wieder frisch. Man kann sie auch nicht leicht abrichten, denn sie sind verspielt und wollen sich nicht konzentrieren. Sie lernen schnell, vergessen aber alles wieder schnell. Nichts interessiert sie lange, mangelhafte Willenskraft. Hektik und Gewalt macht die Tiere nervös, unberechenbar bis aggressiv.
Ziehen den Besitzer ständig im Halsband hängend durch die Gegend.
Tierärzte mag er nicht, er will sich nicht anfassen lassen und versucht ständig vom Behandlungstisch zu springen.
Phosphorus hat auch das Schnappen nach eingebildeten Fliegen (Hyosc.)
Wasserliebende Hunde.

Leitsymptome:

Große Nervosität.
Rascher Verbrauch von Körpersubstanz, Kräfteverfall (ähnlich Arsenicum album).
Phosphorbeschwerden treten häufig nach Krankheiten auf, selten im Verlauf einer Krankheit.
Neigung zu Blutungen, alle Verletzungen bluten stark.
Bei Erkrankung Neigung zu Tagesschläfrigkeit mit nächtlicher Unruhe.
Beim Aufrichten kurzfristiges Taumeln.
Wirkt bei akuten und chronischen Krankheiten, die langsam fortschreiten und zu Kachexie führen.
Krankheiten, bei denen Schwindel vorherrscht.
Kann Gerüche nicht ertragen, es ekelt die Tiere förmlich.

Verlangen nach kalter Milch.
Phosphorus beseitigt die Folgen von Iodmißbrauch und von exzessivem Mißbrauch von Kochsalz.

Ohren:
Ohrenschmerzen bessern sich in der freien Luft und verschlechtern sich im warmen Raum (Pulsatilla), aber
Phosphorus-Ohrenschmerzen bessern sich durch Reiben der Ohren.

Nase:
Nüstern weitgestellt, verklebt mit dunklen Krusten.
Glasiger, weißer, sehr zäher Nasenausfluß.
Halten den Kopf tief.

Augen:
Erweiterung der Pupillen, Sehstörungen, Retinablutungen, wirkt resorbierend bei Augenblutungen. Glaukom, Schmerz in den Augenknochen.
Augen eingefallen, Parese der äußeren Augenmuskeln, Thrombosen der Netzhautgefäße.
Hydrophthalmus: Anstieg des Augeninnendruckes.
Gedunsene ödematöse Lider (Schwein Oberlid Kali-c., Unterlid Apis).
Cataracta diabetica.

Atemorgane:
Schleimhaut des Nasentraktes geschwollen, geschwürig, Periostitis des Nasenknochens, leicht blutende Polypen.
Nasenbluten D 200 bei Bluten aus beiden Nasenlöchern (Stannum nur aus einem Nasenloch).
Kehlkopf trocken, rauh, wund.
Krankheiten der Trachea (am Beginn im Wechsel mit Bryonia D 6, später Tartarus emeticus D 6).
Trockener schmerzhafter Husten, verschlechtert sich, wenn Wechsel von warm zu kalt stattfindet. Husten hohl und rauh, wenig Auswurf, falls vorhanden, zähschleimig, blutstreifig, kurzer mühsamer Atem, Husten wird unterdrückt. Husten verschlechtert sich am Abend. Nach einem Hustenanfall starke Schweißbildung im Schulter-Nackenbereich.
Phosphorus hat eine Affinität zur Lunge.
Akuter Bronchialkatarrh, rauhes Atemgeräusch, mehr in der linken oberen Lungenhälfte (selten beim Pferd, aber typisch Phosphorus).
Akutes Lungenödem,
Lungenemphysem.

Mund:
Zahnfleischbluten, Zahnfleisch zieht sich zurück, Zähne fallen aus. Anhaltendes Bluten nach Zahnextraktionen.
Zunge trocken weiß oder braun belegt mit hervortretenden roten Papillen.
Unterkiefer geschwollen mit Nekrosen, ausgehend von kranken Zähnen.
Schlucken ist schmerzhaft, da der Rachen trocken ist.

Verdauungsorgane:
Verlangen nach kaltem Wasser; dieses wird, sobald es sich im Magen erwärmt hat wieder erbrochen.

Hungerschmerz, nimmt öfter Futter in kleineren Mengen zu sich, kann zu jeder Zeit fressen, Pferde vom Phosphortyp fressen nur in der Nacht (Nachthunger hat China, Lycopodium, Psorinum). Verlangt nach saurem Futter, mundvolles Erbrechen unverdauter Nahrung, als würde das Fressen nicht in den Magen gelangen. Erbrechen von Blut oder kaffeesatzfarbigen Massen (peptisches Magengeschwür), postoperatives Erbrechen, als ob Cardia zu eng sei.
Leib ist hart und gespannt, Abgang vieler Blähungen,
Verstopfung mit Bleistiftstühlen.
Durchfall schmerzlos, sobald der Durchfall im Rektum ankommt, schießt er wie von einem Hydranten ins Freie, stark stinkend, nachher geschwächt, Durchfall wie Froschlaich, grün mit Körnern wie Sago.
Verliert Kot auch unwillkürlich, Gefühl, als würde sich der Anus nicht schließen. Brennen des Anus.
Erbrechen und Durchfall mit Blut, Patienten mit Parvovirus-Diarrhöe.
Leberschwellung, Leberzirrhose, Leberabszeß, Lebererkrankungen mit Aszites.
Leberstörungen führen zu einer Störung der Blutgerinnung, daher hämorrhagische Diathesen.

Harnorgane:

Häufiger übelriechender Harnabgang, wechselt Farbe und Konzentration, eiweißhaltig, mit Zylindern, Gallenfarbstoff, unwillkürlicher Abgang, Blutharnen nach Verkühlung. Unwillkürlicher Harnabgang vor allem in der Nacht, Harnröhre und Eichel schmerzhaft nach Urinieren.

Geschlechtsorgane:

Männlich:
Geschlechtstrieb über dem Mittelwert, ist oft Stohfeuer, da er keine entsprechende Potenz aufweist, auch vom häufigen Onanieren geschwächt ist.
Weiblich:
Atrophie der Ovarien (Rinder zusätzlich schreckhaft, dünnhäutig).
Hat Beziehung zum Euter.
Rinder lassen sich selbst in der Brunst ungern belegen. Vagina auch während der Brunst trocken.
Bräunlich verklebte Ränder der Vagina.
Euter:
Kitzlichkeit beim Melken, gibt die Milch nicht herunter.
verlängerte Läufigkeit.

Bewegungsapparat:

Periostreizung mit Berührungsempfindlichkeit, Knochenschmerzen in der Nacht, Osteomyelitis, Knocheneiterung, Fistelbildung, Eiter dünn und übelriechend.
Dornfortsätze der Rückenwirbel zwischen den Schulterblättern und die Muskulatur neben der Wirbelsäule sind hochgradig schmerzhaft. Zittrige Schwäche, Rückenschmerzen.
Reißen und Stiche im Unterkiefer.
Gelenke geben plötzlich nach.

Haut:

Brennen der Haut, Petechien der Haut, juckende schorfige, aufspringende sich schälende Haut.
Bildung von Urtikaria, Pickeln, Papeln, Bläschen, Furunkeln.

Wunden bluten sehr stark, auch wenn sie klein sind, heilen und brechen wieder auf.
Dauerndes Belecken der Vorderpfoten, Leberzeichen.
Hund (Wolter) rennt plötzlich seinem Schwanz nach und beißt sich in die Schwanzwurzel. Kann man eine Entzündung des Afters ausschließen, dann findet man bei Hahnemann unter chronische Krankheiten das Symptom 995–1010:
Nadelstiche im Mastdarm,
Stechen im After,
Stich vom Unterbauch in das Mittelfleisch.

Herz:

Bedrohliche Tachykardie.
Wirkt auf das rechte Herz, Herz rechts erweitert. Angst beim Liegen auf der linken Seite, Stauungen in den großen Venen, Venen an den Extremitäten treten stark hervor, Herzklopfen, kann vor Herzklopfen nicht links liegen, degenerative Myokarderkrankungen, Herzschwäche, drohender Kollaps mit Lungenrasseln, Atemnot, Beklemmung, Angst.
Puls: weich und schwach.
Myokarditis.

Klinik:

akute und subakute Bronchitis,
akute Pneumonie,
Infektionskrankheiten,
Viruskrankheiten.

Modalitäten:

Verschlimmerung:
Berührung,
Anstrengung,
Wetterwechsel,
Kälte in den Abend- und ersten Nachtstunden.
Feuchtwerden bei heißem Wetter,
bei Gewitter,
Temperaturanstieg.

Besserung:
in der Dunkelheit,
Liegen rechts,
Wärme,
im Freien,
zweite Nachthälfte ist beschwerdefrei.

Dosierung:

akut: D 6–D 12, D 30, D 200.
C 3–C 30.

PHYTOLACCA DECANDRA

Kermesbeere

Familie: Phytolaccaceae, Kermesbeerengewächse

Vergleichsmittel:

Bryonia, Conium, Dulcamara, Eupatotrium, Euphorbium, Phellandrium, Lilium tigrinum, Rhus toxicodendron.

Antidot:

Belladonna, Ignatia, Mercurius, Mezereum, Sulfur.

Botanik:

Bis zu 2 Meter hohe Staude mit einer tiefen Pfahlwurzel. Beblätterter Stengel mit rosaroten Blütentrauben. Wächst in feuchten Gebieten.
Hat schwarz-violette Beerenfrüchte.
Verwendet wird die Pfahlwurzel, welche im Herbst ausgehoben wird.
Herkunft: Nordamerika.

Inhaltsstoffe:

Alkaloid Phytolaccin.
Saponin,
Phytolaccasäure.

Toxikologie:

Tetanusähnlicher Zustand, Kinnbacken verkrampft, Lippen nach außen gedreht, Opisthotonus.
Vögel, welche die Beeren gefressen haben, verloren ihr Fett, aus diesem Grund wird die Tinktur gegen Fettansatz verwendet.
Melker in Amerika verwendeten die Wurzel, um Unregelmäßigkeiten beim Milchfluß zu beheben.
Es wurde auch zum Bremsen überreichlicher Milchsekretion verwendet.

Organotropie:

Hautangriffspunkt Drüsen, Tonsillen, Hoden, Prostata, Euter, fibröses Gewebe, Drüsen, Muskeln und Gelenke, Faszien, Muskelhäute, gut wirksames Narbenmittel, Nieren.

Konstitution:

rheumatisch, sykotisch, luetisch.
Dyskrasie, Stoffwechselstörungen mit fahler Haut, Abmagerung, Geschwüre und Knoten.

Verhaltenssymptome:

Niedergeschlagenheit, Gleichgültigkeit, reizbar, unruhig, unkonzentriert, Schmerzüberempfindlichkeit.

Leitsymptome:

Hat eine besondere Affinität zu lymphatischen Organen, besonders eine Beziehung zum Hals und Rachenring. Daher eine gute Wirkung bei Krankheiten, die von entzündeten Tonsillen ihren Ausgang nehmen (z.B. Gelenksrheuma).
Affinität zu den Drüsen, besonders Milchdrüsen.
Fliegender Schmerz, wie ein elektrischer Schlag plötzlich auftretend, wandert schnell an verschiedene Stellen (Lac caninum, Pulsatilla), Verlangen nach Bewegung, obwohl diese verschlimmert.
Knirscht mit den Zähnen, beißen die Zähne besonders während des Zahnens zusammen.
Knochen schmerzen in der Nacht.
Schwindel beim Aufstehen.

Augen:
Schmerzen, Gefühl von Sand in den Augen.
Anfangsstadium der Panophthalmie (Rhus toxicodendron, fortgeschritten).
Maligne Geschwülste der Lider.
Epitheliome.

Mund:
Kiefer fest geschlossen, Zähne zusammengebissen (sehr typisch auch bei Podophyllum). Zunge mit roter Spitze, Blasen an der Seite der Zunge. Viel fadenziehender, zäher Schleim.

Hals:
Innerer Hals dunkelrot-violett, Zäpfchen groß, ödematös, durchsichtig (Apis, Kalium bichromicum, Rhus toxicodendron),
pseudomembranöses Exsudat.
Kann nichts Warmes schlucken, Schmerz beim Schlucken bis in die Ohren einschießend.
Heiße schmerzhafte Trockenheit, ständiges Verlangen zu schlucken.
Tonsillenhyperplasie, Geschwüre auf Mandeln und Mundschleimhaut.
Hals und Unterkieferdrüsen verhärtet.
Ohrspeicheldrüse vergrößert und auf Druck schmerzhaft.

Herz:
gelegentlich Herzschmerz, der zusammenziehen und anhalten läßt. Läßt der Herzschmerz nach, erscheint er in der rechten Vorderextremität.

Extremitäten:
geschwollene Gelenke nach einer Mastitis. Es ist ein Drainagemittel für die fokal-toxischen Belastungen.
Glieder- und Rückenschmerz, Zerschlagenheitsgefühl. Steifheit aller Glieder mit Hin- und Hertrippeln.

Haut:
Hautjucken, flechtenartiger Ausschlag.

Temperaturregulation:
Schaudern und Frieren, Kältegefühl am ganzen Körper.

Geschlechtsorgane:
Mastitis:
Phytolacca hat eine besondere Beziehung zu den Milchdrüsen. Diese sind hart und empfindlich, Schwellung der ganzen Milchdrüse oder Milchknoten hart wie Stein, schmerzhaft. Sekret ist kaum ermelkbar. Die Mastitis ist die Folge einer vorliegenden Stauung und Phytolacca ist entstauend.
Zur Mastitisbehandlung hat sich die D 12 bewährt.
Verzögertes Milcheinschießen, verlangsamter Milchfluß.
Phytolacca bringt noch Milchfluß zustande, wenn der Sekretfluß stark im Abnehmen ist.
Phytolacca hat eine anregende Wirkung auf die Milchdrüsen, es wirkt als Drainagemittel und durch den angeregten Fluß für Entzündungsprodukte ausschwemmend.

Brustdrüsenabszeß:
mit Fisteln und klaffenden entzündeten Ulzera.

Mammazysten:
Besonders nach dem Trockenstellen oder Abstillen kommt es zu Stauungen und Knoten.
Verhärtungen treten auch nach einer durchstandenen Scheinträchtigkeit auf (D 3).
Wolter empfiehlt Phytolacca zum Trockenstellen der Kühe in der Urtinktur, selbst habe ich die Erfahrung gemacht, daß es in der D 4 sicher zum Versiegen der Milch kommt.

Klinik:
gutes Grippemittel, wenn die Halssymptome überwiegen. Der Hals ist dunkelrot (Belladonna hellrot).
Schmerzen strahlen bis in die Ohren.
Rheumatische Beschwerden nach Affekten des Halsraumes.

Modalitäten:
Verschlimmerung:
bei feuchtem Wetter,
Nachtkälte,
Bewegung.
Besserung:
Bauchlage.

Dosierung:
D 1, D 4, D 6, D 12, D 30, D 200.

PLATINUM
Platin
Gehört zu den Schwermetallen

Weihe-Punkt: N 14 re.

Vergleichsmittel:
Alumina, Argentum nitricum, Chamomilla, Ignatia, Magnesium phosphoricum, Opium, Plumbum, Sepia, Stannum.

Antidot: Pulsatilla.

Wirkungsrichtung:
ZNS, hat tiefe Wirkung auf das Gemüt.
Sexualsystem, nervös überreizter Geschlechtstrieb.

Verhaltenssymptome:
Himmelhoch jauchzend und zu Tode betrübt.
Arrogant, hochmütig, bedauerndes Herabblicken, Stuten sind Deckhengsten gegenüber sehr wählerisch.
Lapalien verursachen eine tiefgreifende Verstimmung.
Zänkische Veranlagung.

Augen:
Liderzucken.

Gesicht:
Trigeminusneuralgie mit Zu- und Abnahme der Schmerzen (Stannum).

Leitsymptom:
Sehr empfindlich bei gynäkologischen Untersuchungen, bekommt Krämpfe.
Hypersexuelles Verhalten (Nymphomanie).
Schmerzen allmählich zu- und abnehmend (Stannum), hinterher Taubheitsgefühl.
Nervenschmerzen verschwinden und Körperschmerzen kommen und umgekehrt.

Verdauungsorgane:
Blähsucht, Kollern, Neigung zu Koliken. Schmerzen im Gebiet des Nabels.
Es kommt zu häufigem Stuhldrang, der Stuhl ist aber wenig und lehmfarben; oder er bleibt am Rektum wie weicher Lehm kleben.

Geschlechtsorgane:
Nymphomanie, Neigung zu Onanie,
Juckreiz der Scheide.
Neuralgien der Ovarien, Ovariitis.
Gebärmuttersenkung (Stannum).
Myome mit Blutungen.
Prolapsneigung.

Extremitäten:
Ameisenlaufen, Taubheitsgefühl.

Modalitäten:
Verschlimmerung:
beim Stehen.
Besserung:
beim Gehen.

Dosierung:
D 3, D 6, D 200.

PLUMBUM

Blei
Schwermetall, welches sich in der Natur meistens in der Form des Sulfids als (PbS) Bleiglanz findet. Es kommt in Spuren überall vor.
Wegen seiner leichten Schmelzbarkeit gehört es zu den ältesten verwendeten Metallen. Auch in der Medizin wurde es schon sehr früh verwendet und Vergiftungen sind schon lange bekannt (Saturnismus).

Weihe-Punkt: N 17 li., N 15.

Vergleichsmittel:
Alumina, Aurum, Barium carbonicum, Colocynthis, Mercurius, Platinum, Secale, Sulfur.

Pharmakologie, Toxikologie:
Blei wird nach enteraler Aufnahme nur langsam resorbiert. Es kann aber zu einer Überschreitung der Bleispeicherkapazität des Organismus kommen.
Das resorbierte Blei wird an die Erythrozyten und Blutalbumine gebunden. Das im Blut kreisende Blei wird in Leber und Niere abgelagert.
Das Wesen einer Bleivergiftung besteht darin, daß die Enzyme gehemmt werden. Das ionisierte Blei hat eine hohe Affinität zu den Sulfhydrylgruppen der Aminosäuren im

Proteinmolekül. Diese Proteinmoleküle werden inaktiviert. Daraus resultiert eine Hemmung des intermediären Stoffwechsels, Hemmung des Kohlenhydratstoffwechsels im Nervensystem und einer Hemmung der Hämsynthese. Als kräftiges Reduktionsmittel schädigt es die Zellatmung.

Blei bewirkt auch eine Kontraktion der glatten Muskulatur von Darm, Ateriolen und Uterus.

Eine akute Bleivergiftung gibt es praktisch nicht, da die Tiere sehr große Mengen aufnehmen müßten. Es handelt sich um lange vorhergehende Kumulationen mit akuten und perakuten Vergiftungsschüben. Allen liegt eine längere Latenzperiode zugrunde.

Die Symptome einer subakuten und chronischen Bleivergiftung sind unspezifisch: Appetitverlust, Gewichtsabnahme, Anämie.

Vergiftungen treten am häufigsten bei Rindern auf. Bei diesen findet man Koliken, Bewegungsstörungen bis zu Lahmheiten.

Zerebrale Erregungszustände mit Leerkauen, Zähneknirschen und Speicheln. Es fällt ein starkes Leckbedürfnis der Tiere auf.

Die Tiere stehen steif mit überkreuzten Hinterbeinen.

Bei Pferden findet man häufig eine Lähmung des N. recurrens, die zum Kehlkopfpfeifen führt.

Es kommt zu plötzlichem Niederstürzen der Tiere mit Strampeln in der Seitenlage.

Bei der Sektion findet man eine korrosive Gastroenteritis. Die Darmzotten werden durch Bleisulfid auffallend schwarz gefärbt. Der Darm ist ganz oder stellenweise kontrahiert.

An den parenchymatösen Organen sieht man sehr häufig eine Atrophie. In Leber und Niere sammelt sich das Blei besonders, sodaß diese Organe für den Verzehr untauglich sind, wenn auch in anderen Organen der Bleispiegel fast nicht erhöht ist.

Blei hat drei Angriffsorte:
Die glatte Muskulatur: Über eine Blockade der Zellatmung kommt es zu einer Sklerosierung der Gefäße.
Das hämatopoetische System, in dem es den Eisenbau in das Hämoglobin hemmt.
Die Ausscheidungs- und Verdauungsorgane.
In Versuchen wurde ermittelt, daß das Pferd eines der Blei-empfindlichsten Tiere ist. Es genügt schon das leichte Knabbern an einer Bleifarbe, um eine Kolik auszulösen.

Verhaltenssymptome:

Gedrückt, ängstlich, depressiv.

Das Verhalten ist halsstarrig, macht das, was er sich gerade einbildet. Plumbum entwickelt extreme Führerqualitäten.

Manchmal folgt einer depressiven Phase ein Aggressionsschub- bis zur Selbstzerstörung oder mit einer Aggression gegen bestimmte Personen oder Tiere, welche Plumbum im Extremfall auch töten würde. Zur gleichen Zeit findet Plumbum Zutraulichkeit zu einer bestimmten Person. Plumbum sucht die Nähe eines Freundes, ein Pferd läßt nicht jeden in die Box, nur jene Personen, zu welchen es Vertrauen findet.

Sankaran billigt allen Schwermetallen die Kombination Stärke, Leistung, Abwehr zu.

Es wechseln die Phasen der Depression und Exzitation.

Plumbumpatienten nehmen mitunter seltsame Schlafpositionen ein.

Dem Bleipatienten ist immer kalt, auch wenn es draußen warm ist.

Mag nicht gestreichelt werden, verlangt nach festen Abreibungen.

Allgemeinsymptome:

Geeignet für Krankheiten, die ihren Ausgang vom Rückenmark nehmen (Phos., Zincum).

Organotropie:
glatte Muskulatur, ZNS, blutbildendes System.

Leitsymptome:
Plumbum-Patienten zeigen die seltsamsten Verrenkungen und nehmen die unmöglichsten Positionen ein.
Langsam fortschreitender Krankheitsverlauf.
Übermäßige Abmagerung, Verlust des Fettgewebes.
Angiospasmus der Arterien.
Generelle oder partielle Paralyse.
Muskelatrophie durch Sklerose des Spinalsystems. Der Muskelschwund tritt durch eine Störung der Nervenversorgung auf.
Absterben der Endgliedmaßen.
Mittelbauchkolik mit kahnförmig aufgezogener Bauchdecke.
Überempfindlichkeit der Haut gegen Berührung.

Kopf:
Wird meistens gesenkt gehalten (daher stammt der Ausdruck „Bleischwere").
Gelbe Skleren.
Ohrspeicheldrüsen und Glandulae sublinguales geschwollen.

Mund:
Entzündung der Mundschleimhäute.
Bleisaum am Zahnfleisch.
Süßlicher Mundgeruch.

Augen:
Lidkrampf mit Ödem.
Fortschreitende Erblindung, die Tiere sondern sich von der Herde ab, oder laufen gegen Hindernisse.

Atemorgane:
Krampfhusten mit Atemschwierigkeiten.

Verdauungsapparat:
Greift bei einer Nervenleitungsstörung, welche den Mastdarm nicht steuern kann, steuernd ein (Spondylose, Bandscheibenvorfall).
Die Inaktivität des Rektums führt zu Obstipation und Kolik. Der Patient kann die Bauchmuskeln benützen, aber der Darm macht nicht mit. Man sieht daher oft den typischen kahnförmig eingezogenen Bauch. Pferde scharren sich oft einen Haufen mit der Einstreu zusammen, worauf sie sich dann legen. Dadurch versuchen sie sich einen Gegendruck zu verschaffen.
Plumbum regt die Schleimsekretion der Becherzellen an.
Spasmen der Bauchorgane, die sich auf Harnblase und Geschlechtsorgane ausdehnen.
Tympanie, harter dunkler knolliger Kot, welcher oft steckenbleibt.
Afterkrampf.
Stuhlgang mit erheblichen Schmerzen.

Harnorgane:
Blasenspasmen mit verringerter Harnmenge bis zur Anurie, welche bis zu 24 Stunden anhalten kann.
Dunkler Harn mit hohem spezifischem Gewicht.
Neigung zu chronischer Nephritis bis zur Urämie.

Geschlechtsorgane:
Weiblich:
Zyklusanomalien.
Vaginismus,
Schmerzen der Milchdrüsen,
Totgeburten,
Männlich:
Orchitis, Hodenatrophie.

Herz, Kreislauf:
Herzklopfen in Linksseitenlage (Lachesis, Phosphorus).

Extremitäten:
Blutleere der Extremitäten wegen Gefäßverengung. Sie fühlen sich kalt an.
Zittern mit gleichzeitiger Schwäche der Muskeln
(Parkinson-Syndrom?)
Muskelkrämpfe, Neigung zu Muskelatrophie, Paresen, Paralysen.
Es können auch nur bestimmte Muskelgruppen befallen sein, wobei die Atrophie dieser Gruppen besonders hervorsticht.
Besonders betroffen sind die Extensoren der Extremitäten.

Haut:
Welk, unelastisch, Neigung zu Seborrhoe und Haarausfall.

Klinik:
Spondylose mit Hinterhandschwäche Plumbum D 12 in Kombination mit, Harpagophytum D 6, Strychninum nitricum D 12.

Modalitäten:
Verschlimmerung:
durch leichte Berührung,
Bewegung,
in der Nacht.

Besserung:
durch feste Berührung,
Zusammenkrümmen,
Liegen auf dem Bauch und Ausstrecken der Glieder.

Dosierung:
D 4, D 6, D 30.

PODOPHYLLUM PELTATUM

Maisapfel

Familie: Berberidaceae, Berberizengewächse, Sauerdorngewächse

Vergleichsmittel:
Aloe, Berberis, Chamomilla, Chelidonium, Colchicum, Colocynthis, Hydrastis, Ipecacuanha, Natrium chloratum, Nux vomica.

Antidot: Acidum lacticum, Nux vomica.

Botanik:

Staude mit kriechendem Wurzelstock. Trägt eine pflaumengroße, vielsamige Frucht. Ein Stengel trägt eine Blüte und zwei Blätter, ein anderer blütenloser nur ein Blatt.
Verwendet wird der Wurzelstock, den man nach der Reife der Früchte erntet.
Die Heimat ist Nordamerika, wo der Wurzelstock von den Indianern als Wurmmittel und als Abführmittel verwendet wurde.

Inhaltsstoffe:

Harz Podophyllin:
Verhindert den Rücktransport der Gallensäure.
Von der Gallensäure werden laut Mezger 97% rückresorbiert, diese Rückresorption wird durch Bindung an das Harz Podophyllin verhindert. Podophyllin gelangt in das Kolon und erzeugt dort eine Anregung der Dickdarmmotorik.
Peltatin,
β-Peltatin,
Desoxypodophyllotoxin.

Toxikologie:

Unruhe, Leckbewegungen, Erbrechen, Leberschwellung mit Ikterus, Durchfälle mit Prolapsus ani, Koordinationsstörungen, Kollaps, Tod durch Atemlähmung.

Verhaltenssymptome:

lustlos, aber gereizt. Trägheit und Benommenheit, vor
allem vormittags. Erschöpft vor allem nach dem Kotabsatz.
Unruhiger Schlaf, Jammern im Schlaf. Schweres Erwachen, wird nicht munter, Tagesschläfrigkeit.

Organotropie:

Magen-Darmtrakt, Leber, Gallenblase.

Allgemeinwirkung:

Es hat eine gute Wirkung bei Durchfällen, bei denen eine Störung des Pankreas vorliegt. Podophyllum hat eine hemmende Wirkung auf die Mitosespindel, in geringer Dosierung reversibel, in hoher Dosierung irreversibel. Es hat daher eine zytostatische Wirkung.

Leitsymptom:

Plötzlich auftretender Frühdurchfall mit Abgeschlagenheit, aber schmerzlos.
Durchfall schießt heraus – **Hydrantenstuhl.**
Kalte Schweißausbrüche.
Entzündungen im Leber-, Gallen-, Dünndarmbereich.

Kopf:

Zähneknirschen, vor allem in der Nacht und besonders beim Zahnwechsel.
Zunge weiß belegt.

Verdauungsorgane:

Mund und Hals sind trocken.
Durst, Verlangen nach viel kaltem Wasser, welches aber nicht vertragen wird.
Heißhunger wechselt mit Appetitlosigkeit. Nach dem Fressen heftiges Aufstoßen bis zum Erbrechen.
Stauungen im Pfortaderkreislauf.
Kolikartige Schmerzen, die zum Schreien nötigen.

Den ganzen Tag lang Drängen.
Überreiche, schmerzlose, spritzende Durchfälle, wäßriger
gelb-grüner Durchfall mit unverdauten Bestandteilen. Tritt sofort nach dem Fressen auf, wundmachend.
Flatulenz.
Prolapsneigung.
Blähungen besonders im Colon.

Herz, Kreislauf:
Herztätigkeit ist beschleunigt.

Geschlechtsorgane:
Schmerzen am rechten Ovar und im Uterus.
Gebärmuttervorfall.

Modalitäten:
Verschlimmerung:
morgens nach der Futteraufnahme,
bei heißem Wetter,
beim Zahnwechsel.
Besserung:
Liegen auf dem Bauch.

Dosierung:
D 4, D 6,
D 1000.

PULSATILLA

Pulsatilla pratensis, Wiesenkuhschelle.

Weihe-Punkte: N 13 li.

Familie: Ranunculaceae, Hahnenfußgewächse.
(Ranunculaceae: Aconitum, Helleborus niger, Clematis, Staphysagria, Cimicifuga)

Vergleichsmittel:
Aritolochia, Antimonium crudum, Borax, Lilium, Sepia.

Antidot:
Aconitum, Asa foetida, Belladonna, Chamomilla, Coffea, Ignatia, Nux vomica, Mercurius, Stannum.

Botanik:
Wächst auf sonnigen Hügeln und wasserarmen Stellen. Sie bevorzugt kalkhaltigen Boden. Mit Hilfe ihrer langen Pfahlwurzel kann sie auch ihren Wasserbedarf in trockenen Zeiten befriedigen.
Dunkler Wurzelstock, aufrecht stehende behaarte Stengel, Blüten einzeln, nickend, glockenförmig, hell-violett, Blüten wie Blätter sind behaart.
Polychrest, vor allem weibliches Konstitutionsmittel.

Inhaltsstoffe:
Ranunculin, scharf reizend wirkend, wird auf fermentativem Weg in Glukose und Protoanemonin gespalten. Wird beim Trocknen zu Anemonin dimerisiert. Beide haben

nach Hauschild eine schädigende Wirkung auf gramnegative- und grampositive Bakterien,
auf Protozoen.
Anemonkampher,
Isoanemonsäure,
Anemonsäure,
Anemoninsäure,
Saponine.

Toxikologie:

Frische Pflanzen sind giftig, und verursachen die Wiesendermatitis, welche sich in einer Schwellung und Rötung der Haut zeigt. Trockene Pflanzen sind wirkungslos.

Perorale Aufnahme:
Durchfall, Magen- und Darmentzündungen.
Verlangsamung der Blutzirkulation, dadurch Stauungen in allen abdominalen Organen.
Führt zu einer hämorrhagischen Gastritis und hämorrhagischen Nephritis; Blutharnen; Kreislaufkollaps, Atemlähmung.
Tiere mit Pulsatilla im Futter haben Trächtigkeitsprobleme.

Allgemeinsymptome:

Vorwiegend ein weibliches Mittel.
Affinität zu Kreislaufsystem, Beckenorganen und Schleimhäuten;
Durch venöse Stase kommt es zu Sekretionsstörungen der Schleimhäute, alle Absonderungen sind dick, rahmig, grün-gelblich, mild.
Verlangen nach frischer Luft, auch wenn Patient fröstelt.
Die Symptome wechseln dauernd (Boericke: wie ein Apriltag). Wandernde Schmerzen springen von einem Ort zum anderen.
Pulsatilla greift in das Zusammenspiel von Hypophyse und Gonaden ein.
Neigung zu Fettsucht, ohne viel zu essen.
Durstlosigkeit bei trockenem Mund.
Schläft am abend nicht gut, immer unausgeruht.

Konstitution:

Eher hellhäutige Tiere, Haare immer weich und fein.
Harmonischer Körperbau, weiche Rundungen.
Ruhig, arbeitswillig.
Lithämische Diathese, Skrofulose mit Schleimhautkatarrhen.

Verhaltenssymptome:

Sanft, freundlich, nachgiebig, unterwürfig, langsam unentschlossen.
Jammert über alles, weint um alles.
Eifersüchtig, launenhaft, Stimmungsschwankungen.
Dankbar für Trost. Liebt Aufheben und Liebkosungen.
Sehnsucht nach Sympathie, die gerne erwidert wird.
Hypochondrisch;
nachtragend;

Hund:
Hat ein bescheidenes, anschmiegsames Temperament, sehr ergeben, wedelnd kriechend kommt er einem entgegen und legt sich auf den Rücken, unwillkürlich verliert er dabei Harn.

Kann nicht allein sein, er heult und winselt die ganze Zeit. Ist er alleine, so neigt er manchmal zu Zerstörungen. Hunde werden oft aus Protest nicht zimmerrein.
Verlangt aber bevorzugte Behandlung, will dauernd gestreichelt werden und legt Wert auf die besten Plätze, je nach Bedarf, einmal weich, dann hart, warm, oder kühl. Er besteht darauf aber ziemlich vehement und fordert sie selbstbewußt ein.

Pferde:
Sind gutmütig, lassen sich ohne Halfter führen, legen Wert auf Hautpflege und einen sauberen Stall.

Rinder:
Wollen zuerst gemolken werden, geben die Milch sofort bereitwillig nieder, sie trauern sehr um ihr Kalb, wenn es nach der Geburt wegtransportiert wird.

Schweine:
Glücklich mit frischgeborenen Ferkeln, lassen Pflegepersonal gerne an sich und die Ferkel heran.

Wirkungsrichtung:
ZNS, Hypophyse, Uterus, Adnexe, Ovarien, Magen-Darmkanal, Schleimhäute, Pfortader, Muskeln, Gelenke, periphere Nerven.

Leitsymptome:
alle Funktionen langsam, verzögert; alles zu spät.
Paßt zum Ende akuter und zum Anfang chronischer Leiden.

Ätiologie:
Folge von nassen Füßen, Unterkühlung,
hormoneller Umstellung;

Augen:
eitriger Ausfluß, weniger akut als Belladonna, gegen Ende einer Konjunktivitis. Augenlider morgens verklebt.
Frühes Stadium von Tränenkanalentzündung.
Geschwüre in der Hornhautmitte, kaum vaskularisiert.

Nase:
Verstopfung meistens im rechten Nasenloch, Stirnkopfschmerz.
Chronischer, reichlicher, dicklicher Ausfluß, gelb-grün, zähes Nasensekret.

Ohren:
Ohrenschmerzen, welche sich im Freien bessern und im warmen Raum verschlechtern.
Otitis externa, dicke, milde Absonderungen, riecht nicht gut. Äußeres Ohr geschwollen, rot.
Verminderung der Hörschärfe.

Mund:
Trocken, leckt immer die Lippen.
Gelbe oder weiße Zunge, zäher Schleim.
Heiserkeit, Kehlkopfkatarrh.

Atemorgane:
Rezidivierende Katarrhe.
Trockener Husten, muß sich zur Erleichterung aufrichten, morgens lockerer mit schleimigem Auswurf.

Verdauungsorgane:

Übelkeit und Brechdurchfall besonders nach fetten Speisen, Fettunverträglichkeit, Abneigung gegen Butter, Übelkeit nach kalten gefrorenen Speisen, **Schneefressen**, nach Kuchen.
Erbrechen lange nach der Nahrungsaufnahme, Erbrechen nach Überladung.
Kalte Tränke wird behalten, warme Tränke erbrochen.
Erbrechen endet bei leerem Magen.
Abdomen aufgetrieben, lautes Kollern, empfindlich auf Druck.
Kolik mit Frösteln gegen Abend.
Kein Stuhl gleicht dem anderen. Stuhlgang mehrmals täglich.
Sommerbrechdurchfälle, Enterokolitis bei heißem Wetter.
Abdominale Stauung der Beckenorgane.

Harnorgane:

Brennen der Urethra beim Wasserlassen. Urinabgang beim Husten (Caust.). Nach dem Urinabgang spastischer Schmerz. Sekrete milchig.
Rezidivierende Erkrankungen des Harnapparates.
Reizblase nach Unterkühlung mit anhaltendem Harndrang.
Milde Zystitis meist von der Vagina als Folge einer Vaginitis aufsteigend. Besonders vor oder während der Läufigkeit. Der Harn ist wasserhell bis hellbraun.

Geschlechtsorgane:

Alle Funktionen des Geschlechtsapparates sind verzögert. Sie werden durch Pulsatilla normalisiert, aber nicht wieder hergestellt. Es wird nur der verzögerte Ablauf ins Gleichgewicht gebracht.

Männlich:
Dickliche, gelbe Absonderung aus der Urethra und an der Vorhaut, diese reizt aber nicht (Hepar sulfuris).
Scheint über die Hypophyse hilfreich bei der Spermatogenese zu sein und eine Verbesserung der Spermienqualität zu bewirken.

Weiblich:
Hund:
Erste Läufigkeit tritt relativ spät auf (meist mit 14 Monaten) oder sie entfällt, sie ist nicht sehr ausgeprägt, Hündinnen bluten nicht stark, lassen sich nicht gerne decken und sind für den Rüden nicht so attraktiv, Duldungsphase erst ab dem 16. Tag, bleiben nicht stehen, wollen nicht gedeckt werden.
Die Zyklusintervalle sind lange (7–9 Monate).
Es kann schon bei der ersten Läufigkeit ein eitriger Ausfluß auftreten.
Gebärmutterentzündung mit einer Vaginitis spricht gut auf Pulsatilla an, da es die Durchblutung und die Heilung der Schleimhäute anregt (Kalium iodatum).
Bei Pyometrabehandlung mit Pulsatilla fließt das Sekret vermehrt aus.
Rinder:
Wurden mehrfach besamt, werden aber nicht trächtig. Die Brunst setzt nach 23–25 Tagen ein, ist aber fast nicht zu merken.

Pulsatilla und Sterilitätsbehandlung:
Wolter:
Brunst unregelmäßig, nie zu früh, eher zu spät.
Vagina mit bräunlichem Saum.
Muttermund feucht und geschlossen.
Grau-braunes Sekret, nicht fadenziehend.

Man muß wegen der Chronizität der Beschwerden mit einer 2–3 wöchigen Behandlung rechnen.
Beginnen mit einer Injektion D 3, Hyperämie abwarten, dann wieder Injektion D 3. Dazwischen Pulsatilla D 6 p.o. dreimal täglich.
Pulsatilla regt die Follikelbildung an, kann sie aber nicht auslösen.
Gutes Mittel mit seinem Bezug zum Hormonhaushalt für präklimakterische Beschwerden.

Scheinträchtigkeit:
mit starker Milchbildung.
Sind trotzdem sehr träge, schlafen den ganzen Tag, fressen und trinken nicht viel. Starke Stimmungsschwankungen von depressiven Zuständen bis zur Gereiztheit.

Geburt:
Die durch Pulsatilla ausgelöste Hyperämie der Beckenorgane führt zu einer verbesserten Wehenbereitschaft.
Während der Geburt regt Pulsatilla schwache und unregelmäßige Wehen an.
Durch die verstärkte Motilität kommt es zu einer besseren Lösung der Nachgeburt.
Pulsatilla zeigt durch ein Fehlverhalten auf Grund von Geburtsschwierigkeiten ein Zurückhalten der Milch (alles verzögert).
Pulsatilla in Kombination mit Caulophyllum dient der Geburtseinleitung, speziell bei übertragenen Früchten.
Es unterstützt die Erweichung der Geburtswege durch die Durchblutung und auf Grund seiner östrogenartigen Wirkung; besonders ist es bei übertragener Frucht angezeigt.
Pulsatilla soll auch einen Einfluß auf die richtige Lage der Frucht haben.
Nach der Geburt tritt oft ein gespanntes schmerzhaftes Euter mit deutlicher Venenzeichnung auf, die Tiere schlagen vor Schmerz, geben wenig Milch nieder.
In diesen Fällen hat sich Pulsatilla in Kombination mit Asa foetida bewährt. Sie regulieren die Freigabe von Vasopressin aus der Hypohyse, in kurzer Zeit ist wieder die erwartete Milchmenge verfügbar.
Hündinnen werden bei der Sterilisation sehr oft inkontinent.

Puerperalphase:
Pulsatilla schafft eine Hyperämie, sodaß die Retraktion des Uterus beschleunigt wird. Durch die Uteruskontraktionen kommt es zu einem beschleunigten Abgang von Inhalt.

Extremitäten:

Rasch wandernde Gliederschmerzen, rechts bevorzugt. Hat wie Rhus toxicodendron eine Anfangsverschlimmerung, die sich bei Bewegung bessert und bei langer Dauer wieder verschlechtert.
Entzündliche Mitreaktion der Augen und der ableitenden Harnwege.

Haut:

Trockenes Haarkleid, Juckreiz, Haarausfall mit ziemlicher Ausdünnung an den äußeren Gesäßbacken, den Schenkelinnenseiten, am Rücken und an den Flanken.
Hautbeschwerden sind schlechter vor der Läufigkeit und schlimm während der Scheinträchtigkeit.
Akneformes Hautbild mit deutlicher Verschlechterung während hormoneller Umstellungen.

Fieber:

Frösteln im warmen Raum.
Manche Körperteile sind heiß, manche sind kalt.
Manchmal einseitiger Schweiß.

Klinik:

Pulsatilla hat einen Einfluß auf die Blutmischung. Es kommt zu einem Mangel an roten Blutkörperchen und zu einem Mangel an Sauerstoff, wie zu einer Überladung an Kohlensäure, trägem Blutumlauf und Stase. „Die fliegende Gicht" entsteht weniger aus harnsauerer Diathese, sondern durch die mangelnde Zirkulation mit mangelnder Gewebsernährung; das dürfte auch die Ursache für die Besserung an frischer Luftsein.

Modalitäten:

Verschlimmerung:
Hitze,
fette Nahrung,
nach dem Essen,
gegen Abend,
hormonelle Umstellung.

Besserung:
im Freien, an frischer Luft.

Dosierung:

D 3–D 30,
C 3–C 30,
Hochpotenzen D 200 und höher.

RHODODENRON CHRYSANTHEMUM

(Rhododendron aureum)
Goldgelbe Alpenrose

Familie : Ericaceae
(dazu gehören Kalmia, Ledum)

Weihe-Punkt: N 13 re.

Vergleichsmittel:

Acidum benzoicum, Aconitum, Calcium phosphoricum, Colchicum, Dulcamara, Kalmia, Ledum, Natrium chloratum, Natrium sulfuricum, Phosphorus, Pulsatilla, Rhus toxicodendron, Silicea, Spigelia, Spongia, Thuja.

Antidot:

Camphora, Bryonia, Rhus toxicodendron,.

Botanik:

Rhodon heißt griechisch Rose, Dendron heißt Baum.
Strauch mit goldgelben Blüten, verkehrt eiförmige, ledrige Blätter, giftige Pflanze, auch der Honig davon ist giftig.
Ruft Erbrechen, Durchfall, trunkene Benommenheit, Krämpfe und Kollaps hervor.
Bei Gawlik findet man eine interessante historische Erwähnung. Es handelt sich um den giftigen Honig von Pontos, dem im Feldzug von Kyros im Jahr 401 vor Christus das griechische Söldnerheer erlag. Die Soldaten aßen den Honig, nach dessen Genuß sie in ein Delirium versanken. Sie schienen dem Tod nahe zu sein und der Boden war bedeckt mit leblosen Leibern, schildert Xenophon Anabasis. Sie verloren die Besinnung, erbrachen und bekamen Durchfall. Keiner von ihnen konnte sich aufrecht halten. Wer wenig gegessen hatte glich einem völlig Betrunkenen, wer viel gegessen hatte einem Wahnsinnigen oder Sterbenden. Es lagen viele auf dem Boden, wie nach einer Nieder-

lage und es herrschte große Mutlosigkeit. Am dritten und vierten Tag erhoben sie sich wie nach dem Genuß eines betäubenden Trankes und waren wieder gesund.
Es wächst auch heute noch auf Pontos eine Rhododendronart,
„Rhododendron flavum," welcher zu Vergiftungen bei Weidetieren führt.
Verwendet werden die frischen Zweige.
Standort: Humusreiche, kalkarme Böden, im regenreichen Hochgebirge Sibiriens und Japans.
Heimat: Sibirien, galt dort als Rheuma- und Arthrosemittel.

Inhaltsstoffe:

Acetylandromedol:
hat eine Vaguswirkung, es kommt zu einer Senkung des diastolischen und systolischen Blutdrucks.
Positiv inotrope Wirkung am Herzen, Pulsverlangsamung,
Brennen in Mund und Rachen, Durst.
Arbutin,
Rhododendrin,
Rhododendrol,
Chlorogensäure, Kaffeesäure, Oxalsäure.

Toxikologie:

Extrakte aus den Blättern hemmen Keimwachstum, (Staphylokokken, Streptokokken)
Vergiftungen bei Wiederkäuern, schon nach dem Verzehr einiger Blätter Fieber, Erregung, Speicheln, Tympanie, Rotfärbung der Milch;

Inhaltsstoffe:

Acetylandromedol hat eine Vaguswirkung, Senkung des diastolischen und systolischen Blutdrucks, positiv inotrope Wirkung am Herzen, Pulsverlangsamung, Brennen in Mund und Rachen, Durst, Schweißausbruch, Fieber, Krämpfe, Schwäche bis zum Koma.
Speicheln, Übelkeit, Erbrechen.
Hautausschläge, Juckreiz, Hautkribbeln.
Arbutin:
Hauptwirkung auf die Harnorgane.
Rhododendrin, Rhododendrol:
Hoden, Nebenhodenwirkung (Fehlen bei anderen Ericaceae).

Wirkungsrichtung:

ZNS, periphere Nerven,
Gelenksschmerzen der großen und kleinen Gelenke, Knochen und Muskeln, synoviales Gewebe, Hoden.

Leitsymptom:

Weichteilrheumatische Schmerzen, typischerweise Verschlechterung bei Wetterwechsel, bei einer Warmfront, Föhn, vor einem Gewitter, bei regnerischem windigem Wetter und vor Eintritt eines Sturmes. Typisch sind auch Schmerzen der Zähne vor solchen Ereignissen.
Es handelt sich um ein Sommermittel und es ist bei elektrischer Spannung der Luft und bei barometrischen Schwankungen wirksam. Es ist eines der wetterfühligsten Mittel.
Hat einen starken Bezug zu den Knochen und Gelenken, vor allem der distalen Extremität.
Warme Gliedmaßen trotz kalter Luft.

Konstitution:

hydrogenoide Konstitution; lithämische Diathese, harnsaure Diathese.

Verhaltenssymptome:

Angst vor Sturm und Donner.
Taumeligkeit, Schwindel, Tagesschläfrigkeit.
Periodisch auftretende Witterungsneurosen.
Apathie, Schwäche, Benommenheit.

Kopf:

Kopfschmerzen, welche die Sinne rauben, besonders morgens.

Mund:

Brennen in Mund und Rachen.
Zahnschmerzen, die sich durch Essen bessern.

Augen:

stechende Schmerzen.

Ohren:

schwieriges Hören, reißende Schmerzen.

Atmungstrakt:

Nase verlegt, zuerst links, dann rechts.
Rippenfellschmerzen, dadurch Atembeklemmung.

Verdauungsorgane:

Völlegefühl nach wenigen Bissen.
Übelkeit, Erbrechen, Durchfall.

Harnorgane:

Harndrang. Schmerzen beim Urinieren, reichlicher blasser Urin, unangenehm scharfer Geruch.

Geschlechtsorgane:

Hoden, Nebenhoden geschwollen, höchst schmerzhaft, Schmerzen breiten sich über den Bauch aus. Schmerzen verschwinden bei Bewegung, kehren in Ruhe sofort zurück.
Juckreiz, Schwitzen der Hodensackhaut.

Haut:

Ameisenlaufen, Juckreiz.

Bewegungsorgane:

Ziehen und Reißen der Knochen, rheumatoide Schmerzen in allen Muskeln, Gelenken und Nerven. Verschlimmerung vor einem Gewitter. Gelenke geschwollen und entzündet, Kapselverdickungen. Knotige Verdickungen an den kleinen Gelenken. Kreuz- und Rückenschmerz mit wankendem Gang.

Klinik:

Muskel-, Gelenksrheuma.
Polyarthritis.
Herzbeschwerden bei Wetterwechsel.
Nebenhodenentzündung, Samenstrangneuralgie.

Modalitäten:

Verschlimmerung:
bei Feuchtigkeitsgehalt der Luft, Abkühlung durch Gewitter,
Differenzen der elektrischen Ladung der Luft.
Stürmisch-windiges Wetter;

Besserung:
trockene Hitze,
Sonnenwärme,
Bewegung.

Dosierung:
D 4, D 6, D 12, D 30, D 200.

RHUS TOXICODENDRON

Giftsumach

Familie: Anacardiaceae, Sumachgewächse.

Vergleichsmittel:

Aconitum, Arnica, Belladonna, Bryonia, Cantharis, Dulcamara, Mezereum, Natrium chloratum.

Antidot:

Aconitum, Apis, Belladonna, Bryonia, Camphora, Coffea, Graphites, Lachesis, Sepia, Sulfur.

Botanik:

Zwei Meter hoher Strauch mit Laubblättern, die schon durch Ausdünstung oder durch Berührung Hautreizungen verursachen. Alle Pflanzenteile enthalten einen Milchsaft, der an der Luft schwarz wird und welcher die Haut ätzt. Wenn man mit der Pflanze in Berührung kommt, tritt nach 48 Stunden eine pustulöse, später bullöse Hautaffektion auf, die mit starkem Juckreiz einhergeht.
Vorkommen: Nordamerika, Nordasien.
Verwendung von frischen oder getrockneten Blättern.

Inhaltsstoffe:

Urushiol,
Fisetin,
Gallusgerbsäure,
Rhusgerbsäure,
Toxicodendrol (Gefäßgift).

Wirkungsrichtung:

mesenchymales Gewebe, Muskeln, periphere Nerven, Schleimhäute, ZNS, Haut.

Ätiologie

Folge von: körperlicher Anspannung und Erhitzung, auf die plötzliche Abkühlung erfolgt.
Überanstrengung, Erkältung, Durchnässung, Verrenkung.
Liegen auf nassem Boden.

Konstitution:
hydrogenoide Konstitution, lithämische Diathese.
Rechtsseitiges Mittel.

Verhaltenssymptome:
Ängstlich, ruhelos, Verlangen nach Alleinsein, nächtliche Verschlimmerung der Schmerzen;
Verlangen nach Milch.

Allgemeinsymptome:
Spezifische Wirkung auf Muskeln, Sehnen, Faszien, Sehnenscheiden, da es die Durchblutung anregt, die Nährstoffversorgung verbessert, Schlackenstoffe abtransportiert.
Daher auch ein gutes Mittel bei Muskelkater,
Lahmheiten verschiedener Genese.
Trockene Schleimhäute, Durst.
Unruhe, ändern ständig ihre Lage, großes Bewegungsbedürfnis.

Mund:
Zunge welk, trocken, rot, rissig.
Stomatitis mit blutigem Speichel, der in der Nacht aus dem Mund rinnt.

Auge:
hochentzündliche Augenentzündungen mit Eiterungsneigung, Orbitalphlegmone, Lichtscheu, Lider stark geschwollen, Augen schwellen zu.
Augenmuskellähmung nach Durchnässung.
Vorbeugemittel bei bulbusöffnenden Operationen.

Nase:
krampfhaftes Niesen, Naseneingänge wund.
Wäßriges Sekret ohne Schnupfen.

Ohren:
Werden geschüttelt, als ob etwas darin wäre.
Blutiger Eiter.

Hals:
Rachen entzündet mit Foetor ex ore.
Drüsen geschwollen.

Atemorgane:
trockener, quälender Husten von Mitternacht bis Morgen.

Verdauungsorgane:
nach dem Essen aufgetrieben, Bewegung erleichtert.
Durchfall nach Durchnässung,
Durchfall nach Mitternacht, aashaft stinkend,
Schmerzen besser durch Bauchlage.
Schwellung der Leistenlymphknoten.

Harnorgane:
Blasenentzündung mit Schmerzen bis in den Rücken ausstrahlend.
Harn dunkel, spärlich, mit Sediment.

Herz, Kreislauf:
Herzklopfen pochend, von außen sichtbar,
Herzhypertrophie,
kleiner, schwacher, unregelmäßiger, aussetzender Puls.

Bewegungsorgane:
schmerzhafte Entzündungen an den Gelenken, an den Sehnen und Bändern.
Rheumatoide Schmerzen am Rücken und an den Muskeln führen zu Steifheit und Lumbago. Rheumatische Schmerzen haben eine siebentägige Periodizität.
Gekrümmter Rücken, kann nicht springen, besser nach Bewegung.
Mittel für Verrenkungen und Zerrungen.
Steifigkeit der Hüftgelenke, vor allem zu Beginn der Bewegung, wenn Hund nach Nachtruhe aus dem Korb steigt.
Knarren der Gelenke.
Hüftbeschwerden der Jagdhunde, wenn diese abgehetzt in kaltes Wasser gehen.

Haut:
Ekzeme mit Bläschenbildung. Bei allen Entzündungen, die dunkle Röte (blau-rot) zeigen.
Hodensackekzem (Croton).

Klinik:
Patellaluxation (schwimmende Kniescheibe) kleinerer Rassen (mit Calcium fluoratum).
Spondylose:
Rhus tox.
Hekla lava D 30
Symphytum
Bronchitis, Pneumonie nach Unterkühlung.
Cystitis
Herpes zoster

Modalitäten:
Verschlimmerung:
nachts in Ruhe,
Nässe und Kälte.
Besserung:
fortgesetzte Bewegung, wenn diese zu lange dauert, wieder schlechter.
Wärmeanwendung.

Dosierung:
D 4, D 30.

RUTA GRAVEOLENS

Weinraute

Familie: Rutaceae, Rautengewächse.

Vergleichsmittel:
Aloe, Arnica, Bellis perennis, Calendula, Gelsemium, Hamamelis, Hypericum, Ignatia, Ledum, Nux vomica, Phosphorus, Podophyllum, Rhus toxicodendron, Sabina, Sepia, Symphytum, Sulfur.

Antidot: Camphora.

Botanik:

Staude mit scharf riechenden gelben Blüten. Sprossen mit punktförmigen, durchscheinenden Öldrüsen.
Hat einen widerlichen Geruch und wird zur Abschreckung von Mäusen, Mardern und Katzen angebaut.
Verwendet wird das frische Kraut vor der Blüte.

Inhaltsstoffe:

Rutin,
Furocumarine,
ätherische Öle.

Wirkungsrichtung:

Muskeln, Knochen, Gelenke, periphere Nerven, Venen, Augen.
Schmerzen nach Quetschungen, Prellungen.
Mechanische Verletzungen von Periost und Knochen, Dislokationen, Sehnenverletzungen.
Ruta ist eng mit Rhus toxicodendron verwandt, daher auch hier Verschlechterung durch nasse Kälte, während Bewegung bessert.

Leitsymptome:

Schmerzen wie zerschlagen.
Steifheit von Muskeln und Sehnen.
Augenschwäche nach Überanstrengung.

Verhaltenssymptome:

Kann nicht still liegen, ist ruhelos und ändert dauernd die Lage im Liegen.
Ängstlich, schreckhaft.

Auge:

Gereizte Lidbindehaut mit Brennen und Tränen, auch in Folge von Überanstrengung.
Zucken der Lider, Lidkrampf.

Verdauungsorgane:

häufiger erfolgloser Stuhldrang. Verstopfung mit hartem Kot, wie Schafskot, wechselt mit schaumigen blutigen Durchfällen.

Harnorgane:

Kann den Harn nicht halten, Harndrang nach der Entleerung.
Rektumprolaps schon bei geringem Drücken oder beim Niederbeugen.

Herz, Kreislauf:

venöse Stauungen, Extremitäten verdickt.

Extremitäten:

Schmerzen im Nacken, entlang der Wirbelsäule und im Kreuz.
Schmerzen vom Rücken in die Oberschenkel,
Schmerzen in der Achillessehne,
Beine geben beim Aufstehen nach.
Bewegung bessert die Schmerzen; Patient läuft sich ein.
Nach einer Phase der Ruhe oder der Überanstrengung kommt es zu einer fortschreitenden Steifheit der Glieder. Das Tier will daher nicht in Ruhestellung bleiben.

Klinik:
Zerrung der Gelenke mit einer Irritation der Kapsel und des Bandansatzes. Diese Stellen neigen zu Verkalkungen, Knochenwucherungen (Hekla-lava, Symphytum, Calcium fluoratum).
Neuralgien im Ischiasgebiet.
Akute Bursitis und Tendinitis mit Erguß.
Bluterguß am Periost.
Verhindert die Bildung von wildem Fleisch bei Verletzungen.

Modalitäten:
Verschlimmerung:
Kälte, Zugluft, Wind, Feuchtigkeit, naß-kaltes Wetter.
Anstrengung.
Besserung:
Rückenlage, Bewegung, Wärme.

Dosierung:
D 1, D 2, D 3.
Gut kombinierbar:
Mit Arnica D 6, bei einer Verrenkung mit Bluterguß,
mit Bellis perennis bei einer Verrenkung mit Substanzverlust,
mit Symphytum bei einem Knochenschaden.

SABADILLA OFFICINARUM
Läusegerste, Läusekörner

Familie: Liliaceae

Vergleichsmittel:
Arsenicum, Cepa, Eupatorium, Euphorbium, Gelsemium, Ignatia, Iodum, Mercurius, Natrium chloratum, Phytolacca, Sanguinaria, Silicea.

Antidot: Camphora, Conium, Lachesis, Lycopodium, Pulsatilla.

Botanik:
Zwiebelstaude mit schmal-lanzettlichen Blättern und einem hohen Blütenschaft.
Wurde im Mittelalter gegen Insekten verwendet (Sabadillessig).
In der Homöopathie werden die getrockneten Samen verwendet.

Inhaltsstoffe:
Veratrin,
Sabadin,
Sabadillin,
Sabatrin,
Phytosterin.

Wirkungsrichtung:
Haut, Schleimhaut, Lähmung des Erregungsleitungszentrums des Herzens, Magen-Darmkanal, Muskeln.

Verhaltenssymptome:
Angst, Schreck verursacht hysterische Anfälle.

Leitsymptom:
gereizte Schleimhäute,
periodisches Auftreten der Beschwerden.

Kopf:
Schwindel.

Hals:
Schluckzwang, zäher Schleim, hat das Gefühl, als ob ein Fremdkörper steckt.
Tonsillitis wandert von links nach rechts.

Atemorgane:
gereizte trockene Schleimhäute, Juckreiz in der Nase,
anfallsartiges, starkes Niesen, Niesanfälle, muß bei
verschiedenen Gerüchen sofort niesen, Tränenfluß beim Niesen.

Verdauungsorgane:
Blähungen mit aufgetriebenem Bauch, gärende Durchfälle,
Jucken im Anus.

Haut:
Schleimhäute, trocken, brennend, gereizt.

Extremitäten:
Zerschlagenheitsgefühl.

Temperaturregulation:
Kälteempfindlichkeit, Frösteln.
Fieberanfälle, oft auf die Stunde wiederkehrend.

Klinik:
allergische Rhinitis (Heuschnupfen).
Mittel zur Behandlung von Verwurmungsfolgen.

Modalitäten:

Verschlimmerung:
Kälte,
Vollmond

Besserung:
warmes Einpacken.

Dosierung:
D 3, D 4, D 6, D 12, D 30.

SABINA

Juniperus sabina
Sadebaum

Familie: Cupressaceae, Zypressengewächse

Weihe-Punkt: 3E 17.

Verwandtschaft: komplementär zu Thuja.

Vergleichsmittel:
Belladonna, Cantharis, Caulophyllum, China, Colchicum, Hamamelis, Ipecacuanha, Pulsatilla, Sepia, Thuja.

Antidot: Pulsatilla.
Wurde schon im Altertum als Abortivum verwendet. Da es dabei zu Todesfällen kam, wurde sein Anbau in vielen Bauerngärten zeitweise verboten.

Botanik:
Strauch oder Baum des Gebirges, mit schuppenartig anliegenden Nadeln, riechen beim Zerreiben unangenehm, liebt sonnige kalkhaltige Böden mit felsigem Untergrund.
Verwendet werden die frischen Zweigspitzen.
Sabina ist giftig. Pferde vertragen es gut, aber Hunde und Wiederkäuer sind ausgesprochen empfindlich.
Vorkommen:
Südeuropa, Mittel- und Ostasien, Nordamerika.

Inhaltsstoffe:
Hat einen 3–5%igen Gehalt an einem toxischen ätherischen Öl, welches besteht aus:
Sabinol,
Sabinylacetat,
Sabinen,
Cadinen,
Pinen und weiteren 34 Komponenten.
(Die Zusammensetzung schwankt nach dem Herkunftsland).
Sabinol ist mit Thujol eng verwandt, daher hat Sabina und Thuja eine ähnliche Wirkung.

Toxikologie:
Hyperämie der Beckenorgane, Abortusneigung.
Gastroenteritis mit Kolik, Tympanie, Durchfall, Nierenentzündung, tetanische Krämpfe, zentralnervöse Lähmung.
Hund:
Ulzera am Pylorus, fleckige Wandveränderungen am Rektum.
Schwarz getüpfelte Schleimhautblutungen an der Blasenwand.
Alle weiblichen Tiere weisen eine Hyperämie des Uterus auf, eine Entzündung der Harnwege, typischen öligen Geruch des Darminhaltes, Leberverfettung, hämorrhagische Gastroenteritis.

Wirkungsrichtung:
Beckenorgane, Uterus, Niere, Blase, Rektum, Anus, Muskeln, Gelenke.

Allgemeinsymptome:
Steigert die Durchblutung der Beckenorgane, besonders der Uterusschleimhaut. Anregung der Blutzirkulation, Schwirren der Gefäße.
Es hat eine verkleinernde Wirkung auf verengende Knoten oder Varizen in den Venen und eine Wirkung auf blutende Hämorrhoiden des Enddarmes im Bereich über dem Anus.
Blutungen aller mukösen Membranen, speziell von Niere, Blase, Uterus.

Wirkt auch auf die serösen Membranen, daher Anwendung bei Gicht.
Es wurde früher als Abortus-auslösendes Mittel verwendet.
Neigung zu Abortus, besonders im dritten Monat. Dieser verläuft mit kolikartigen Schmerzen, bei häufigem Schlagen mit den Hintergliedmaßen gegen den Bauch.

Konstitution:
lithämische Diathese, vollblütige Typen.

Verhaltenssymptome:
reizbar, hysterisch, nervös.
Das Symptom bei Menschen „verträgt keine Musik" könnte Rückschlüsse auf die enorme Geräuschempfindlichkeit bis zur Unerträglichkeit von bestimmten Geräuschen, speziell der Hündin, ermöglichen.
Sexuelle Erregtheit.
Verlangen nach frischer Luft.

Augen:
Vibrieren der Oberlider.

Atmungsorgane:
schwieriger beim Einatmen.

Verdauungsorgane:
Trockenheit der Lippen, des Mundes, des Schlundes.
Die Zunge hat einen bräunlichen Belag.
Zucken im Unterkiefer.
Erbrechen mit Würgen.
Starke Blähungen mit leerem Aufstoßen.
Kotdrang, erst mit flüssigem, dann mit hartem mühselig abgehendem Kot.

Harnorgane:
Schmerzen in der Blase und im Harnleiter. Eitriger schleimiger Ausfluß.
Blutbeimengungen im Harn, manchmal geht reines Blut ab.

Geschlechtsorgane:
Steigert die Durchblutung der Uterusschleimhaut, was aber in tiefen Potenzen zu lebensbedrohlichen Blutungen führen kann.
Die Blutungen sind hellrot und gerinnen fast nicht.
Gibt man es in niederer Potenz, steigert es die Motilität der Uterusmuskulatur, während Sabina in hohen Potenzen übermäßige Kontraktionen beruhigt (Biphasigkeit des Mittels).
Diese Kontraktionen, welche durch Urtinktur oder D 1 ausgelöst werden, verhindern eine ungewollte Trächtigkeit bei Jungtieren, mit dem vorher erwähnten Verblutungsrisiko.
Uterusatonie in Folge von Placenta adhaerens. In der Subinvolutionsphase kommt es häufig zu Blutungen.
Es fördert das Abstoßen von Molen, Fremdkörpern und der Nachgeburt. Der Uterus kontrahiert sich nicht, solange diese sich nicht ablösen.
Die Abnahme der Nachgeburt sollte mit Sabina D 3 vorbereitet werden, die Verabreichung sollte noch einige Tage länger erfolgen.

Starke Nachwehen (Caul., Sec.) können sich mit einer höheren Potenz beruhigen, sie werden aber auch manchmal durch Sabina D 3 oder tiefer ausgelöst. Injektionen sind daher mit Vorsicht zu verabreichen.

Wenn die Secundinae nicht ablösbar sind, kann man Sabina D 200 dreimal an einem Tag verabreichen, die Nachgeburt geht dann nach einiger Zeit ab und ist vollkommen geruchlos.

Ovariitis oder Metritis nach einer Fehlgeburt. Schmerzen an den Ovarien und am Uterus. Eine chronische Metritis kann durch die Resorption von Giftstoffen die Nieren stark belasten, Westerhuis vertritt die Ansicht, daß Sabina in diesen Fällen in der D 8 gegeben werden sollte, da die D 4 zu stark wirken würde.

Entzündung der Vorhaut, der Eichel und der Harnröhre.

Extremitäten:

Gelenks-, Knochen-, Muskelschmerzen.
Schmerzen der Fersen und Fußsohlen.
Der Rücken schmerzt wie zerbrochen, besonders am Übergang des Kreuzbeines.
Steifheit im Schulter- und Ellbogengelenk.
Gicht in der großen Zehe.

Haut:

Feigwarzen mit unerträglichem Jucken.
Überschießende Granulation (Thuja, Acidum nitricum).

Klinik:

akute und chronische Abortusneigung.
Plazentaretention. Bei Rindern konnte ich beobachten, daß die Nachgeburt, sofern sie nicht physiologisch abgegangen ist, bei einem späteren Ablösungsversuch nahezu geruchlos ist und sich leicht ablösen läßt.

Modalitäten:

Verschlimmerung:
geringste Bewegung,
Nacht,
warme Luft,
Berührung.
Besserung:
kühle frische Luft.

Dosierung:

D 3 bei Retentio,
D 6 bei drohendem Abort im dritten Monat,
D 12–D 15 bei drohendem habituellen Abort,
D 6–D 12 bei pelviner Übererregung und gestörter Sexualfunktion.

SANGUINARIA CANADENSIS

Kanadische Blutwurzel

Familie: Papaveraceae, Mohngewächse.

Weihe-Punkt: M 13 re., Lu 9.

Vergleichsmittel:

Aconitum, Belladonna, Bryonia, Chelidonium, Ferrum, Gelsemium, Hypericum, Kalmia, Lachesis, Opium, Phosphorusus, Stannum, Sulfur, Thuja.

Antidot: Rhus radicans.

Botanik:

Ausdauerndes Kraut der Wälder Nordamerikas mit kriechendem Wurzelstock, aus dem jährlich nur ein Blatt und ein Blütenschaft mit endständiger weißer Blüte treibt. Verwendet werden die im Herbst gesammelten, getrockneten unterirdischen Teile.
Die deutlich geringelten, runzeligen, bis zu 10 cm langen, bis über 1 cm dicken, außen rötlich braunen Stücke zeigen häufig Reste der zahlreichen, kurzen, dünnen spröden Wurzeln oder deren Ansatzstellen. Die Bruchstellen sind weißlich mit teilweise rötlichen Pünktchen. Der Wurzelstock enthält einen rötlichen Saft von brennend scharfem Geschmack. Die Wurzel wurde in der Volksheilkunde in Form von Tee bei Verkühlungen angewendet.

Inhaltsstoffe:

Alkaloide, vor allem:
Sanguinarin,
Chelidonsäure,
Chelerythrin.

Wirkungsrichtung:

Gefäßnerven, Schleimhäute der oberen Luftwege (Allergien), Muskeln und Gelenke, Uterus.

Allgemeinsymptome:

Ein Mittel der vorwiegend rechten Seite. Die Wirkung von Sanguinaria ist flüchtig. Die Gaben müssen daher öfter gegeben werden oder durch andere Mittel unterstützt werden.
Sanguinaria wirkt auf das Vasomotorenzentrum, was sich in Blutandrang in den Kopf, Hitzewellen, Brennen an bestimmten Stellen, wie Sohlen zeigt.

Leitsymptome:

Brennen zieht sich durch das ganze Arzneimittelbild. Angefangen von Mund, Nase, Kehlkopf, Brust, Magen bis zu brennendem Wundschmerz.
Trockenheit der Schleimhäute.
Übelriechende, scharfe Sekretionen.

Verhaltenssymptome:

angstvoll, reizbar.

Kopf:

Plötzlicher Blutandrang macht Schwindel.
Verträgt keine Sonne.

Nase:

Nasenpolypen, im Stauffer wird Sanguinaria nitricum D 1 als Schnupfpulver für Nasenpolypen empfohlen.
Wäßriger Schnupfen, eher an der rechten Seite.
Heuschnupfen.

Ozaena mit stinkenden Absonderungen.
Schnupfen mit rauhem Hals und Durchfall.

Hals:
Ödem in der Kehle.

Ohren:
schmerzhaft,
Polypen in den Ohren.

Atemorgane:
rechtsseitige Lungenentzündung, speziell im Unterlappen.

Verdauungsorgane:
Schlingbeschwerden durch trockenen Ösophagus,
Afterbrennen (Schlittenfahren der Hunde).

Herz, Kreislaufsystem:
Herzklopfen mit Pulsieren am ganzen Körper.

Geschlechtsorgane:
Uteruspolypen, Gebärmutterblutungen.

Extremitäten:
rheumatische Beschwerden der Vorderextremität, vornehmlich rechter Deltamuskel.
Schleimbeutelentzündung, besonders der rechten Schulter,
Glieder schmerzhaft und steif.

Haut:
sehr heiße Haut, Aknepusteln, schwammige Auswüchse.

Temperaturregulation:
brennende Hitze an den Sohlen bzw. Ballen.

Klinik:
akute Laryngitis
Schulter-Arm-Syndrom, rechts.

Modalitäten:
Verschlimmerung:
Geräusche,
Bewegung.
Besserung:
im Dunkeln,
früh und abends.

Dosierung:
D 4, D 6, D 8, D 12.

SECALE CORNUTUM

Mutterkorn
Pilz, Claviceps purpurea

Familie: Clavicipitaceae.

Weihe-Punkt: G 24, Le 5, N 8, MP 6.

Vergleichsmittel:

Arsenicum, China, Conium, Cuprum, Hamamelis, Kreosotum, Nux vomica, Plumbum, Tabacum, Veratrum, Zincum.

Antidot: Arsenicum, Belladonna, Camphora, Colocynthis, Opium.

Secale ist die Dauerform eines auf dem Roggenkorn und anderen Gräsern schmarotzenden Pilzes. Das Mutterkorn bildet walzenförmige, gerundet bis dreikantige, oft gebogene, 2–4 cm lange, bis zu einem halben Zentimeter dicke schwarz-violette Körner.

Inhaltsstoffe:

biogene Amine:
    Histamin,
    Cholin,
    Tyramin,
Mutterkornalkaloide:
Diese sind Derivate der Lysergsäure.
    Ergometrin,
    Ergotamin,
    Ergotoxin:
        Ergocristin.
        Ergokryptin,
        Ergocornin,
    Cornutum,
    Secalonsäure.
Kalium, Magnesium, Calcium und Natrium.

Pharmakologie, Toxikologie:

Die im Mutterkorn enthaltenen Alkaloide enthalten Stickstoff in einem oder mehreren Sechser-oder Fünferringen.
Eine Vergiftung mit Mutterkorn nennt man **Ergotismus.**

Akute Vergiftungssymptome:
Pupillenerweiterung, Kopfschmerz, Schwindel, auch halbseitig durch Gefäßkrampf, Bauchschmerzen, Absinken der Pulsschläge, Würgen mit Brechreiz, Salivation.
Bei längerer Einwirkung kommt es zu einer ausgeprägten Kontraktur der glatten Muskulatur in den Blutgefäßen und im Uterus; mit den Folgen:
Mattigkeit, Schwindel, Ameisenlaufen, konvulsivische Zuckungen, abwechselnd mit krampfhaften Kontraktionen einzelner Muskelpartien.
Keinen Einfluß haben die Inhaltsstoffe auf Bronchien.
Durch die Gefäßkontraktur steigt der periphere Gefäßwiderstand und damit der Blutdruck.
Durch die starke Kontraktur des Uterus kann es bis zur Uterusruptur kommen. Ergometrin hat nur eine Uteruswirkung durch seine vasokonstruktorische Wirkung auf die Arteriolen und Venolen. Es kommt zu einem Absterben der Gefäßperipherie (Gangrän).
Mutterkornvergiftungen sind begleitet von gastroenteritischen Begleiterscheinungen.
Mutterkornvergiftungen führen zu Abortus.

Wirkungsrichtung:

ZNS, vegetatives Nervensystem, Gefäßintima- und Gefäßmuskelschicht, Gefäßnerven, Magen-Darmkanal, Uterus.

Leitsymptome:
Die Haut fühlt sich eiskalt an, trotzdem kann der Patient Zugedecktsein nicht ertragen (Mißempfindung der Thermorezeptoren).
Taubheitsgefühl und Ameisenkribbeln an den Extremitäten.
Innerliches Brennen wie Feuer.
Abmagerung und Schwäche trotz gutem Appetit.
Blutungen aus Nase, Mund, Magen, Lungen, Uterus. Diese scheinen durch eine Schädigung der Gefäßwand auf Grund der Gefäßspasmen zu entstehen.
Übler Geruch der Ausscheidungen.

Verhaltenssymptome:
Angst, kann zu Aufregungszuständen führen, bis zu epileptiformen Anfällen.

Kopf:
Blutandrang mit Schwindelgefühl wie berauscht, mit Taumeln.

Mund:
Entzündungen der Mundschleimhaut mit Blasenbildung.
Zunge trocken, rissig, livide, belegt, wie gelähmt.

Augen:
Je nach der Dosis sind die Pupillen weit oder eng.
Schielen oder totale Lähmung der Augäpfel.

Ohren:
Brausen.

Verdauungsorgane:
Heißhunger, unstillbarer Durst.
Erbrechen von Speisen, ohne daß der Appetit vergeht.
Schwere Gastroenteritis mit Blähsucht.
Unwillkürlich abgehende olivgrüne, stinkende, erschöpfende Durchfälle.
Vergebliches Drängen zum Stuhl, bei offenstehenden Anus.

Harnorgane:
schwieriger Urinabgang mit Brennen in der Harnröhre.

Geschlechtsorgane:
Secale fördert die Kontraktion der Gebärmutter und kann die Wirkung von Sabina unterstützen (D 3). Durch die zusammenziehende Wirkung auf die Uteruswand kann das Mutterkorn auch kleinere Blutungen stoppen. Durch den ausgelösten Dauerspasmus darf man es erst nach der Geburt verwenden.
Wehen sind schwach oder hören auf.
Uterusatonie post partum.
Dunkle, nicht zu stillende Blutungen aus dem puerperalen Uterus.

Herz, Kreislaufsystem:
krampfhaftes Herzklopfen mit aussetzenden Herzaktionen.
Ischämie und Gangrän der Akren als Folge von Gefäßkrämpfen. Durch die Zusammenziehung der glatten Muskelfasern in den Gefäßen entstehen Zustände, die einer Endarteriitis oder Ateriosklerose ähnlich sind. Diesen Gefäßkrämpfen kann eine Erschlaffung der Gefäße folgen.

Extremitäten:

Durchblutungsstörungen. Steifigkeit, ziehende wandernde Schmerzen.
Krämpfe an den Extremitäten, besonders Wadenkrämpfe, Krämpfe mit gespreizten Phalangen (Krallen- oder Spreizhand). Bauchmuskelkrämpfe.
Charakteristisch sind Krämpfe der Strecker.
Trockene Gangrän an den Extremitätenspitzen.

Haut:

blaß, kalt, trocken, welk.
Schlecht heilende Geschwüre.
Trockene Gangrän.
Taubheitsgefühl, Ameisenlaufen, Brennen.

Klinik:

atonische Uterusblutungen, dunkles Blut.
Krampfwehen während der Schwangerschaft.
Ulcera cruris (Diabetes).
Schwere Durchblutungsstörungen, besonders an den distalen Extremitäten.
Beginnender Altersstar.

Modalitäten:

Verschlimmerung:
Bewegung und Wärme.
Berührung.

Besserung:
Kälteeinwirkung,
frische Luft.

Dosierung:

D 1, D 3 bei Blutungen auf Grund erschlaffter Gefäße.
Entspannung verkrampfter Gefäße D 12.
Diabetische Gangrän: Hochpotenzen.

SEPIA

Sepia officinalis
Tintenfisch

Familie: Sepiidae

Verwendet wird der Inhalt des Tintenbeutels des Tintenfisches Sepia officinalis.
Sepia ist eigentlich kein Fisch, sondern müßte Tintenschnecke heißen, er zählt zu den Mollusken.
Mollusken sind Weichtiere, die eine besondere Art der Fortpflanzung haben. Ein Arm, in dem die Geschlechtsdrüsen sind, trennt sich vom Körper und wird zum weiblichen Tier gebracht, wo er die Befruchtung vornimmt. Der Arm wird später im Weibchen als halbverdaute Substanz wieder gefunden.
Auf Arzneimittelbilder übertragen, kann man sagen, das Sexualverhalten von Sepia entspricht nicht der Norm.
Ein Bein ist als Düse ausgebildet, womit er sich durch ausgestoßenes Wasser sehr rasch fortbewegen kann. Dieser Düse kann er auch das tintenartige Sekret beimengen, um sich unsichtbar zu machen.

Der Sepia-Patient möchte auch am liebsten wie durch einen Nebel entschwinden und alleine sein; sie ziehen sich zurück.

Weihe-Punkt: M 25 li.

Vergleichsmittel:

Acidum nitricum, Hydrastis, Kreosotum, Lachesis, Lycopodium, Natrium chloratum, Nux vomica, Platinum, Psorinum, Pulsatilla, Rhus toxicodendron.
Es handelt sich um ein überwiegend weibliches Mittel, besonders für ältere chronisch erkrankte Patienten, welche schon einige Geburten hinter sich haben. Die Ursachen liegen meistens in einer Störung des Hormonhaushaltes.

Inhaltsstoffe:

Melanin, ein Farbstoff,
Calcium carbonicum,
Natrium sulfuricum,
Natriumchlorid.

Pharmakologie, Toxikologie:

Noch nicht ganz geklärt, wahrscheinlich wird eine regulative Wirkung des Hormonhaushaltes über Hypothalamus, Hypophyse und Ovar bewirkt.

Komplementäre Mittel:

Natrium chloratum.

Antidot:

Lachesis, Pulsatilla.

Konstitution:

lymphatische Konstitution.
Große, schlanke, dunkelhäutige Tiere mit unharmonischem Körperbau. Sehr oft haben die Tiere ein schmales Becken. Mangelnde Elastizität des Bindegewebes, alles hängt schlaff am Knochengerüst. Die Tiere haben einen Hängebauch.
Beckenorgane der Rinder hängen tief in das Abdomen hinein.
Dunkle Pigmentflecken an der Haut und an den Schleimhäuten.

Verhaltenssymptome:

Gleichgültigkeit gegen das, was früher lieb und wert war, sogar gegen die eigenen Verwandten und gegenüber der Umgebung; die Tiere sondern sich ab. Sie belecken sich und andere Tiere nicht. Das Fell ist dadurch ziemlich ungepflegt und vor allem im Brustbereich schmutzig. Reizbar, aggressiv.
Ist gerne alleine.
Ermüdet sehr rasch, hat keine Ausdauer, zeigt Unlust, geforderte Leistung zu erbringen.
Verträgt keinen Widerspruch, ist sehr eigensinnig,
duldet keinen Druck am Hals (Lachesis), ist überhaupt berührungsempfindlich.
Harninkontinenz unter Streßbedingungen.
Große Kälteempfindlichkeit.

Ätiologie:

Störung im Gleichgewicht der Geschlechtshormone, Östrogenmangel,
Insuffizienz der Nebennierenrinde.

Allgemeinsymptome:

Schmerzen wechseln den Ort.
Sepia hat einen starken Bezug zu den Beckenorganen.

Es wirkt auf den Kreislauf mit Zirkulationsstörungen, im Pfortaderbereich bestehen Stauungen.
Sepia hat Hitze und venöse Stauung. Es brennt, aber nicht so sehr wie Sulfur.

Augen:
Herabfallen der Oberlider (Conium, Sepia, Gelsemium, Causticum).
Morgens schleimige Absonderungen, abends Trockenheit.
Konjunktivitis follicularis im Sommer.

Mund:
Risse in den Mundwinkeln.

Atmungsorgane:
Nasenkatarrh, trockener, erschöpfender Husten.

Verdauungsorgane:
Zunge blaß, schlaff mit Zahnabdrücken.
Gestörtes Freßverhalten bei bloßem Anblick oder Geruch, die Tiere fressen oft, aber immer wenig, Fleischfresser fressen kein Fleisch, trotzdem zeigen die Tiere ein Hungergefühl. Nach Aufnahme von Milch kommt es gelegentlich zu Durchfall.
Palpationsschmerz in der Lebergegend.
Kotabsatz erfolgt unter starkem Pressen, unabhängig von der Konsistenz.
Kraftlosigkeit des Rektums führt zu dessen Vorfall. Mastdarmvorfall, Feuchtigkeit sickert aus dem Rektum. Juckreiz im Rektum.
Schwächegefühl in der Magengrube, geäußert durch tiefes Atemholen und Seufzen.

Harnorgane:
Neigung zu Infektionen zum Geburtstermin.
Stauungen durch mangelnde Muskelspannung, wieder eine Folge der mangelnden Durchblutung aller Organe. Häufiges Harnlassen, ständiger Druck in der Blase, der Urin hat ein lehmfarbenes Sediment.

Geschlechtsorgane:
Weiblich:
Drängen im Bauch, als ob der Bauchinhalt durch die Vagina entweichen möchte. Vaginalwand schlaff, daher Uterus oder Vaginalprolaps. Häufig entwickelt sich daraus eine Urovagina. Der Uterus hängt tief in das Abdomen hinein. Während der Laktation besteht eine Uterusatonie. Sepia beginnt den durch zahlreiche Geburten überdehnten Uterus zu stabilisieren, die Ligamenta werden gestrafft.
Unterfunktion der Eierstöcke auf Grund des Östrogenmangels, kleinkammerige Zysten, Zyklusstörungen.
Chronische Gebärmutterentzündung mit rot-braunem Ausfluß.
Labien machen einen ausgeleierten, unelastischen Eindruck. Sie sind trocken, schmerzhaft; das dürfte auch der Grund für die Deckunlust sein. Die Abneigung gegen den Deckakt ist typisch für Sepia.
Die Bänder und die Organmuskulatur sind schlaff, daher besteht eine große Prolapsneigung und eine Neigung zu Gebärmutterverlagerungen und Torsionen.
Wenig intensive Läufigkeit oder Brunst, Widersetzlichkeit beim Decken.
Hilft neben Silicea und Graphites bei Eileiterverklebungen.
Juckreiz an der Vulva.
Geburt:
Schwere Geburt, Erschöpfung nach der Geburt, Blutungen. Ein wichtiges Symptom ist die vollkommene Gleichgültigkeit gegenüber dem Jungen mit Hochziehen der Milch.

Männlich:
Schmerzloser Ausfluß einiger Tropfen gelblichen Sekrets, dieser trotzt der Behandlung durch andere Arzneien(Kalium iodatum).
Ejakulat dünn und wäßrig.

Herz, Kreislaufsystem:
Die Blutzirkulation ist verlangsamt, venöse Stauung in allen Organen.

Haut:
Jucken an verschiedenen Körperteilen, zwischen den Zehen und in den Gelenksbeugen. Wird nicht besser durch Kratzen und neigt zu Übergang in Brennen (Sulfur).
Verdickte und pergamentartige Haut.
Pigmentstörungen am Nasenspiegel, Pigmentflecken. Der Inhalt des Tintenbeutels enthält den Farbstoff Melanin, der mit seiner Steroid-Struktur durch die Ähnlichkeit zu den Melaninen der Haut für das Sepia-Bild der charakteristischen Pigmentveränderungen verantwortlich zu sein scheint.
Die sichtbare Haut ist manchmal gelb gefärbt (Euter).

Extremitäten:
Schmerzen der lumbosakralen Gegend mit wechselnden Lahmheiten. Der Schmerz bessert sich in der Bewegung.
Neigung zu kardial bedingten Ödemen.
Extremitäten sind einmal heiß, dann wieder kalt.

Klinik:
Anämie,
Bindegewebserkrankungen,
Rektalfissuren, Pruritus ani.
Steuert den Östrus, daher gut geeignet zur Östrusprophylaxe.
Dermatomykosen, Trichopohytie.

Modalitäten:
Verschlimmerung:
Trost,
Kälte,
Zugluft,
in Räumen,
Beginn der Bewegung,
vor einem Gewitter.

Besserung:
Wärmeapplikation,
Frischluft,
Bewegung, da sie die Durchblutung fördert.

Dosierung:
D 6, D 15, D 30–D 200.

SERUM ANGUILLAE
Aalserum

Das aus dem Aalblut gewonnene Serum anguillae wirkt auf andere Organismen giftig. Es wirkt ähnlich dem Viperngift. Mit einer Injektion von auf 60° C erhitztem Aalserum kann man eine Immunität gegen Viperngift erzielen.

Aalserum wirkt auf das Blut toxisch, es greift auch die Nieren, Leber und Herz an, wie in einem Kaninchenversuch nachgewiesen wurde. In Tierversuchen wurden Krämpfe und Muskellähmungen ausgelöst. In späteren Stadien kam es zu Hämolyse und immer kam es zu einer Nierenbeteiligung mit Hämoglobinurie, Albuminurie, akuter Nephritis bis zur Oligurie und dann Anurie.

Glomeruli und Tubuli der Niere zeigen Nekrosen. Ebenso findet man Nekrosen der Leberzellen sowie eine Entzündung der Gallengänge.

Aalserum ist ein Nierenmittel, es hat eine stark **diuretische Wirkung** und ist einem herkömmlichen Diuretikum überlegen.

Klinische Indikationen:

Nierenprobleme nach Herzversagen, besonders dann, wenn die Nieren vor dem Herzversagen noch gut gearbeitet haben.
Nephritis nach Kälteeinwirkung.
Nephritis in jeder Form mit Anurie, Albuminurie, Hypertonie, dunklem, spärlichem Harn bis zu großem Durst, aber ohne Ödeme.
Schmerzhafte Leberschwellung bei Herzinsuffizienz. Wobei aber zu bedenken ist, daß eine Leberstauung die Herztätigkeit belastet. Eine Entstauung der Leber kann das Herz entlasten. Man muß nach der Grundkrankheit suchen.
Aszites bei Herz- und Nierenversagen.
Herzklappenfehler, vorwiegend des linken Ventrikels. Die Tiere können nicht auf der linken Seite liegen und es kommt zu einer Verschlimmerung in der Bewegung.
Euterödem der Kühe post partum.
Sehr gut hat es sich bei Lymphödemen nach Operationen bewährt. Dorcsi gibt es in der D 200.
Elephantiasis,
Stauungsödeme bei Karzinompatienten.

Dosierung:

bis zur D 8 als Trituration, ab D 8 flüssig.

SILICEA

Bergkristall
Mineralische Grundlage: Metakieselsäure.
Kieselsäure ist ein wichtiger Bestandteil des menschlichen, pflanzlichen und tierischen Körpers. Sie ist auf der Erde sehr verbreitet in Quarz, Feldspat usw.
Gehört zu den ältesten Heilmitteln.
Angewendet wird die aus fein zerriebenen Bergkristallen erhaltene Ursubstanz.

Weihe-Punkt: KG 9.

Verwandtschaft:

Thuja, Hypericum, Ruta.

Vergleichsmittel:

Acidum phosphoricum, Antimonium crudum, Calcium carbonicum, Calcium fluoratum, Graphites, Hepar sulfuris, Lycopodium, Pulsatilla, Mercurius, Phosphorus, Sepia, Sulfur, Thuja.
Eine schöne Darstellung des Wesens der Arznei Silicea hat **Gawlik** gegeben:
„Es ist ein Mittel für den Menschen, der sehr ordentlich ist, ein guter Mathematiker, der Sehnsucht nach der Sonne hat, der ständig fröstelt.

Silicea dieser Kristall, wächst ohne die Sonne zu sehen, unter der Erde etwa eine Million Jahre, genau in die Richtung, wo die Sonne zum Sommersonnenwendetag im Zenit steht."

Silicea folgt gut auf Hepar sulfuris.

Wirkungsrichtung:

ZNS, Bindegewebe, Knochen, Lymphsystem, Haut, Horngebilde.
Retikuloendotheliales System enthält sehr viel Kieselsäure.
Bauchspeicheldrüse scheint es speichern zu können.
Wichtiges Mittel zur Behandlung von Stoffwechselentgleisungen.

Konstitution:

Silicea ist ein Konstitutionsmittel, welches seine Wirkung erst nach homöopathischer Aufbereitung erhält.
Eines der wichtigsten Mittel für die Entwicklung eines kräftigen Knochengerüstes und eines gesunden Gebisses beim Zahnen.
Atrophisch, rachitisch, exsudativ, skrofulös.
Großer Kopf, aufgetriebener Bauch, Hängebauch als Folge von erkranktem Mesenterium, schlaff herunterhängendes Gesäuge.
Mager, schwächlich mit schlaffen Muskeln, schlaksig, im Wachstum zurückgeblieben, trockenes rauhes Fell, mißgebildete Nägel.
Ätzende Absonderungen der Nase, Ohren und Augen irritieren die Haut.

Typwandlung:

Die Tiere zeigen nach normaler Entwicklung plötzlich starke Abmagerung.

Verhaltenssymptome:

ängstlich, nachgiebig, Unentschlossenheit durch Mangel an Selbstvertrauen. Mag keine Konflikte, weicht diesen nach Möglichkeit aus.
Mag keinen Trost, will nicht angesprochen werden;
schreckhaft, schreckt beim geringsten Geräusch auf.
Besonders empfindlich gegen jeden Luftzug.
Große Müdigkeit, möchte sich hinlegen, schnelle Ermüdbarkeit, schläft den ganzen Tag.
Berührungsempfindlichkeit.

Allgemeinsymptome:

Silicea entfaltet seine Wirkung bei chronischen Krankheiten, die Wirkung setzt nicht schnell ein, geht aber sehr in die Tiefe und wirkt nachhaltig. Dadurch kann es zu einer langen Erstverschlimmerung kommen.
Wirkt auf das Bindegewebe und die elastischen Gewebe, besonders der Lunge und der Gelenksbänder.
Dissimilation: Stoffwechselprodukte werden zu langsam und unvollständig abgebaut
Assimilation: Mangelernährung, weniger wegen mangelnder Qualität oder Quantität an Nahrung, sondern wegen mangelhafter Assimilation der zugeführten Nährstoffe.
Durch die intensive Düngung sinkt der Kieselsäuregehalt der Pflanzen, was Auswirkungen auf die Leistung und den Zellgehalt der Milch hat.
Eines der wichtigsten Bindegewebsmittel, gekennzeichnet vom Halt der Gelenke.
Neigung zu Erkältungen.
Störungen des Immunsystems.
Silicea ist ein Biokatalysator, der den Stoffwechsel anregt, Bindegewebe festigt, Leukozytose und Phagozytose steigert.
Silicea resorbiert fibröses Gewebe bei chronischen Entzündungen.

Silicea regt die Tätigkeit der Lymphdrüsen an. Derbe Schwellung der Lymphdrüsen.
Silicea ist ein wichtiges Entzündungsmittel, bevor die Entzündung in eine Eiterung übergeht. Es wirkt in einem späteren Stadium als Hepar sulfuris, welches den Ausfluß schon gebildeten Eiters beschleunigt; Silicea wirkt, nachdem der Eiterfluß stattgefunden hat.
Silicea beherrscht Eiterungsprozesse der Weichteile, am Periost und Knochen.
Es bringt Abszesse zum Reifen, vermindert übermäßige Eiterungen. Sie werden zur Eintrocknung und Abkapselung gebracht. Silicea wirkt jedoch nicht am Höhepunkt der Eiterung, sondern nach der Eröffnung, oder wenn das Bindegewebe zu schwach für eine vollständige Heilung ist. Kalte Abszesse mit dünnflüssigem Eiter.
Da Silicea Narbengewebe resorbieren kann, können auch alte, eingekapselte Herde wieder aktiviert werden. Besondere Vorsicht ist bei einem Nabelabszeß geboten, denn Silicea kann die Eiterkapsel sprengen, sodaß sich der Inhalt möglicherweise in den Bauch ergießt.
Silicea fördert die Abstoßung von Fremdkörpern aus dem Gewebe.
Hilft bei chronischen Ulzerationen mit der Tendenz, tiefer zu gehen.
Kraftlosigkeit.
Mangel an Lebenswärme. Es zählt zu den „kalten Mitteln."
Durch schwache Abwehrkräfte kommt es zu einer hohen Infektionsanfälligkeit (Atmungstrakt).

Ätiologie:

Folge von Impfungen,
Folge von Durchnässung und Kälte,
Folge von Schweißunterdrückung,
Folge von großer Anstrengung und Übermüdung.

Augen:

Knochenerkrankungen der Orbita.
Entzündung der Lider, der Schleimhaut mit schleimig-eitrigem Sekret. Entzündliche Verklebung des Tränen-Nasenkanals lösen eine Anschwellung der Tränensäcke aus.
Kleine Hornhautgeschwüre mit Perforationsneigung, zentrale, nicht vaskularisierte Geschwüre, bringt Geschwüre zum Abheilen, löst Narben auf.
Gerstenkörner.

Ohren:

länger bestehender, übelriechender, dünner, ätzender Ohrenausfluß.
An den Ohrrändern weißliche Ablagerungen und Schuppen, die leicht blutende Wundflächen beim Abwischen verursachen Ohrrandekzem.

Atmungsorgane:

vereiterte Nasenhöhlen.
Stock- oder Fließschnupfen mit wäßriger Absonderung. Krusten an den Nasengängen.
Schleimig-eitriger, übelriechender Auswurf.
Nasenpolypen.

Verdauungsorgane:

Zahnfleisch entzündet,
Lymphdrüsen im Hals, Parotis und Sublingualdrüsen sind geschwollen, daher Schluckbeschwerden.
Widerwillen gegen warmes, gekochtes Futter.
Bauch aufgetrieben mit Kollern und Rumpeln.

Verstopfung mit vergeblichem Stuhlgang, der Stuhl gleitet, wenn er teilweise ausgeschieden ist, immer wieder zurück (Thuja). Stuhl hat eine ständig wechselnde Farbe und Konsistenz, wie Pulsatilla, nur hilft dieses nicht.

Harnorgane:

Die Harnmenge ist vermehrt, weist einen intensiven Uringeruch auf und wird sehr schnell trüb.
Der Harnabsatz kann schmerzhaft sein.

Geschlechtsorgane:

Wäßriger, wundmachender Ausfluß.
Die Mamille ist trichterförmig eingezogen und berührungsempfindlich (auch bei männlichen Tieren).

Mastitis:
Es gibt akute Mastitiden, die immer wieder relativ schnell verschwinden, aber rezidivieren. Silicea hat eine besondere Affinität zum Bindegewebe und damit zum retikuloendothelialen System.
Knoten im Euter oder in der Milchleiste.
Es hat auch eine wichtige Funktion bei allen Fistelbildungen am Euter.

Extremitäten:

Beine sind eiskalt.
Zwischen den Zehen findet man Ekzeme, Panaritium.
Osteoblasten haben einen besonders hohen Gehalt an Silicium. Ein Mangel führt zu Deformierungen am Schädel und an den Knochen.
Bandscheibenschaden im Halsbereich, vor allem bei Dackeln, Pudeln.
Hund hoppelt wie ein Hase, Paßgang.
Bindegewebswucherungen im Rückenbereich, die zu Neuralgien führen.
Hüftgelenk hat ein zu großes Spiel, man fühlt es aus dem Gelenk gleiten, da die Gelenkspfanne sehr flach ist.
Überbeine, Knochenauftreibungen, Knochenschmerzen. Schmerzen werden in der Bewegung besser.
Extremitäten schlafen beim Daraufliegen ein.

Haut:

Das Fell ist rauh und trocken.
Juckreiz unter dem Langhaar.
Schlecht heilende Hautwunden, selbst die kleinsten Wunden heilen nicht. Chronische Entzündungen, Eiterungen und Fistelbildungen. Mykotische Dermatitis. Ständig eiternde Hautstellen, welche immer beleckt und beknabbert werden. Narbenwucherungen, Bindegewebsverhärtungen.
Schmerzlose, harte Drüsenschwellungen.
Die Analdrüsen sind häufig entzündet mit eher dünnem Sekret. Es wirkt sehr gut bei Fisteln nach dem Durchbruch (D 12).
Mißgebildete Nägel, Störungen der Hornbildung.
Hühner bilden keinen Kamm.

Klinik:

Satteldruck,
chronische Sehnenerkrankungen, Schleimbeutelentzündungen.
Spat,
Knocheneiterungen mit Fisteln.

Abszesse und Bindegewebsfisteln.
Schale,
Knieschwamm,
Mauke,
Strahlfäule, Pododermatitis.
Panaritium,
Otitis externa.

Modalitäten:

Verschlimmerung:
Kälte,
beim Liegen.

Besserung:
Wärme.

Dosierung:

D 12 bei chronischen Erkrankungen,
D 30 bei nutrititiven Störungen (Haut, Horn),
D 4 zum Abschluß einer akuten Krankheit.

SOLIDAGO VIRGAUREA

Wilde Goldrute

Familie: Asteraceae.

Vergleichsmittel:
Apis, Arsenicum, Berberis, Cantharis, Phosphorus.

Antidot: Iodoform D 2.
Verwendet werden die frischen Blüten.

Inhaltsstoffe:
Saponin,
Gerbstoffe, Bitterstoffe,
Flavone,
ätherische Öle.

Toxikologie:
Gilt als Futtergift für Pferde. Der Krankheitsverlauf ist schleichend. Er beginnt mit Niedergeschlagenheit, Fieber, oft mit Ödemen an Innenschenkeln und Bauch.
Deutliche Abmagerung.

Wirkungsrichtung:
Niere, Blase, Prostata.

Leitsymptome:
Verminderter, schmerzhafter Harnabsatz,
Bauchdecke gespannt,
Pustulöse juckende Hautausschläge.

Verhaltenssymptome:
Erschrecken ohne Grund.

Herz, Kreislauf:
Bradykardie, Herzarrhythmien.

Harnorgane:
Diuretikum, wirkt ausleitend und regulierend bei Nierenschäden. Es hilft Giftstoffe auszuschwemmen. Erschwertes Harnlassen bei trübem, salzigem und übelriechendem Urin. Oft enthält er Sediment (Ziegelmehlsediment) oder Grieß.

Geschlechtsorgane:
Prostatahypertrophie,
Uterusvergrößerung, er drückt auf die Blase.

Extremitäten:
Gichtleiden,
Rückenschmerzen wegen des in den Nieren gestauten Blutes.

Haut:
Wirkt bei langwierigen Ekzemen als Folge eines Nierenschadens oder als Folge von Harnsäureüberladung. Es hat auch eine Leber-stimulierende Wirkung, sodaß auch über die Galle besser ausgeschieden wird.

Klinik:
ausleitendes Nierenmittel,
Nephrolithiasis,
chronische Nephritis,
Gicht,
Prostatahypertrophie.

Dosierung:
Urtinktur, D 2, D 4, D 6.

SPIGELIA

Spigelia anthelmia
Wurmkraut

Familie: Loganiaceae

Weihe-Punkt: H 7, KS 7.

Botanik:
einjähriges Kraut, ovale Blätter, traubiger Blütenstand mit kleinen, rötlichen Blüten.
Verwendet wird das getrocknete Kraut.
Heimat: Brasilien.

Verwandtschaft:
Aconitum, Argentum nitricum, Arsenicum, Cactus, Cina, Digitalis, Gelsemium, Kalium carbonicum, Kalmia, Naja, Spongia, Phytolacca.

Antidot: Aurum, Camphora, Cocculus, Pulsatilla.

Inhaltsstoffe:
Myricin, ein Harz.
Spigeliin, ein Alkaloid.

Toxikologie:

sehr giftig, größere Dosen bewirken Atemlähmung, Krämpfe, Durchfall, Lähmungen, Exitus.

Wirkungsrichtung:

fast ausschließlich linksseitiges Mittel.
Herz, Perikard und Endokard.
Augen.
N. trigeminus; Trigeminusneuralgie, bezieht Jochbogen, Augen, Schläfen, Zähne mit ein.
Nervensystem, besonders auf den N. vagus und die Herznerven.
Vorwiegend links wirkendes Mittel.
Berührungsempfindlich, fröstelt an den leidenden Stellen, Kälteschauer geht durch den Körper.
Gutes Mittel für Symptome durch Wurmbefall (Abrotanum, Cina, Cuprum oxidatum nigrum, Scirrhinum) gutes Mittel gegen Spulwürmer (Buchner zitiert von Stauffer: dreimal 20 Tropfen Tinktur).
Beugt starkem Flohbefall vor (Staphisagria).

Konstitution:

anämische, schwache, rheumatische, skrofulöse Patienten.

Verhaltenssymptome:

ängstlich, findet keine Ruhe.

Kopf:

Schmerzen, pulsierend, unter der Stirne, zu den Schläfen, zu den Augen, einseitig linkes Auge.

Augen:

Pupillen erweitert, Schmerzen beim Bewegen der Augen, strahlt tief in die Augenhöhle, Neigung zum Blinzeln, Lidkrämpfe, Bindehautkatarrh, Ziliarneuralgie, Lichtscheu mit Tränen, Neuritis.

Mund:

Fauler Geruch aus Mund, übelriechender Schleim fließt zum Kehlkopf, reizt zum Husten und Würgen, besonders in der Nacht. Zunge rissig, schmerzhaft.

Nase:

Fließschnupfen, Nasenbluten, Träufeln von mildem Schleim aus den Choanen.

Herz:

heftiges Herzklopfen, stechende Schmerzen, in den linken Arm ausstrahlend, kann nur rechts liegen. Fühlbare und sichtbare Herzpulsationen (Amylum nitrosum), nervöses Herzklopfen, Herzpulsationen mit rheumatischen Schmerzen in anderen Körperteilen, Kurzatmigkeit, intermittierender Puls. Endokarditis, Perikarditis.
Akute und schmerzhafte Erkrankungen des Herzens und Herzbeutels; hilft aber auch bei chronischen Neuralgien und Angina pectoris.

Verdauungsorgane:
Nabelkoliken.
Wurmbeschwerden.

Bewegungsorgane:

rheumatoide Schmerzen in den Muskeln und Gelenken, in Verbindung mit Fieber, Steifheit in den Gelenken, besonders in der linken Schulter und im linken Arm, Zerschlagenheitsschmerz.

Modalitäten:

Verschlimmerung:
Bewegung, Erschütterung, kalte Luft, Geräusche.

Besserung:
Ruhe, Liegen, ausgenommen Herzleiden.

Dosierung: D 3–D 6.

SPONGIA

Euspongia officinalis, Badeschwamm,
Gerösteter Meerschwamm.
Gehört zu den Hohltieren

Familie: Euspongeideae.

Vergleichsmittel:

Aconitum, Arsenicum, Calcium carbonicum, Drosera, Hepar sulfuris, Iodum, Lachesis.
Ein im Mittelmeer, Roten Meer und im Atlantik vorkommender Schwamm, wird sorgfältig gereinigt, braun geröstet, aber nicht verbrannt. Er wird fein gepulvert verwendet.

Inhaltsstoffe:

Anorganische Salze, vor allem Iod (Diiodthyronin, Mindestgehalt soll 0,04% betragen), Brom, Chlor, Kalk, Magnesium, Kieselsäure, Schwefelsäure, Phosphorsäure.

Wirkungsrichtung:

lymphatisches System, Schilddrüse.

Leitsymptome:

rauher, trockener Husten, besser durch Trinken oder Essen.
Erwachen aus dem Schlaf mit Erstickungsgefühl.
Atmung wie durch einen Schwamm.
Überempfindlichkeit der Halsregion durch Berührung.

Verhaltenssymptome:

Ängstlich, jede Aufregung führt zu Husten. Schreckt aus dem Schlaf mit Erstickungsgefühl hoch.

Augen:

schleimige bis gummiartige Absonderungen.

Nase:

Fließschnupfen wechselt mit Stockschnupfen.

Mund:

trocken, braun, voller Bläschen.

Hals:

Schilddrüse vergrößert. Zu einer Schilddrüsenvergrößerung neigen besonders der Pudel und der Yorkshire-Terrier. Sind die Tiere auch noch dazu dick, werden Atemwege und Herz in Mitleidenschaft gezogen.
Sehr empfindlicher Hals, muß an der Leine ständig hüsteln (Leinenzwang).

Atemorgane:

starke Trockenheit aller Luftwege, Heiserkeit.
Anfallsweiser trockener Husten mit spärlichem Auswurf. Husten aus der Tiefe der Brust, als würde er von einem Punkt ausgehen.
Globusgefühl im Hals.
Husten nach dem Erwachen aus dem Schlaf.

Herz, Kreislaufsystem:

Myokarditis und Myodegeneratio arteriosclerotica. Plötzliches Erwachen mit Erstickungsgefühl. Nächtlicher Husten auf Grund einer Stauungsbronchitis.

Geschlechtsorgane:

Schmerzen und Anschwellen der Hoden.
Orchitis, Epididymitis.

Dosierung:

akuter Kehlkopfkatarrh: D 1, D 2.
Herzleiden: D 3, D 4.

STANNUM METALLICUM

Metallisches Zinn
Steht zwischen Cuprum und Zincum im Periodensystem.

Weihe-Punkt: G 29.

Vergleichsmittel:

Argentum nitricum, Calcium carbonicum, Cuprum, Ferrum iodatum, Platinum, Pulsatilla, Silicea.

Toxikologie:

Metallisches Zinn führt zu keinen Vergiftungen, wohl aber können Zinnsalze wie Zinnchlorid Erbrechen hervorrufen.

Verhaltenssymptome:

traurig, verzagt, scheues Wesen, Mutlosigkeit.
Aufbrausend, ungeduldig, jähzornig,
Angst vor dem Alleinsein,
zerstreut.

Leitsymptom:

Schwäche und Erschöpfung, besonders wenn diese mit Atemwegsbeschwerden einhergehen. Die Schwäche verschlimmert sich durch jede Anstrengung.
Schmerzen allmählich zunehmend, werden ab dem Höhepunkt immer besser, um dann wieder anzusteigen (Platinum).
Neuralgien.
Tiere sind rasch erschöpft, liegen dauernd herum.

Wirkungsrichtung:
Lunge, Kehle, Brust, Nerven.

Auge:
Linkes Unterlid zuckt.

Nase:
Schnupfen am Morgen,
Nasenbluten, wenn Stuhl herausgepreßt wird.

Hals:
Zäher Schleim, welcher nicht aufgehustet werden kann.

Atemorgane:
Heiserkeit, vorübergehend durch Husten gebessert,
pulmonale Schwäche, Abhusten schwierig, heftiger Husten bis Mitternacht, tief, hohl, erstickend, Auswurf hat süßlichen Geruch und eine grünliche Farbe.

Verdauungsorgane:
immer hungrig und gefräßig,
Hartleibigkeit,
Leber vergrößert,
Blähungen,
Kolik im Nabelbereich, besser durch Druck und als Zeichen der Biphasigkeit des Mittels auch eine Erschlaffung.

Harnorgane:
Gefühl, als ob die Blase immer voll sei,
Harndrang mit Brennen.

Geschlechtsorgane:
Neigung zu Uterusprolaps und Scheidenvorfall, welche sich während des Stuhlganges noch verschlimmern,
Erschlaffung des Bandapparates im Becken.

Extremitäten:
Muskelschwäche, Muskelzittern, Muskeln geben beim Hinsetzen plötzlich nach; Patient fällt beim Stuhlgang um, hat Probleme beim Treppabgehen.

Wärmeregulation:
Schaudern und Frösteln.

Zentralnervensystem:
Neurasthenie, Schwindel, Zittern.

Klinik:
Bronchialkatarrh, Emphysembronchitis, Asthma.
Nebenhöhlenentzündungen,
Laryngitis,
Senkungsbeschwerden der Beckenorgane.
Rezidivierendes Fieber.
Folgen einer Verwurmung mit Taenia-Arten.

Modalitäten:
Verschlimmerung:
Schmerzen verschlimmern sich mit der Sonne.
Anstrengung.
Besserung:
Husten, Druck.
Liegen.

STANNUM IODATUM
Zinniodid
Wird wie Stannum verwendet, aber bevorzugt, wenn der Auswurf foetid ist.
Es bewährt sich auch bei der Altersbronchitis.
Der Hustenreiz nimmt seinen Ausgang von einer trockenen Reizstelle.

STRAMONIUM
Datura stramonium, Stechapfel.

Familie: Solanaceae, Nachtschattengewächse

Weihe-Punkt: – 3E 16 li.

Verwandtschaft:
Belladonna, Cuprum, Hyoscyamus, Lyssinum.

Vergleichsmittel:
Apis, Belladonna, Cuprum, Hyoscyamus, Lachesis, Opium, Veratrum, Zincum.

Antidot:
Belladonna, Hyoscyamus, Nux vomica, Opium, Pulsatilla.
Stammt ursprünglich aus Mexiko und wurde in Europa im 16. Jh. eingebürgert.
Datura-Arten gehören zu den heftigsten Rausch- und Zaubermitteln. In Mexiko wird der Stechapfel heute noch geraucht oder als Tee getrunken. Er gilt als Rausch- und Schmerzmittel. Die Blüten gelten als Aphrodisiakum.
Im südlichen Nordamerika bei den Pueblos, Apachen, Cumash und Navajos werden die Pflanzen als heilig, heilsam und zauberkräftig verehrt.
In der Karibik heißt er „Zombi-Gurke".
In Indien ist er Gott Schiwa geweiht.
Im Mittelalter war der Stechapfel Bestandteil der Hexen- und Flugsalben.

Botanik:
Einjähriges Kraut bis 1,20 Meter hoch mit gestielten gegabelten Blättern. Die blaßvioletten Blüten sind lang und trichterförmig.
Spitzdornige Kapselfrüchte schleudern nach der Reife zahlreiche Samen aus.
Liebt stickstoffreiche, sonnige Lagen.

Inhaltsstoffe:
Hyoscyamin,
Scopolamin,
Atropin,
Flavonglykoside,
Cumarin,
Chlorogensäure.

Verhaltenssymptome:

Das Stramoniumverhalten ist gezeichnet von Heftigkeit bis zur Gewalttätigkeit. Ein Stramoniumpatient ist gewalttätig und hat zugleich Angst vor Gewalt. Diese Zustände sind ein Hinweis auf eine Überempfindlichkeit und ein Ungleichgewicht im Nervensystem. Es besteht ein agitierter Zustand; der Patient hat sich nicht unter Kontrolle. Er reagiert zerstörerisch gegen andere und gegen sich selbst, kann sich bis zur Mordlust steigern.

Meist wird dieses Verhalten durch ein Schockerlebnis ausgelöst. Dieses kann eine Krankheit sein (Hirnhautentzündung) oder ein geistiges Schockerlebnis, wie der Verlust einer Bezugsperson. Stramoniumhunde sind sehr an den Besitzer gebunden und ständig von Verlustängsten getrieben.

Kann Alleinsein nicht ertragen, diese Angst ist besonders nachts ausgeprägt. Stramonium hat eine extreme Angst vor der Dunkelheit. Wenn man einen Stramoniumhund nachts hinausläßt, vergißt er vor lauter Angst, sein Geschäft zu machen. Diese Hunde werden auch absichtlich unrein, wobei sie darauf achten, nicht ihren eigenen Platz zu verunreinigen. Läßt man sie alleine, so heulen und jaulen sie, es kommt auch zu Zerstörungswut.

Angst vor Tunnels, geschlossenen, engen Räumen. Es hat sich besonders gut zum Verladen der Pferde bewährt, wenn sich diese weigern, den Anhänger zu besteigen.

Verlangen zu fliehen.

Ausgesprochene Hydrophobie, es kommt zu spastischem Zusammenschnüren der Kehle (Belladonna, Hyoscyamus, Lyssinum), fürchtet sich vor allem vor Wasserflächen.

Angst vor glitzernden Gegenständen.

Nächtliche Panikattacken.

Will sich nicht konzentrieren.

Unsicherer, schwankender Gang.

Allgemeinsymptome:

Wirkt eher am das ZNS als Belladonna.

Was besonders auffällt, ist die Schmerzlosigkeit im Verhältnis zur Heftigkeit der Symptome (Opium).

Augen und Pupillen weit geöffnet bei Tadel, starrer Blick.

Tagesschläfrigkeit.

Unruhiger Schlaf, schreckt oft auf.

Organotropie:

ZNS, vegetatives Nervensystem, besonders N. vagus, Lunge.

Ätiologie:

Folge von unterdrückten Exanthemen.

Folge unterdrückter Sekretionen (Lochien, Schweiß),

Folge von Hirnreizungen, Rückenmarkserkrankungen, Fieberkrämpfen und Epilepsie.

Augen:

glänzend, gerötet, hervorgetrieben.

Wilder blutrünstiger Blick.

Strabismus.

Mund:

Zähneknirschen.

Produktion von zähem Schleim ruft eine ständige Kaubewegung hervor.

Röte und große Trockenheit in Mund und Rachen. Versuch zu schlucken ruft Schlundkrämpfe hervor, daher Abneigung gegen Trinken.

Verdauungsorgane:
Erbrechen von Schleim und grüner Galle.
Stinkender Durchfall.
Heftiger Schluckauf.

Harnorgane:
Hat ständigen Harndrang, muß aber lange warten bis der Harn kommt.

Geschlechtsorgane:
übersteigerter Geschlechtstrieb bei beiden Geschlechtern.

Haut:
Abszeß, oft über der linken Hüfte.

Extremitäten:
rhythmische, unwillkürliche Bewegung der Skelettmuskulatur, manchmal einzelner Muskelpartien.
Störungen und Unsicherheiten im Gang.

Fieber:
Heftiger Schweiß, dieser erleichtert nicht.

Klinik:
Epileptische Krampfanfälle,
Fieberkrämpfe,
Phobien, Panikattacken.

Modalitäten:
Verschlimmerung:
Dunkelheit,
Alleinsein,
Schlucken,
Wärme.
Besserung:
bei hellem Licht,
in Gesellschaft.

Dosierung:
D 2–D 6, D 30 und höher.

STRYCHNINUM

Das Alkaloid Strychninum findet man in Nux vomica und in Ignatia, daher ist die Wirkung ähnlich der von Nux vomica.
Es gibt noch:
Strychninum nitricum, salpetersaueres Strychnin,
Strychninum phosphoricum.
Unterscheidet sich nur durch den Phosphoranteil und hat einen stärkeren Einfluß bei Nervenschwäche. Es wirkt über das Zerebrospinalsystem auf die Muskeln.

Leitsymptom:

Steigerung der Reflexerregbarkeit des Rückenmarks, der Medulla oblongata (Zuckungen, Rucken, Krämpfe).
Stimulierung der Nerven an Bewegungsorganen.
Alle Reflexe werden aktiviert.

Pharmakologie, Toxikologie:

Die meisten Beobachtungen über Strychnin stammen von Beobachtungen der Strychninvergiftung. Strychnin zählt zu den Rückenmarkskonvulsiva. Es beseitigt die postsynaptischen Hemmungen, was alleine noch keinen Krampf auslöst, sondern es müssen noch aktivierende Impulsströme dazutreten (optisch, akustisch, taktil). Der Fortfall der Hemmung bedeutet eine gleichzeitige maximale Kontraktion der Agonisten und Antagonisten der willkürlichen Muskulatur; die Koordination ist erloschen. Die Krämpfe laufen bei vollem Bewußtsein ab, da die Gehirnfunktion nicht beeinträchtigt wird. Sie sind wegen der Zerrungen der Sehnen, Gelenkskapseln und Muskeln sehr schmerzhaft, es kann sogar zu Sehnenrissen kommen.
Strychnin verhindert den Angriff von Glycin, dem Überträgerstoff der postsynaptischen Hemmung im Rückenmark, an der subsynaptischen Membran.
Krampfphasen wechseln mit Pausen ab. Sie werden aber durch den geringsten Reiz wieder ausgelöst. Einem Prodromalstadium mit Muskelfibrillieren folgt eine Steifheit der Muskeln, besonders in Unterkiefer und Nacken. Selbst im krampffreien Zustand können die Muskeln bretthart sein.
Der Kopf wird nach hinten gezogen.
Es sind aber auch die vegetativen Nerven betroffen. Es kommt zu Krämpfen in allen Hohlorganen; besonders im Kehlkopf kommt es zu Krämpfen, Einschnürungen und Erstickungsgefühl.
Verstärkte Atmung,
Steigerung des Blutdruckes,
Verlangsamung des Pulses,
Kreislaufkollaps.
Tod durch Lähmung der Zentren in der Medulla.

Verhaltenssymptome:

explosive Nervosität, Angst vor Wiederkehr der Anfälle.

Kopf:

Verzerrung der Gesichtszüge.

Mund:

Kiefersperre, Krämpfe des Kiefergelenks.

Augen:

vortretend, Pupillen weit.
Kiefer krampfhaft zusammengebissen.

Atemwege:

Kehlkopfmuskeln mit Spasmen verursachen Atemnot;
die Brustwand ist hart und starr beim atmen, schmerzhaft.

Hals:

Trocken, Schluckbeschwerden, jeder Schluckversuch löst einen Krampfanfall aus.

Magen:

nervöse Dyspepsie, Erbrechen.
Bauchdecke hart gespannt, gurgelnde Darmgeräusche, unfreiwilliger Stuhlabgang während eines Krampfes.

Extremitäten:

Krämpfe, Muskeln auch in den Krampfpausen steif. Tetanische Krämpfe mit Opisthotonus.
Steife Hals- und Nackenmuskeln, Wirbelsäule steif, schmerzhaft. Kälteschauer, Schweißausbrüche, kalte Extremitäten.

Klinik:

Wichtiges Mittel bei Rückenmarkschwäche sowie bei gestörter Leitung durch das Rückenmark.
Spondylose, ausgehend von Brust oder Lendenwirbelsäule mit Hinterhandschwäche wird mit Strychninum D 12 (mit Harpagophytum D 6, Plumbum D 6) behandelt. Vor allem dann, wenn die Bandscheibe noch oder schon in Ordnung ist, aber eine Hinterhandschwäche vorliegt. Strychninum nitricum senkt die Reizschwelle, sodaß Nervenimpulse im Rückenmark besser weitergeleitet werden. Plumbum dann, wenn eine Atrophie der Muskeln durch schlechte Nervenversorgung vorliegt.
Weitere Spondylosemittel sind Rhus toxicodendron, Hekla lava, Symphytum, alle in der D 30.

Modalitäten:

Verschlimmerung:
morgens, Geräusch, Licht.
Konvulsionen verstärken sich bei Berührung.

Besserung:
Liegen auf dem Rücken.

Dosierung:

D 3–D 30,
C 3–C 30.

SULFUR

Schwefel/Schwefelblüte

Im Englischen hieß Sulfur früher „brimstone", brennender Stein. Sulfur wurde in Zündhölzern verwendet. Das läßt auf das Brennen und die Hitze dieses Mittels schließen sowie auf die Explosivität der Wutausbrüche dieses Mittels.
Schwefel zählt zu den Mengenelementen. Sulfur ist ein Bestandteil des Körpereiweißes; besonders viel ist in der Epitheldecke der Haut zu finden. Es ist in Form einer SH-Gruppe im Cystein und Cystin enthalten und ein wichtiger Bestandteil der essentiellen Aminosäuren. Jedes Eiweißmolekül enthält Schwefel. Sulfur wirkt aber nicht so sehr als Schwefelersatz, sondern als Stoffwechselaktivator als wichtiger Bestandteil für die Funktion von Enzymen sowie für Redoxvorgänge.
Sulfur wird als Sulfat am besten verwertet und wird als solches in die Mukopolysaccharide des Bindegewebes eingebaut. Sulfat dient auch zur besseren Ausscheidung von phenolhaltigen Verbindungen und damit der Entgiftung.

Weihe-Punkt: Ni 18 li.

Vergleichsmittel:

Graphites, Iodum, Lycopodium, Psorinum, Sepia, Silicea, Tuberculinum.
Unentbehrlicher Polychrest der Homöopathie, eines der Zentralmittel, welches bei akuten, häufiger aber bei chronischen Leiden eingesetzt wird. Sulfur kann latent vorhandene Krankheiten an die Oberfläche bringen.
Die überragende Bedeutung von Sulfur liegt in seiner Fähigkeit begründet, grundlegend umstimmende Wirkungen zu entfalten. Das heißt, es bringt gestörte Entgiftungsmechanismen wieder in Gang, vor allem dient es zur Ausleitung vorangegangener allopathischer Behandlungen. Bringen auch sorgfältig ausgewählte Mittel keine Besserung, hilft Sulfur die Reaktionskräfte wieder anzufachen, obwohl es den Fall nicht zu Ende bringen wird. Es unterstützt die Selbstheiltendenz des Organismus.
Sulfur regt auch die Phagozytosetätigkeit des Organismus an. In vielen Fällen liegt eine Toxinbelastung des Organismus vor mit einer verzögerten Ausscheidung. Es führt zu einer Entschlackung des retikuloendothelialen Systems.
Als Aktivator des Eiweißstoffwechsels, ist es ein hervorragendes Rekonvaleszenzmittel. Wolter bezeichnet es als den großen Stoffwechselaktivator, welcher die Oxidation anregt.

Konstitution:

Sulfur ist ein wichtiges psorisches Mittel.
Grauvogel hält es für eines der wichtigsten Mittel für die carbonitrogene Konstitution, weil es die Oxidation steigert. Es werden die Ausscheidungsorgane, besonders Leber, Niere, Haut besonders angeregt, damit werden Kohlenstoff und Stickstoff aus dem Körper entfernt. Es handelt sich um jene Stoffe, die Sulfursymptome hervorrufen.
Sulfur sollte nach Krankheiten eingesetzt werden, um die Toxine, die nach Abklingen der Krankheit noch vorhanden sind, zur Ausscheidung zu bringen. Damit vermeidet man das Auftreten von Rückfällen.
Fäulnisgeruch und Chronizität der Beschwerden.

Verhaltenssymptome:

Sulfur-Tiere sind unleidlich, widersetzlich.
Auffallende Wasserscheu, Pferde scheuen sich, über einen Wassergraben zu springen.
Sulfur haßt es, gewaschen zu werden.
Alles ist zu warm, Verlangen nach frischer Luft.
Sulfurtiere sind durch auffallende Faulheit gekennzeichnet.

Organotropie:

Haut,
Venensystem, Pfortader.
Verdauungsorgane, Leber.
retikuloendotheliales System.

Leitsymptom:

alle Körperöffnungen gerötet (Lippen, Lider, After).
Die ständigen Rückfälle eines Patienten. Kaum glaubt man, der Patient ist geheilt, kommt schon wieder ein Rückfall.
Akute Entzündungen am Übergang in chronische Entzündungen. Sulfur wirkt nicht am Beginn einer Krankheit, sondern erst wenn diese in ein chronisches Leiden übergeht.
Ungepflegtes Aussehen.

Ätiologie:

Folge von unterdrückten Hautausschlägen, verdrängte Hautkrankheiten toben sich meist im Inneren aus.
Durch Salben- und Kaltwasseranwendung unterdrückte Hautausschläge

Augen:

Brennende, geschwürige Lidränder,
Konjunktivitis, Blepharitis, Hordeola, Chalazion, Hornhautulzera, Glaskörpertrübung.

Haut:

Sulfur ist für die Ernährung der Haut wichtig. Die Haut ist unrein, das Fell struppig, glanzlos, mit ekzematösen Effloreszenzen. Die Ursache ist nicht die mangelnde Hautpflege, sondern der Stoffwechsel. Die Sekretionen sind feucht mit Brennen und extremem Juckreiz sowie Krustenbildung. Die Haut juckt und brennt nach dem Kratzen (wollüstiges Kratzen).
Der Organismus versucht vor allem, Histamine über die Haut los zu werden.
Es besteht ständig Körpergeruch, trotz häufigen Badens. Am Hund riecht man den typischen Hundegeruch (er hundelt), dieser muß aber nicht immer nur für Sulfur sprechen. Man muß schon auch an andere Mittel denken, bei denen auch unangenehmer Geruch vorliegt.
Bei Sulfur besteht eine ausgesprochene Abneigung gegen das Baden, es verschlimmert auch die Beschwerden.
Die Haare sind trocken und stumpf. Schmutziges, ungepflegtes Aussehen.
Wichtigstes unterstützendes Mittel bei allen Pilztherapien, Demodikosebehandlungen.
Beim Pferd ist die Schwanzrübe total abgerieben.
Folge von unterdrückenden Hautbehandlungen.

Verdauungsorgane:

Sulfur wirkt stoffwechselanregend, indem es sekretionssteigernd auf die Darmdrüsen, die Leber, die Hautdrüsen und auf die Drüsen in den Bronchien wirkt.
Sulfur hat enormen Appetit, ein Faß ohne Boden. Sulfur wirkt auf die Gallensekretion anregend. Gallenstauungen stoffwechselkranker Rinder werden durch Sulfur behoben. Es behebt auch Stauungen in der Leber und entlastet damit den Pfortaderkreislauf.
Ganz typisch sind morgendliche Durchfälle (zwischen 5 und 6 Uhr) durch eine Reizung der Schleimhaut und eine Erhöhung der Peristaltik. Der Sulfurpatient leidet am Tag aber eher an Verstopfung mit hartem knolligem Stuhl.
Brennen im Rektum.

Mastitis:
Sulfur ist erstens in der Lage, Intoxikationen des Organismus abzubauen und zweitens ist er in der Lage, die Reaktionsfähigkeit zu erhöhen. Diese Eigenschaften sind bei antibiotisch vorbehandelten Mastitiden sehr geschätzt.

Kolik:
Wenn große Mengen getrunken werden, kann es zu einer Kolik kommen, bei der häufig aber in kleinen Mengen Kot abgesetzt wird.
Auffallend sind die juckenden, entzündeten Körperöffnungen.

Klinik:

rezidivierende Furunkel,
Ekzeme,
Fisteln im Rektalbereich.

Modalitäten:

Verschlimmerung:
nachts,
Bewegung,
Wärme,
Baden.

Dosierung:
nicht unter der D 6,
als Stoffwechselaktivator D 12, D 15, D 200.

SULFUR IODATUM

Iodschwefel

Ist eines der besten Resorptionsmittel, wenn eine Entzündung chronisch wird. Das dürfte mit seinem Iod-Anteil zusammenhängen, welcher sehr in die Tiefe geht, sowie mit der stoffwechselaktivierenden Wirkung von Sulfur.

Dosierung: D 6, D 12, D 30, D 200.

SYMPHYTUM OFFICINALE

Beinwell, Beinwurz, Wallwurz, Schwarzwurz

Eines der ältesten Heilmittel. Es wurde schon im Mittelalter bei Beinbrüchen und Geschwüren eingesetzt.
Es diente auch als Viehfutter zur Steigerung der Milchleistung.
Im Griechischen heißt „symphein" zusammenwachsen; im Althochdeutschen hieß das Zusammenwachsen von Knochen „wallen".

Familie: Borraginaceae, Rauhblattgewächse, Borretschgewächse

Weihe-Punkt: Dü 17 li.

Vergleichsmittel:
Arnica, Calcium fluoratum, Calcium phosphoricum, Calendula, Ruta.

Botanik:

Ausdauernde, bis zu 1,5 Meter hoch werdende rauhhaarige Pflanze mit nickendem, trugdoldigem Blütenstand. Die Blüte ist schmutzig purpurn, rosaviolett.
Die Wurzel ist schwarz und innen weiß.
Große länglich-lanzettförmige Blätter sind ebenfalls rauh behaart.
Liebt feuchte, kalkhaltige Standorte; er ist sehr häufig an Bachufern zu finden.
In der Homöopathie wird die frische Wurzel vor Beginn der Blüte geerntet.

Inhaltsstoffe:
Allantoin:
Fördert die Zellproliferation und damit die Granulation und die Epithelisierung. (In den ersten Schwangerschaftsmonaten ist der Allantoingehalt in der Allantois sehr hoch, weil die Zellproliferation schnell vor sich gehen soll.) Allantoin ruft eine deutliche Leukozytose hervor und hat eine anästhesierende und analgesierende Wirkung.
Schleimpolysaccharide, wirken entzündungshemmend.
Rosmarinsäure,
Pyrrolizidin-Alkaloide, die als toxisch eingestuft werden.

Symphitin.
Symphytocynoglossin.
Gerbstoffe, wirken durchfallhemmend;
Cholin, ein Parasympathikomimetikum, führt zu einer Erweiterung der peripheren Gefäße, dadurch zu einer örtlichen Hyperämie;
Calcium, befindet sich in eigens geschaffenen Zellen, den „Cystolithen".
Kieselsäure,
Asparagin.

Pharmakologie, Toxikologie:
Gesteigerte Reflexbereitschaft, die später bis zur Benommenheit abnimmt. In Rattenversuchen traten Lebertumore und Blasenkrebs auf.

Wirkungsrichtung:
Knochen, Periost, Kallusbildung, stumpfe Nervenverletzungen, Gelenksdistorsionen.

Leitsymptom:
stechender Schmerz.
Periostschmerz nach erfolgter Heilung.

Auge:
Augenschmerz nach dumpfem Schlag.
Augapfelblutungen zusammen mit Hamamelis.

Extremitäten:
Frakturen heilen durch die rasche Kallusbildung schneller und besser ab.

Klinik:
Knochenwucherungen,
Panostitis des Hundes,
Schale beim Pferd.

Dosierung:
Anregung der Kallusbildung D 1, D 2.
Wegen seines Gehaltes an Pyrrolizidin-Alkaloiden ist die Abgabe erst ab der D 6, beziehungsweise C 3 erlaubt.

SYZYGIUM JAMBOLANUM

Jambulbaum

Familie: Myrtaceae
Verwendet werden die getrockneten Früchte des ostindischen Jambulbaumes.

Hauptindikation:
Es wird rein empirisch bei Diabetes mellitus angewendet.
Seine Wirkung dürfte auf einer Erhöhung des Blutzuckerspiegels beruhen und damit eine Glykosurie auslösen. Es kommt bei keinem Medikament zu einem so raschen Verschwinden des Zuckers im Urin.

Dosierung:
D 2, D 4.

TARANTULA

Tarantel

Familie: Lycosidae = Familie der Wolfsspinnen

Vergleichsmittel:

Anthracinum, Arsenicum, Cantharis, Echinacea, Lachesis, Myristica sebifera, Pyrogenium, Silicea.

Eine ca. 3 cm große, durch die langen Beine größer aussehende Spinne. Ein ausgesprochener Laufjäger oder Laurer. Die Taranteln bauen im lockeren Boden Röhren, in denen sie lauern und ihre Angriffe starten; sie haben kräftige Kieferzangen, mit denen sie Gift in die Beutetiere spritzen.

Sie leben im vegetationsarmen, offenen Gelände Südeuropas.

Der Biß einer Tarantel ist äußerst schmerzhaft, bringt aber normalerweise keinen Menschen in Gefahr. Die Gifte wirken zytotoxisch und hämolytisch. An der gebissenen Stelle bildet sich eine Entzündung mit roter, livider Verfärbung der Umgebung, heftigem Jucken und drohender Nekrose. Bei dem Gebissenen kommt es zu Kollaps mit kaltem Schweiß.

Zur Behandlung des Bisses wurde im 18. Jahrhundert ein langer temperamentvoller Tanz, die Tarantella empfohlen. Nach einem Tarantelbiß kommt es zu Kontraktionen bestimmter Muskeln, denen dieser Tanz ähnlich ist.

Gawlik beobachtete, wie russische Soldaten ihre schwere Ischialgie durch das Ansetzen einer Tarantel behandelten; auch hier konnte er die wilden Zuckungen beobachten.

Verhaltenssymptome:

Gilt als ein Hysteriemittel. Mittel für überreiztes Nervensystem.

Kommt wochenlang mit Minimalschlaf aus.

Die geringste Aufregung reizt, aber während der Aufregung vergißt er seine Beschwerden.

Wird zornig, wenn andere langsam sind.

Neigt zu Selbstverstümmelung und Zerstörungswut am eigenen Korb oder an der Einrichtung.

Will von Fremden nicht angefaßt werden, nicht einmal vom eigenen Besitzer.

Rennt aufgeregt hin und her, als würde er verfolgt.

Leitsymptome:

Die Muskulatur befindet sich in einem Hypertonus, kann sich in keiner Stellung ruhig verhalten, muß sich ständig bewegen, obwohl Bewegung alle Symptome verschlimmert.

Motorische Unruhe, Zuckungen der Extremitäten;

partielle oder allgemeine Kälteempfindlichkeit, wie bei allen Spinnengiften.

Überempfindlichkeit gegenüber optischen und akustischen Eindrücken.

Sexuelle Überreiztheit, Geschlechtsakt verschlimmert.

Periodizität der Beschwerden, Wiederkehr der Beschwerden zu bestimmten Zeiten, z.B. nach einem Jahr zur gleichen Zeit.

Abmagerung.

Augen:

verträgt kein Sonnenlicht.

Ohren:

vermehrt Ohrenschmalz.

Mund:
Trockenheit des Mundes, Schmerzen in den Mandeln.
Durst.

Harnorgane:
Harnentleerung schwierig, aber unwillkürlicher Abgang nach Husten oder Anstrengung.

Geschlechtsorgane:
trockene, heiße Scheide.
Juckreiz,
sexuelle Erregung, Nymphomanie.

Extremitäten:
Gliederzittern,
Krämpfe, ausgelöst durch Druck auf die Wirbelsäule.
Hin und her wandernde Schmerzen, schießende Schmerzen.
Verschiedene Gelenke sind schmerzhaft geschwollen.
Glieder gehorchen dem Willen nicht.

Haut:
Rotblaufärbung der Haut, Juckreiz, Ameisenlaufen.
Abszeß mit vielen Ausgängen.

Klinik:
Meningitis mit Kopfschmerzen, Kopfrollen, Delirien.

Modalitäten:
Verschlimmerung:
Berührung.
Besserung:
Reiben der betroffenen Körperteile.

Dosierung:
D 6, D 30.

TARAXACUM
Löwenzahn

Familie: Asteraceae

Weihe-Punkt: G 3 li.

Vergleichsmittel:
Arsenicum, Bryonia, Carduus marianus, China, Hydrastis, Kalium bichromicum, Mercurius, Natrium chloratum, Nux vomica, Podophyllum, Sulfur.

Botanik:
Krautige Wiesenblume mit grundständiger Blattrosette. Enthält einen Milchsaft. Gelbe, in Köpfchen zusammengefaßte Zungenblüten.

Inhaltsstoffe:
lipotrope Substanzen:
Cholin: erregt die parasympathischen Nerven, vermehrt Speichel; Darmperistaltik, Magen- und Pankreassekretion erhöht.

Inosit,
Inulin:
Gehalt steigt im Herbst auf 40%.
Kalisalze: wirken diuretisch.
Taraxin: Bitterstoff, wirkt auf den Sympathikus steigernd und appetitanregend.
Vitamin D,
Vitamin C,
Nikotinsäure und Nikotinsäureamid: Magen-Darm-, Leberstörungen führen zu einem Nikotinsäuremangel.

Pharmakologie, Toxikologie:

In toxisch geschädigten Leberzellen kommt es zu einer verstärkten Glykogenolyse, wobei ein intensiver Glukosestrom in Richtung Blutbahn eine Eliminierung des in der Zelle stagnierenden Bilirubins und der an ihm haftenden hepatotoxischen Noxe bewirkt (Toxine, Viren, chemische Gifte). Taraxacum wirkt also in kleinen Dosen über eine vegetative Selbstregulierung des Körpers.
Toxisch geschädigte Zellen setzen auch Kalium frei. Auch dieses setzt einen Wirkmechanismus in Gang, der über die Freisetzung von Acetylcholin aus dem Gewebe einen Vagusreiz setzt, von hier aus peripher einen Sympathikusreiz. Dieser geht zur Nebenniere und Leber, welche Adrenalin freisetzt und damit auch die Glykogenolyse anheizt (Taraxacum hat auch einen hohen Kalisalzanteil).
Es hat eine funktionsverbessernde Wirkung über das vegetative System. Das vegetative System steuert den gesamten Stoffwechsel, es gibt daher Parenchymschäden der Leber, die nicht lokal, sondern über das vegetative Nervensystem vermittelt werden. Die Taraxacumwirkung ist daher eine Reiztherapie über das Vegetativum auf das Parenchym. Man sieht daraus, daß eine Therapie mit Taraxacum in noch nicht aussichtslosen Fällen mit schweren Organläsionen an Parenchym und Mesenchym nützlich sein kann.

Wirkungsrichtung:

Leber, Gallenblase, Niere, Magen-Darmkanal.

Allgemeinwirkung:

Es ist kein Universalmittel für eine Leberinsuffizienz, hat aber einen guten Einfluß auf die Leber im Rahmen der folgenden Symptome:
Taraxacum wirkt bei schwerem hepatozellulärem Ikterus eliminierend auf das Bilirubin. Verbesserung der Leberfunktion und mangelnder Harnausscheidung; chronische Obstipation, wechselnde Stuhltätigkeit bei Störung der Leber-, Gallenblasenfunktion, Gliederschmerzen.
Da die Wiederkäuer ausgesprochene Lebertiere sind, nehmen sie Löwenzahn zu keiner Jahreszeit zu sich, weil dieser Lebersymptome erzeugt (Arzneimittelprüfung). Er gilt als die Ursache für die im Sommer zahlreichen Grasintoxikationen.

Verhaltenssymptome:

Apathie, Arbeitsunlust.
Schlafbedürfnis, Stimmungsschwankungen.
Tag und Nacht Durst.
Frösteln nach dem Fressen.

Zunge:

Lingua geographica (Lachesis, Mercurius, Natrium chloratum).
Vermehrte Speichelsekretion.

Verdauungsorgane:
Lebergegend sehr schmerzhaft.
Oberbauchschmerzen.
Starke Gasansammlungen, Kollern, Windabgang bessert.

Extremitäten:
Gelenksschmerzen, Unruhe der Glieder.

Klinik:
akute, toxisch bedingte Hepatitis, besonders durch verdorbene Nahrungsmittel.
Posthepatische Restzustände.
Schutzwirkung der Leberzellen nach einer antibiotischen Therapie.
Fettleber.
Chronisches Ekzem wird mit Mariendistel-Tee behandelt.

Dosierung:
D 1, D 3.

THUJA

Thuja occidentalis
Abendländischer Lebensbaum

Familie: Cupressaceae, Zypressengewächse

Weihe-Punkt: – KG 12.

Vergleichsmittel:
Acidum nitricum, Cinnabaris, Colchicum, Dulcamara, Rhododendron, Rhus toxicodendron, Sabina, Silicea, Sulfur, Staphisagria, Vaccinium.

Antidot:
Camphora, Chamomilla, Cocculus, Mercurius, Pulsatilla, Staphisagria, Sulfur.

Vergleichsmittel:
Acidum nitricum, Cinnabaris, Colchicum, Dulcamara, Rhododendron, Rhus toxicodendron, Sabina, Silicea, Staphisagria, Sulfur.

Botanik:
Bis zu 20 Meter hoher, pyramidenförmiger Baum. Liebt hohe Luftfeuchtigkeit.
Verwendet werden Zweige und Blätter während der Blütezeit.
Herkunft: atlantisches Amerika.

Inhaltsstoffe:
Thujon (verwandt mit Sabinol von Sabina),
Pinen,
Fenchon,
Pinipikrin.

Toxikologie:
Bei Holzarbeitern, die mit dem Holz in Kontakt kommen, treten Hautreizungen und Ekzeme auf.
Entzündungen im Magen-Darmbereich mit teilweise blutigem Erbrechen.
Bronchopneumonie, Lungenödem.

Nierenentzündung mit Hämaturie.
Degenerative Leberveränderung.
Tonisch klonische Krämpfe.

Wirkungsrichtung:
ZNS, vegetatives Nervensystem, Haut, Schleimhäute.

Konstitution:
Eine durch chronische Infektion hervorgerufene Konstitution.
Sykose, lymphatische, rheumatische, hydrogenoide Konstitution.
Phlegmatiker, eher mollig. Die Tiere neigen zum Dickwerden. Sie sammeln zu viel Gewebswasser an (hydrogenoide Konstitution); dies wird noch durch das schlaffe Bindegewebe unterstützt.
Nach Rakow gibt es auch einen schlaffen, mageren ausgelaugten Typ, bei dessen herabgesetzter Hautelastizität aufgestellte Hautfalten stehen bleiben.
Meist sind es erwachsene Tiere mit dunklerem Fell. Haut wird an haarlosen Stellen immer dunkel, z.B. an den Liegeschwielen. Die Extremitäten sind auffallend zart im Verhältnis zum übrigen Körper.

Leitsymptome:
Hauptangriffspunkt von Thuja ist das retikuloendotheliale System.
Ausgeprägte Neigung zu Überfunktion der betroffenen Gewebe „alles zu viel".
Thuja hat eine Schleimhautbeziehung mit gelben bis grünen Absonderungen, die sehr zäh sind. Neigung zu Katarrhen, unreiner Haut, Warzen, stinkenden Absonderungen sind ein Versuch des Organismus, seine Toxine und seine durch unterdrückende Behandlungen zurückgehaltenen Substanzen wieder loszuwerden; das geschieht über Warzen, Hautausschläge, Bronchitiden mit Auswurf, Nägel, welche spröde, brüchig und gefurcht werden und andere Ausscheidungsformen.
Bevorzugt die linke Seite, ist aber kein linksseitiges Mittel.
Kein Mittel des Anfangs, setzt meistens bei Krankheiten ein, welche in das chronische Stadium übergehen. Alle Krankheiten entwickeln sich langsam, sind aber sehr hartnäckig.
Periodisch auftretendes Frösteln.

Ätiologie:
Folge von Impfschäden,
Folge chronischer Durchnässung (feuchter Stall),
Folge tiefgreifender Infektionskrankheiten.
Folge von Einwirkung von Bakterien und Tiergiften (Insekten, Schlangenbissen).
Folge von Tierbissen.
Folge von unterdrückten Hautkrankheiten.

Verhaltenssymptome:
Ängstliche, im allgemeinen recht gutmütige, unproblematische Tiere, doch das Verhalten ändert sich schlagartig, wenn die Tiere krank sind. Die Tiere sind weniger aggressiv, aber sehr unruhig, übelgelaunt, hektisch und widersetzen sich einer Behandlung. Sie schwitzen vor Angst, Hund hinterläßt feuchte Pfotenabdrücke am Untersuchungstisch.
Große Schläfrigkeit in den Nachmittags- und frühen Abendstunden, aber unruhiger Schlaf in der Nacht, welcher nicht erholsam ist.
Tiere verlangen nach kaltem Futter, sind nach anfänglichem Hunger nach wenigen Bissen satt. Das Futter sollte salzig und säuerlich sein. Vertragen kein fettes Futter.
Unkoordinierter Gang, wie schwindlig.

Augen:

Hartnäckige Konjunktivitis, Blepharitis. Die Augenlider sind ständig entzündet und kleben in der Früh zusammen. Als Zeichen einer chronischen Entzündung sind die Schleimhäute schmutzig rosa, die Gefäße sind injiziert.
Haarausfall in der Umgebung des Auges.
Warzen an den Lidrändern, welche leicht bluten (Acidum nitricum).
Blumenkohlartige Chalazien auf der Lidinnenfläche; verhindert Rückfälle nach Entfernung.
Immer wiederkehrende Gerstenkörner sprechen besser auf Staphisagria an.
Milchige Trübung der Hornhaut als Folge einer Hepatitis contagiosa canis (HCC) oder als Folge einer Impfung dagegen.

Nase:

dickes grünliches Sekret bei wunden Nasenlöchern. Chronischer Schnupfen älterer Tiere, bei denen Hepar sulfuris oder Pulsatilla nicht mehr hilft.

Mund:

Gingivitis, weiche Papillome, Epulis.
Tonsillen vergrößert.
Die Zunge ist weiß und hat eine schmerzende Spitze.
Da das Drüsengewebe, vor allem an seinen Ausgängen proliferiert, kommt es zu einer Verstopfung seiner Ausgänge. Die Folgen sind eine Ranula (Froschgeschwulst), welche eine Folge der Ausgangsverlegung der sublingualen Drüsen ist.
Sehr häufig kommt es auch zu Parotisschwellungen.

Ohr:

chronische oder rezidivierende schmerzhafte Entzündungen mit dickem, grünem Sekret. Im Ohr findet man häufig Wucherungen, die oft auf Stielen aufsitzen. Diese Wucherungen behindern den Sekretabfluß, was wieder zur Aufrechterhaltung einer Otitis beiträgt. Das Sekret stinkt nach verfaultem Fleisch.

Atmungsorgane:

Schnupfen mit dicken Absonderungen.
Bronchialasthma.

Verdauungstrakt:

Dyspepsie mit Nausea.
Atonie des Verdauungstrakts. Der Bauch erscheint aufgetrieben, wie ein Froschbauch.
Thuja ist ein gutes Mittel für besonders linksseitige, chronische Blähungen.
Nach der Morgenfütterung plötzlicher Durchfall, obwohl die Verstopfung bei Thuja vorherrschend ist. Sehr oft liegt eine Verstopfung vor, der Kot ist knollig und hart. Er kann erst nach längerer Bewegung abgesetzt werden. Es besteht ein Pflockgefühl.
Der After ist wund und geschwollen, juckt, und es kommt zu stinkenden Sekreten.

Harnorgane:

Scharfe Schmerzen in der Niere, der Blase und dem Harnleiter.
Schmerzen und Frösteln beim Harnen, ständiger Harndrang mit langem Nachtröpfeln, unter Umständen mit etwas Blut.
Äußerlich juckend und wund. Die Schamlippen sind geschwollen und zeigen einen gelbgrünen Fluor.
Prostatitis, es besteht ein ständiger Harndrang, aber der Harn kann erst nach einer Weile abgelassen werden.

Herz, Kreislaufsystem:

Herz ist stark erregt und deutlich hörbar. Es besteht ein beschleunigter, unregelmäßiger Puls. Die Venen sind sichtbar gestaut.

Bewegungsorgane:

plötzlich auftretende, wechselnde Schmerzen. Die Gelenke knacken deutlich hörbar bei Bewegung.

Haut:

Die Haut ist schuppig, fettig, ebenso die Haare. Diese sind oft verfilzt.
An den verschiedensten Stellen findet man Warzen, Epitheliome, Polypen, Papillome. Die Zubildungen sind glatt, gestielt oder flach, manchmal auch blumenkohlartig gezackt. Die Konsistenz reicht von weich bis hornartig. Die Farbe ist meistens braun oder schwarz. Alle Warzen und hornartigen Auswüchse auf der Bauchhaut sind eine Indikation für Thuja. Es besteht Blutungsneigung und Juckreiz. Die Tiere sind sehr berührungsempfindlich. Die häufigsten Lokalisationen sind Augenlider, Ohren, Nase, Hals, Abdomen, Umgebung der Geschlechtsorgane und an den Zitzen der Rinder.
Schrundige Erkrankungen der Haut am Übergang Haut zu Schleimhaut, besonders an Anus und Vulva sowie an Mund und Augen (neben Acidum nitricum, Antimonium crudum, Petroleum).
An den Ohrspitzen, an der Schwanzspitze, am Präputium findet man häufig einen Haarausfall, wobei auffällt, daß an solchen haarlosen Stellen die Haut immer dunkel ist.
Die Haut an der Vulva, am Anus ist oft verdickt, schwarz gefärbt; es besteht Juckreiz. Besonders in der Gegend um den Anus und um die Vulva kommt es zu fettigen, übermäßigen Talgabsonderungen. Hier findet man auch häufig blumenkohlartige Auswüchse.
Dunkle Pigmentflecken an der Haut.
Das Sekret der Analbeuteldrüsen erscheint eingedickt und ist von grünlicher Farbe. Das bei Hunden öfter vorkommende Analdrüsenadenom verlangt Thuja, eventuell kombiniert mit Acidum nitricum.

Modalitäten:

Verschlimmerung:
bei Wetterwechsel zu Kälte, Nässe, Sturm und Gewitter,
bei Ruhe,
in der Zeit von 16–4 Uhr.

Besserung:
Bewegung in frischer Luft,
Wärme,
Trockenheit,
wenn Sekretionen einsetzen.

Dosierung:

äußerlich zur Bepinselung von Warzen in der D 1,
innerliche Behandlung D 3–D 6.
Vorbeugung gegen Impfschäden D 200 im Anschluß an die Impfung.

URTICA URENS

Kleine Brennessel

Familie: Urticaceae, Nesselgewächse.

Vergleichsmittel:

Apis, Formica rufa, Rhus toxicodendron.
Die Brennessel ist in der Kräuterheilkunde schon lange als Prophylaktikum bei Rheuma und Gicht bekannt. Das Peitschen mit Brennesselbündeln galt als Volksheilmittel bei Rheuma und Gicht und dürfte auf der hyperämisierenden Wirkung der Brennessel beruhen.

Botanik:

Ein Kosmopolit in Mitteleuropa, der besonders auf stickstoffreichen Böden, wie Kloaken und sonstigen Ausscheidungsorten gedeiht.
Aufrechte Staude mit unverzweigtem Stengel. Herzförmige, grob gesägte Blätter, Blüten zweihäusig.
Früchte einsamig.
Blüte: Juli–Oktober.
In der Homöopathie wird die ganze Pflanze in blühendem Zustand samt Wurzeln, Blättern und Stengeln verarbeitet.
An den Blättern finden sich die Brennhaare. Berührt man diese, bricht das verkieselte Köpfchen ab und es bleibt eine scharfkantige Spitze stehen. Durch die Kapillarwirkung gelangt der Inhalt der Brennhaare in die Haut.

Inhaltsstoffe:

Neben Spuren von Ameisensäure findet man im Sekret der Brennhaare Histamin, Acetylcholin, Serotonin, eine N-freie amorphe Substanz als eigentlichen Nesselgiftstoff, deren Struktur aber noch nicht aufgeklärt ist. Die Brennessel hat einen hohen Gehalt an Mineralsalzen, neben der erwähnten Kieselsäure vor allem Calcium und Kalium.

Pharmakologie, Toxikologie:

Nach Berührung kommt es zu Ödembildung und unter Umständen zu Blasenbildung.

Leitsymptome:

Nesselausschläge,
Berührungsempfindlichkeit.
Folge von unterdrückter Milchabsonderung,
Beschwerden kommen im jährlich selben Abstand.
Senkt nach Madaus den Blutzuckerspiegel.
Die Brennessel kann eine Ausschwemmung der Harnsäure aus den Geweben und dem Blut bewirken.

Verdauungsorgane:

Anregung der Pankreastätigkeit.
Habituelle Obstipation von Gichtkranken.
Starke Schleimabsonderung aus dem Dickdarm.

Harnorgane:

Der Urin ist wenig konzentriert, aber im Volumen erhöht. Die Brennessel bringt Harnsäure über die Niere, durch eine Anregung der Diurese, vermehrt zur Ausscheidung. Der Harn brennt beim Harnlassen, da es zu einer Blasen- und Harnleiterreizung durch die Harnsäure kommt.
Ferner findet man Sand und Harngrieß sowie Blutharnen.

Geschlechtsorgane:

Pruritus vulvae.

Die Brustdrüsen sind geschwollen und es besteht Milchbildung außerhalb der Laktation. Die Brennessel ist indiziert nach einer Unterdrückung des Milchflusses nach der Entwöhnung.
Bei Laktierenden kommt es zu einer Vermehrung der Milchbildung, falls man Urtica urens in tiefen Potenzen anbietet. Verabreicht man Urtica in hohen Potenzen, kann man eine abnorme Sekretion vermindern.

Extremitäten:
Rheumatische, gichtische Schmerzen (Fieber bei Gicht).
Schmerzen bei einem Gichtanfall, besonders in den kleinen Gelenken.

Haut:
Brennen, Jucken, Ameisenlaufen.
Reichlicher Schweiß, welcher erleichtert, aber einen scharfen Geruch hat.
Brandschäden ersten Grades (äußerlich).

Klinik:
Agalaktie,
Arthritis urica,
Nierenbeckenentzündung,
atonische Blutungen post partum.

Modalitäten:
Verschlimmerung:
durch Wasser,
durch kühle, feuchte Luft, Schneewetter.

Dosierung:
Urtinktur
D 1, D 2, D 3.

USTILAGO MAYDIS

Maisbrand, Beulenbrand.

Familie: Ustilaginaceae

Vergleichsmittel:
Carbo vegetabilis, Nux vomica, Phosphorus, Secale, Staphysagria, Sulfur, Viscum album.
Ustilago maydis ist ein Parasit auf Maiskolben. Er bildet Wucherungen bis zur Größe eines Kindskopfes, die anfangs silbergrau sind und später in eine schwarze Sporenmasse zerfallen. Wenn man im Herbst hinter einem Bauern nachfährt, der gerade befallene Maispflanzen einbringt, sieht man regelrechte Staubfahnen abgehen.
Die Urtinktur wird durch die Verreibung des Pilzes mit Milchzucker hergestellt.

Inhaltsstoffe:
Mutterkornalkaloid-ähnliche Stoffe,
Histidin,
acethylcholinähnliche Cholinester,
Trimethylamin,
Ustilagin,
Carnitin.

Pharmakologie, Toxikologie:
Vergiftungen durch Maisbrand sind bei Mensch und Tier beobachtet worden. Es kommt zu Diarrhöen und einer Erregung des Uterus, Zyanose der Extremitäten und zu Krämpfen.
Bei Kühen kommt es zu derartigen Spasmen im Abdomen, daß die Folge ein Abortus sein kann. Daher sollte man Ustilago auch bei Koliken im Auge behalten.

Augen:
Tränenfluß.

Geschlechtsorgane:
Hat eine starke Beziehung zum Uterus, Uteruskontraktionen,
hellrote Blutungen aus dem Uterus, Blutungen unmittelbar nach der Geburt, Menorrhagie, Myomblutung, Zwischenblutungen, Postpartumblutung, Zervix blutet bei geringster Berührung.
Übersteigerter Geschlechtstrieb.

Extremitäten:
Kontraktionen besonders der unteren Extremitäten.

Haut:
Alopezie, bei trockenem Fell; Neigung zu Furunkeln, kupferfarbene Flecken auf der Haut; Pruritus.
Störungen des Nagelwachstums.

Dosierung:
D2, D 6.

UVA URSI
Bärentraube

Familie: Ericaceae

Inhaltsstoffe:
Arbutin, wie Kalmia und andere Ericaceae.

Leitsymptom:
Störungen im harnbildenden System.
Harnprobleme mit Zystitis und blutigem Urin.
Blasenreizung mit Schmerzen und Tenesmen,
Brennen beim Harnlassen,
Harn enthält Blut, Eiter und Schleim.

Dosierung:
5–30 Tropfen Urtinktur.

VERATRUM ALBUM
Weiße Nieswurz, weißer Germer, Lauskraut.

Familie: Liliaceae

Weihe-Punkt: KG 14.

Vergleichsmittel:

Aconitum, Arsenicum, Camphora, Carbo vegetabilis, Cuprum, Hyoscyamus, Staphisagria.

Antidot:

Aconitum, Camphora, China, Coffea.

Die Gruppe der Liliaceae hat viele homöopathisch wirksame Mittel, wie Colchicum, Scilla maritima, Aloe, Convallaria, Allium sativum (Knoblauch), Sabadilla.

War schon in der Antike als berüchtigtes Mordgift bekannt.

Als Wahrsagerpflanze wurde der weiße Gerber als „Samen des Herakles" bezeichnet. Er wurde bei kultischen, narkotischen Räucherungen eingesetzt. Er wurde in Wein oder Honigmet eingelegt und als Brechmittel verwendet.

Wurzelstückchen waren Bestandteile des „Schneeberger Schnupftabaks", welcher sich bei der Landbevölkerung großer Beliebtheit erfreute, weil er die Schleimhäute reinigt.

Botanik:

Ausdauernde, 0,5–1,5 m hohe Staude mit einem dicken, knolligen Rhizom. Breite elliptische Blätter bis zu 30 cm lang mit deutlichen Längsrippen, unterseits flaumig behaart, kleine aufdringlich duftende Blüten in ca. 50 cm langer Rispe.

Wächst in den Alpen und Hochgebirgen Europas.

Verwendet wird der Wurzelstock.

Wurde schon im Mittelalter als Erbrechen-erregendes Mittel und Niespulver verwendet.

Inhaltsstoffe:

Protoveratrin:

wirkt hauptsächlich auf die peripheren Nervenendigungen der quergestreiften Muskeln als Muskel- und Nervengift,

auf das Gefäßsystem,

auf das Herz.

Die Kontraktion der quergestreiften Muskulatur erfolgt mit normaler Kraft und Geschwindigkeit, jedoch dauert die Entspannung 40–50 mal so lange.

Protoveratrin hat eine antiparasitäre Wirkung.

Jerpin,

Germerin,

Chelidonsäure,

Veratrumsäure,

Alkamine; sind Adrenalinantagonisten.

Pharmakologie, Toxikologie:

Giftstoffe werden durch die Haut resorbiert, bewirken zuerst Jucken und Brennen, dann völlige Anästhesie.

Vergiftung, bei welcher der anfänglichen Erregung eine Lähmung folgt. Heftige Koliken mit Erbrechen und wäßrigen Durchfällen bis zum Kollaps.

Schwäche, Hinfälligkeit, Kälte, Zyanose und Angstzustände.

Ruft krampfartige Kontraktion der Muskulatur hervor, reizt den N. vagus, der in der Folge gelähmt ist. Es kommt zu einer Pulsverlangsamung, Erbrechen, Schweißausbruch, Störungen des Sensoriums und cholerartigen Durchfällen.

Verhaltenssymptome:

Abneigung gegen warme Speisen, Verlangen nach Obst und kalten Speisen.

Veratrum album

Wirkungsrichtung:
ZNS, Nervus vagus, Gefäßnerven-Vasomotorenzentrum, Temperaturzentrum, glatte Muskulatur im Magen-Darmkanal, Herz, Bronchien, Uterus, Adnexe.
Veratrum album ist eines der Hauptmittel gegen Vasomotorenschwäche bei akuten Infektionskrankheiten mit Kollapsneigung.

Konstitution:
lithämische Diathese.

Ätiologie:
Folgen von Schreck, Zorn, Aufregung,
Folge von unterdrückten Sekretionen, wie gestockter Lochialfluß,
postoperativer Schock.

Leitsymptome:
Schwäche, eiskalte Extremitäten, kalter Schweiß – das Bild eines vollständigen Kollaps.
Verlangen nach kaltem Wasser, das sofort erbrochen wird, es verschlimmert auch.
Es ist eines der wichtigsten Kreislaufschwäche- und Kollapsmittel.
Schwächende Diarrhö.
Extreme Trockenheit aller Schleimhäute.

Verhaltenssymptome:
Unruhe und Angst, Schwindel.
Schwäche der Hinterhand zwingt zum Sitzen oder Liegen.
Liegen bessert die Symptome.

Augen
Pupillen erweitert, Augen nach oben verdreht, Konjunktiven gerötet. Injektion der Skleralgefäße.
Die Konjunktiven reizen zum Blinzeln.

Mund:
Stomatitis aphthosa,
Zunge blaß und kalt.

Atemorgane:
Rasseln in der Brust, verschleimt, kann nicht ausgehustet werden, Asphyxia neonatorum, chronische Altersbronchitis.

Verdauungsorgane:
Brennen auf der Zunge läßt die Tiere kalte Gegenstände belecken.
Trockener Mund mit Verlangen nach kaltem Wasser.
Bauchschmerzen vor Stuhlgang, knotige Verkrampfung im Bauch.
Bauch stark berührungsempfindlich. Wenn Durchfall, dann wäßrig, schmerzhaft, gewaltsame Entleerung großer Mengen, danach große Erschöpfung. Oft gleichzeitig Erbrechen. Typisch für Veratrum sind die ruhrartigen Sommerdurchfälle, wobei es weniger auf den Erreger ankommt, sondern auf die Art der Durchfälle mit den Schweißausbrüchen und der Kollapsneigung.
Der Patient schwimmt in seinen Sekreten, er liegt oft im eigenen Stuhl und Urin.
Verstopfung:
Rektum durch Untätigkeit des Darmes verstopft. Entleerung nur unter großer Anstrengung mit Schweiß.

Kolik:
Festliegen mit ständigen, scheinbar unregelmäßigen Kolikanfällen. Der Kot ist durchfällig mit viel Schleim durchsetzt, oft rinnt er beim Liegen passiv heraus.
Causa: schlechtes, verpilztes Heu.
Bei Stuten Koliken während der Rosse.

Nase:
Nasenspitze extrem kalt.
Niesen und Juckreiz.
Rhinitis.

Herz, Kreislaufsystem:
Herzklopfen nach außen sichtbar.
Puls rasch, aber kaum fühlbar oder verlangsamt.
Kreislaufkollaps durch irritiertes Vasomotorenzentrum oder als Folge einer Infektionskrankheit (Arsenicum album, Carbo vegetabilis).

Hypotonie:
Schimert geht davon aus, daß Veratrin durch Erregung der sensiblen Endigungen im Herzmuskel eine Verlangsamung der Herzaktion bewirkt, und damit eine Abnahme des Minutenvolumens und eine starke Senkung des Blutdruckes (Hypotoniemittel: Lachesis, Naja, Crotalus).
Setzt den Blutdruck herab, da es das Vasomotorenzentrum beeinflußt. Es kommt zu einer reflektorisch und zentralnervös ausgelösten Senkung des peripheren Gefäßwiderstandes. Zur gleichen Zeit verläuft parallel dazu eine Schädigung des Wärmezentrums.
Kollaps mit kaltem Schweiß und Frieren.

Harnorgane:
Nieren-Blasenkoliken, die Harnröhre scheint durch einen Krampf kontrahiert zu sein, die Tiere urinieren oft und unter Schmerzen.

Extremitäten:
Muskelkrämpfe, die Beine sind unter starker Beugung an den Leib angezogen. Die Kontraktionen lösen sich langsam unter Schweißausbrüchen.

Haut:
Die Sekretion der Hautdrüsen wird stark angeregt. Durch die Entzündung der Nervenenden kommt es zu Jucken und Kribbeln der Haut.

Modalitäten:
Verschlimmerung:
nachts,
feuchtes kaltes Wetter.
Besserung:
Wärme,
Gehen.

Dosierung:
D 2, D 4, D 6.

VERATRUM VIRIDE

Grüne Nieswurz

Familie: Liliaceae

Weihe-Punkt: N 25 li.

Botanik:
Verwendet wird die Wurzel nach Absterben der Blätter

Inhaltsstoffe:
Protoveratrin, ein Alkaloid.

Wirkungsrichtung:
vegetatives Nervensystem, besonders auf den N. vagus.

Organotropie:
Bezug zu allen Organen, die vom Lungen-, Magennerv versorgt werden, wie Pharynx, Ösophagus, Magen und Herz.

Leitsymptome:
Entzündungen im akuten kongestiven Stadium. Heftige Schmerzen begleiten die Entzündungen.
Starkes Fieber mit vollem Puls, später Verlangsamung des Pulses, weicher und schwacher Puls. Senkung des systolischen und diastolischen Blutdrucks, Neigung zu Kreislaufkollaps.
Kalter Schweiß.
Zyanose.
Große Übelkeit mit Schüttelfrost.

Verhaltenssymptome:
Angst, aber nicht so ausgeprägt wie bei Aconitum.
Delirien.
Sterbensschwach.
Facies hippocratica.

Kopf:
heiß, kann durch Nackenschmerzen den Kopf fast nicht halten. Opisthotonus.

Verdauungsorgane:
Zunge gelb belegt, roter Streifen in der Mitte.
Kiefermuskeln hart und steif, zwanghafte Kaubewegungen.
Trockener Schleim im Mund. Krampf der Speiseröhre, kann nicht schlucken. Jede Nahrung und Flüssigkeit wird sofort erbrochen.

Atemorgane:
krampfhafter Kitzelhusten, Trockenheit im Hals.
Atembeschwerden, Atemfrequenz herabgesetzt, Atmung wie vor Ersticken.
Druckgefühl auf der Brust, wie eine schwere Last.

Herz:
Herzklopfen, Puls steigt plötzlich an, sinkt dann wieder unter die Norm.
Blutdruck ist herabgesetzt, Kollapsneigung.

Extremitäten:
Steifigkeit mit Verkrampfung der Muskulatur. Lähmungsartige Schwäche.
Schmerzen in den Gelenken.
Schmerzen in den Nackenmuskeln.

Haut:
Juckreiz, kalte Haut, kalter Schweiß.

Klinik:
Akute Infektionskrankheiten mit stürmischem Verlauf.
Sepsis,
Puerperalfieber,
Phlegmonen,
akuter Gelenksrheumatismus,
Pneumonie mit Gehirnkongestionen,
Zerebrospinale Krankheiten mit Spasmen.

Dosierung:
D 1–D 6.

VIOLA TRICOLOR
Stiefmütterchen

Familie: Violaceae
Verwendet wird das frische, blühende Kraut.

Vergleichsmittel:
Graphites, Hepar sulfuris, Mercurius, Mezereum, Petroleum, Staphisagria, Sulfur.

Antidot: Camphora, Mercurius, Pulsatilla.

Inhaltsstoffe:
Flavone Rutin und Violanthin,
Cumarin,
Scopoletin,
Salicylsäure,
Carotinoide,
Schleimstoffe,
α-Tocopherol.

Wirkungsrichtung:
Haut, Lymphdrüsen, Magen-Darmkanal, Blase.

Leitsymptome:
scharfriechender Urin, Polyurie, Hautausschläge.

Haut:
Die Hautwirksamkeit erklärt sich durch die Saponinwirkung. Außerdem scheint es eine blutreinigende Wirkung zu besitzen, die sich sehr gut auf die Haut auswirkt. Man findet borkige Ausschläge am ganzen Körper; darunter befindet sich Eiter.
Drüsenschwellungen, Frieselausschläge, Pusteln, Papeln und Rhagaden.

Verdauungsorgane:
Durchfallneigung mit Blähungskoliken, schneidender Bauchschmerz.

Harnwege:
Hat eine diuretische Wirkung, Polyurie. Der Urin ist übelriechend und erinnert an Katzenharn.
Brennen an Harnröhre, Präputium und Scheide.

Klinik:

Milchschorf, vor allem bei Jungtieren.
Neurodermitis,
Akne,
Ekzeme,
Impetigo (Grindflechte).
Miriam Wiegele, die mir den Einsatz von Stiefmütterchentee empfahl, bin ich zu großer Dankbarkeit verpflichtet. Bei allen Hautkrankheiten empfehle ich seither Bäder bzw. Waschungen mit diesem Tee. Man muß als Homöopath bedenken, daß der Kamillentee ein sehr häufig eingesetzter Tee ist, daß dieser aber sehr viele Mittel antidotiert. Sie empfiehlt in ihrem Buch „Heilkräuterkunde, Phytotherapie" auch den Einsatz des Stiefmütterchentees an Stelle von Wasser zur Nahrungszubereitung.

Modalitäten:

Verbesserung:
im Winter.

Dosierung:

D 1, D 2, D 3, D 4.

VISCUM ALBUM

Mistel

Familie: Loranthaceae, Mistelgewächse

Vegleichsmittel:

Ignatia.

Antidot:

Chamomilla, Nux vomica.
Die Mistel hat ihren festen Platz in der germanischen und keltischen Mythologie. Druiden durften sie nur mit goldenen Sicheln ernten.
Der Lichtgott Baldur ist durch einen vergifteten Mistelpfeil getötet worden.
Sie weist auch einige Absonderlichkeiten gegenüber anderen Pflanzen auf.
Sie blüht im Winter, die Reifezeit liegt im November, nur spezielle Wirtsbäume dienen als Boden, sie ist immergrün. Rudolf Steiner verglich die Mistel und die zur Unzeit von anderen Pflanzen abweichenden Lebensformen der Mistel und schloß daraus: „Man könnte sagen, die Natur sei verrückt geworden", genau so wie der Organismus verrückt wird, wenn er Karzinome bildet.
Die Wirkung gegen maligne Tumore wird dem Viscotoxin zugeschrieben. Steiner entwickelte das Präparat Iscador. Je nach den Wirtspflanzen gibt es Iscador quercus, ulmi, abietis.

Botanik:

Gelb-grüne Pflanze mit ledrigen Blättern. Immergrün, auf Bäumen schmarotzend. Erwachsene Misteln bilden kugelige Büsche, deren Sprosse sich wiederholt verzweigen. Jede Gabelung entspricht einem Jahrestrieb. Es handelt sich um eine zweihäusige Pflanze mit unscheinbaren, in Büscheln stehenden Blüten. Die Frucht ist eine weiße Beere, die Blätter stehen gegenständig und sind lanzettlich bis spatelartig. Die Blätter verdunsten sehr wenig Wasser, daher überstehen sie auch die blattlose Zeit ihres

Wirtes, in der dieser aus dem Boden auch wenig Wasser und Nährstoffe aufnimmt. Die Senkwurzeln dringen in die Gefäßbündel der Wirtspflanze ein.

Da sie reich an Blattgrün ist, kann sie einen großen Teil der Stoffe, die sie zum Wachstum und Leben benötigt, selbst herstellen. Sie gilt daher als Halbschmarotzer.

Die Beeren werden von Amseln und Misteldrosseln verbreitet. Das Fruchtfleisch ist sehr klebrig, sodaß die Samen am Schnabel kleben bleiben. Putzen sich die Vögel, so vertragen sie die Mistel, denn es bleiben die Samen auf anderen Bäumen kleben. Auch über den klebrig werdenden Kot werden die Samen verbreitet.

Die Pflanze schmarotzt auf verschiedenen Bäumen.

Inhaltsstoffe:

Viscotoxin,
Biogene Amine:
    Cholin
        Acetylcholin
        Histamin
Triterpene,
Flavone,
Zuckeralkohole,
Vitamin C.

In der Homöopathie werden frische, im Herbst gesammelte Pflanzen verwendet.

Pharmakologie, Toxikologie:

Intravenöse Verabreichung von Viscotoxin führt zu Bradykardie. Sinken der Herzleistung durch Myokardstörungen, Reizleitungsstörungen mit der Folge einer Blutdrucksenkung.

Orale Verabreichung ist wegen der schlechten Resorbierbarkeit bei weitem nicht so gefährlich.

Wirkungsrichtung:

ZNS, vegetatives Nervensystem (besonders N. vagus), Gefäßsystem über den N. vagus. Uterus, Bronchien, Gelenke, Karzinome.

Mistel bewirkt eine Aktivierung des lymphatischen Systems und des hormonellen Geschehens.

Verhaltenssymptome:

niedergeschlagen, empfindlich, schreckhaft.
Tagesschläfrigkeit,
Taumeln, plötzlicher Schwindel nur beim Aufstehen, nie im Liegen.
Schwindel bei einer plötzlichen Kopfbewegung.

Atmungsorgane:

Reiz- und Kitzelhusten, spastischer Husten.
Krampf in den Bronchien.

Herz, Kreislaufsystem:

Stürmische Herzaktionen erschüttern bis in den Kopf.
Fühlbare Extrasystolen.
Acethylcholin und Cholin senken den Blutdruck, Puls auf Grund der Vaguseinwirkung langsam, klein und schwach.

Extremitäten:
Unsicherer Gang, als ob man den Boden unter den Füßen verliere.
Steifigkeit und Schmerzen in den Gelenken alter Hunde.
Bei chronischem Rheumatismus haben sich Quaddelungen der Gelenke bewährt.
Viscum album hat Schmerzen in den Extremitäten, was auf die spastischen Gefäße zurückzuführen ist. Daher kommt es zu einer Besserung in der Bewegung.

Klinik:
Restneuritis nach Herpes zoster.

Modalitäten:
Verschlimmerung:
im Winter,
bei Bewegung,
Liegen auf der linken Seite.

Dosierung:
D 1, D 3.

ZINCUM METALLICUM
Zink

Weihe-Punkt: M 12 re. KS 6, LG 19.

Antidot: Camphora, Ignatia.
Verwendet wird das metallische Zink, das mindestens 99,5 und höchstens 100,5% Zn enthält.

Pharmakologie, Toxikologie:
Zink gehört zu den lebenswichtigen Spurenelementen. Ein hoher Anteil wird in wachsenden Zellen festgestellt. Das trifft bei Jugendlichen im positiven Sinn und wachsenden Geschwülsten im negativen Sinne zu.
Zink ist auch in großer Menge im Pankreassekret zu finden. Bei der Abgabe von Insulin durch die B-Zellen wird viel Zink verbraucht. Das gleiche gilt für die A-Zellen, wo es die Bildung von Glukagon verstärkt.
Zink ist ein Oxidationskatalysator und wichtiger Bestandteil von Cofermenten. Es ist bei der Carboanhydrase als prosthetische Gruppe gebunden und sorgt für den Abtransport des Kohlendioxids.

Vergiftung:
Vergiftungen sind eher selten, meistens handelt es sich um kombinierte Vergiftungen mit anderen Schwermetallen. Es treten auf: nervöse Unruhe, Parese der Hinterbeine, Erbrechen, Nephrose.

Wirkungsrichtung:
Ein wichtiges Nervenmittel, welches auf ZNS und die vegetativen Zentren von Sympathikus und Parasympathikus einwirkt.

Allgemeinsymptome:
Gilt als Antipsorikum für kachektische Patienten mit großer Schwäche, mit Schwindel und Benommenheit.
Besonders wichtiges Mittel für die Folgen unterdrückter Hautausschläge. Durch die allgemein herabgesetzten Funktionen kommen Hautauschläge nicht voll heraus.

Zincum hat eine schmerzstillende und eine krampfberuhigende Wirkung, es wird daher das **„metallische Opium"** genannt.

Leitsymptome:
Nervenschmerzen und Muskelzuckungen.
Generelle Nervosität.
Hirnreizungen im Verlauf von exanthemischen oder anderen Infektionskrankheiten.
Besserung durch Ingangkommen der Sekretion.
Taubheit der Fußsohlen.

Verhaltenssymptome:
mürrisch, bedrückt, leicht reizbar, leicht zornig, geräuschempfindlich, Berührungsempfindlichkeit, große Unruhe.
Schrecken mit einem Schrei aus dem Schlaf auf, Zittern im Schlaf.

Augen:
Hornhautgeschwüre mit pannusartigen Wucherungen.

Mund:
Geschwüre an der Mundschleimhaut, Bläschen an den Lippen, Zähneknirschen, Zahnungsbeschwerden, Zahnfleischbluten.

Hals:
immer verschleimt.

Atmungsorgane:
schwächender, spastischer Husten.

Verdauungsorgane:
Heißhunger, frißt gierig und hastig. Erbrechen nach dem Fressen.
Obstipation, knollige, schwer abgehende, harte Stühle.
Krämpfe als Folge einer hochgradigen Verwurmung mit Erbrechen.

Geschlechtsorgane:
Berührungsempfindlichkeit (Platin).

Bewegungsorgane:
Sind ständig in Bewegung, zappelig, Tic (Agaricus). Zittern auch im Schlaf. Zucken bestimmter Muskeln. Es besteht ein ständiges Verlangen, sich zu recken und strecken. Allgemeine Muskelschwäche und Steifigkeit.

Haut:
bläschenförmige Eruptionen, Herpes zoster. Zincum bringt die Ausschläge wieder heraus.
Heftiges Hautjucken am ganzen Körper.

Temperaturregulation:
fröstelt immer, Extremitäten kalt und blutleer.

Klinik:
zerebrale Reizzustände,
Trigeminusneuralgie,
Epilepsie.

Modalitäten:

Verschlimmerung:
Berührung.

Besserung:
beim Ausbruch von Ausschlägen.

Dosierung:
D 2, D 6, D 30.

MATERIA MEDICA DER NOSODEN

Es gibt eine Materia Medica der Nosoden, von denen einige für die Behandlung akuter und chronischer Krankheiten wichtig sind.

In der Veterinärmedizin ist man auf Arzneimittelbilder der Humanmedizin angewiesen. Die Arzneimittelbilder stammen in den meisten Fällen von Erkrankten, da es verständlicherweise schwer ist, jemand zu einer Arzneimittelprüfung mit z.B. Bacillinum zu gewinnen.

NOSODE PSORINUM

Angewendet wird die aus Krätzpusteln gewonnene Ursubstanz in homöopathischer Zubereitung.

Allgemeinsymptome:

Psorinum ist ein Anfangsmittel oder ein Mittel zur Sanierung eines Terrains. Es läßt Symptome auftauchen, die das Repertorisieren leichter machen. Psorinum wirkt nicht nur mit dem Schwerpunkt Haut, sondern auch dann, wenn Symptome in das Innere gedrückt wurden und sich in tieferen Schichten manifestieren. Das zeigt sich in mangelnder Vitalität und psychischen Störungen.

Auffallend bei Psorinum ist das abstoßende Äußere und ein übler, an ungelüftete Betten erinnernder Geruch. Auch die Absonderungen sind übelriechend. Chronische Ekzeme besonders mit nächtlichem Juckreiz, welcher sich durch Kratzen bis zum Bluten bessert. Eine extreme Kälteempfindlichkeit, welche aus innerer Kälte resultiert. Diese hat ihre Ursache in einem allgemeinen Reaktionsmangel. Psorinum fröstelt in der Sommerhitze. Alles ist herabgesetzt, der Psorinumpatient schaudert bei dem geringsten Luftzug, erkältet sich dauernd und fürchtet das Wasser.

Neigung zu Angina.

Auffallende Periodizität der Symptome, z.B. Ekzeme im Sommer zu bestimmten Tagesrhythmen, bei Vollmond etc.

Verhaltenssymptome:

mürrisch, gereizt,
will allein sein.
Überempfindlichkeit gegenüber Geräuschen.
Nächtliche Unruhe.

Kopf:

Feuchter Ausschlag auf der Kopfhaut, Haare verklebt.

Augen:

Augen verklebt, Lidränder rot, scharfer Ausfluß,
Senile Angiome im Bereich der Backenknochen und der Augen.
Blepharitis mit gelbgrünlichem Sekret. Empfindlich gegen künstliches Licht.
Chronische Infektionen.

Mund:

Hartnäckige Risse an den Mundwinkeln.
Zahnfleisch ulzeriert, Aphthen, Stomatitis, Parodontose, Lockerung der Zähne, zäher Schleim am Gaumen.

Hals:

Gaumensegel verschleimt, dadurch ständiger Räusperzwang. Zäher Schleim im Hals.
Hypertrophie der Mandeln mit Ohrenschmerzen beim Schlucken.

Nase:

Trocken, verstopft, chronischer Katarrh, retronasaler Ausfluß.
Asthma, Heuschnupfen vikariierend mit Ekzem.
Chronischer Husten mit Pharyngitis, Tracheitis und Bronchitis.
Mühsamer Auswurf von gelb-grünem Schleim, mit salzigem Geschmack.

Ohren:

rauhe, nässende Borken um die Ohren, übelriechende, chronische Absonderung, unerträgliches Jucken.
Stark stinkender, gelb-brauner Eiter aus den Ohren.
Herpes von den Schläfen über die Ohren zu den Wangen.

Verdaungsorgane:

Zahnfleisch zyanotisch, neigt zu Blutungen.
Gastritis mit saurem Aufstoßen, Übelkeit.
Immer hungrig, muß mitten in der Nacht essen. Nimmt trotz gutem Appetit ständig ab.
Stühle putride, dunkel, äußerst stinkend, blutig, spritzend. Unfreiwilliger Abgang in der Nacht. Andererseits kann weicher Stuhl nur unter Mühe abgesetzt werden.
Kolikartige Durchfälle mit Schleim und Besserung durch Gegendruck und durch Liegen auf dem Bauch.

Herz:

Klappenfehler, Herzmuskelschäden.

Harnapparat:

Unvollständige Blasenentleerung mit Restharn.
Stinkender Ausfluß, die Genitalien stinken, trotz äußerlicher Sauberkeit,
juckende Brustwarzen.

Geschlechtsorgane:

nachlassender Geschlechtstrieb bis zur Impotenz.

Haut:

Haut sieht immer schmuddelig aus. Es liegen endogene Hautbelastungen vor, Neigung zu allergischen und parasitär bedingten Hautkrankheiten mit schlechter Heiltendenz, da die Haut schlecht durchblutet wird. Ekzeme am Kopf und in den Gelenksbeugen, hinter den Ohren. Die Veränderungen können trocken, aber auch nässend sein. Psorinum gilt neben Sulfur als eines der besten Räudemittel.
Talgdrüsen sondern stark ab, es entstehen Pusteln in der Nähe des Krallenfalzes mit Jucken und Brennen der Pfoten.
Juckreiz besonders in der Nacht, schlaflos durch den Juckreiz.

Bewegungsorgane:

steif und lahm, schlimmer zu Beginn der Bewegung.
Gichtige Ablagerungen, Kalkablagerungen.
Krallen gefurcht.
Umknicken in den Gelenken (Natrium carbonicum), Neigung zu Verstauchung.
Zittern der Extremitäten.

Modalitäten:

Verschlimmerung:
im Freien,
durch Zugluft,

durch kaltes Waschen oder Baden,
in der Nacht.
Bei Wetterwechsel,
im Winter,
durch unterdrückten Ausschlag, Schweiß.

Besserung:
durch Kratzen bis zum Bluten.
Bewegung im Freien.
Im Sommer.

Dosierung:

D 30 und höher.

NOSODE MEDORRHINUM
Arzneimittelbild Medorrhinum (Vorlesung Dr. König)

Das Arzneimittelbild Medorrhinum ist für den Tierarzt sehr interessant, da es auch auf viele Tierbesitzer in Hinblick auf das Arzneimittelbild „übertriebene Tierliebe" paßt. Aus dem Verhalten des Tierbesitzers können auch Rückschlüsse auf die Arzneimittelwahl beim Tier getroffen werden.

Das Studium des Arzneimittelbildes von Medorrhinum beim Menschen zeigt Parallelen zu ähnlichen Arzneimittelbildern beim Tier. Man denke an die Sterilitäten, welche auch mit scheinbar harmlosen Krankheiten beginnen, die mit Ausfluß einhergehen, sich aber dann über Schleimhaut- und Hautbarrieren hinwegsetzen und in eine Systemkrankheit münden.

Es treten plötzlich Gelenkskrankheiten auf, besonders am Knie, welche die Schulmedizin als Folge der Bakteriämie bezeichnen würde. Für den Homöopathen steckt die Sykose dahinter und die Nosode Medorrhinum.

Gonorrhö: (Pschyrembel) Tripper, häufigste aller Geschlechtskrankheiten, meist durch Geschlechtsverkehr übertragen, aber auch durch schmutzige Handtücher, Waschlappen usw. (Augentripper, Vulvovaginitis infantum). Krankheit, hauptsächlich die Schleimhäute des Urogenitaltraktes ergreifend.

Erreger: Gonokokken – Neisseria gonorrhoeae. Liegt in Haufen, meist innerhalb von Leukozyten.

Männer:
2–5 Tage post infectionem bemerkt der Erkrankte in der vorderen Harnröhre ein Brennen mit wäßrigem, bald eitrigem Ausfluß. Dieser kann zu Balanoposthitis und entzündlicher Phimose führen.

Urethritis posterior:
etwa drei Wochen post infectionem; Befall der Urethra hinter dem Schließmuskel.

Prostatitis:
Schmerzen beim Stuhlgang, Vergrößerung, selten Abszesse, die sich in die Harnröhre oder das Rektum entleeren.

Epididymitis:
Fieber, starke Anschwellung des Nebenhodens, führt zu Sterilität.

Frauen:
Die untere Gonorrhö ist symptomarm:
Sie befällt zuerst die Zervix mit Rötung, Schwellung,
grünlich-gelblichem Ausfluß und Brennen beim Wasserlassen.
Die Scheide wird fast nie befallen.

Die obere Gonorrhöe ist symptomenreich:
Die Gonokokken erreichen meist während der Menstruation über das Endometrium die Adnexe. Es entsteht eine Salpingitis. Falls diese nicht therapiert wird, kommt es oft zu Verklebungen der Eileiter (Ein-Kind-Sterilität); Ovarialabszesse, hohes Fieber, kolikartige Schmerzen und Bauchfellreizung können die Folgen sein.
Bei Frauen ist die Sykosis nicht so leicht zu erkennen, da meist unauffälliger, unbehandelter Ausfluß vorliegt. Man sollte daher immer fragen, ob nicht eine Geschlechtskrankheit hinter einer chronischen Krankheit steckt.
Bei Männern sind die Symptome so unangenehm, daß sie bald den Arzt aufsuchen.
Bei allen Erkrankungen der Haut oder anderer Körperteile, muß man sich die Frage stellen, ob es sich nicht um eine verschleppte Genitalinfektion handelt. Wurde ein Ausfluß irgendeiner Art mit Adstringentien behandelt, kann es sein, daß dieser bei einer homöopathischen Behandlung wieder zum Vorschein kommt.

Herkunft der Nosode:

Aus dem eitrigen Urethralsekret einer akuten Gonorrhö, vor der Behandlung, von mehreren Personen gewonnen. Dadurch handelt es sich um ein biologisches Komplexpräparat, welches neben Reaktionsprodukten des infizierten Körpers auch noch Diplokokken, Epithelzellen der Urethra, usw. enthält.
Komplizierte Nosoden haben komplizierte Arzneimittelbilder.
Medorrhinum kann als Konstitutionsmittel eingesetzt werden. In der Regel wird es aber eingesetzt als:

Zwischenmittel:

Medorrhinum wird sehr selten bei akuten Krankheiten eingesetzt.
Man nimmt es, wenn die Sykose hinter einem Problem steht. Die Sykose ist sehr stark im Zunehmen. Denkt man an die vielen Krankheiten, die mit einer Anhäufung von Schlacken einhergehen und an die vielen unterdrückenden Behandlungen, dann leben wir in einem sykotischen Zeitalter.
Es ist nicht immer die Schicht der Schleimhäute, sondern es sind auch die Gelenke und der intermediäre Stoffwechsel betroffen.
Gonorrhö spricht auf ein Antibiotikum gut an. Aber es gibt Krankheiten mit diesem Arzneimittelbild, die nicht leicht zu behandeln sind z.B. Mykoplasmen.
Mykoplasmen: sollten nicht durch immer besser wirksame Antibiotika bekämpft werden, sondern durch eine Sanierung des Terrains. Sonst kommt es immer wieder zu immer lästigeren Harnwegsinfektionen.
Auffallend ist, daß man keine Eintrittspforte der Infektion findet. Der Erreger ist nicht leicht nachzuweisen. Die Infektion wird ausgelöst durch Geschlechtsverkehr und bei mangelnder Hygiene.
Thuja kommt Medorrhinum sehr nahe. Man könnte es als pflanzliches Medorrhinum bezeichnen. Dadurch kann es gut als Folgemittel oder komplementär eingesetzt werden.
Medorrhinum ist für Ortega ein Mittel des Exzesses;
Hahnemann: ein Mittel der Auswüchse, Folge der Gonorrhö.

Konstitution:

kalt, erfroren, feucht, schwach, anämisch.
Dem Patienten ist immer kalt, trotzdem reißt er das Fenster auf, weil er nach frischer Luft verlangt.

Allgemeine Symptome des Medorrhinumtyps:

reizbar, Unruhe der Extremitäten. Es geht ihm alles zu langsam, er eilt der Zeit voraus, treibt die anderen an, weil sie ihm zu langsam sind. Er ist aber ein chaotischer Macher,

beherrscht von chaotischer Getriebenheit. Tritt leicht die Flucht nach vorne an. Er kennt kein Mittelmaß, zeigt Sprunghaftigkeit im Verhalten und Handeln. Es handelt sich um Tiere, die überall dran sind und alles zerlegen, sie halten nichts lange durch, können Wartezeiten nicht ertragen. Sind bei Tadel sofort beleidigt.
Am Tag mürrisch, in der Nacht ausgelassen.
Neigung zu Kondylomen, Papillomen.

Exzeß:
Zorn, Schüchternheit, Sekrete, alles ist exzessiv,
Man findet unter diesem Typ auch die **extrem tierliebenden Leute**, sie übertreiben ihre Tierliebe. Auch hier gilt: „Kann nicht maßhalten!" Diese Tierliebe kann rasch in Haß auf das geliebte Tier umschlagen.

Jungtiere:
anämisch, großer Kopf,
häufige Katarrhe,
juckendes Gesäß, Anus rot, nässend.
Kälteempfindlich.

Verhaltenssymptome:
Nervosität, schlimmer morgens;
handelt immer überstürzt.
Schlaflosigkeit nach 4 Uhr.
Plötzlicher Charakterumschwung von traurig in überglücklich.
Angst vor Dunkelheit;
kann Sand nicht leiden.
Emotionale Dinge werden exzessiv wahrgenommen:
sowohl Schmerz als auch für das Tier schöne Dinge, z.B. kann sich an einem Duft berauschen.
Masturbierende Tiere.

Augen:
Lider morgens verklebt.
Lidränder rot entzündet.
Säcke unter Augen.
Wimpern fallen aus.

Ohr:
Abnahme des Gehörs,
Schmerzen entlang der Eustachischen Röhre,
Jucken im äußeren Gehörgang,
Stechende Schmerzen im Ohr.

Nase:
Rhinitis, Nase verstopft, verrotzte Jungtiere.
Anosmie,
Nasensekrete weiß-gelb, manchmal mit Blut, Nasenbluten,
Jucken der Nasenspitze.

Bronchien, Lunge:
trockener schmerzhafter Husten, schlimmer in der Nacht.
besser durch Liegen auf dem Bauch,
schlechter im warmen Raum.

Asthma mit erschwertem Ausatmen.
Trockenheit des Schlundes.
Auswurf zäh.

Kreislauf:

Kollapsneigung;
Brennen in der Herzgegend, strahlt in die linke Extremität.

Verdauungsorgane:

gelbliche, lockere kariöse Zähne.
Zungengrund weiß, mit Schleim bedeckt, welcher aus der retronasalen Gegend kommt.
Mund brennend, schlechter Atem.
Heißhunger nach dem Essen,
starker Durst,
Verlangen nach Süßem, oder das andere Extrem nach Salzigem oder süß wechselt mit salzig.
Abneigung gegen schleimiges Essen.
Magenschmerzen krampfartig,
Schmerzen im Plexus solaris.
Legt sich Fettpolster zu; Folge von zuviel Essen.
Afterjucken, Geruch nach Fischlaken.
Klebriger lehmfarbiger Stuhl.

Harnapparat:

Harninkontinenz. Urin dunkel, gelb, stinkend. Blasenschwäche, häufiger Harndrang, schwacher Urinstrahl. Wenn er länger steht, bildet sich ein Häutchen.
Entzündung, der Prostata, Blase, Nieren.
Entzündung der Hoden, Epididymitis. Hoden und Samenstrangschmerzen.
Neigung zu Steinbildung, Sykotiker schafft unnötige Reserven, er gibt nichts ab, auch nicht Dinge, welche ihm schaden. Auf diese Weise entwickelt er eine Diathese des Zurückhaltens und des Anhäufens von Ausscheidungsstoffen,
z.B. die Harnsäure,
Steindiathese.
Verschleppte Metritis mit rheumatischen Schmerzen. Ausflüsse klebrig, dick, schleimig, wundmachend (Psora eher milde Ausflüsse).
Brüste eiskalt, marmoriert.
Vulvitis mit Juckreiz.

Bewegungsorgane:

akute und chronische rheumatische Schmerzen.
Polyarthritis,
brennende Schmerzen entlang der Wirbelsäule,
Schmerzen in der Ferse, Fußsohle,
Schmerzen in der Lumbal- und Sakralgegend,
Schmerzen von den Hüften zu den Schenkeln ziehend,
Schmerzen der Schulter und der kleinen Gelenke.

Haut:

juckende Ausscheidungen mit Wucherungen auf der Haut und der Schleimhaut,
Warzen,
Feigwarzen,
Polypen,

brüchige Nägel, deformiert durch Querfurchen.
Hautkälte an :
Extremitäten,
Nase,
Brüsten.
Die Haut ist feucht, glänzt vor stinkendem reichlichem Schweiß.

Ätiologie:

Gonorrhö.
Wiederholte Impfungen; Impfschäden mit enzephalitischen Beschwerden kann man mit Thuja im Wechsel gut in den Griff bekommen (oder Vaccinotoxicum).
Nach Antibiotikabehandlungen

Modalitäten:

Verschlimmerung:
Berührung,
am Tag,
bei trockener Kälte.

Besserung:
Liegen auf dem Bauch,

Dosierung:

D 8, D 10, D 15, D 20.
Hochpotenzen.

LUESINUM, SYPHILINUM

Von einem Syphiliserkrankten abgeschabtes Gewebe und Sekret, bevor dieser behandelt wurde. Dieses wird gefroren, aufgetaut, filtriert, auf Unschädlichkeit und Sterilität geprüft. Es enthält Treponema pallidum, Blutkörperchen, Leukozyten, Epithelzellen.

Hauptwirkung:

zerebrospinales System,
Eingeweide,
Haut,
Schleimhäute,
Knochen.

Leitsymptome:

Knochenschmerzen, wandernde rheumatische Schmerzen, chronischer Rheumatismus.
Schlaffe Gelenke.
Schmerzen von Beginn der Dunkelheit bis zum Tagesanbruch.
Schmerzen schlimmer in der Nacht.
Geschwüre mit gräulichem Grund an Mund, Nase, Genitale.
Tendenz zur Abmagerung.

Verhaltenssymptome:

Geistiger Abbau, Demenz.
Brütend, sinnierend.
Abneigung gegen Gesellschaft, massiver Freiheitsdrang.
Verträgt keinen Widerspruch, mißtrauisch.

Zwangsneurosen, z.B. Putztrieb; Handlungen werden so oft wiederholt, bis sie erfolgreich sind.

Augen:

Augenschmerzen hauptsächlich in der Nacht.
Lider rot, in der Früh verklebt.
Ungleichheit der Pupillen,
Keratokonjunktivitis, chronische Abschilferungen des Hornhautepithels.

Ohren:

Syphilitische Karies der Gehörknöchelchen, Kalkablagerungen auf dem Trommelfell, fortschreitende Taubheit.

Nase:

Brennen, Jucken, dicke Krusten.
Schnupfen gelb-grün, reizender Ausfluß.
Karies des Nasenknochens.

Mund:

Speichel, klebrig, fadenziehend.
Zahnhälse zerfallen.
Zunge belegt,
Einrisse,
Atem stinkend,
Karies des harten Gaumens.

Magen:

Abscheu gegen Fleisch, Milchunverträglichkeit.
saures Aufstoßen.

Abdomen:

abdominale Flatulenz, weißer, wundmachender Durchfall.
Geschwüre am Anus, Analfissuren.
Chronische Verstopfung.
Analprolaps, der wie eine aufgeblühte Rose aussieht.

Harnorgane:

langsames, schweres Wasserlassen, muß drücken, als ob Urethra verlegt wäre.
nächtliche Inkontinenz.
Induration des Uterus, besonders Zervix, Verhärtung der Scheide.
Schmerz bei Berührung. Pruritus der Scheide. Ausfluß, der so stark sein kann, daß er die Schenkel hinunterrinnt.

Extremitäten:

Steifheit und Schmerzen der Rückenmuskulatur, Schmerzen der ganzen Wirbelsäule, Knochenschmerzen, Karies der Hals- und Brustwirbel. Schlimmer in der Nacht und bei Bewegung.
Schmerzhafte Kontraktionen der Sehnen und Muskel der Beine.
Steifheit der Gelenke. Rheumatischer Schmerz im Deltamuskel, schmerzhafte Kälte in den Gliedern.

Haut:
wunde Stellen am Flotzmaul; nimmt man das Sekret oder Eiterkrusten ab, blutet diese Stelle.
Syphilitische Hauteruptionen sind meistens ohne Juckreiz;
Haarausfall, besonders auffallend, haarloser Oberschenkel oder kreisrunder Haarausfall.
Verhärtete Halsdrüsen;
Abszesse.
Ulcus cruris.

Modalitäten:
Verschlimmerung:
vom Schlafengehen bis in den Morgen.

NOSODE TUBERCULINUM

Herstellung:
Glycerinextrakt einer Tuberkelbazillenkultur.

Bovine Stämme:
Rinderpathogenes Tuberkulin, die meisten Angaben über Tuberkulin sind über dieses Mittel gemacht worden.

Tuberculinum Koch:
Alttuberkulin in Rinderbouillon eingedampft. Enthält die wasserunlöslichen Teile von Mycobacterium tuberculosis.
Beinhaltet alle Symptome, die charakteristisch für einen tuberkulösen Patienten sind.

Bacillinum Burnett:
Sputum von tuberkulosekranken Menschen, entweder aus eitrigem Auswurf oder aus Abszeß hergestellt.
Wirkt mehr auf die Respirationsorgane, bei Erkrankungen mit schleimig eitrigem Auswurf. Es fördert stark die Expektoration. Selten geben und nur ab der dreißigsten Potenz. Nicht geben, wenn Fieber besteht.
Die meisten Symptome stammen nicht von der Arzneimittelprüfung, sondern wurden bei Tuberkulosekranken beobachtet.

Mineralische Entsprechung: Calcium carbonicum.

Inhaltsstoffe:
tuberkulinische Proteine von hohem Molekulargewicht, Nukleinsäuren, Peptone, Glyzerine, Salze.

Konstitution:
Engbrüstige, hellhäutige, schlaffmuskelige, zarte, grazile, durchsichtige, immer müde Patienten mit geringer Widerstandskraft.
Zu schnell gewachsene Jungtiere, zu früh entwickelt.

Allgemeinsymptome:
Diskrepanz zwischen klinischem Befund und dem tatsächlichem Befinden (Opium).
Frostig, fiebrig im Wechsel.
Empfindlich gegen Kälte jeder Art.

Empfindlich bei Wetterwechsel.
Verlangen nach frischer Luft.
Infekt und Erkältungsneigung.
Tuberculinum löst die Blockaden vorliegender Intoxikationen, es ist ein Reaktionsmittel, welches man bei schweren chronischen Entzündungen einsetzen kann. Man muß darauf achten, ob nicht ein Defekt im Leber- oder Nierenbereich vorliegt, denn dann bedarf es noch einer ausleitenden Therapie (Drainage), weil die Toxine heraus müssen.
Drainagemittel: Nux vomica, Carduus marianus, Solidago, Pulsatilla.
Fieber, bei geringstem Anlaß, subfebrile Temperatur, schlechtes Aussehen.
Fortschreitender Gewichtsverlust, trotz gutem Appetit.
Blaue Skleren,
Anämie, müde matt, abgeschlagen.
trockene, rissige, runzelige, heiße Haut.
Herpes labialis.
Krusten an der Oberlippe, eiternde Pusteln auf der Stirne, Neigung zu Pusteln.
Schweißneigung.
Erschöpfung bei geringster Anstrengung.
Darmkatarrh.
Drüsenschwellung.

Verhaltenssymptome:

Hat keine Ausdauer, unternimmt ständig etwas Neues.
Triebhaft im sexuellen Bereich.
Reizbar, ziellose, motorische Unruhe (Mercurius, Sulfur, neugierige Unruhe), nicht belastbar.
Angst vor Hunden und allen Tieren bis zum Wellensittich. Auffallend ist die Angst.
Tuberculinum-Menschen haben Ekel und Haß auf Katzen. Sehr oft besteht eine Tierhaarallergie.
Nachtangst;
Zähneknirschen im Schlaf.
Pferde schwitzen bei der geringsten Anstrengung.
Veränderlichkeit und Unbeständigkeit der Symptome.
Verträgt keinen Widerspruch (Causticum).
Die Tiere legen sich nicht nieder (Tartarus emeticus, Bacillinum).

Augen:

Augenlider geschwollen,
Gerstenkörner meist rechts.
Konjunktivitis bilateralis.
Schmerzen der Augen führen zu häufigem Blinzeln.
Augen sind eingesunken.

Mund:

Gefühl, als ob Zähne locker wären.
Zahnfleischbluten durch Druck auslösbar.
Starke Zahnsteinbildung.
Übelriechender Atem.
Geschwüre an den Lippen.
Landkartenzunge.

Ohr:

chronischer, schmerzloser Ausfluß aus beiden Ohren.
Fremdkörpergefühl im Ohr.
Perforation des Trommelfelles mit unregelmäßigen Rändern.

Nase:

Epistaxis, einseitig.
Geschwürbildung.
Reichlich Sekret aus dem hinteren Teil der Nase, dieses stinkt nach Schwefelwasserstoff.
Nasenfurunkel mit günem Sekret.
Niesen mit Schmerzen in Zähnen und Ohren.

Hals:

Halsschmerzen, Anschwellung von Mandeln, Kehlkopf, Pharynx.
Lymphknoten geschwollen, schmerzhafte, lang dauernde Heiserkeit.
Schilddrüsenlappen vergrößert.
Schlucken fester Speisen ist erschwert.
Schmerzhafter Husten, vorübergehende Aphonie.
Trockenheit des Kehlkopfes, rauhe Stimme.

Atmungsorgane:

Atemnot, Kurzatmigkeit; es fehlt die Kraft für eine tiefe Inspiration.
Trockene Pleuritis links.
Reizhusten am Abend.
Katarrh bleibt in der Brust hängen.
Auswurf gelb-grün.
Lungenblutungen.
Linksseitige fieberhafte Pneumonie, Bronchopneumonie.

Magen, Abdomen:

Ekel beim Anblick von Speisen, Abneigung gegen Fleisch, nicht aber gegen Fettes.
Fettes Essen bessert, (Tuberkulöse Soldaten haben im Krieg Knochenmark gegessen, und sich so Linderung
verschafft).
Verlangen nach kalter Milch (Phosphorus) und Süßigkeiten.
Nächtlicher Hunger.
Erbrechen mit Schweißausbruch.
Magenkrämpfe mit aufgetriebenem Abdomen.
Vergrößerung von Milz und Leber.
Morgens gegen 5 Uhr Diarrhö.
Obstipation mit Afterschmerzen.
Obstipation wechselt mit Diarrhö, ruhrartiger, grauer Durchfall.
Der Kot wird heftig ausgestoßen.

Harnorgane:

Harnverhaltung, erschwertes, anstrengendes Harnlassen beim Stuhlgang.
Trüber, brauner, Harn mit Schaum, riecht nach gekochten Bohnen.
Schmerzen in der Nierengegend.
Chronische Zystitis,
Nephritis.

Geschlechtsorgane:

schlaffes Skrotum; schmerzhafte Schwellung rechter Hoden.
Prostataschwellung, Prostatitis.
Salpingitis. Schmerzen der Ovarien, strahlen in die Lumbosakralgegend aus.

Extremitäten:

Coxitis, wandelnde Glieder- und Gelenkschmerzen, Kranker muß sich bewegen, da dadurch die Schmerzen gebessert werden. Steifheit zu Bewegungsbeginn. Gekrümmter Rücken, Schmerzen im Lumbosakralgelenk, in die Beine ausstrahlend.
Muskelzuckungen im Schlaf.
Akute und chronische Arthritis.

Herz:

Altersherz.

Haut:

feuchte klebende Haut, saurer Geruch der Haut.
Schleim und Eiterreste bluten nicht, wenn man sie abnimmt.
Chronisches Ekzem, stark juckend, vor allem in der Nacht.
Ameisenlaufen unter der Haut.
Rezidivierende Urticaria.

Fieber:

periodisch auftretend, keine hohen Temperaturen, aber hartnäckig wiederkehrend.

Modalitäten:

Verschlimmerung:
Luftdruckschwankungen,
Gewitter,
feuchte Kälte.

Besserung:
in frischer Luft, durch Wind.
Bewegung.
Tuberkulose ist eine Krankheit, welche die Konstitution verändert, aber Konstitution ist auch Wegbereiter einer Krankheit. Daher werden bei der Behandlung von Tuberkulose immer Konstitutionsmittel auftauchen (Pulsatilla, Silicea, Phosphorus, Lycopodium).

Dosierung:

D 10, D 15, D 20, D 30, D 200.
Man kann eine Drainage nach Nebel anschließen, damit die Ausscheidung gefördert wird.
Man gibt 3 Tage alle vier Stunden ein Mittel,
Crataegus   D 4
Solidago   D 4
Chelidonium   D 4.
Es wird in der Literatur davor gewarnt, sie bei Tuberkulosekranken einzusetzen, oder bei Patienten, die schon eine Tuberkulose durchgemacht haben. Künzli meint, daß eine schlummernde Krankheit wieder geweckt wird. Es gibt aber auch Meinungen, daß Tuberculinum gerade dann indiziert ist.
Imhäuser: setzt es zur Nachbehandlung von Restzuständen bei der Tuberkulose ein.
Vithoulkas: bei Nebenwirkungen von Streptomycin, z.B. Innenohrschwindel.

PYROGENIUM

Ist ein wäßriges Autolysat aus Rindfleisch, Schweinefleisch und menschlicher Plazenta, welches drei Wochen bei Zimmertemperatur angesetzt wird. Der Ansatz wird dann zentrifugiert.

Toxikologie:
Versuche an einem Hund:
Dieser bekam eine kleine Menge s.c. gespritzt. Nach kurzer Zeit kam es zu einem Schaudern mit einem Temperaturanstieg um 2–3° C, er lief ruhelos umher, wurde durstig und war nach kurzer Zeit sehr geschwächt. Es kam zu Erbrechen mit Durchfall und Tenesmus, Darmblutungen und schließlich kam es zum Tod durch Kollaps.
Sektion:
Sepsis mit Blutaustritten aus Endokard, Perikard und Pleura. Die Milz war vergrößert und mit Blut gefüllt. Im Darm fanden sich kapilläre und Schleimhautblutungen. Die Farbe des Blutes war dunkel. Die Blutkörperchen klumpten zusammen.

Verhaltenssymptome:
Unruhiger Schlaf durch Angstträume. Scheint ständig im Halbschlaf zu sein. Erstikkungsgefühl während des Schlafs.

Allgemeinsymptome:
Infektiöser Zustand mit auffallender Divergenz von Temperatur und Puls („Todeskreuz", ein böses Omen). Das bedeutet niederer Puls bei hohem Fieber, hoher Puls bei fast normaler Temperatur.
Erschöpfung.
Patienten frieren, trotz hohen Fiebers kommt es zu keinem Schüttelfrost.
Unruhe, Herzbeklemmung.
Neigung zu Eiterungen und Lymphangitis.
Exkrete stinken.
Fächerartige Bewegung der Nasenflügel.
Putrider, kadaverartiger Geruch des Körpers, des Atems, der Schweiße und der Ausscheidungen.
Bewegung bessert.
Allgemeine Zersetzungsprozesse.

Kopf:
Brennschmerz,
Rachenphlegmone,
Hals trocken.
Husten mit schleimigem, stinkendem Auswurf.
Lungenabszesse, Lungengangrän.

Verdauungsorgane:
Zunge ist wie lackiert und trocken.
Auf den Zähnen findet sich ein schmutziger gelber Belag.
Durst nach frischem Wasser, welches wieder erbrochen wird, sobald es im Magen warm wird (Phosphorus).
Erbricht eine bräunliche Flüssigkeit, wie Kaffeesatz.
Pyrogenium ist das Aconitum des Typhus, es soll am Anfang des Durchfalls besser wirken. Hebt man den Schwanz, rinnt flüssiger Durchfall passiv heraus. Stinkende, schwarze Diarrhö, mit vielen Winden.

Manchmal besteht Obstipation durch Darmatonie.
Infektiöse Enteritis; Autointoxikationen vom Darm ausgehend, mit schleichenden Fieberzuständen.
Analfisteln.
Leberabszeß.

Harnapparat:

Urin dunkel, spärlich.
Albuminurie mit Zylindern.
Blasentenesmen.
Akute Nephritis.

Herz, Kreislaufsystem:

Herzschwäche mit Herzklopfen. Neigung zu Kollaps.
Puls: schnell, fadenförmig, nicht in Übereinstimmung mit der Temperatur.
Ödeme.

Bewegungsorgane:

Das Lager erscheint zu hart (Arnica), muß sich ständig bewegen, um die schmerzende Stelle zu entlasten. Die Knochen schmerzen wie zerbrochen.
Glieder schlafen ständig ein. Taubheitsgefühl in den Extremitäten.

Haut:

kleiner Schnitt oder kleine Verletzung schwillt stark an.
Kalt, livide; kalter klebriger Schweiß.
Harte, stinkende Ulzera älterer Patienten.

Mastitis:
Milch innerhalb von 2–3 Stunden braun, trüb und flockig.
D 30 2–3 dreimal täglich.
In länger zurückliegenden Fällen stinkt das Sekret fürchterlich. Hier bewährt sich besser die D 12.
Ich habe oft das Auftreten eines fürchterlich stinkenden Durchfalls bei einer Mastitisbehandlung mit Pyrogenium beobachtet.

Fieber:

Septisches Fieber, schneller Fieberanstieg, die Tiere sind sehr schnell krank, Schweißausbruch.
Latenter Fieberzustand, Schwitzen erzeugt keinen Temperaturabfall.
Wenn Aconitum und Belladonna nicht wirken, und ein septischer Verlauf mit Fieber vorliegt, wird Pyrogenium gut helfen.

Klinik:

Septikämie – Pyämie.
Intoxikationen.
Meningitis, Enzephalitis.
Infektiöse Grippe mit Darmbeteiligung.
Infektiöse Enteritis,
Toxikosen der Säuglinge,
Analfisteln.
Akute Nephritis.
Stichwunden, Furunkel, Panaritium.
Septikämie nach Abortus. Schwere passive Blutungen.

Kanalgasvergiftung.
Mettler: Wenn ein Patient nach einer Sepsis immer wieder an Rückfällen leidet und sich nicht erholen kann.

Modalitäten:
Verschlimmerung:
Bewegung.
Berührung.
Besserung:
Wärme.

Dosierung:
Pyrogenium soll frühzeitig verschrieben werden, damit es zu einem Rückgang von eiternden oder phlegmonösen Prozessen kommt.
D 10, D 15, D 20, D 30, D 200.
Pyrogenium sollte nicht zu oft wiederholt werden.
Auf Pyrogenium folgt gut Hepar sulfuris, Anthracinum oder Mercurius solubilis.

ANTHRACINUM (MILZBRAND)

Teerartige Blutungen,
hartnäckiges Fieber, welches nicht sinken will.
Geschwürbildungen.
brennende Schmerzen,
verhärtende Krusten,
stinkende Sekrete, schlechte Heiltendenz.
Furunkel, besonders an Schulter und Rücken.
Akne.

Dosierung:
Anthracinum D 4–D 12 Umstimmung bei chronischer Eiterung,
Karbunkel.
Es gibt eine Unzahl von Nosoden, welche nach der Simileregel ausgesucht werden.

Erwähnt sei noch

CORTISON-NOSODE

Zeigt gute Erfolge bei chronischen Hautleiden, welche jahrelang mit Cortison behandelt wurden, sie wirkt oft besser als Sulfur.

MALANDRINUM

Exsudat von einem an Mauke erkrankten Pferd.

Arzneimittelbild:
trockene, schuppige Haut mit Juckreiz,
Schrunden an den Extremitäten,
Juckreiz an Zehen,
knochenharte Auswüchse, Exostosen,
Stinkender Atem,
Krusten an den Lippen,
Neigung zu chronischer Eiterung,
verzögerter Narbenbildung.

Klinik:

Vorbeugung gegen Pocken.
Hautprobleme und Husten.
Bösartige Pusteln, Furunkel, chronische nässende Ekzeme, nach Impfungen.
Lumbale Schmerzen,
Sommerekzem der Pferde,

Dosierung:

nicht unter der D, C 30, D 200.
Rakow rät zu einer Vorwarnung an den Besitzer, daß es 4–6 Wochen zu einer massiven Abschuppung kommen kann.

STAPHYLOCOCCINUM

Es gibt noch keine Arzneimittelprüfung.
Wird eingesetzt bei:
von Staphyllokokken ausgelösten Mastitiden,
Furunkeln, Impetigo,
Osteomyelitis,
Panaritium,
Phlegmonen,
Thrombophlebitis.

STREPTOCOCCINUM

Wird aus einem Mikrobenlysat hergestellt.

Allgemeinsymptome:

Verträgt keinen Lärm und keinen Luftzug.
Bei ausgestreckten Tieren scheint die Wirbelsäule zu vibrieren.

Klinik:

Angina.
Trockene, schuppende Ekzeme.
Chronische Ödeme der unteren Gliedmaße.
Chronische Polyarthritis.
Mastitis,
akuter Gelenksrheumatismus.
Für die Behandlung von **Herpes zoster,** wäre
das Simile: Mezereum, Ranunculus bulbosus;
die Nosode: – Variola vaccinotoxicum.

KITTHARZ, PROPOLIS

Als Abschluß des Buches möchte ich auf eine Substanz hinweisen, deren Wirkung schon lange bekannt ist, die aber in der Medizin mehr Beachtung verdienen würde.

Im Grunde handelt es sich um ein Harz, welches Knospen überzieht, und das im Lauf der Entwicklungsgeschichte dazu diente, das Überleben von Bäumen zu sichern. Harze sind ein biologischer Schutz für die Pflanzen, in erster Linie gegen Pilze. Die Bäume haben für sich einen biologischen Schutzmechanismus entwickelt, der ihr Überleben durch die ganze Entwicklungsgeschichte gesichert hat.

Bienen haben sich diese Substanz zunutze gemacht, indem sie dieses Kittharz in den Bienenstock einbringen. Neuere Untersuchungen haben ergeben, daß das Knospenharz der Schwarzpappel genau so wirksam ist wie das der Kittsubstanz Propolis der Bienen.

Ich konnte nirgendwo finden, ob die von mir entweder in unpotenzierter oder in potenzierter Form verwendete Arznei Propolis einer Arzneimittelprüfung unterzogen wurde.

G. Borschel beschreibt im „Deutschen Journal für Homöopathie" Band 10, 2. Quartal, Barthel & Barthel Verlag, S. 106–117, einen Artikel, „Propolis als Homöopathicum".

Die Gewinnung und der Einsatz dieses Kittharzes im Bienenstock und in der Pflanzenwelt ist ein sehr faszinierendes Kapitel der Natur, wovon Menschen in vielfacher Hinsicht, sowohl in medizinischer als auch in technischer Weise Gebrauch machen können.

Propolis ist also ein Baustoff der Honigbienen. Es handelt sich um ein Knospenharz, welches von sogenannten Kittharzsammlerinnen, einem kleinen spezialisierten Teil des Bienenvolkes, eingebracht wird. Harzspender sind vor allem Schwarzpappel, Pappeln, Erlen, Birken, Weiden, Roßkastanien, Ulmen, Ahorn, Buchen, Eichen, Kirschen, Pflaumen und Koniferen.

Das von den Bienen der nördlichen Hemisphäre eingebrachte Propolis ist wirksamer als jenes der südlichen Hemisphäre. Das hängt wahrscheinlich mit der Tatsache zusammen, daß die Knospen länger brauchen, um aufzugehen.

Gesammelt wird das Knospenharz, dessen Zusammensetzung aber Schwankungen unterliegt.

Es besteht zu:

50–59% Harzen,
5–30% Bienenwachs,
10% ätherische Ölen,
8–10% Vitaminen und Antibiotika,
17–19% Spurenelemente wie Ca, K, Na, Mg, Fe, Al, P, Co, Ni, Zn.

Die Farbe von Propolis variiert je nach der Herkunft. So ist das Kittharz von der Erle gelb, der Roßkastanie rot, der Schwarzpappel braun, der Birke schwarz.

Das Wort Propolis stammt aus dem Griechischen und weist auf eine Einengung des Flugloches zur Verteidigung und zum Wärmeschutz hin (Polis = die Stadt) und dient den Bienen zum Winterfestmachen ihrer Wohnungen. Mit Propolis verstopfen die Bienen Ritzen und Spalten. Ganz allgemein kann man sagen, daß Spalten mit einem Abstand bis zu 5 mm mit Propolis verklebt werden. Größere Zwischenräume werden mit Wachs überbrückt. Auf Grund der antibiotischen Eigenschaften dient es dem Mumifizieren von Eindringlingen. Diese werden von den Bienen getötet und sofort mit Propolis überzogen. Eine der wichtigsten Eigenschaften ist das Überziehen der Beutewände, um sie so vor der sehr hohen Luftfeuchtigkeit, die im Bienenstock herrscht, zu schützen. Ohne Propolis würde alles verschimmeln. In trockenen Gebieten verhindert es das Verdunsten.

Vor allem verhindert Propolis das Pilzwachstum.

Die Kittharzsammlerinnen sind spezialisierte Bienen, welche reduzierte Wachsdrüsen haben und der Einbringung des Kittharzes in den Bienenstock dienen. Es gelten eigene Sammelzeiten, welche nach 16 Uhr gelegen sind. Das Knospenharz wird regelrecht mit Hilfe der Mandiblen abgenagt und durch ein Sekret der Mandibulardrüsen in die Honigkörbchen geklebt. Wenn die Bienen in den Stock zurückfliegen, begeben sie sich an einen bestimmten Platz, wo sie das Harz gewissermaßen anbieten. Die Arbeiterinnen beißen und zerren das Harz von den Kittharzsammlerinnen, was bis zu einer Stunde in Anspruch nehmen kann. Auf dem Weg zur Bedarfsstelle kauen sie das Harz durch. Das Sekret der Oberkieferdrüsen scheint als Lösungsmittel zu dienen.

Zur Propolisgewinnung werden, wie mir Imker erzählten, feine Gitter eingebracht, welche von den Bienen sofort mit Propolis überzogen werden. Diese Gitter nehmen die Imker dann heraus und kühlen sie ab, damit das Kittharz dann leicht von den Gittern abgekratzt werden kann.

Propolis wurde in die Lacke chinesischer und japanischer Holzskulpturen eingearbeitet und hat deren enorme Haltbarkeit bewirkt. Die Ägypter verwendeten es zur Haltbarmachung der Mumien.

Die firnissende Eigenschaft diente zur Herstellung von Anstrichen im Geigenbau. Stradivari erreichte damit eine bis heute unerreichte Klangschönheit und Klangreinheit.

Über seine medizinische Verwendung als Wundheilmittel wird aus den Burenkriegen berichtet.

Worauf beruht seine Wirkung und was macht es medizinisch so interessant?

Die **Inhaltsstoffe** von Propolis bestehen aus:

Flavonoiden:
    Galangin,
        Pinocembrin,
        Quercinin,
        Apigenin,
        Halangin,
        Ruthin.

Diese sind bakterizid, fungizid und viruzid.

Das Quercinin hat sich als Herpes-wirksam erwiesen.

Propolis enthält mindestens 30 Substanzen, die antimikrobiell wirken.

Ein Keim kann, wenn er Resistenzen entwickelt, maximal 9 verschiedene Plasmide aufnehmen und Resistenzen bilden. Will er die Plasmide behalten, kostet es den Keim einen hohen Energieaufwand, denn er muß die Plasmide, falls er damit arbeiten will, energetisch verschlüsseln. Auch wenn er mit 9 angreifende Substanzen fertig wird, schafft er es nicht, gegen weitere 21 angreifende Substanzen zu widerstehen. Daher kennt Propolis keine Resistenz.

Die folgenden Versuche stammen aus der ehemaligen DDR:

In Versuchen konnte festgestellt werden, daß es die Wirksamkeit verschiedener Antibiotika steigert (Biomycin, Terramycin, Neomycin, Penicillin, Streptomycin).

Im Plattenlochtest hat Propolis in 1%-Lösung Keime wie Staphylococcus aureus, Bacillus subtilis, Candida albicans restlos beseitigt.

In großangelegten Versuchen wurden in Schweinebetrieben kümmernde Ferkel zuerst mit Milch und 10%-Propolislösung und anschließend mit Weizenschrot, welchem 10g Propolis zugefügt wurde, gefüttert. Die Kümmerer erreichten gegenüber Kontrollgruppen ohne Propolis signifikante Verbesserungen bei der täglichen Körpergewichtszunahme.

Propolis kann auch der Milch zugesetzt werden, um das Allgemeinbefinden anderer Säugetiere zu bessern.

Entenküken wurden mit Propoliszusatz gefüttert, wobei sich herausstellte, daß die Propolis-gefütterte Gruppe zwölfmal geringere Verluste aufwies, als eine andere Gruppe, welche Furazolidon erhielt.

Außerdem stellte sich eine bessere Schlupfrate ein, wenn auch die Gänse mit Propolis gefüttert wurden.

Weitere Inhaltsstoffe sind:

Gerbsäuren,

Salizylderivate.

Propolis hat eine regenerative Wirkung bei allen Wunden; auch bei Brandwunden dient es der Geweberegeneration.

Nach 2–3 Tagen sieht man eine beginnende Granulation, nach 7–11 Tagen ist die Wunde abgedeckt.

In Versuchen wurde seine Wirkung bei Brandwunden nachgewiesen, wobei mit Propolis behandelte Brandwunden nach 31–63 Tagen abgeheilt waren, während unbehandelte Wunden bis zu 109 Tage brauchten.

Borschel berichtet von einer Mammatumoroperation, wo er die Wunde mit Propolissalbe bestrich und dann die Naht setzte, danach bestrich er die Naht mit Propolis. Er beobachtete eine sehr saubere Wundheilung.

Selbst verwende ich eine Propolislösung, die ich bei allen Wundnähten einsetze. Ich verwende eine alkoholfreie, Propolis-Lösung (10%) „apibaby super propolis" der Firma Medex Laibach, welche ich auf die geschlossene Muskelnaht auftropfe. Ich lege dann die Hautnaht darüber, tropfe wieder die Propolislösung auf und freue mich schon auf das Entfernen der Nähte. Man sieht, seitdem ich dieses Verfahren anwende, fast keine Narbe.

Propolis hat durch die Salicylderivate eine lokalanästhetische Wirkung, wobei eine 0,25% alkoholische Lösung 3–4mal so wirksam ist als Kokain oder Novocain (Tzakoff, Bulgarien). Sehr viele Tierbesitzer teilten mir mit, daß die Tiere nach einer Operation erstaunlich schmerzfrei sind, was ich auf die lokalanästhetische Wirkung von Propolis zurückführe.

Propolis hat eine spasmolytische Wirkung, die der von Papaverin gleicht.

Propolis hat eine Funktion als Radikalfänger durch H^{++}-Akzeptoren.

Die entzündungshemmende Wirkung ist bei Gicht, Polyarthritis und Rheuma sehr hilfreich.

Propolis hat eine Kreislauf-anregende Wirkung.

Eine antithrombogene Wirkung.

Klinisch bewährt ist es vor allem bei der Nekrobazillose der Haut. Aus der ehemaligen DDR liegen Berichte über den Einsatz bei 4.362 Schafen vor. Es kam jeweils am zweiten Behandlungstag zu einer starken Eiterabsonderung, darauf zu sauberen Wundflächen und in 8–14 Tagen zur Heilung.

Gute Erfolge wurden bei der Trichophytie der Kälber erzielt.

Bei Vaginal- und Uterusmykosen haben sich Boli mit Propolis ausgezeichnet bewährt.

Ein großes Problem bei der Registrierung als Arzneimittel besteht darin, daß jeder Inhaltsstoff einzeln registriert werden müßte. Das wäre ein nicht zu finanzierendes Problem, so scheitert der Einsatz dieses hervorragenden Heilmittels der Natur an gesetzlichen Hürden.

Ein weiterer Nachteil kann darin bestehen, daß es Allergien gegen Propolis gibt.

Selbst verwende ich Propolis in der C 6, und ich habe mir Propolis in D-Potenzen herstellen lassen. Mag. Münz in Eisenstadt hat mir mitgeteilt, daß es unter der D 4 Probleme gibt, klare Lösungen herzustellen. Man muß auch darauf achten, aus welchem Betrieb das Propolis kommt. Propolis aus Imkereien, welche Perizin oder Apistan zur Milbenbekämpfung verwenden, ist ungeeignet für die medizinische Verwendung.

Ich setze Propolis sehr gerne als Zusatztherapie bei allen entzündlichen, bakteriellen und viralen Erkrankungen in der C 6 ein (von der Bananenkrankheit der Schweine bis zur Kälbergrippe).

Borschel schreibt in der oben erwähnten Publikation, daß er Propolis bei folgenden Indikationen einsetzt:

1. Allergien und Urtica,
2. Herzmuskelschwäche, Herzrhythmusstörungen,
3. partielle und totale Paresen bekannter sowie unbekannter Natur.
4. Viruserkrankungen, Parvovirose.

Borschel weist auf die Reproduzierbarkeit seiner Erfahrungen in diesen Fällen hin.

Es wirkt auch als Propolislösung und Propoliscreme wahre Wunder.

Schwer erhältlich sind nichtalkoholische Lösungen, die es aber gibt, denn die alkoholischen Lösungen reizen die Haut sehr stark (Allergien). Besonders gut eignen sich die nichtalkoholischen Lösungen zur Otitis-Behandlung, wobei nicht übersehen werden darf, daß eine Suche nach der Ursache und nach dem Simile nicht unterbleiben darf. Manchmal muß man die Tiere von dem heftigen Juckreiz befreien, denn es ist oft gerade bei der Otitis mit ihren zahlreichen Ursachen, nicht immer sofort und leicht das Simile zu finden.

Bei den Propolissalben haben sich 15%-Salben als die günstigsten Heilsalben erwiesen. Salben mit einem Propolisgehalt von 20% regen die Granulation zu sehr an.

Alkoholische Propolislösungen zeigen schon bei einem Propolisgehalt von 1% eine gute Wirkung.

Wie bei allen chronischen Prozessen ist auch bei der externen Anwendung von Propolis kein Wunder zu erwarten, denn diese zeigen immer die Tendenz sich abzukapseln und werden so nicht von den Inhaltsstoffen erreicht.

DANKSAGUNG

Meinen Eltern, die mir mein Studium ermöglichten.

Ich danke allen, die mir bei der Entstehung dieses Buches geholfen haben.

In erster Linie bei meiner Frau Angelika, die mein tägliches stundenlanges Sitzen vor dem Computer erduldet hat, die Korrektur durchführte und mich immer wieder zum Weitermachen angespornt hat.

Bei Frau Dr. Schwarzenberg, welche mich durch ihre wunderbare Behandlung heilte und mein Interesse an der Homöopathie geweckt hat.

Meinem Nachbarn Gerhard Unger, welcher mir die Grundlagen des Schreibens am Computer beibrachte.

Meinem Freund Erwin Kern, welcher mit Engelsgeduld meine Abstürze am Computer verhinderte oder wieder behob.

Bei allen Kollegen in Österreich und in Deutschland, die mir ihr Wissen in Seminaren weiter vermittelt haben.

Bei allen Tierbesitzern, welche durch Rückmeldungen über den Behandlungsverlauf, wenn etwas nicht so funktioniert hatte, wie ich gehofft habe, dazu beigetragen haben, das nächste Mal Fehler zu vermeiden und die mir bei erfolgreicher Behandlung wieder Mut gemacht haben.

Großpetersdorf 14. 1. 1998

LITERATURVERZEICHNIS

Allen, H. C.: Leitsymptome. Verlag Burgdorf, Göttingen 1995

Allen, H. C.: Die chronischen Krankheiten. Die Miasmen. Verlag Renee von Schlick, Aachen 1996

Barthel, H.: Charakteristica homöopathischer Arzneimittel. Organon-Verlag, Berg am Starnberger See 1984

Benveniste, J. et al.: Human basophil degranulation triggered by very dilute antiserum against IgE. In: Naturamed 333, 816–818 (1988)

Boericke, W.: Homöopathische Mittel und ihre Wirkungen. Verlag Grundlagen und Praxis, Leer 1984

Borschel, G.: Propolis als Homöopathicum. Dt. J. Homöop.10, 2. Quartal, 106–117 (1991)

Blackie, M.: Lebendige Homöopathie. Johannes Sonntag Verlagsbuchhandlung GmbH. München 1990

Braun, A.: Methodik der Homöopathie. Sonntag Verlag Stuttgart 1995

Buchmann, W.: Die Grundlinien des Organon. Karl F. Haug Verlag Heidelberg, 1982

Coulter, C. R.: Portraits homöopathischer Arzneimittel. Karl F. Haug-Verlag Heidelberg 1989

Endler, P. C., Schulte, J. (Hrsg.): Homöopathie-Bioresonanztherapie. Verlag W. Maudrich Wien–München–Bern 1996

Engler, I.: Wasser, Polaritätsphänomen, Informationsträger, Lebens-Heilmittelmittel. Sommer-Verlag GmbH, Teningen 1989

Felsch, H.: zitiert aus Kronberger, H., Lottacher, S.(Hrsg.): Auf der Spur des Wasserrätsels. Uranus-Verlag, Wien 1995

Fischer, G., Krug, E.: Heilkräuter und Arzneipflanzen. Karl F. Haug-Verlag Heidelberg 1984

Gawlik, W.: Götter, Zauber und Arznei. Barthel & Barthel-Verlag, Hohenschäftlarn 1994

Gawlik, W., Buchmann, W.: Homöopathie in der Weltliteratur. Barthel & Barthel-Verlag, Hohenschäftlarn 1994

Giftpflanzen, Katalog zur Ausstellung im Institut für Botanik und botanischen Garten der Universität Wien. Michael Kiehn, Peter Laßnig, Trixi Linhart, Eva Schembera, Johannes Walter, 1996

Hahnemann, S.: Organon original. Organon der Heilkunst. O.-Verlag, Berg am Starnberger See 1985

Hahnemann, S.: Die Chronischen Krankheiten, Band 1–5, Karl F. Haug-Verlag, Heidelberg 1995

Hapke, H.-J.: Toxikologie für Veterinärmediziner. Ferdinand Enke-Verlag Stuttgart 1998

Heine, H.: Lehrbuch der biologischen Medizin. Hippokrates-Verlag, Stuttgart 1997

Homöopathisches Arzneibuch, amtliche Ausgabe, Deutscher Apothekerverlag Stuttgart 1978

Horvilleur, A.: Enzyklopädie der homöopathischen Therapie. Karl F. Haug-Verlag, Heidelberg 1987

Julian, O.-A.: Materia medica der Nosoden. Karl F. Haug-Verlag, Heidelberg 1994

Kent, J. T.: Lectures on homoeopathic Materia medica. B. Jain Publishers, New Delhi 1992

King, G.: Veterinärhomöopathie. Schlütersche Verlagsanstalt und Druckerei, Hannover 1992

Köhler, G.: Lehrbuch der Homöopathie. Band 1, Grundlagen und Anwendung. Hippokrates-Verlag Stuttgart 1994

Köhler, G.: Lehrbuch der Homöopathie. Band 2, Praktische Hinweise zur Arzneiwahl. Hippokrates-Verlag Stuttgart 1994

Kronberger, H., Lottacher, S.: Auf der Spur des Wasserrätsels. Uranus-Verlag, Wien 1995

Künzli, Jost v. Fimelsberg: Zur Theorie der Homöopathie. J. T. Kents Vorlesungen zu Hahnemanns Organon. Verlag Grundlagen und Praxis, Leer 1973

Lack, M.: Theorie und Praxis der dualen Biosignalmodulation. Gamed. Nr. 1/97

Ludwig, W.: Wasser im Licht der einheitlichen Quantenfeld-Theorie und Frequenzspektroskopie XXVII, S. 220–228 Wasser

Mandl, E.: Arzneipflanzen in der Homöopathie. 2. Aufl. Verlag W. Maudrich, Wien–München–Bern 1997

Meili, W.: Grundkurs in klassischer Homöopathie. Johannes Sonntag Verlagsbuchhandlung Regensburg 1989

Miller/Klunker: Beziehungen der Arzneien unter sich. Karl F. Haug-Verlag, Heidelberg 1994

Mezger, J.: Gesichtete Homöopathische Arzneimittellehre. Band 1 und 2. Karl F. Haug-Verlag, Heidelberg 1993

Morrison/Roger: Handbuch der homöopathischen Leitsymptome und Bestätigungssymptome. Kai Kröger-Verlag, Groß-Wittensee 1993

Nash, E. B.: Leitsymptome in der homöopathischen Therapie. Karl F. Haug-Verlag, Heidelberg 1998

Ortega/Sanchez: Anmerkung zu den Miasmen der chronischen Krankheiten im Sinne Hahnemanns. Karl F. Haug-Verlag, Heidelberg 1991

Pischinger, A.: Das System der Grundregulation. Karl F. Haug-Verlag, Heidelberg 1998

Popp, F.-A.: Neue Horizonte der Medizin. Karl F. Haug-Verlag, Heidelberg 1987

Roth/Daunderer/Kormann: Giftpflanzen, Pflanzengifte. Ecomed-Verlag, Landsberg 1994

Schmeil/Seybold: Lehrbuch der Botanik.

Stauffer, K.: Klinische homöopathische Arzneimittellehre. Johannes Sonntag Verlagsbuchhandlung GmbH, Stuttgart 1993

Tiefenthaler, A.: Homöopathie für Haus- und Nutztiere. Karl F. Haug-Verlag, Heidelberg 1994

Toifl, K.: Chaos im Kopf. Verlag W. Maudrich, Wien–München–Bern 1995

Wasser und Information, Institut für Strukturelle Medizinische Forschung e. V. und vom Physiologischen Institut der Universität Graz

Vithoulkas, G.: Die wissenschaftliche Homöopathie. Verlag Burgdorf, Göttingen 1987

Vithoulkas, G.: Essenzen homöopathischer Arzneimittel. Sylvia Faust, Verlag, Höhr-Grenzhausen 1986

Wagner, H., Wiesenauer, M.: Phytotherapie. G. Fischer-Verlag, Stuttgart–Jena–New York 1996

Westerhuis, A. H.: Homöopathie für Hunde. Knaur, München 1991

Wiegele, M.: Kräuterheilkunde, Phytotherapie. Vereinsdruckerei Verlag Steyr 1996

Wolter, H.: Homöopathie für Tierärzte. Band 1 und 2. Schlütersche Verlagsanstalt, Hannover 1980

Wolter, H.: Homöopathie für Tierärzte. Band 3, 4, 5, 6. Verlag W. Gilliar, St. Anna 1981

Wolter, H.: Homöopathie für Tierärzte. Band 7. Selbstverlag, Ottersberg 1989

Zimmermann, W.: Homöopathische Arzneimitteltherapie. Johannes Sonntag Verlagsbuchhandlung GmbH, Regensburg 1990

SYMPTOMENVERZEICHNIS

Der Gebrauch des Symptomenverzeichnisses ist so gedacht, daß man immer das ganze Arzneimittelbild liest. Die Erwähnung bestimmter Arzneimittel bei bestimmten Krankheiten ist an sich eine unhomöopathische Vorgangsweise. Ich versuche nur, den Suchvorgang zur Similefindung zu vereinfachen. Der vorgestellte, **dicker ausgezeichnete** Begriff ist bei den genannten Arzneimittelbildern zu finden.
Die Arzneimittel sind nicht nach der Wichtigkeit, sondern alphabetisch gereiht.

A

Ablehnung bestimmter Personen: Aurum,
Ablehnung von Fleisch: Acidum nitricum, Arsenicum album, Belladonna, Causticum, Chelidonium, Ferrum metallicum, Graphites, Luesinum, Lycopodium, Sepia, Tuberculinum (nicht gegen Fettes), Aloe
Abneigung gegen Frischluft: Calcium carbonicum, Calendula, Coffea
Abneigung gegen Fett: Thuja
Abneigung gegen Gesellschaft: Luesinum
Abneigung gegen gekochtes, warmes Futter: Silicea
Ablehnung, Milch: Belladonna
Ablehnung, Süßes: Acidum nitricum, Causticum, Graphites
Ablehnung von Trost: Silicea
Abmagerung: Abrotanum, Arsenicum iodatum, Calcium fluoratum, Cimicifuga, Conium, Hydrastis, Iod, Luffa, Natrium chloratum, Phosphorus, Psorinum, Silicea, Tuberculinum
Abmagerung, trotz Heißhunger: Abrotanum, Calcium, Iodum, Natrium chloratum, Petroleum, Tuberculinum
Abneigung gegen Baden: Sulfur
Abneigung, Deckakt: Sepia
Abneigung gegen Frischluft: Calcium carbonicum, Calendula, Coffea
Abneigung gegen Sonne: Lachesis, Natrium chloratum
Abneigung gegen Streicheln: Natrium chloratum, Plumbum
Abneigung gegen warme Speisen: Veratrum album
Abneigung, gegen Zusammenschnürung: Lachesis (besonders Hals), Sepia, Drosera
Abneigung, gegen Zugedecktsein: Phosphorus
Abneigung gegen Zugluft: Silicea
Abortusneigung, besonders um den 3. Monat: Sabina, Secale cornutum
Absonderungen ätzend: Silicea
Absonderungen, dick, rahmig, grün, mild: Pulsatilla
Absonderungen übelriechend: Acidum nitricum, Arsenicum album, Baptisia, Bufo, Graphites, Kreosotum, Petroleum, Psorinum, Pyrogenium, Secale cornutum, Thuja
Absorbens: Asa foetida, Aurum, Baptisia, Bufo rana, Carbo vegetabilis
Abszeß: Belladonna, Calcium fluoratum, Hepar sulfuris, Silicea, Mercurius, Myristica sebifera
Acetonämie des Rindes: Chelidonium, Flor de piedra, Taraxacum
Adenom: Acidum fluoricum
Abwehrsteigerung: Echinacea
Aftervorfall: Acidum nitricum, Lilium tigrinum, Mercurius corrosivus
Achillessehne, schmerzhaft: Kalmia, Ruta
After, Brennen: Acidum nitricum, Agaricus, Cantharis, Petroleum, Phosphorus, Thuja
Afterfissuren: Alumina, Causticum, Hydrastis
After, Nässen: Acidum nitricum

After, Krampf: Plumbum
Agalaktie: Urtica urens
Aggression: Belladonna, Mercurius, Sepia
Aggression, aber Zuneigung gegen bestimmte Person: Plumbum
Aggression gegen Artgenossen: Natrium chloratum
Akne: Acidum nitricum, Acidum phosphoricum, Calcium fluoratum, **Graphites, Iodum, Natrium chloratum, Sanguinaria**
Aggression gegen bestimmte Tiere, Menschen: Plumbum
Akren, eiskalt: Arsenicum album
Allergien: Formica rufa
Alimentäre Intoxikation: Okoubaka
Altern, frühzeitig: Lycopodium
Altersherz, Myokarddegeneration: Apocynum
Altersjucken: Acidum fluoricum, Alumina
Alterstremor: Avena sativa
Ameisenlaufen: Urtica urens
Analdrüsen: Causticum, Hepar sulfuris, Myristica sebifera, Silicea (nach Durchbruch)
Analdrüsenadenom: Thuja
Analfisteln: Pyrogenium
Analprolaps wie eine aufgeblühte Rose: Luesinum
Anämie: Abrotanum, Arsenicum album, Borax, China, Cuprum, Ferrum metallicum, Natrium chloratum, Tuberculinum
Angina: Belladonna, Hepar sulfuris, Psorinum, Strepptococcinum
Angina, Neigung zu: Psorinum
Angina, rezidivierend: Lycopodium, Thuja
Angst, Ängstlichkeit: Plumbum, Sabadilla
Angst, vor allem: Phosphorus
Angst, vor Abwärtsbewegung: Borax
Angst, vor Alleinsein: Acidum nitricum, Antimonium crudum, Causticum, Hyoscyamus, Kalium carbonicum, Lycopodium, Naja tripudians, Phosphorus, Stramonium, Stannum
Angst, vor Berührung: Acidum nitricum, Antimonium crudum, Apis, Gelsemium, Hepar sulfuris, Sepia
Angst vor Bewegung: Cholchicum
Angst vor Brücken: Argentum nitricum
Angst vor glänzenden Gegenständen: Stramonium
Angst, Dunkelheit: Belladonna, Causticum, Medorrhinum, Stramonium, Tuberculinum
Angst, vor Ersticken: Ammonium iodatum
Angst, Erwartungsangst: Argentum nitricum, Gelsemium
Angst vor Hunden und allen Tieren: Tuberculinum
Angst vor Knall, Feuerwerk: Phosphorus, Rhododendron
Angst, vor Niederlegen: Ammonium iodatum
Angst vor Sturm: Rhododendron
Angst, Todesangst: Aconitum, Araneus diadematus, Arsenicum album, Cactus
Angst vor Tunnels, geschlossenen Räumen: Stramonium
Angst vor Pferdeanhänger: Stramonium
Angst vor Untersuchung: Thuja
Angst vor Verlust: Hyoscyamus, Stramonium
Angst vor Wasser: Psorinum, Stramonium
Aneurysma, Neigung zu: Calcium fluoratum
Angstbeißer: Arsenicum album, Belladonna
Antibiotika, Folgeschäden: Medorrhinum

Antiphlogistisch: Calendula
Antirheumatikum: Abrotanum
Antriebslosigkeit: Crataegus
Appetit, enorm gesteigert: Sulfur
Appetit, perverser: Alumina, Calcium carbonicum, Calcium phosphoricum, Carbo vegetabilis, Ferrum metallicum, Nux vomica, Veratrum album
Aphonie: Acidum nitricum, Antimonium tartaricum, Causticum, Tuberculinum (trokkener Hals)
Aphthen, Mundschleimhaut: Borax, Capsicum, Causticum
Asphyxie (neonatorum): Camphora, Convallaria majalis, Cuprum, Laurocerasus, Opium, Tartarus emeticus, Serum anguillae, Veratrum album
Atherome: Calcium carbonicum, Graphites, Silicea, Sulfur, Thuja
Arrhythmie: Agaricus, Aurum
Arthritis: Acidum formicicum (besonders Fußwurzelknochen), Belladonna, Bryonia, Calcium fluoratum, Iodum, Rhus toxicodendron, Ruta
Arthritis urica: Urtica urens
Aspirationspneumonie: Lobelia inflata
Asthma, erschwertes Ausatmen: Medorrhinum
Aszites: Apocynum, Arsenicum album, Carduus marianus
Ataktischer Gang: Gelsemium
Atem, kalt: Carbo vegetabilis
Atemlähmung: Carbo vegetabilis
Atemnot: Belladonna, Carbo vegetabilis
Atemgeräusch, rauh: Belladonna
Atemgeräusch, reibend: Bryonia
Atemzentrum gelähmt: Phosphorus
Atherome: Calcium carbonicum, Graphites, Silicea, Sulfur, Thuja
Arthrose: Causticum, Harpagophytum
Arthropathie, Zyklus: Aristolochia
Aufbrausend: Stannum metallicum
Aufschrecken, aus dem Schlaf: Drosera
Augapfelblutungen: Symphytum
Augen, tiefliegend: Lycopodium, Tuberculinum
Augen, überanstrengt: Ruta
Augen, hervortretend: Strychninum
Augenbutter, morgens: Euphrasia
Augenkammer, Extravasate: Hamamelis
Augenlid, Ekzem: Mezereum
Augenlider geschwollen: Mercurius
Augenlider ödematös: Arsenicum album, Phosphorus
Augenlider verklebt: Antimonium crudum, Ignatia
Augenlider, geschlossen: Caulophyllum, Conium, Gelsemium, Graphites, Sepia (beide Seiten)
Augenlider, spastisch: Ignatia
Augenlider, Zucken: Mezereum, Ruta
Ausdauer, mangelhaft: Lac caninum, Lachesis, Phosphorus, Sepia
Ausfluß, chronisch, beide Ohren: Tuberculinum
Ausfluß, Prostatasekret: Acidum phosphoricum
Ausschlag nach Impfung: Mezereum
Ausschläge in den Gelenksbeugen: Petroleum
Ausschlag mit Borken, Eiter: Viola tricolor

Ausleitung allopathischer Mittel: Sulfur
Auszehrung durch rezidivierende Ernährungsstörung: Abrotanum
Autointoxikation vom Darm ausgehend: Pyrogenium
Ausscheidungsorgane, angeregt: Sulfur
Ausscheidungen, wundmachend, trocken: Sulfur
Auswurf, foetid: Stannum iodatum
Auswuchs, knochenhart: Malandrinum
Autoaggression: Nux vomica
Azetonämie: Flor de Piedra

B

Bananenkrankheit, Schwein: Arnica, Belladonna, Lachesis, Naja tripudians
Bandscheiben: Nux vomica, Plumbum
Bandscheiben, Halsbereich: Silicea
Barometherschwankungen, verschlimmern: Rhododendron
Bauchatmung: Carbo vegetabilis
Bauchdecke, hart gespannt: Strychninum
Bauchfellentzündung: Belladonna, Bryonia, Echinacea, Lachesis
Belecken der Vorderpfoten = Leberzeichen: Phosphorus
Benommenheit, Vormittag: Podophyllum
Berührungsangst: Acidum nitricum, Antimonium crudum, Arnica, Asa foetida, Cantharis, China, Nux vomica, Silicea, Urtica urens, Zincum metallicum
Beschwerden, periodisch: Araneus diadematus
Bewegung bessert: Aristolochia, Dulcamara, Pulsatilla, Rhus toxicodendron, Silicea, Viscum album
Bewegung, muß sich dauernd bewegen: Agaricus, Tarantula, Zincum
Bienenstich: Apis, Ledum, Staphisagria
Bilirubin, eliminierend: Taraxacum
Bindegewebselastizität, mangelhaft: Sepia
Bindegewebsfistel: Silicea
Bindegewebsmittel: Silicea
Bindegewebe schlaff: Sepia, Thuja
Bißverletzung: Calendula, Lachesis, Ledum, Silicea
Blasenbildung: Cantharis, Causticum, Secale cornutum, Urtica urens
Blasenlähmung: Aristolochia
Blasenkrampf: Agaricus
Blasenschwäche: Hepar sulfuris, Kalium carbonicum, Medorrhinum
Blase, unvollständig entleert: Psorinum
Blähungen: Abrotanum, Aloe, Apocynum, Cactus, Chamomilla, Cholchicum, Coffea, Kalmia, Lycopodium, Petroleum, Phosphorus, Sabadilla, Sabina, Stannum
Blaues Auge: Arnica im Wechsel mit Ledum
Bleistiftstuhl: Phosphorus
Blepharitis: Euphrasia, Sulfur
Blutbildungsmittel: Abrotanum
Blutdrucksenkung: Veratrum album, Veratrum viride
Blutdrucksteigerung: Strychninum
Blutmelken: Belladonna, Ipecacuanha
Blutungsneigung: Lachesis, Phosphorus, Secale cornutum
Blutschwamm, Neigung zu: Calcium fluoratum
Blutungen, hellrot: Millefolium, Ustilago maydis
Blutungen, muköse Membranen: Sabina

Blutstauung im Abdomen: Aloe
Blutverlust: China, Hamamelis
Blutzersetzung: Naja tripudians
Blutzuckerspiegel: Urtica urens, Syzygium jambolanum
Borken, hinter Ohr: Hepar sulfuris
Bösartig: Belladonna, Hyoscyamus, Natrium chloratum
Bösartigkeit der Muttersau: Hyoscyamus, Platinum, Stramonium
Bösartige Tiere: Argentum nitricum, Aurum, Belladonna, Hyoscyamus, Stramonium
Brandblasen: Aristolochia, Cantharis
Brandwunden: Hamamelis, Hypericum, Urtica urens (1. Grades, äußerlich)
Brechdurchfall: Ipecacuanha, Pulsatilla
Brechdurchfall, gefrorenes Fressen: Pulsatilla
Brechdurchfall, Kuchen: Pulsatilla
Brennen: Arsenicum iodatum, Cantharis, Sanguinaria, Secale cornutum, Sepia, Sulfur, Veratrum album (leckt kalte Gegenstände)
Brennen im Rektum: Strychninum
Bronchialsekretion erhöht: Phosphorus
Bronchitis: Belladonna, Bryonia, Cuprum, Drosera, Ferrum metallicum, Ipecacuanha, Kalium arsenicosum, Kalium bichromicum, Kalium iodatum, Ledum (+ Emphysem, älterer Patient), Phosphorus, Tartarus emeticus
Bronchitis, Altersbronchitis: Stannum iodatum
Bronchitis sicca: Aloe
Bronchospasmus: Phosphorus,
Brunstlosigkeit: Aristolochia
Brustdrüsen, geschwollen: Urtica urens
Brustwand, hart, starr: Strychninum
Brüste, marmoriert, eiskalt: Medorrhinum
Bronchopneumonie: Belladonna, Bryonia,
Bursitis: Apis, Bryonia, Ruta, Silicea

C

Canini, persistierend: Calcium fluoratum
Cerebrale Störungen: Belladonna
Colitis: Mercurius sublimatus corrosivus
Commotio cerebri: Arnica, Belladonna, Hypericum, Opium
Corpora lutea: Apis
Corneatrübung: Argentum nitricum
Coxitis: Calcium carbonicum, Tuberculinum

D

Dackellähme: Bryonia, Calcium carbonicum, Nux vomica, Silicea (besonders Halsbereich)
Dämpfigkeit: Tartarus emeticus
Darmatonie: Hepar sulfuris
Dauerbrunst: Aurum, Bufo rana
Degeneration: Borax
Demenz: Luesinum
Demodikosebehandlung, unterstützend: Sulfur
Depression: Plumbum
Diabetes insipidus: Apocynum
Diabetes mellitus: Curare, Syzygium jambolanum

Dickdarm, Schleimabsonderung: Urtica urens
Diskrepanz zwischen klinischem Befund und tatsächlichem Befinden: Tuberculinum
Diskusverkalkungen: Harpagophytum
Diuretische Wirkung: Berberis vulgaris, Convallaria majalis, Kalmia, Serum anguillae, Solidago, Viola tricolor
Drainagemittel: Carduus marianus, Nux vomica, Pulsatilla, Solidago
Drüseneiterungen: Mercurius
Drüsen, fettig entartet: Phosphorus
Drüsenschwellungen: Calcium carbonicum, Calendula, Chamomilla, Conium, Iod, Kalium iodatum, Mercurius, Rhus toxicodendron, Silicea, Tuberculinum, Viola tricolor
Drüsenverhärtung: Conium
Durchblutungsstörungen: Agaricus
Durchblutunsstörungen, distale Extremität: Secale cornutum
Durchfall: Bryonia, Calcium carbonicum (ganzer Patient riecht sauer), Cantharis, Capsicum, China, Ferrum metallicum, Ipecacuanha, Petroleum, Petroselinum, Phosphorus, Viola tricolor
Durchfall am Morgen: Kalium bichromicum, gegen 5 Uhr früh, Tuberculinum
Durchfall am Morgen, Nachmittag verstopft: Sulfur, Thuja
Durchfall an Morgen, mittag weg: Natrium chloratrum
Durchfall, mit Blut: Phosphorus
Durchfall, anschließende Erschöpfung: Apocynum, Veratrum album
Durchfall, chronisch, unstillbar: Arsenicum album, Petroleum
Durchfall, gärend: Sabadilla
Durchfall, gelb-grün, wäßrig: Podophyllum
Durchfall, grün wie Froschlaich: Magnesium carbonicum
Durchfall, gußartig, Hydrantenstuhl: Phosphorus, Podophyllum
Durchfall, Herbstdurchfall: Cholchicum
Durchfall, Folge von Hautproblemunterdrückung: Hepar sulfuris
Durchfall, mit Prolaps ani: Podophyllum
Durchfall. ruhrartig: Mercurius, Veratrum album
Durchfall, schwächend: Acidum phosphoricum
Durchfall, schwarz, stinkend: Pyrogenium
Durchfall, Sommer: Antimonium crudum, Pulsatilla, Veratrum album
Durchfall, ulzerierend: Mercurius sublimatus corrosivus
Durchfall, unmittelbar nach Fressen: Podophyllum
Durchfall. weiß, wundmachend: Luesinum
Durchfall, wäßrig, kalter Schweiß: Veratrum album
Durchfall, wechselt mit Verstopfung: Abrotanum, Aloe, Flor de Piedra, Tartarus emeticus, Tuberculinum
Durchfall, wechselt mit Rheuma: Abrotanum
Durchfall, unwillkürlich: Phosphorus
Durchfall, unverdaute Bestandteile: Podophyllum
Durchfall, Zahnwechsel: Chamomilla
Durchnässung: Belladonna, Rhus toxicodendron, Silicea
Durst: Agaricus, Apocynum, Arsenicum album, Belladonna, Bryonia, Carduus marianus, Causticum, Flor de Piedra, Magnesium carbonicum, Medorrhinum, Mercurius, Natrium chloratum, Podophyllum, Pyrogenium, Rhododendron, Secale cornutum, Tarantula, Taraxacum, Thuja
Durst mit Abneigung gegen Trinken: Cantharis
Durst, nur langsam stillbar: Flor de Piedra
Durst nach Stuhlgang: Capsicum

Durst, mit trockenem Hals: Carduus marianus
Durstlosigkeit: Apis, Gelsemium, Hydrastis, Ipecacuanha, Pulsatilla
Durstlosigkeit, trotz trockenem Mund: Pulsatilla
Dyspnoe: Crataegus, Curare, Ferrum metallicum, Lachesis, Spigelia
Dyspnoe, betont abdominale Atmung: Cactus, Phosphorus, Tuberculinum

E

Eifersucht: Causticum, Hyoscyamus, Lachesis, Pulsatilla
Einschlafen der Glieder: Carbo vegetabilis, Kalium carbonicum, Millefolium, Pyrogenium
Eiterungen: Anthracinum, Hepar sulfuris, Iod, Pyrogenium, Silicea
Ekel vor Futter: Sepia, Tuberculinum
Ektropium: Borax
Ekzeme: Antimonium crudum, Bellis perennis, Calcium carbonicum, Causticum, Formica rufa, Lycopodium, Mercurius, Mezereum, Natrium chloratum, Petroleum, Staphylococcinum, Streptococcinum
Ekzeme, chronisch, nächtlicher Juckreiz: Psorinum, Tuberculinum
Ekzem, von Nieren ausgehend: Solidago
Ekzeme, zwischen Zehen: Silicea
Elatizitätsverlust: Acidum fluoricum, Calcium fluoratum
Elefantiasis: Abrotanum, Serum anguillae
Embolieprophylaxe: Lachesis
Emphysem: Cactus, Phosphorus
Encephalitis: Pyrogenium
Endokarditis: Cactus, Naja tripudians
Entgiftungsmittel: Carbo vegetabilis, Sulfur
Entkräftung, fortschreitend: Arsenicum album
Entschlackung: Sulfur
Entzündung, akut: Aconitum
Entzündung, hemmend: Symphytum
Entzündung, vor Übergang in Eiterung: Silicea
Entzündung, exsudativ: Apis, Bryonia
Entzündung, fibrinös: Bryonia
Entzündung der Nervenenden, Kribbeln: Veratrum album
Epididymitis: Drosera
Ephithelisierung fördernd: Sulfur
Epileptiforme Anfälle: Belladonna, Bufo rana, Cuprum, Zincum metallicum
Epitheliome: Thuja
Epulis: Thuja
Erbrechen: Arsenicum album, Calcium carbonicum, Chelidonium, Hydrastis, Ipecacuanha, Kalium arsenicosum, Kalmia, Phosphorus, Zincum metallicum
Erbrechen; Blut: Hamamelis, Hyoscyamus
Erbrechen, wie brauner Kaffeesatz: Pyrogenium
Erbrechen mit Durst: Bryonia
Erbrechen ohne Appetitverlust: Secale cornutum
Erbrechen, postoperativ: Phosphorus
Erbrechen, Unvedautes: Kreosotum
Erbrechen 1–2 Stunden nach Fressen: Nux vomica
Erbrechen kalter Getränke: Pulsatilla (warme nicht)
Erbrechen, lange nach Nahrungsaufnahme: Pulsatilla
Erbrechen, Schleim, Galle: Stramonium

Erbrechen zu Ende bei leerem Magen: Pulsatilla
Erkältungsneigung: Acidum nitricum, Belladonna, Capsicum, Chamomilla, Conium, Cimicifuga, Conium, Formica rufa, Lycopodium, Petroleum, Psorinum, Silicea, Tuberculinum
Erschöpfung bei geringster Anstrengung: Tuberculinum
Erstickungsangst: Kalium iodatum, Tartarus emeticus
Euterhaut gelb: Sepia
Euterhaut eiskalt, marmoriert: Medorrhinum
Euterödem: Apis, Apocynum, Cactus, Kalium carbonicum, Serum anguillae
Expectorans: Drosera
Exostosen: Acidum fluoricum, Calcium fluoratum, Causticum, Harpagophytum, Hekla lava, Kalium iodatum, Ledum, Symphytum
Extremitäten, geben beim Aufstehen nach: Ruta
Extremitäten, kalt, taub: Mandragora, Plumbum, Veratrum album
Extremitätenenden kalt: Agaricus, Iodum
Extremitäten, zittern, Muskelschwäche: Plumbum

F

Feigwarzen: Sabina
Feingliedrige Tiere: Phosphorus
Ferkelruß: Chelidonium, Lycopodium
Fersenschmerz: Berberis vulgaris, Medorrhinum, Sabina
Festliegen: Carbo vegetabilis
Fettleber: Taraxacum, Tartarus emeticus
Fettsucht (Neigung zum Dickwerden): Calcium carbonicum, Causticum (nach Ovariohysterektomie), Ginkgo biloba, Pulsatilla, Thuja (Gewebswasser)
Fettunverträglichkeit: Arsenicum album
Fieber: Aconitum, Belladonna, Bryonia, Ferrum phosphoricum
Fieber bei geringstem Anlaß: Tuberculinum
Fieber ohne Frost: Acidum fluoricum
Fieber, periodisch, keine hohen Temperaturen: Tuberculinum
Fieber, septisch: Arsenicum album, Baptisia, Pyrogenium
Fieber, zur selben Stunde wiederkehrend: Sabadilla
Fieberblasen: Natrium chloratum
Fissuren: Acidum nitricum
Fisteln: Silicea, Ursache oft in Leber oder Lungenbelastung
Flatulenz: Allium cepa, Hydrastis
Fliegenschnappen: Hyoscyamus, Phosphorus
Fließschnupfen: Acidum nitricum, Aesculus, Allium cepa, Aloe, Hedera helix, Kalium iodatum, Mezereum
Flohbefall, stark: Ledum, Spigelia, Staphisagria
Föhnempfindlichkeit: Rhododendron
Folge von Demütigung: Natrium chloratum, Nux vomica
Folge von unterdrückender Behandlung: Thuja
Folge, Verlust einer Bezugsperson (Freundes): Natrium chloratum
Follikelatresie: Sepia
Follikelbildung anregend: Pulsatilla
Fotosensibilität: Hypericum
Fötor ex ore: Argentum nitricum, Graphites, Medorrhinum, Nux vomica, Petroleum, Plumbum (süßlich), Rhus toxicodendron
Freiheitsdrang: Luesinum

Frieren, trotz Fieber: Pyrogenium
Frißt in der Nacht: China, Lycopodium, Phosphorus, Psorinum
Fremde, Berührungsangst gegen: Tarantula
Fremdkörpergefühl im Ohr: Tuberculinum
Fremdkörperperitonitis: Bryonia
Frostigkeit: Arsenicum album, Calcium carbonicum, Plumbum
Frösteln: Belladonna, Natrium chloratum
Frösteln am Rücken: Aesculus
Frösteln im warmen Raum: Pulsatilla
Fruchtwasseraspiration: Camphora
Furunkel: Acidum phosphoricum, Arnica, Bellis perennis, Dulcamara, Hepar sulfuris, Iod, Kalium bichromicum, Phosphorus, Pyrogenium, Staphylococcinum, Sulfur, Tuberculinum, Ustilago maydis
Furunkel, Nase, Sekret grün: Tuberculinum
Funktionen verzögert: Flor de piedra, Pulsatilla

G

Gabelstich: Ledum
Gähnen: Agaricus, Causticum, Ignatia, Lycopodium
Gallenkoliken: Chelidonium
Gallensekretion anregend: Sulfur
Gallenstauungen behoben: Sulfur
Gang, taumelnd: Opium, Petroleum
Gang, unkoordiniert: Thuja
Gangrän: Secale cornutum
Gasspannung, Magen: Asa foetida
Gastritis, chronisch: Graphites, Lycopodium
Gastritis, hyperacid: Magnesium carbonicum
Gaumensegel, verschleimt: Psorinum
Gebärmuttervorfall: siehe Uterusprolaps
Gebärmutterentzündung: Kalium iodatum, Pulsatilla
Geburtseinleitung: Caulophyllum, Pulsatilla
Geburt: Argentum nitricum, Belladonna, Chamomilla, Lachesis, Pulsatilla, Sepia
Gefäßmittel: Aconitum, Arnica
Gefäßinjektion: Hamamelis
Gehirnerschütterung: Arnica, Hypericum
Gehirnhautentzündung: Belladonna, Hyoscyamus
Gelenkserguß: Bryonia, Iod
Gelenksknacken: Capsicum, Causticum, Kalium arsenicosum, Kalium bichromicum, Kalmia, Petroleum, Thuja
Gelenk, Schwellung, gichtisch, rheumatisch: Colchicum
Gelenkssteifigkeit: Acidum nitricum, Apis, Capsicum, Causticum, Chamomilla, Chelidonium, Formica rufa, Petroleum, Phytolacca, Sabina, Sanguinaria, Veratrum viride, Viscum album
Gelenksschmerzen, wandernd: Tuberculinum
Genitalien, stinken trotz Sauberkeit: Psorinum
Gerstenkorn: Calcium fluoratum, Graphites, Lycopodium
Geräuschempfindlichkeit: Acidum phosphoricum, Berberis vulgaris, Borax, China, Cholchicum, Conium, Ferrum metallicum, Hypericum, Luesinum (mit grünem Grund), Mandragora, Phosphorus, Psorinum, Silicea, Tarantula
Geruchsempfindlichkeit: Cholchicum, Phosphorus

Geruch, säuerlich: Magnesium carbonicum
Geschlechtsorgane, Jucken: Ambra
Geschwüre: Argentum nitricum, Asa foetida, Kreosotum (Portio uteri)
Gesäugeaktinomykose: Kalium iodatum
Gesäuge schlaff: Silicea
Gesicht verzogen: Strychninum
Geschlechtstrieb, erhöhter: Ustilago maydis
Gewichtsverlust, trotz Appetit: Abrotanum, Tuberculinum
Gewitterangst: Phosphorus
Gicht: Causticum, Cholchicum, Formica rufa, Psorinum, Sabina (große Zehe), Urtica urens
Gichtveränderungen: Abrotanum, Calcium fluoratum, Kalmia
Gingivitis, leicht blutend: Mercurius
Glaskörpertrübung: Bryonia, Sulfur
Gleichgültig, gegenüber Artgenossen, Besitzer: Sepia
Gliederschmerzen, wandernd, Anfangsverschlimmerung: Pulsatilla
Gliederzittern: Mercurius sublimatus corrossivus
Gliederzittern, nach Fressen: Agaricus
Glomeronephritis, akut: Mercurius sublimatus corrosivus
Grannen in der Lunge: Mephites putorius
Granulation: Acidum nitricum, Aristolochia, Calendula, Chamomilla, Hydrastis, Ledum, Ruta, Sabina
Grippeschnupfen 2. Stadium: Gelsemium
Grippe mit Darmbeteiligung: Pyrogenium
Grippetoxine, -somnolenz: Gelsemium
Grobblasiges Schleimrasseln: Ipecacuanha
Gurgeln beim Trinken: Cuprum

H

Halbschlaf, ständiger: Pyrogenium
Haarausfall: Plumbum
Haarausfall, Ohrspitzen, Präputium: Thuja
Haarausfall mit trockenen Krusten: Natrium chloratum
Haarausfall, Umgebung Auge: Thuja
Haare fettig, verfilzt: Thuja
Haare, glanzlos, struppig: Alumina
Haare, Haut, feucht, verklebt: Psorinum
Haare, am Innenschenkel schütter: Pulsatilla
Haare am Rücken schütter: Natrium chloratum, Pulsatilla
Haare, stumpf, abgebrochen: Lycopodium, Sulfur
Haare trocken: Silicea
Haare, weich und fein: Pulsatilla
Haarbalgdrüsen entzündet: Petroleum
Haarlose Stellen Lendenbereich: Pulsatilla, Lachesis im Wechsel
Halsdrüsen, verhärtet: Luesinum
Halsschmerzen: Causticum
Hals, dunkelrot: Phytolacca
Hämaturie: Mercurius sublimatus corrosivus
Hämorrhiden: Hamamelis
Harnabgang unwillkürlich: Phosphorus
Harn, Abgang brennend: Secale cornutum, Thuja, Urtica urens, Uva ursi

Harn, Abgang mit Nachtropfen: Thuja
Harn, Blut: Colchicum, Hamamelis, Phosphorus, Sabina, Thuja, Uva ursi
Harn, Eiweiß: Acidum nitricum, Arsenicum album, Ferrum metallicum
Harn, riecht nach gekochten Bohnen: Tuberculinum
Harn, riecht wie Katzenharn: Viola tricolor
Harn, unkonzentriert: Urtica urens
Harnblase, Gefühl immer voll zu sein: Stannum
Harnblase, Tenesmus: Berberis vulgaris
Harnblasenkrampf: Agaricus, Petroselinum
Harnblasenentleerung unvollständig: Psorinum
Harndrang: Berberis, Calcium carbonicum
Harndrang, häufig, in der Nacht: Acidum phosphoricum
Harndrang häufig, schwacher Strahl: Agaricus, Medorrhinum
Harndrang, plötzlich, juckend: Petroselinum
Harndrang, muß aber warten: Stramonium, Thuja (Prostata)
Harndrang, nach Entleerung: Ruta
Harngries: Berberis vulgaris, Urtica urens
Harninkontinenz: Medorrhinum
Harnsäure, Überladung: Berberis vulgaris, Urtica urens
Harnröhre, Brennen: Acidum phosphoricum, Acidum nitricum, Petroleum
Hartleibigkeit: Stannum
Hautausschlag, unterdrückter: Abrotanum, Arsenicum album, Asa foetida, Cuprum, Mezereum, Stramonium, Sulfur, Tartarus emeticus, Thuja, Zincum metallicum
Hautbeschwerden, schlimmer vor Beginn, schlimm während der Läufigkeit: Pulsatilla
Haut, Brennen: Arsenicum album, Causticum, Phosphorus, Sulfur
Haut, dunkel unter haarlosen Stellen: Thuja
Haut, heiß: Causticum, Hypericum, Sanguinaria
Haut, Jucken an wechselnden Stellen: Ambra
Haut, Kälte: Acidum nitricum, Ailanthus glandulosa, Camphora, Cantharis, Carbo vegetabilis, Causticum, China, Colchicum, Crataegus, Iodum, Secale cornutum
Haut, rissig zwischen Zehen: Natrium chloratum
Haut, rot-blau: Tarantula
Haut, schlecht heilend: Alumina, Psorinum, Silicea
Haut, trocken: Acidum nitricum, Aesculus, Alumina, Causticum, Magnesium carbonicum, Malandrinum
Haut, trocken, schuppig: Malandrinum
Haut, unrein: Chelidonium, Sulfur, Thuja
Haut, unelastisch: Alumina, Plumbum
Hauttemperatur ungleich: Chamomilla, Pulsatilla
Hämaturie: Mercurius sublimatus corrosivus
Hämoglobinurie: Chelidonium (Stress)
Hämorrhagie: Hamamelis
Hämorrhoiden: Aesculus, Arnica, Hamamelis
Heiltendenz schlecht: Anthracinum, Calcium carbonicum, Chamomilla
Heiserkeit: Acidum nitricum, Argentum nitricum, Belladonna, Bryonia, Cantharis, Carbo vegetabilis, Drosera, Iod, Mandragora, Pulsatilla, Stannum, Tuberculinum
Heißhunger: Acidum phosphoricum, Agaricus, Lilium tigrinum, Secale cornutum, Stannum
Heißhunger nach dem Essen: Medorrhinum
Herpes labialis: Capsicum, Propolis, Tuberculinum
Herpes von Schläfen bis Mund: Propolis, Psorinum

Herpes, um Mund: Chelidonium, Propolis
Herpes zoster: Luffa, Mezereum (trocknet mit dicken Schorfen ein), Propolis, Psorinum, Zincum metallicum
Herzaktion, unregelmäßig: Arsenicum album
Herzdekompensation, drohende: Naja tripudians
Herzdilatation: Apocynum, Cactus, Convallaria, Crataegus, Digitalis, Kalmia
Herzinsuffizienz: Crataegus
Herzkappenfehler: Naja tripudians, Serum anguillae (li.)
Herzklopfen: Aconitum, Agaricus, Argentum nitricum, Arsenicum album, Aurum, Convallaria majalis, Iodum, Kalmia, Phosphorus, Rhus toxicodendron, Secale cornutum, Spigelia, Veratrum viride
Herzneurosen, infektiös, toxisch: Convallaria majalis
Herzschaden, postinfektiös: Naja tripudians
Herzspitzenstoß sichtbar: Crataegus
Herztonicum: Cactus
Heuschnupfen, vikariierend mit Ekzem: Psorinum
Hinterhandschwäche,(oft Dt. Schäfer): Natrium chloratum, Veratrum album
Hippokratisches Gesicht: Antimonium tartaricum, Veratrum viride
Hochmut, Herabblicken: Platinum
Hochziehen der Milch: siehe Milchhochziehen nach der Geburt
Hoden: Acidum nitricum
Hodensackekzem: Croton, Rhus toxicodendron
Hordeolum: Hepar sulfuris, Mercurius biiodatus, Silicea, Staphisagria
Horn, spröde, bröckelig, gespalten: Antimonium crudum, Graphites, Natrium chloratum, Silicea, Thuja
Horn, trocken, brüchig: Acidum fluoricum, Alumina
Hornhautentzündung, schleimig, eitrig: Mercurius
Hornhautgeschwüre: Arsenicum iodatum, Calendula, Silicea, Sulfur, Zincum metallicum
Hüftgelenksschmerzen: Ferrum metallicum
Hüftgelenk zu großes Spiel: Silicea
Hufknorpelfistel: Hepar sulfuris
Hunger, nächtlicher: Phosphorus, Tuberculinum
Husten, allergisch: Arsenicum iodatum
Husten, ausgelöst durch Angst: Drosera
Husten mit Hautproblemen: Malandrinum (Hochpotenz)
Husten, mit Blut: Laurocerasus, Millefolium
Husten, mit schleimigem Auswurf: Acidum phosphoricum
Husten festsitzend: Kalium bichromicum, Kalium iodatum
Husten, Herz: Crataegus
Husten, hohl, erstickend: Stannum
Husten, Kitzelhusten: Acidum nitricum, Apis, Argentum nitricum, Cantharis, Conium, Hedera helix, Laurocerasus, Naja, Opium, Veratrum viridae, Viscum album
Husten, Körper erschütternd: Capsicum, Cuprum, Drosera (salvenartig)
Husten quälend, nächtlich: Abrotanum, Tuberculinum
Husten, nach Erwachen: Spongia
Husten, spastisch: Agaricus, Dulcamara, Hyoscyamus, Ignatia, Ipecacuanha, Natrium chloratum, Plumbum, Viscum album, Zincum metallicum
Husten, Stauungsbronchitis: Drosera
Husten, trocken: Arsenicum album (nachts, nach dem Niederlegen), Bryonia, Carduus marianus, Chamomilla, Crataegus, Gelsemium, Medorrhinum, Nux vomica, Phosphorus, Spongia

Hydrophthalmus: Phosphorus
Hypochondrisch: Aloe, Pulsatilla
Hypotoniemittel: Crotalus, Lachesis, Naja tripudians
Hyperacididät: Capsicum, Graphites, Robina pseudacacia
Hyperämisierende Wirkung: Pulstilla, Rhus toxicodendron
Hypersexualität: Aurum, Lilium tigrinum, Platinum, Stramonium, Tarantula
Hypophysäre, ovarielle Insuffizienz: Natrium chloratum
Hypertrophie, Tonsillen, Schluckbeschwerden: Psorinum
Hysteriemittel: Asa foetida, Cimicifuga, Hyoscyamus, Hypericum, Ignatia, Platinum, Sepia, Staphisagria, Tarantula, Zincum metallicum

I

Ikterus: Flor de piedra, Taraxacum
Impetigo: Viola tricolor
Impffolgen: siehe Vakzinose
Interkostalräume schmerzhaft: Phosphorus
Insektenstiche: Anthracinum, Apis, Arsenicum album, Lachesis, Ledum, Thuja
Insektenstich, Überempfindlichkeit: Ledum, siehe auch tuberkulinische Arzneimittel
Insuffizienz Nebennierenrinde: Sepia
Inkontinenz: Belladonna, Bryonia, Causticum, Luesinum, Mandragora, Petroselinum (Ovariohysterektomie)
Ikterus, FIP Katzen: Chelidonium
Ischias: Acidum formicicum, Gaultheria procumbens, Kalium arsenicosum (li), Mezereum, Ruta
Ischämie, Folge von Gefäßkrampf: Secale cornutum

J

Jähzornig: Stannum
Jugendakne, Welpen: Mezereum
Juckreiz: Agaricus, Alumina, Carduus marianus, Cuprum, Dulcamara, Graphites, Hedera helix, Hyoscyamus, Ignatia, Iodum, Kalium arsenicosum, Ledum, Lycopodium, Mezereum, Opium, Phytolacca, Tarantula, Veratrum viride
Juckreiz, Altersjucken: Alumina
Juckreiz, besser durch Kratzen: Psorinum
Juckreiz, nach Kratzen: Sulfur
Juckreiz, schlimmer in der Nacht: Psorinum
Juckreiz, Schweinefleisch: siehe Psora, Homotoxinlehre Seite xx
Juckreiz, Wärme verschlimmert: Kalium arsenicosum
Juckreiz, zwischen Zehen, Gelenksbeugen: Malandrinum (Zehen), Naja tripudians (Zehen), Sepia

K

Kalkablagerungen im Gewebe: Ledum, Psorinum
Kallusbildung: Symphytum
Kälteempfindlichkeit: Kalium bichromicum, Psorinum (extrem), Sepia, Tarantula, Tuberculinum
Kalt trinken: Bellis perennis
Kammerwassertrübung: Gelsemium
Kapillarschädigung: Arnica (Arteriolen), Colchicum, Lachesis (Venolen)
Karies Gehörknöchelchen: Luesinum
Karies, Hals, Brustwirbel: Luesinum

Karies, Nasenknochen: Asa foetida, Aurum
Karies harter Gaumen: Luesinum, Medorrhinum
Katzenschnupfen, akut: Lachesis
Keratitis: Aurum iodatum, Euphrasia, Kalium arsenicosum, Kalium iodatum, Kreosotum, Mercurius sublimatus corrosivus
KeratoKonjunktivitis: Luesinum
Kiefer, Knacken: Acidum nitricum
Kiefer, steif: Causticum, Veratrum viride
Kiefer, herabhängend: Hyoscyamus
Kiefersperre: Strychninum
Klimakterium: Aristolochia, Naja tripudians
Kollaps als Folge einer Infektionskrankheit: Arsenicum album, Carbo vegetabilis
Kollapsmittel: Camphora, Carbo vegetabilis, Laurocerasus, Naja
Kollaps, drohender: Naja tripudians
Kollaps mit Lungenrasseln: Phosphorus
Kolik: Belladonna, Capsicum, Causticum, Chamomilla, Carbo vegetabilis, Chelidonium, Colchicum, Colocynthis, Cuprum, Dulcamara, Gelsemium, Graphites, Hyoscyamus, Lachesis, Lycopodium, Mandragora, Nux vomica, Opium, Phosphorus, Plumbum, Sabina
Kolik, Gras, Frühjahr: Nux vomica
Kolik, Harnblase: Veratrum album
Kolik, Nabel: Dulcamara
Kolik, rezidivierend: Alumina, Calcium carbonicum, Carcinosinum, Graphites, Lycopodium, Magnesium carbonicum, Natrium chloratum, Sulfur, Thuja
Kolik rezidivierend mit Hufrehe: Kalium carbonicum
Kolik, während der Rosse: Veratrum album
Konjunktivitis: Aconitum, Antimonium tartaricum, Apis, Euphrasia, Sulfur, Thuja, Tuberculinum
Konjunktivitis, eitrig: Hepar sulfuris, Kalium arsenicosum
Konjunktivitis, follikulär: Argentum nitricum, Sepia
Konjunktivitis, trocken: Asa foetida, Causticum, Graphites, Hedera helix
Kniegelenkshydrops, einseitig: Kalium iodatum
Kniegelenksschwäche: Calcium fluoratum
Knochendeformation, syphilitisches Miasma: Aurum
Knochenfisteln: Phosphorus
Knochenkotobstipation: Nux vomica, Opium
Knochennekrosen: Hekla lava
Knochenschmerzen: Luesinum
Körpergeruch: Acidum nitricum, Kreosotum, Psorinum, Sulfur
Körperwärme, Mangel an: Arsenicum, Calcium, Camphora, Carbo vegetabilis, Causticum, Dulcamara, Ferrum, Graphites, Magnesium carbonicum, Nux vomica, Phosphorus, Psorinum, Pyrogenium
Konvulsionen: Arsenicum, Belladonna, Bufo, Causticum, Cina, Chamomilla, Cuprum, Hyoscyamus, Nux vomica, Opium, Stramonium, Strychninum
Konvulsionen mit Erregung: Stramonium
Koordinationsstörungen: Agaricus
Kopf, nach hinten gezogen: Strychninum
Kopf, gesenkt gehalten: Plumbum
Kopfschmerz, schlägt gegen Wand: Millefolium
Körperöffnungen gerötet: Sulfur
Körpergeruch, intensiv: Sulfur

Kräfteverfall, rasch: Abrotanum, Phosphorus
Krankheiten vom Rückenmark ausgehend: Plumbum
Krallenbettentzündung: Antimoniun crudum, Hepar sulfuris, Psorinum
Krallen, gefurcht: Psorinum
Krampfadern: Lycopodium
Krampf, Bauchmuskel: Secale cornutum
Krampf, Krampfbereitschaft: Agaricus, Araneus diadematus, Argentum nitricum, Bufo rana, Chamomilla, Cholchicum, Chamomilla, Cuprum, Hyoscyamus, Sabina
Krampf, Bronchien: Viscum album
Krampf, in den Hohlorganen: Strychninum
Krampf, im Kehlkopf: Strychninum
Krampf, nach Druck auf die Wirbelsäule: Tarantula
Krampf, Speiseröhre: Naja tripudians
Krampf, untere Extremität: Ustilago maydis
Krampf, Waden: Secale cornutum
Kratzen verschlimmert: Kreosotum
Kribbelkrankheit: Sabina
Krusten, Nasenloch: Borax, Kalium carbonicum, Ledum
Krusten, Oberlippe: Tuberculinum, Malandrinum
Kühles Wetter löst Husten aus: Phosphorus
Kuhpocken: Kalium bichromicum
Kummer: Natrium chloratum

L

Lager zu hart: Arnica, Euphrasia, Pyrogenium
Lahmheit, wechselnd: Nux vomica, Sepia
Lähmung der Augäpfel: Secale cornutum
Lähmung, schlaffe: Plumbum
Landkartenzunge: Tuberculinum
Laparatomiefolgen: Bellis perennis
Laryngitis: Allium cepa, Kalium iodatum, Psorinum
Lähmungen: Ailanthus glandulosa
Läufigkeit verlängert: Apis
Leberdegeneration: Flor de piedra
Leberinsuffizienz: Taraxacum
Leberstoffwechsel anregend: Nux vomica
Leberverfettung: Flor de piedra
Leberzirrhose: Carduus marianus, Phosphorus
Lefzen: Arsenicum album
Lefzenekzem: Hepar sulfuris, Mercurius
Leinenzwang: Lachesis, Spongia
Leistenlymphknoten geschwollen: Rhus toxicodendron
Leukozytenzahl erhöhend: Lachesis, Silicea
Leukozytenzahl vermindernd: China
Lichtempfindlichkeit: Acidum nitricum, Alumina, Arsenicum album, Aurum, Belladonna, Causticum, Euphrasia, Hepar sulfuris, Ignatia, Mercurius, Nux vomica, Psorinum,
Rhus tox., Spigelia
Lidödem: Naja
Lidrand, rot: Psorinum
Lidränder wund: Kreosotum

Lidkrampf: Agaricus, Spigelia
Liegen auf kaltem, nassen Boden: Rhus toxicodendron
Linksseitige Mittel: Lachesis, Spigelia, Thuja
Linsentrübung: Ginkgo biloba
Lungenabszeß: Pyrogenium
Lungenblutungen: Tuberculinum
Lungenödem: Ammonium iodatum
Lumbago: Aloe, Calcium fluoratum, Dulcamara, Ginkgo biloba, Nux vomica, Rhus toxicodendron
Lumbosakralschmerz: Aesculus, Medorrhinum
Lymphangitis: Pyrogenium
Lymphatisches System: Echinacea, Silicea, Spongia, Viscum album
Lymphatisches System, Überreaktion: Mercurius
Lymphknoten vergrößert: Abrotanum, Arsenicum iodatum, Calcium carbonicum, Conium, Euphrasia, Iodum, Lachesis, Mezereum, Silicea, Tuberculinum, Viola tricolor
Lymphödem, nach Operation: Serum anguillae

M

Magnesiumstoffwechsel: Gelsemium, Lachesis
Mammaknoten: Conium
Mammatumor: Bufo
Mammazysten: Phytolacca
Mammillae trichterförmig eingezogen: Silicea
Mandeln: Apis
Mandeln, geschwollen: Tuberculinum
Mastitis: Aconitum, Apis, Belladonna, Bryonia, Echinacea, Hepar sulfuris, Lachesis, Mercurius, Phellandrium, Phytolacca, Staphylococcinum
Mastitis, rezidivierend, mit Seitenwechsel: Lac caninum
Mastdarmvorfall: Lilium tigrinum, Nux vomica
Mastoiditis: Asa foetida
Masturbation: Bufo rana
Meningitis: Belladonna, Pyrogenium
Menschenscheu: Aloe, Kalium bichromicum
Metritis: Belladonna, Kalium iodatum (+ Echinacea), Pulsatilla, Sabina
Metritis, verschleppt, schmerzhafte Glieder: Medorrhinum
Meteorismus: Asa foetida, Berberis, Carbo vegetabilis, Colchicum, Flor de piedra, Graphites, Lycopodium, Mandragora, Opium, Phellandrium, Sulfur
Metritis verschleppt, anschließend Gelenksprobleme: Medorrhinum
Milchbildung, außerhalb Laktation: Urtica urens
Milchhochziehen: Argentum nitricum, Chamomilla
Milchhochziehen nach der Geburt, Schlagen: Argentum nitricum, Asa foetida, Belladonna, Chamomilla, Ignatia, Lachesis, Phosphorus, Pulsatilla, Sepia
Milchrückgang nach Abortus: Chamomilla
Milchschorf: Formica rufa
Milchversiegen nach Aufregung: Ignatia
Mißtrauen: Hyoscyamus, Luesinum, Natrium chloratum
MMA Komplex: Bryonia
Motorische Unruhe: Hyoscyamus, Mercurius, Sulfur
Mund, Brennen: Medorrhinum
Mund, trocken: Acidum phosphoricum, Podophyllum, Pulsatilla, Sabina, Tarantula
Mundgeruch, foetid: Mandragora

Mundwinkel: Antimonium crudum, Causticum, Natrium chloratum, Psorinum
Mundschleimhaut, Geschwüre: Antimonium tartaricum, Causticum, Zincum metallicum
Muskelbewegung, rhythmisch, unwillkürlich: Stramonium
Muskelkater: Rhus toxicodenron
Muskeln unkoordiniert: Gelsemium
Muskelschwäche: Acidum fluoricum, Conium, Curare, Gelsemium, Zincum metallicum
Muskelzuckungen, fibrilliern: Acidum fluoricum, Agaricus, Conium, Tuberculinum, Zincum metallicum
Muttermund rigide: Cimicifuga
Mycoplasmen, Milieusanierung: Medorrhinum
Myocarditis, toxisch: Cactus, Lachesis, Naja tripudians
Myocardnekrosen: Crataegus
Mykotische Dermatitis: Psorinum, Sepia, Silicea, Sulfur

N

Nabelabszeß: Belladonna
Nachgeburtsverhaltung, Neigung zu: Bellis perennis, Sabina
Nachgeburtsverhaltung, Frühgeburt: Caulophyllum
Nachtragend: Calcium carbonicum, Lycopodium, Pulsatilla
Nachträufeln, Harn: Mandragora
Nachtschweiß: Arsenicum album, Causticum
Nächtliche Verschlimmerung: Rhus toxicodendron
Nachwehen: Caulophyllum, Chamomilla
Nackenschmerz: Ailanthus glandulosa
Nagel, Querfurchen: Medorrhinum
Nagelwachstum: Ustilago maydis
Narben: Silicea
Narben, Rand hart: Graphites
Narben, Neigung zu Entzündung: Acidum fluoricum, Calcium fluoratum
Narbeneiterung: Silicea
Narkosezwischenfall: Naja
Nasenspiegel eiskalt: Veratrum album, Aloe
Nase, nachts verstopft: Lycopodium
Nase im Raum verstopft, im Freien läuft sie: Nux vomica
Nase, Wundheit: Acidum nitricum
Nasenbluten: Arnica, Belladonna, Ferrum metallicum, Gelsemium, Hamamelis, Phosphorus (beide Nasenlöcher), Stannum (ein Nasenloch)
Nasenbluten einseitig: Tuberculinum, Stannum
Nasenbluten, in der Jugend: Ferrum metallicum
Nasenbluten, periodisch: Araneus diadematus
Nasenbluten bei Stuhl pressen: Stannum
Nasenkatarrh, allergisch: Luffa
Nasenöffnung, Sekret, dick: Carbo vegetabilis
Nasenöffnung, borkig: Kalium carbonicum
Nasenöffnung, Sekret hängt bis auf den Boden: Kalium arsenicosum
Nasenpolypen: Allium cepa, Calcium carbonicum, Psorinum, Sanguinaria
Nasenspiegel, rissig: Antimonium crudum, Causticum, Graphites, Natrium chloratum
Nägel: Antimonium crudum, Psorinum, Silicea, Thuja
Nebenhöhlen, eitrig: Silicea
Neigung zu Angina: Psorinum
Neigung zu Hautparasiten: Psorinum

Nekrose, nach Druckschäden, Geburt: Bellis perennis
Nephritis, Nephrose: Acidum formicicum, Acidum nitricum, Apis, Belladonna, Berberis, Cantharis, Lycopodium, Mercurius solubilis corrosivus, Phosphorus, Serum anguillae, Solidago
Nephritis, akut nach Kälteeinwirkung: Serum anguillae
Nesselausschlag: Urtica urens
Niesen: Allium cepa, Belladonna (Blut), Hepar sulfuris, Mandragora (glasiges Sekret), Rhus toxicodendron
Nephritis akuta: Arsenicum album, Apis, Berberis, Mercurius, Solidago, Urtica urens
Nephritis chronica: Cuprum arsenicosum, Formica rufa, Tuberculinum
Nervosität: Phosphorus
Nervenschmerzen: Hypericum
Nervenzucken: Laurocerasus
Neuritis: China, Mezereum
Neurodermitis: Alumina
Nymphomanie: Aurum, Tarantula
Nystagmus: Agaricus

O

Obstipation: Alumina, Ambra, Bryonia, Colchicum, Lilium tigrinum, Nux vomica, Opium, Plumbum
Obstipation Gichtkranker: Urtica urens
Obstipation im Wechsel mit Durchfall: Tuberculinum
Ödeme: Aesculus, Apis, Belladonna (Hirnhaut), Colchicum, Convallaria, Crataegus, Digitalis, Serum anguillae
Ödem, Augenlider: Kalium carbonicum
Ödeme, ausscheiden: Natrium chloratum
Ödeme, Gliedmaßen: Streptococcinum
Ödem, linke Gliedmaßen: Cactus
Ödem, Lunge: Ammonium iodatum, Kalium carbonicum, Phosphorus
Ödeme, von Niere ausgehend: Kalium nitricum
Ödem, Kehlkopf: Kalium iodatum, Sanguinaria
Ohr, Wucherungen, teilweise gestielt: Thuja
Ohrrandekzem: Silicea
Ohrenschmerzen, ausgelöst durch Kälte: Aconitum, Hepar sulfuris, Lac caninum, Lycopodium
Ohrenschmerzen, besser im Freien: Phosphorus, Pulsatilla
Ohrenschmerzen, und Halsschmerzen: Lachesis
Oligurie: Cantharis
Orchitis: Belladonna, Drosera
Ösophaguskrampf: Agaricus, Alumina
Östrusprophylaxe: Sepia
Otitis, chronisch: Causticum
Otitis, stark, stinkendes gelbes – braunes Sekret: Psorinum
Otitis, durch Wucherungen verlegter Ausgang: Thuja
Otitis externa: Belladonna, Borax, Graphites, Hydrastis, Petroleum, Pulsatilla
Otitis media: Calcium fluoratum, Ferrum metallicum, Graphites, Hepar sulfuris, Kreosotum, Mercurius, Myristica sebifera
Oesophaguskrämpfe: Asa foetida, Causticum, Ignatia
Ovarien: Apis, Aurum, Iodum, Lachesis, Lilium tigrinum, Sabina
Ozaena: Asa foetida, Calcium fluoratum

P

Panaritium: Echinacea, Lachesis, Malandrinum, Myristica sebifera, Pyrogenium, Silicea, Staphylococcinum
Pankreas, anregend: Urtica urens
Panophthalmie: Phytolacca
Papillome: Thuja
Paraaesthesien: Agaricus
Parotis vergrößert: Plumbum
Parvo: Arsenicum album, Naja tripudians
Parese: Curare, Gelsemium
Pemphigus: Bufo rana, Cantharis
Perforation Trommelfell, unregelmäßige Ränder: Tuberculinum
Pericarditis: Colchicum
Periodisches Auftreten von Beschwerden: Aloe, Arsenicum album, Belladonna, China, Colocynthis, Ignatia, Magnesium carbonicum, Natrium chloratum, Mezereum (Sommer), Psorinum, Sabadilla, Tarantula, Urtica urens
Periost, Schmerzen: Ruta, Symphytum
Periost, Schmerzen auch nach Heilung: Symphytum
Periostitis: Acidum fluoricum, Araneus diadematus (Ferse), Hekla lava, Phosphorus
Periostitis an ansatzfreien Stellen: Mezereum
Periostverletzung: Ruta
Permeabilität, Kapillaren: Aesculus
Persistierende Milchzähne: Calcium fluoratum
Phagozytose: Aristolochia, Silicea, Sulfur
Pharyngitis follicularis: Aesculus
Phlegmone: Hepar sulfuris, Myristica sebifera
Pigmentstörungen, Nasenspiegel: Sepia
Pleuritis: Cantharis
Pleuritis exsudativa: Abrotanum
Pleuritis sicca: Abrotanum
Plötzlicher Beginn: Belladonna
Pneumonie, akut: Phosphorus
Pneumonie, beginnende Hepatisation: Kalium iodatum
Pneumonie, Kurzatmigkeit: Antimonium tartaricum, Bryonia
Pododermatitis: Hepar sulfuris
Polypen: Sanguinaria
Polypen, Nase: Silicea
Polyarthritis, chronisch: Streptococcinum
Polyarthritis rheumatica: Abrotanum, Medorrhinum
Polyurie: Apocynum, Colchicum
Posthepathische Restzustände: Taraxacum
Präputialkatarrh: Causticum, Echinacea, Hepar sulfuris, Mercurius, Pulsatilla, Silicea
Prellungen: Arnica, Bellis perennis, Ruta
Preßwehen: Lilium tigrinum
Prolapsneigung: Hydrastis, Sepia
Prostata: Acidum nitricum, Conium, Lilium tigrinum, Magnesium carbonicum, Solidago
Pruritus vulvae: Urtica urens
Pseudomembranen: Kalium bichromicum
Pupille, weit: Belladonna
Pyometra: Kalium iodatum, Pulsatilla

Qu

Quetschung: Aristolochia, Bellis perennis, Calendula, Hypericum, Ruta
QuinkéOedem: Acidum formicicum, Apis

R

Rachenkatarrh, chronisch rezidividierend: Aesculus, Magnesium carbonicum
Ranula: Abrotanum, Ambra grisea, Kalium bichromicum, Mercurius sublimatus corrosivus, Mezereum, Thuja
Räudemittel: Psorinum, Sulfur
Reaktionsmangel: Psorinum
Rechtsinsuffizienz, Stauungen kleiner Kreislauf: Apocynum
Rectumprolaps, bei geringem Druck: Acidum fluoricum, Ruta, Sepia
Reflexleitung, Rückenmark: Alumina, Strychninum nitricum
Reisekrankheit, Schwindel, Erbrechen: Cocculus, Petroleum
Reizblase: Pulsatilla
Reizhusten: Arsenicum iodatum
Rhagaden: Graphites, Petroleum
Rheuma,: Ledum, Lilium tigrinum, Sanguinaria, Urtica urens
Rhinitis atrophicans: Luffa
Rechtsherzinsuffizienz: Laurocerasus
Rechtsseitiges Mittel: Lycopodium, Mandragora
Rektalfissuren: Sepia
Rekonvaleszenzmittel: Abrotanum, Acidum phosphoricum, Avena sativa, Carduus marianus, Sulfur
Resorptionsmittel: Arsenicum iodatum, Hyoscyamus, Iodum, Kalium chloratum (Seite xx), Kalium iodatum, Tartarus emeticus
Resorptionsmittel, Bandscheibenvorfall: Arnica, Apis im Wechsel, Ginkgo biloba, Hypericum
Resorptionsmittel, chronisch: Sulfur iodatum
Resttoxischer Zustand nach Infektionen: Okoubaka
Retinablutungen: Phosphorus
Retraktion Uterus, beschleunigt: Pulsatilla
Rezitivneigung: Sulfur
Rigidität des Muttermundes: Chamomilla, Cimicifuga, Gelsemium
Rotlauf der Schweine: Lachesis
Ruhelosigkeit: Ruta
Ruckartige Bewegung der Hinterextremität: Flor de piedra
Rückenmark, Degeneration: Bufo
Rückenmark, Leitung gestört: Strychninum
Rückenschwäche: Argentum nitricum
Rückenkrümmung: Colocynthis
Rückenmuskeln, schmerzhaft: Tuberculinum
Rückenmuskeln verkrampft: Nux vomica
Rückenschmerz, Aufstehen: Aesculus, Hydrastis, Sabina
Rusterholzsches Klauengeschwür: Acidum fluoricum

S

Salpingitis: Apis
Schlafposition, extrem: Plumbum
Sehnenhüpfen: Hyoscyamus
Selbstheilungstendenz unterstützend: Sulfur

Sinnesreize, Überempfindlichkeit: Nux vomica
Säfteverlust, schwächt: China, Ferrum metallicum
Sägebockstellung, durch Atemnot: Phosphorus
Schädel Trauma, Folgen: Opium
Schäferkeratitis: Acidum nitricum, Argentum nitricum, Mercurius sublimatus corr.
Scheidenboden, Absenkung: Lilium tigrinum
Scheideneiterungen nach Schwergeburten: Hepar sulfuris
Scheidenvorfall: Lilium tigrinum, Stannum
Scheues Verhaltenssymptome: Calcium carbonicum, Stannum
Scheinträchtigkeit: Asa foetida, Ignatia
Scheinträchtigkeit mit starker Milchbildung: Pulsatilla
Schilddrüse: Hedera helix, Iodum, Luffa, Spongia
Skleren gelb: Plumbum
Schlaflos, Nacht: Natrium chloratum
Schlaft mit Beinen über dem Kopf: Pulsatilla
Schlaf, unruhig: Acidum nitricum, Belladonna
Schlafsüchtig: Baptisia, Opium
Schleifen der Füße: Nux vomica
Schleim, zäh, fadenziehend: Kalium bichromicum, Phytolacca
Schleimrasseln, Trachea: Ammonium iodatum
Schleimhaut, gereizt: Sabadilla
Schleimhaut, trocken: Aconitum, Aesculus, Ambra, Apis, Belladonna, Bryonia, Chelidonium, Colchicum, Kalium arsenicosum, Kalium bichromicum, Kalium carbonicum, Mandragora, Opium, Sabadilla, Sanguinaria
Schleimhaut, Mund: Argentum nitricum, Plumbum
Schleimhaut, Ulzeration: Babtisia, Kreosotum
Schleimrasseln: Antimonium tartaricum
Schließmuskellähmung: Opium
Schlittenfahren durch Jucken: Petroleum
Schluckauf, spastisch: Belladonna, Gelsemium, Laurocerasus, Nux vomica
Schlucken, löst Schlundkrampf aus: Naja, Stramonium
Schlucken, schmerzhaft: Acidum nitricum, Cantharis, Phosphorus, Phytolacca, Sanguinaria
Schluckreflex, gestört: Causticum
Schluckzwang: Sabadilla
Schlundkrampf: Naja
Schmerzberuhigung: Zincum metallicum
Schmerzempfindlichkeit: Chamomilla, Coffea, Hepar sulfuris, Ignatia
Schmerzen, bei Bewegung: Bryonia
Schmerzen zu Beginn der Dunkelheit bis Tagesanbruch: Luesinum
Schmerzen in keinem Verhältnis zur Krankheit: Chamomilla, Opium, Stramonium
Schmerzen, Fußsohle: Ledum
Schmerzen, Intercostalraum: Bryonia
Schmerzen, mit Kältegefühl: Agaricus
Schmerzen im Plexus solaris: Medorrhinum
Schmerzen schlimmer in der Nacht: Luesinum
Schmerzen wandernd: Kalium arsenicosum, Kalium bichromicum, Lac caninum, Luesinum, Phytolacca, Pulsatilla, Sepia, Thuja
Schmerzen entlang Nervus ulnaris: Kalmia
Schmerzen, zu und abnehmend: Platinum, Stannum
Schreck, verursacht hysterischen Anfall: Sabadilla

Schneefressen: Arsenicum album, Pulsatilla
Schnupfen, allergisch: Psorinum
Schnupfen, dicke Absonderungen: Thuja
Schnupfen, Fließschnupfen: Acidum nitricum, Allium cepa, Belladonna, Euphrasia, Ipecacuanha, Iodum, Luffa, Silicea, Spigelia
Schnupfen, Fließschnupfen wechselt mit Stockschnupfen: Drosera
Schnupfen, Grippeschnupfen: Gelsemium
Schnupfen am Morgen: Stannum
Schnupfen, Rotz hängt bis an den Boden: Kalium bichromicum
Schnupfen, Stockschnupfen: Acidum nitricum, Belladonna, Calcium carbonicum, Calcium fluoratum, Iodum, Silicea
Schnupfen, trocken: Dulcamara, Sepia
Schrundige Haut, Übergang Haut Schleimhaut: Acidum nitricum, Antimonium crudum, Petroleum, Thuja
Schulterschmerz: Carduus marianus (rechts), Chelidonium, Magnesium carbonicum
Schwäche: Acidum phosphoricum
Schwankender Gang: Stramonium
Schwanz, nachlaufen: Phosphorus
Schwanzrübe abgerieben: Sulfur
Schweißausbruch: Belladonna, Iodum, Natrium chloratum, Podophyllum (kalt), Stramonium
Schweißausbruch an den Flanken: Laurocerasus
Schweißneigung: Acidum nitricum, Calcium carbonicum, China, Crataegus, Tuberculinum, Urtica urens
Schweiß einseitig: Ambra grisea
Schweiß, übelriechend: Acidum nitricum
Schweißunterdrückung, Folge von: Silicea
Schwitzen, dann plötzliche Abkühlung: Rhus toxicodendron
Schwitzen, senkt Temperatur nicht: Pyrogenium
Schwimmt in eigenen Sekreten: Veratrum album
Schwindel: Argentum nitricum, Berberis, Bryonia, Colocynthis, Conium, Cuprum, Euphrasia, Gelsemium, Hedera helix, Kalium bichromicum, Kalmia, Natrium chloratum, Phosphorus, Sabadilla, Sanguinaria, Secale cornutum, Veratrum album, Viscum album
Schwindel, beim Gehen über Brücken: Ferrum
Schwindel bei Kopfbewegung, Aufstehen: Viscum album
Schwindel, bei Sonnenschein: Agaricus
Schuppen: Kalium arsenicosum (kleieartig)
Schuppenflechte: Berberis vulgaris, Formica rufa
Schußscheu: Borax
Sehnenhüpfen: Agaricus, Hyoscyamus
Selbstheilungstendenz unterstützend: Sulfur
Selbstvertrauen, mangelhaft: Natrium chloratum
Sehnenschmerzen: Ledum
Sehnenverletzungen: Ruta
Sekretion, Einsetzen bessert: Lachesis
Sekretion gesteigert: Sulfur
Sekretion unterdrückt, Folge davon: Lachesis, Veratrum album
Sekret honigartig, klebrig: Graphites
Sekret, borkig: Graphites
Sepsis: Lachesis, Pyrogenium (nach Abortus)
Septikämie, nach Abortus: Pyrogenium

Seufzen: Alumina, Cimicifuga, Ignatia, Sepia
Sinusitis: Luffa
Sinnesreize, Überempfindlichkeit: Nux vomica
Sklera, bläulich: Tuberculinum
Skrotum schweißnaß: Gelsemium
Sommerdermatitis, Pferde: Causticum, Graphites, Malandrinum, Mercurius, Silicea, Thuja
Sonne unerträglich: Acidum fluoricum, Sanguinaria
Sonnenbrand: Hypericum
Sonnenstich: Belladonna
Spasmolyse: Drosera
Spasmus: Agaricus
Spasmus der Hohlorgane: Laurocerasus, Magnesium carbonicum
Speicheldrüse, entzunden: Acidum nitricum
Speichelfluß: Agaricus, Calendula, Capsicum, Conium, Iod, Mercurius, Mezereum, Sabina, Taraxacum
Sphinkterschwäche: Aloe, Apocynum, Hamamelis
Spondylose: Harpagophytum, Plumbum, Silicea, Strychninum
subfebrile Temperatur: Tuberculinum
Submandibulardrüsen geschwollen: Magnesium carbonicum
Synovialmenbran, entzündet: Mezereum
Sympathikus, überschießend: Avena sativa
Symptomwechsel: Berberis, Pulsatilla, Tuberculinum

St

Star, Altersstar beginnend: Secale cornutum
Starrköpfigkeit: Calcium carbonicum
Startproblem, Rennpferd: Phosphorus
Stauung, kleiner Kreislauf: Laurocerasus
Stauung, venös: Sepia
Stauungsödem, Karzinompatient: Serum anguillae
Steifheit der Gelenke: Luesinum
Steife Hals und Nackenmuskeln: Strychninum
Steigerung der Reflexbereitschaft Rückenmark, Medulla: Strychninum
Steinbildung: Berberis vulgaris, Calcium carbonicum, Cantharis
Steinbildung, Neigung zu: Medorrhinum
Stillbrünstigkeit: Pulsatilla
Stimmungswechsel: Ignatia
Stimulierung, Nerven an Extremitäten: Strychninum
Stoffwechselaktivator: Sulfur
Stolpern: Alumina
Streitsüchtig: Hyoscyamus
Striktur des Tränenkanals: Acidum fluoricum
Stomatitis: Acidum nitricum, Mezereum, Psorinum, Veratrum album
Stomatitis aphthosa: Mercurius sublimatus corrosivus
Stockschnupfen: Acidum nitricum, Calcium fluoratum, Petroleum
Stuhlabsatz erschöpfend: Podophyllum
Stuhl, bleistiftdick: Causticum, Phosphorus
Stuhl, flüssig, dann hart: Sabina
Stuhl, gallertig: Aloe
Stuhl, gußweise: Colocynthis, Podophyllum

Stuhl, hart, dann weich: Belladonna, Causticum, Ruta
Stuhl, hart: Acidum nitricum, Aesculus, Alumina, Bryonia, Mandragora, Calcium fluoratum, Carduus marianus, Chelidonium, Graphites, Natrium chloratum, Plumbum, Ruta, Thuja
Stuhl, keiner gleicht dem anderen: Pulsatilla
Stuhl, Pflockgefühl: Thuja
Stuhl, putride, stinkend, unfreiwillig in der Nacht: Psorinum
Stuhl, schmerzhaft: Plumbum
Stuhl, sofort nach dem Fressen: Aloe
Stuhl, unwillkürlicher Abgang: Apis, Aloe, Hyoscyamus, Opium, Psorinum (in der Nacht)
Stuhl, vergebliches Drängen, After offen: Secale cornutum
Stuhl, vergebliches Drängen, gleitet zurück: Thuja, Silicea
Stumpfneuralgie: Allium cepa, Calendula
Stupor: Ailanthus glandulosa

T

Tadel bewirkt Extremreaktionen: Natrium chloratum
Tagesschläfrigkeit: Acidum phosphoricum, Aesculus, Aurum, Chelidonium, Convallaria majalis, Euphrasia, Lilium tigrinum, Lycopodium, Natrium chloratum, Phosphorus, Podophyllum, Rhododendron, Viscum album
Taumeln in der Nachhand bei geschlossenen Augen: Lachesis (Schwindel?)
Temperaturzentrum: Veratrum album
Tierhaarallergie: Tuberculinum
Thrombose, Embolie: Acidum fluoricum, Lachesis
Tendovaginitis: Bryonia
Tränenfluß: Allium cepa
Tränen-Nasenkanal verstopft: Silicea
Todeskreuz, Divergenz Temperatur, Puls: Pyrogenium
Tonsillen: Apis, Baptisia, Belladonna, Formica rufa, Gelsemium, Hepar sulfuris, Kalium iodatum, Lachesis, Mercurius, Phytolacca, (siehe auch Mandeln)
Tonsillen, Angina tonsillaris: Belladonna, Hyoscyamus, Ignatia, Lachesis
Tonsillen, chronisch: Lycopodium
Tonsillen, Geschwüre: Phytolacca
Tonsillen, Pfröpfchen: Magnesium carbonicum
Tonsillarabszeß: Myristica sebifera
Trauern, bei Verlust des Jungen: Pulsatilla
Tränenfluß: Acidum fluoricum, Acidum nitricum, Allium cepa, Arsenicum album, Euphrasia, Ferrum metallicum, Ignatia, Iodum, Ustilago maydis
Triebdurchbruch: Lac caninum
Trigeminusneuralgie: Colocynthis, Kreosotum, Mezereum, Spigelia, Zincum metallicum
Trinken macht Schaudern: Capsicum
Trockenheit, Kehlkopf: Tuberculinum
Trockenheit, Dickdarmschleimhaut: Alumina, Natrium chloratum
Trost verschlimmert: Lilium tigrinum
Trost macht wütend: Natrium chloratum
Tubenkatarrh: Ferrum metallicum, Iod
Tumor: Acidum fluoricum
Tympanie, akute: Nux vomica
Tympanie, schaumige: Carbo vegetabilis, Nux vomica, Plumbum

U

Überlastung, mit Schwitzen: Belladonna
Überfunktion der Gewebe, alles zu viel: Thuja
Übersäuerung: Arsenicum album, Robinia pseudoacacia
Überstürzt handeln: Medorrhinum
Ulzera: Acidum fluoricum, Hydrastis, Iod, Lachesis
Ulcus cruris: Acidum nitricum, Echinacea, Hamamelis, Secale cornutum
Umstimmungsmittel: Sulfur
Ungepflegtes Äußeres: Sepia
Ungleichheit der Pupillen: Luesinum
Unharmonischer Körperbau: Sepia
Unkonzentriert beim Abrichten: Phosphorus
Unreifes Atemzentrum Neugeborener: Cuprum
Urticaria, rezidivierend: Tuberculinum
Unruhe der Beine: Medorrhinum
Unsicherheit: Hyoscyamus
Unsicherer Gang, als ob Boden unter Füßen verloren: Viscum album
Unterkieferdrüsen, Geschwulst: Petroleum
Unterkieferdrüsen, verhärtet: Phytolacca
Unterkiefernekrosen, von schlechten Zähnen: Phosphorus
Unterkühlungsfolgen: Aconitum, Dulcamara, Pulsatilla
Unruhemittel: Aconitum, Ignatia, Opium, Veratrum album
Uterusatonie: Sabina, Secale cornutum
Uterusblutungen: China, Sabina
Uterusdurchblutung: Sabina
Uterus, Krämpfe: Ustilago maydis
Uterus, schlaff im Bauchraum: Sepia
Uterusmotilität: Sabina
Uterusprolaps: Aloe, Caulophyllum, Podophyllum, Sepia
Uterus, Torsionsneigung: Sepia
Uterus, Verlagerung: Lilium tigrinum
Umknicken, Gelenke: Natrium carbonicum, Psorinum
Unverträglichkeit, Fett: Lycopodium
Untertemperatur: Laurocerasus
Unterwürfig: Pulsatilla
Uvula, hängt wie Wassersäckchen: Kalium bichromicum

V

Vagina trocken: Phosphorus
Vaginismus: Berberis
Vaginitis: Causticum
Vaginitis nach Läufigkeit: Pulsatilla
Varizen: Acidum fluoricum, Hamamelis, Sabina
Vasokonstriktorische Wirkung: Secale cornutum
Vasomotorenzentrum: Aconitum, Belladonna, Berberis, Camphora, Carbo vegetabilis, China, Coffea, Sanguinaria, Veratrum album
Venen erweitert: Calcium fluoratum
Verdauungsstörung, zu viel fressen: Antimonium crudum
Verdauungsstörung, durcheinander fressen: Antimonium crudum
Verdauungsstörung, periodisch: Magnesium carbonicum
Verklebtes Fell: Arsenicum album

Venenmittel: Hamamelis
Venöse Stauung, Extremitäten verdickt: Ruta
Verlangsamt, alles: Flor de piedra
Verlangen als Erste gemolken zu werden: Pulsatilla
Verlangen nach Alleinsein: Bryonia, Gelsemium, Ignatia, Natrium chloratum, Psorinum, Rhus toxicodendron, Sepia, Lilium tigrinum
Verlangen nach Fett: Acidum nitricum, Nux vomica
Verlangen nach Frischluft: Argentum nitricum, Pulsatilla, Tuberculinum
Verlangen nach Hautpflege: Pulsatilla
Verlangen nach kaltem Fressen: Mercurius
Verlangen nach kaltem Wasser: Acidum fluoricum
Verlangen nach kaltem Wasser, wird aber sofort erbrochen: Veratrum album
Verlangen nach kühlem Schlafplatz: Lachesis
Verlangen nach Milch: Rhus toxicodendron
Verlangen nach Saurem: Antimonium crudum, Chelidonium
Verlangen nach Süßem: Argentum nitricum, Lycopodium (wird aber nicht vertragen), Medorrhinum
Verlangen nach Trost: Pulsatilla
Verlangen nach Unverdaulichem: Acidum nitricum
Verlangen nach Wärme: Alumina, Psorinum
Verlangen nach Zärtlichkeit: Chamomilla, Pulsatilla
Verlängerte Läufigkeit: Bufo rana, Cimicifuga
Verletzungen: Arnica, – Bellis perennis
Verletzungen eitern: Borax, Petroleum
Verletzungen, kleine, schwellen stark: Pyrogenium
Verlust, Trennung von Artgenosse, Bezugspersonen: Natrium chloratum
Verrenkung Unterkiefer, auffällig oft: Petroleum
Verschleimung, Hals, Lunge, Milchkanäle: Phellandrium
Versiegen der Milch: Millefolium
Verspätete Läufigkeit: Cimicifuga, Graphites, Pulsatilla
Verschlimmerung im Schlaf: Lachesis

W

Wachstum, zurückgeblieben: Silicea
Wählerisch bei Futter: Lycopodium
Warme Gliedmaßen, trotz kalter Luft: Rhododendron
Warzen: Acidum nitricum, Antimonium crudum, Causticum, Dulcamara, Medorrhinum, Thuja
Warzen an Lidrändern: Thuja
Wärmeunverträglichkeit: Apis
Wasserliebend: Phosphorus
Wasserscheu: Stramonium, – Sulfur
Weidetetanie: Gelsemium
Wehenmittel: Caulophyllum, Chamomilla, Cimicifuga
Wehen, Muttermund geschlossen: Cimicifuga
Welpenekzem: Apis
Wetterwechsel, verschlimmert: Acidum nitricum, Rhododendron
Widerspruch unerträglich: Aurum, Conium, Ignatia, Ferrum, Sepia, Tuberculinum
Widersetzliche Tiere: Sulfur
Widerwillen gegen Deckakt: Graphites, Phosphorus
Willenskraft, fehlende: Phosphorus

Will im Mittelpunkt sein: Chamomilla
Wimpern, fallen aus: Alumina, Medorrhinum
Wimpern verklebt: Borax
Wunden: Aristolochia, Calendula
Wirbelsäule, Schmerzen entlang: Medorrhinum
Wundliegen: Acidum fluoricum
Wunden, alte Wunden heilen nicht: Malandrinum
Würgen, als ob etwas steckt: Lachesis
Wurmbefall, Folgen: Abrotanum, Cina, Scirrhinum, Spigelia, Stannum

Z

Zahnausfall: Phosphorus
Zahnextraktion: Arnica, Calendula
Zahnfleisch, bluten: Calcium carbonicum, Kalium arsenicosum, Tuberculinum, Zincum metallicum
Zahnfleisch, schwammig: Kreosotum
Zahnfleischschwund: Antimonium crudum, Kalium carbonicum, Lachesis, Phosphorus, Psorinum
Zahnfleisch, Geschwüre: Baptisia, Psorinum
Zahnfleisch, schmerzhaft: Colchicum
Zahnfleisch, zyanotisch: Psorinum
Zahn, Fisteln von Zähnen ausgehend: Acidum fluoricum, Causticum
Zahngranulome: Acidum fluoricum
Zähne mit Bleisaum: Plumbum
Zahnsteinbildung, starke: Tuberculinum
Zahnzerfall: Acidum fluoricum, Luesinum
Zähne, knirschen in der Nacht: Hyoscyamus, Phytolacca, Podophyllum, Stramonium, Tuberculinum, Zincum metallicum
Zähne, locker: Calcium fluoratum, Psorinum
Zähne, Schmelzdefekt: Calcium fluoratum
Zähne, kariös: Kreosotum
Zahnsteinbildung: Tuberculinum
Zahnwechsel, schmerzhaft: Chamomilla, Zincum metallicum
Zäpfchen, groß, ödematös: Apis, Kalium bichromicum, Phytolacca, Rhus toxicodenron
Zeckenbefall, Vorbeugung: Ledum
Zehen, Juckreiz: Malandrinum
Zerrung mit Kapselirritation: Ruta
Zerschlagenheitsgefühl: Arnica, Bellis perennis, Crataegus, Hamamelis, Sabadilla
Zervix, Blutungen: Ustilago maydis
Ziehen an der Leine: Phosphorus
Zittern: Zincum metallicum
Zitterkrankheit der Ferkel: Agaricus
Zitzen, tichterförmig eingezogen: Silicea
Zitzenverletzungen: Arnica, Bellis perennis, Hypericum
Zorn bei Kleinigkeit: Natrium chloratum
Zugluftempfindlichkeit: Belladonna, Calcium carbonicum, Capsicum, China, Nux vomica, Psorinum
Zugluftfolgen: Aconitum
Zwangsbewegungen: Mercurius
Zwerchfellinervation gestört: Phosphorus
Zwischenzehenekzem: Graphites

Zunge, belegt wie verbrüht: Aesculus
Zunge, gelähmt: Aconitum, Cuprum
Zunge, geschwollen: Lachesis
Zunge, lackiert, trocken: Pyrogenium
Zunge, rote Spitze: Phytolacca
Zunge, verhärtet: Calcium fluoratum, Hyoscyamus
Zunge, Zahneindrücke: Hydrastis, Mercurius, Sepia
Zuneigung nur zu bestimmter Person: Plumbum
Zusammenkrümmen: Belladonna, Cactus, Colchicum
Zusammenstürzen, plötzlich: Laurocerasus
Zwangsneurosen: Luesinum
Zwingerhusten: Belladonna, Cuprum, Drosera
Zyanose: Carbo vegetabilis, Lachesis, Laurocerasus, Veratrum viride
Zyklusintervalle verlängert: Pulsatilla
Zyste: Aurum, Bufo rana, Iod, Lachesis
Zystitis: Belladonna, Berberis, Cantharis, Dulcamara, Mercurius, Solidago, Uva ursi
Zystitis, chronisch: Tuberculinum
Zystitis, Folge von Vaginitis: Pulsatilla (besonders während Läufigkeit)

DOCUMENTA HOMOEOPATHICA

Herausgegeben vom Ludwig-Boltzmann-Institut für Homöopathie (Leiter: Doz. Dr. Max Haidvogl) und der Österreichische Gesellschaft für Homöopathische Medizin (Präsident: Dr. Anton Rohrer, Ehrenpräsident: Prof. Dr. Mathias Dorcsi), Redaktion: Dr. Franz Swoboda

Band 2 - 9 (kart.): Preis pro Band: öS 480,-/DM 68,-
Band 10 - 17 (geb.): Preis pro Band: öS 670,-/DM 98,-

ENDLER Peter C.: **Expedition Homöopathieforschung**
Ein altes Heilsystem wird plausibel
159 Seiten, 97 Abbildungen, 1 Tabellen, Format: 17 x 24 cm, geb., öS 360,-/DM 52,-

Endler erzählt von Homöopathieforschung und von Forschern, die sich den Luxus des geistigen Abenteuers, wie es das der Erforschung der Homöopathie sicher darstellt, leisten, auch ohne eigens dafür von der Gesellschaft, dem Staat oder auch sonstwem bezahlt zu werden.
Ein unterhaltsamer und dennoch strapaziöser Spaziergang durch die Welt der Biologie, Medizin, Homöopathie, Physik (Quantentheorie, Chaostheorie, Relativitätstheorie).
Was Schulmediziner schon immer von Homöopathen verlangt haben, Forschungsarbeiten, die reproduzierbar sind und die Wirkungsweise der homöopathischen Methode erklärbar machen, sind im Gange. Europaweit werden quer durch mehrere Disziplinen Informationen ausgetauscht und dabei natürlich persönliche Kontakte geknüpft - dieses Buch erzählt davon.

ENDLER, Peter C./SCHULTE, Jürgen (Hrsg.): **Homöopathie - Bioresonanztherapie**
Physiologische und physikalische Voraussetzungen - Grundlagenforschung
209 Seiten, 25 Abbildungen, 31 Tabellen, kart. öS 290,-/DM 42,-

In einer Zeit der kontroversen, oft ideologisch positionierten Diskussion um komplementäre Heilmethoden ist es Sache der Grundlagenforschung, eine sachliche Diskussion einzuleiten. Die Herausgeber dieses Buches gehen von ihrer früheren Darstellung der multidisziplinären Ergebnisse zum Stand der physikalischen und physiologischen homöopathischen Hochverdünnungsforschung aus. Die Homöopathie und die Bioresonanztherapie (so verschieden sie in ihrer Anwendung auch sein mögen) müssen sich mit zwei Fragenkreisen befassen: Einerseits mit der Informationsspeicherung in Flüssigkeiten, andererseits mit den physiologischen Grundlagen der Reaktionsfähigkeit lebender Systeme. Einer aktualisierten *Systematisierung der bestehenden Literatur* zur Grundlagenforschung folgend bietet dieser Band anhand von Experimenten mit einfachen *Bio-Essays* Gelegenheit, langfristig interdisziplinäre Konzepte zu entwickeln und neue Fragen zu stellen.

HOMOEOPATHIA INTERNATIONALIS - **Die Anamnese in der Homöopathie**
Herausgegeben von der Österreichischen Gesellschaft für Homöopathische Medizin
340 Seiten, 36 Abbildungen und Tabellen, kart., öS 780,-/DM 112,-

60 Arbeiten hervorragender Homöopathen dokumentieren die großartigen Erfolge der Homöopathie in aller Welt.

MANDL, Elisabeth: **Arzneipflanzen in der Homöopathie**
2. überarbeitete u. erweiterte Auflage, 230 Seiten, 124 farbige Abbildungen, geb., öS 550,-/DM 79,-

Sowohl Aussehen und Eigenschaften der wichtigsten Arzneipflanzen als auch das homöopathische Arzneimittel nebst Indikation umfaßt dieses Buch, das die Lücke zwischen den umfassenden homöopathischen Arzneimittellehren und den eher allgemein gehaltenen Kräuter- und Heilpflanzenbüchern schließt.

MANDL, Elisabeth: **Tiere, Minerale und andere Heilmittel in der Homöopathie**
131 Seiten, 59 farbige Abbildungen, 4 s-w Abb., geb., öS 480,-/DM 68,-

Eine illustrierte Auswahl aus den in der Homöopathie verwendeten Tierstoffen, Mineralen, Metallen und anderen Mitteln.
Besonderes Augenmerk wurde wieder der ausführlichen Beschreibung der Arzneien, ihrer Herkunft und der bildlichen Darstellung gewidmet. Die Mittel werden, alphabetisch geordnet, auf je einer Doppelseite in Wort und Bild vorgestellt.

PFEIFFER, Herbert: **Homöotherapie der Bewegungsstörungen im Kindesalter**
Infantile Zerebralparesen, zentrale Koordinations- und Tonusstörungen
Sonderdruck aus "Documenta Homoeopathica", Band 9
36 Seiten, 1 Abbildung, 9 Tabellen, kart., öS 98,-/DM 14,-

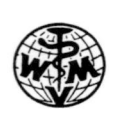

VERLAG WILHELM MAUDRICH
WIEN - MÜNCHEN - BERN